高血脂饮食这样吃就对了

主编 信彬 高海波

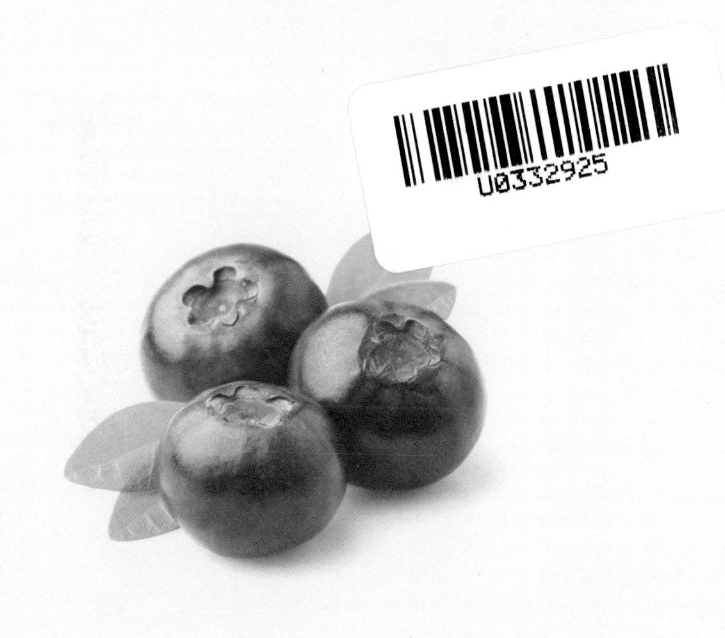

江苏凤凰科学技术出版社 凤凰含章

图书在版编目（CIP）数据

高血脂饮食这样吃就对了 / 信彬，高海波主编 . --
南京：江苏凤凰科学技术出版社，2016.5
（含章·食在好健康系列）
ISBN 978-7-5537-5637-0

Ⅰ . ①高… Ⅱ . ①信… ②高… Ⅲ . ①高血脂病 – 食
物疗法 Ⅳ . ① R247.1

中国版本图书馆 CIP 数据核字 (2015) 第 260552 号

高血脂饮食这样吃就对了

主　　编	信　彬　　高海波
责任编辑	樊　明　　葛　昀
责任监制	曹叶平　　方　晨
出版发行	凤凰出版传媒股份有限公司 江苏凤凰科学技术出版社
出版社地址	南京市湖南路 1 号 A 楼，邮编：210009
出版社网址	http://www.pspress.cn
经　　销	凤凰出版传媒股份有限公司
印　　刷	北京文昌阁彩色印刷有限责任公司
开　　本	718mm × 1000mm　1/16
印　　张	16
字　　数	400 000
版　　次	2016年05月第1版
印　　次	2016年05月第1次印刷
标准书号	ISBN 978-7-5537-5637-0
定　　价	39.80元

前言

大量资料表明，高脂血症是加速动脉粥样硬化多个因素中的危险因素之一，还是导致脑卒中、冠心病、心肌梗死的危险因素。不仅如此，高脂血症往往还是促进高血压、糖耐量异常、糖尿病的一个重要危险因素，与脂肪肝、肝硬化、胆石症、胰腺炎、眼底出血、失明、跛行、高尿酸血症等疾病的形成也有密切关系。因此，必须高度重视高脂血症，积极进行预防和调理。

但另一方面，随着人们生活水平的提高，人们越来越有“口福”了。朋友之间隔三岔五地聚会，职场上的应酬、聚会等，都离不开大鱼大肉，再加上香烟美酒的“催化”，热量摄入过多、胆固醇摄入过多，促使现代人面临重大的健康隐患。还有很多年轻人，以“吃货”自居，频频涉猎香辣味浓的饮食，再加上快节奏生活催生的各种快餐，等等，使得人们长期深陷在高糖、高热量、高脂肪的饮食之中。再加上缺乏运动锻炼，人们的腰围渐渐增长了，血脂也渐渐升高了，高脂血症也随之而来。

高脂血症是以血脂水平过高为主要特征的全身性疾病。高脂血症对身体的损害是隐匿、逐渐、进行性和全身性的。造成高脂血症的根源在于不合理的饮食习惯，因此，饮食调理是防治高脂血症的一个关键。从日常饮食中降低血脂，并不是一件难事。怎样饮食才能防治高脂血症呢？基于这个问题，我们编著了《高血脂饮食这样吃就对了》一书。

本书从高脂血症的饮食调理方法入手，让患者在全面了解高脂血症的同时，获得降脂饮食上的指导。在内容结构上，首先就高脂血症患者最关心的饮食问题入手，从正确认识高脂血症开始，通过向读者介绍怎样培养健康的饮食习惯，吃对食材选对方法，详解16种高效降脂中药材，高脂血症患者应慎食的食材，辨证6大类患者的降脂吃法，远离并发症，饮食宜忌全知道等6个部分的内容，给予详细的解答和系统的指导，让读者清楚了解高脂血症患者适宜吃什么，怎样预防高脂血症。

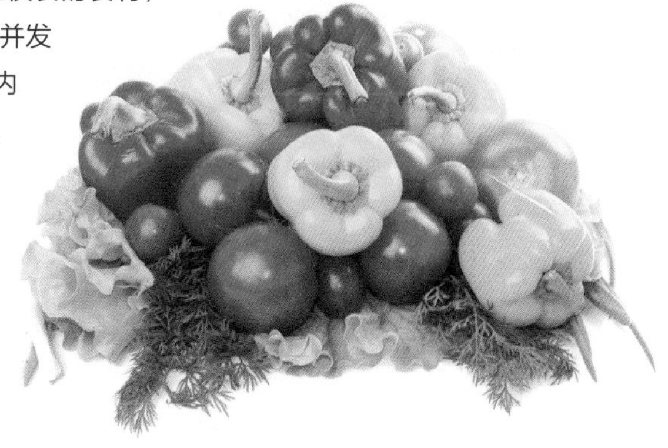

衷心希望本书能给高脂血症患者提供一定的帮助，也祝愿所有高脂血症患者能早日康复。

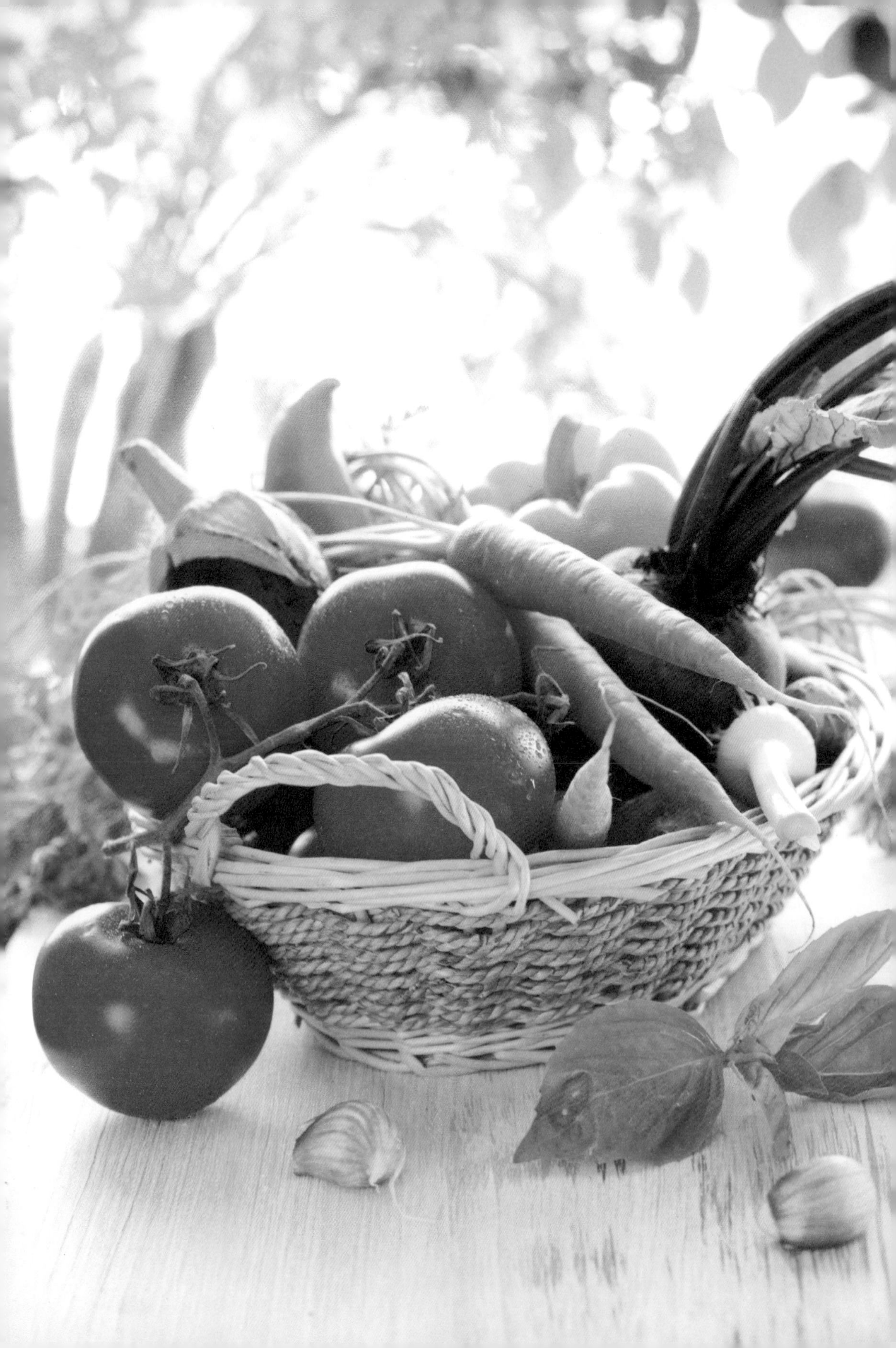

目录

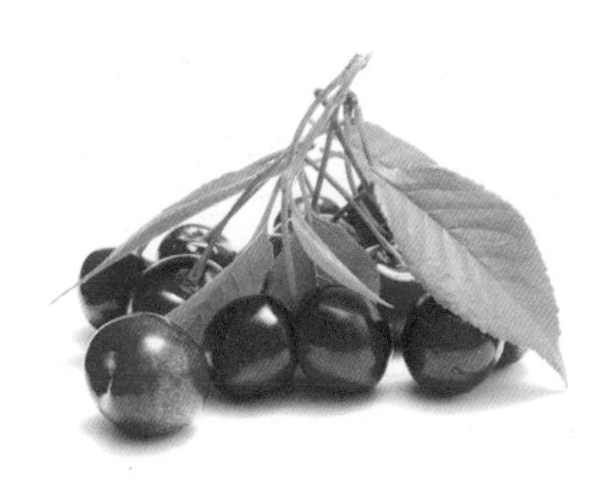

第一章

培养健康的饮食习惯

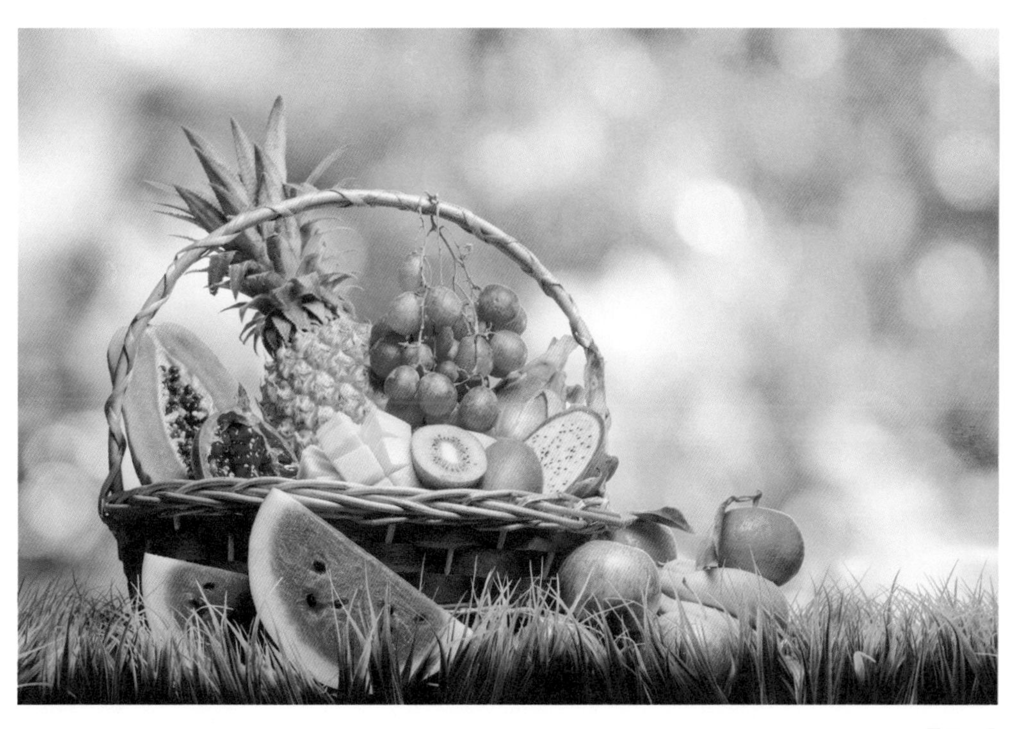

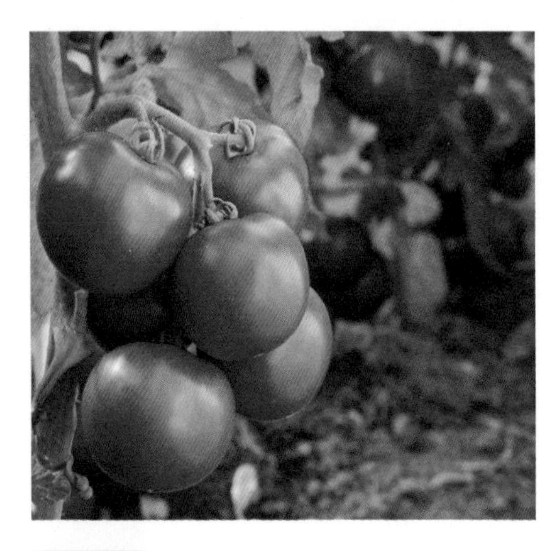

第二章

吃对食材选对方法

第三章

详解16种高效降脂中药材

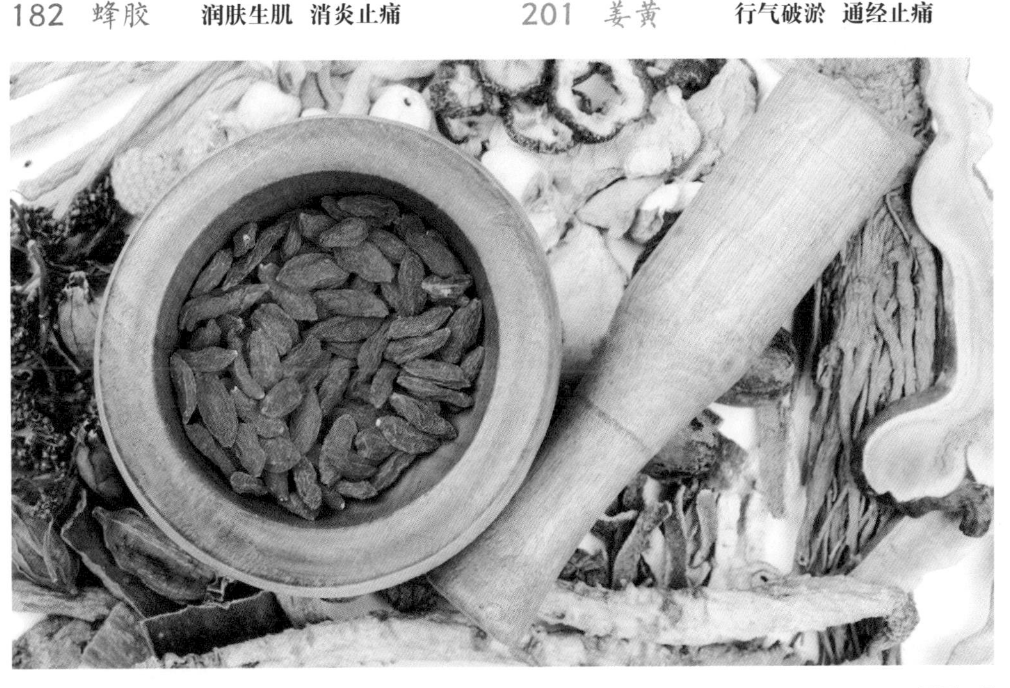

第四章

高脂血症患者应慎食的食材

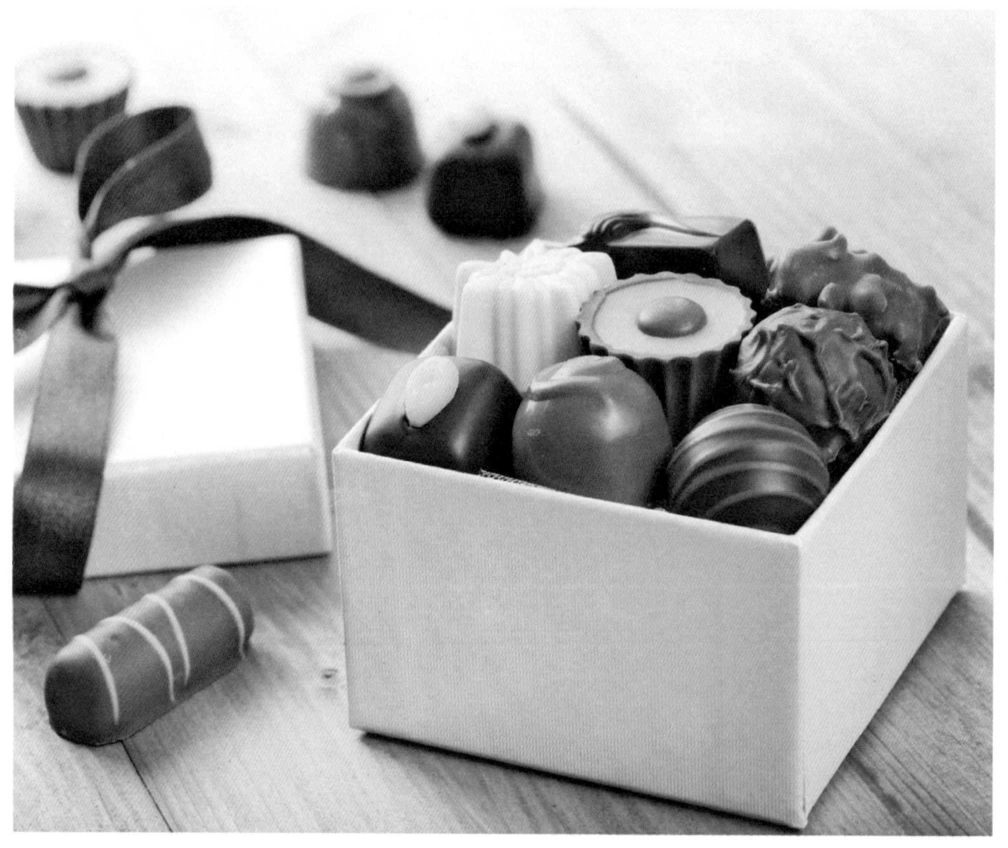

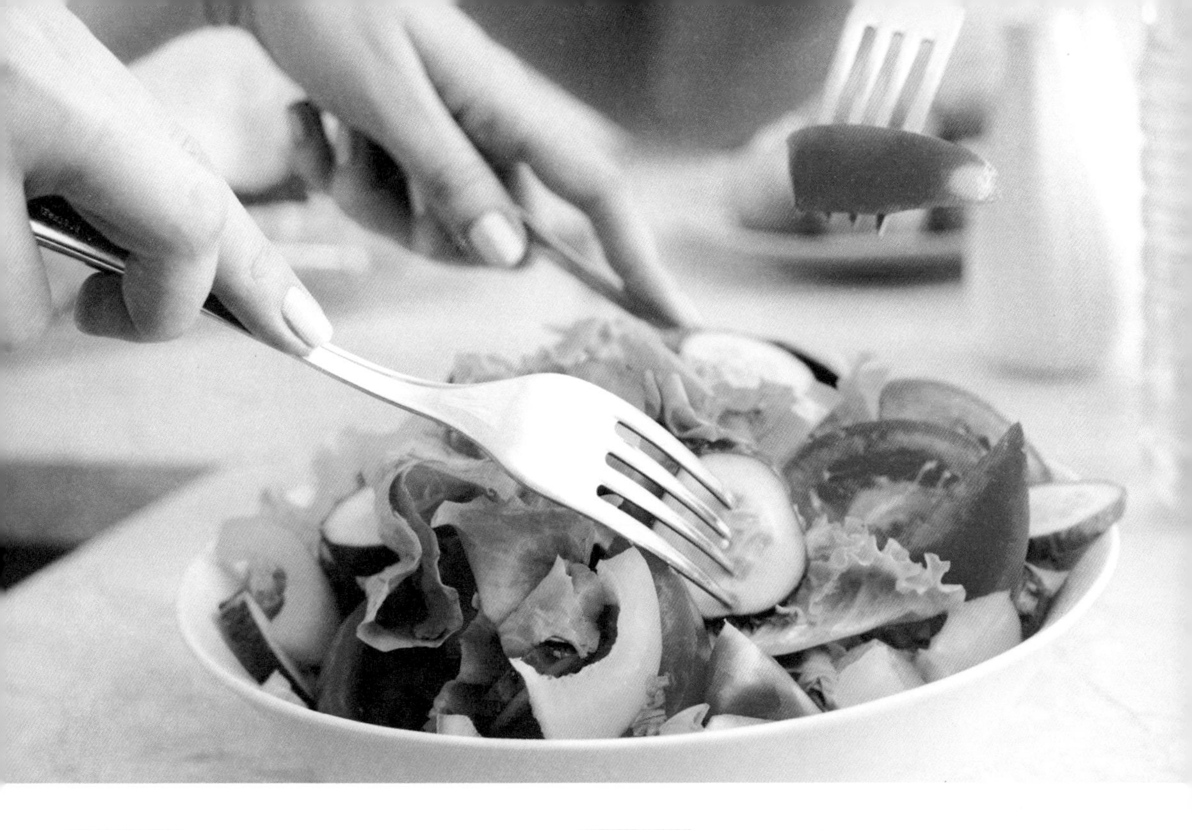

第五章

辨证6大类患者的降脂吃法

第六章

远离并发症，饮食宜忌全知道

附录

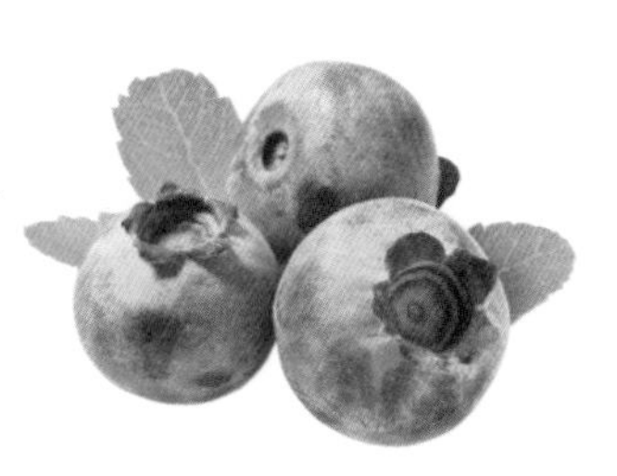

阅读导航

为了方便读者阅读，我们安排了阅读导航这一单元，通过对各章节部分功能、特点的图解说明，将全书概况一目了然地呈现在读者面前。

功效标注

将食材最具有代表性的功效展示给读者。

食材标注

通过牵线图解的方式，全面展示食材的性味、归经及降脂特效。

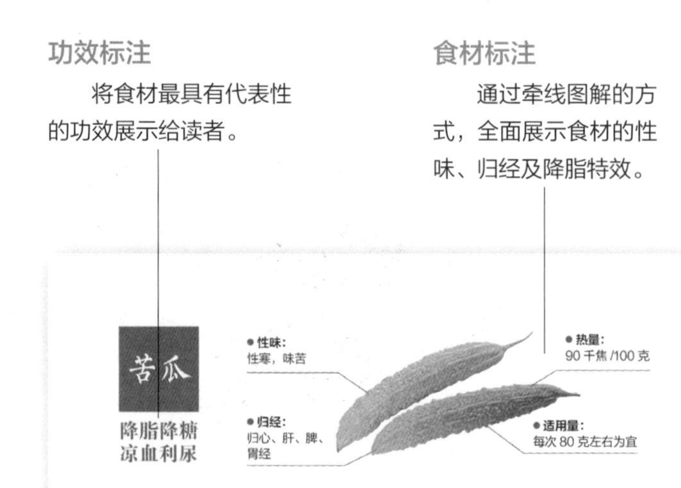

概况介绍

进一步解说食材的降血脂功效，向读者展示食物调理高脂血症的妙处。

苦瓜富含维生素 C，维生素 C 可通过参与氨基酸等物质代谢，降低毛细血管的通透性，还可促进铁在肠道的吸收；另外，苦瓜还可减少低密度脂蛋白及甘油三酯含量，增加高密度脂蛋白含量，提高人体免疫力。

食材解读

通过食疗功效、食用建议、选购保存等栏目，对食材进行全面解读。

食疗功效

苦瓜具有清暑除烦、解毒、凉血、利尿、明目、降低血糖、提高人体免疫力的功效，对治疗痢疾、疮肿、热病烦渴、痱子过多、结膜炎、小便短赤等症有一定的疗效。

食用建议

苦瓜营养丰富，一般人均可食用，特别适合糖尿病、高血压、癌症，以及得痱子患者食用。脾胃虚寒者不宜生食，食之容易引起腹痛吐泻，孕妇不宜多食苦瓜。苦瓜不宜与虾同时食用，苦瓜中的草酸会与虾皮中丰富的钙结合成草酸钙，人体无法吸收。此外，苦瓜也不宜与豆腐、芝麻酱、胡萝卜、黄豆、豆浆搭配食用。

选购保存

挑选苦瓜时，要观察苦瓜上一粒一粒的果瘤，颗粒越大越饱满，表示瓜肉越厚；颗粒越小，瓜肉则越薄。另外，好的苦瓜一般洁白漂亮，如果苦瓜发黄，就代表已经过熟，果肉柔软不够脆，已失去应有的口感。苦瓜不耐保存，即使在冰箱中存放也不宜超过 2 天。

最佳搭配

从饮食宜忌的角度，向读者介绍两种最佳搭配方式，让食物发挥出“1+1>2”的调理作用。

最佳搭配

苦瓜 + 绿茶 = 瘦身减肥
苦瓜 + 洋葱 = 降低血压，增强免疫力

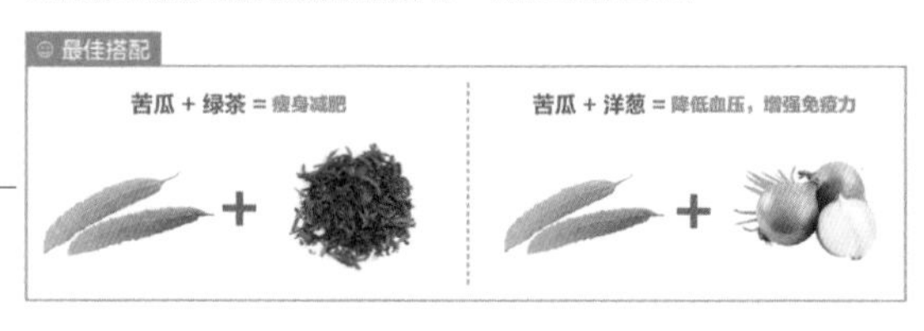

专家这样讲

怎样去除苦瓜的苦味

苦瓜的苦味较重，在烹调前可将切好的苦瓜放入开水中，加少许盐焯一下，或者放在没有油的热锅中干炒一会儿，或者用盐腌一下，都可以减轻它的苦味；焯水还可以去除苦瓜中所含的草酸，有利于钙的吸收。

62 高血脂饮食这样吃就对了

备注：部分食谱中未提及的材料均为装饰性材料，此处不一一细述。

最优降脂食疗方推荐

优选2个降脂食疗方，手把手地教读者通过饮食来降脂。

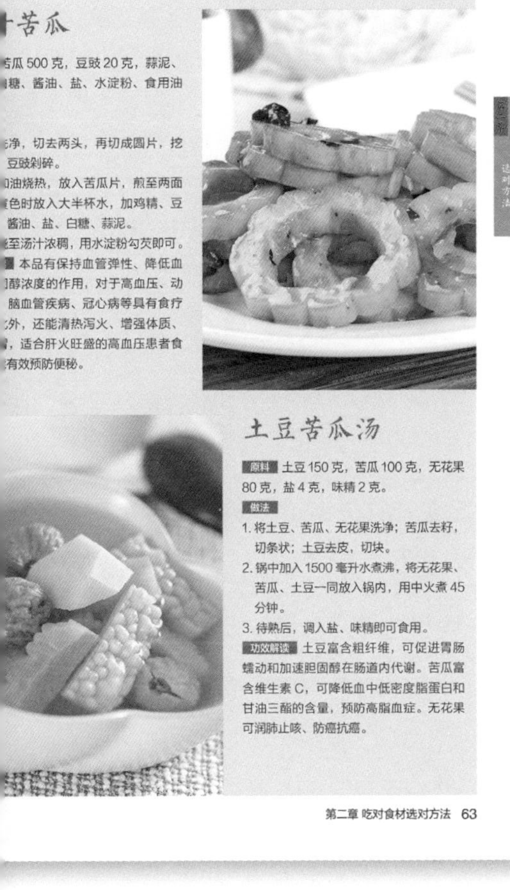

最优降脂食疗方

…苦瓜

…苦瓜500克，豆豉20克，蒜泥、…糖、酱油、盐、水淀粉、食用油

…净，切去两头，再切成圆片，挖…豆豉剁碎。

…油烧热，放入苦瓜片，煎至两面…色时放入大半杯水，加鸡精、豆…酱油、盐、白糖、蒜泥。

…至汤汁浓稠，用水淀粉勾芡即可。

… 本品有保持血管弹性、降低血…醇浓度的作用，对于高血压、动…脑血管疾病、冠心病等具有食疗…外，还能清热泻火、增强体质、…，适合肝火旺盛的高血压患者食…有效预防便秘。

吃对食材选对方法

土豆苦瓜汤

原料 土豆150克，苦瓜100克，无花果80克，盐4克，味精2克。

做法

1. 将土豆、苦瓜、无花果洗净；苦瓜去籽，切条状；土豆去皮，切块。
2. 锅中加入1500毫升水煮沸，将无花果、苦瓜、土豆一同放入锅内，用中火煮45分钟。
3. 待熟后，调入盐、味精即可食用。

功效解读 土豆富含粗纤维，可促进胃肠蠕动和加速胆固醇在肠道内代谢。苦瓜富含维生素C，可降低血中低密度脂蛋白和甘油三酯的含量，预防高脂血症。无花果可润肺止咳、防癌抗癌。

第二章 吃对食材选对方法 63

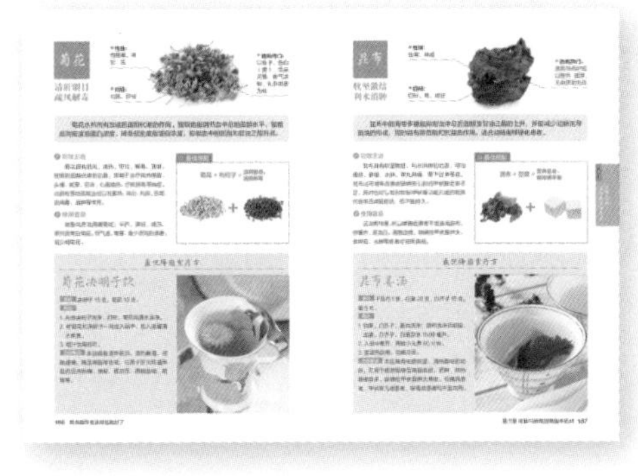

16种高效降脂中药材

当血脂一直居高不下时，可适当用一些有助于降脂的中药材，药食搭配能使疗效达到事半功倍的效果。

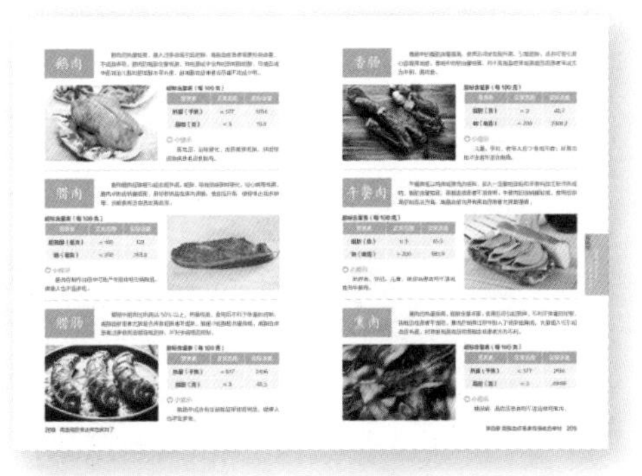

高脂血症患者应慎食的食材

根据食物中某种不利于高脂血症物质含量在同类食物中作比较，确定某种食物对高脂血症来说是否适宜，进而规避。

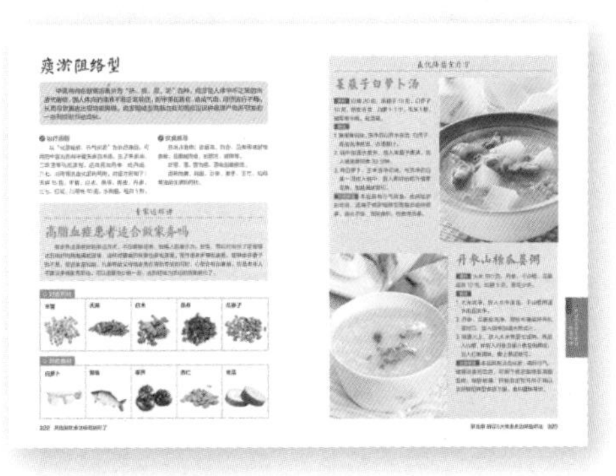

6种并发症的饮食调理

高脂血症常引起危及全身脏腑器官的疾病，形成严重的并发症。本章从6种并发症的调理入手，帮助患者控制高脂血症的发展。

什么是高脂血症

近年来，由高脂血症引起的并发症越来越多，而且患病比例也在逐年上升。因为高脂血症所引发的脑卒中、心血管疾病直接威胁人们的健康与生命，所以高脂血症与高血压、高血糖一起被称为“三高”，越来越受到人们的关注。

什么是血脂

我们首先了解一下什么是血脂。血脂又称脂质，是血液中所含脂类物质的总称，主要包括胆固醇、甘油三酯、磷脂以及游离脂肪酸等，其中胆固醇和甘油三酯是主要成分。血脂含量只是全身脂质含量的一小部分，却是人体所必需的物质，可以反映体内脂类代谢的情况，具有至关重要的生理功能。

由于各种原因引起的血清中的胆固醇或甘油三酯水平升高所产生的疾病就是高脂血症。

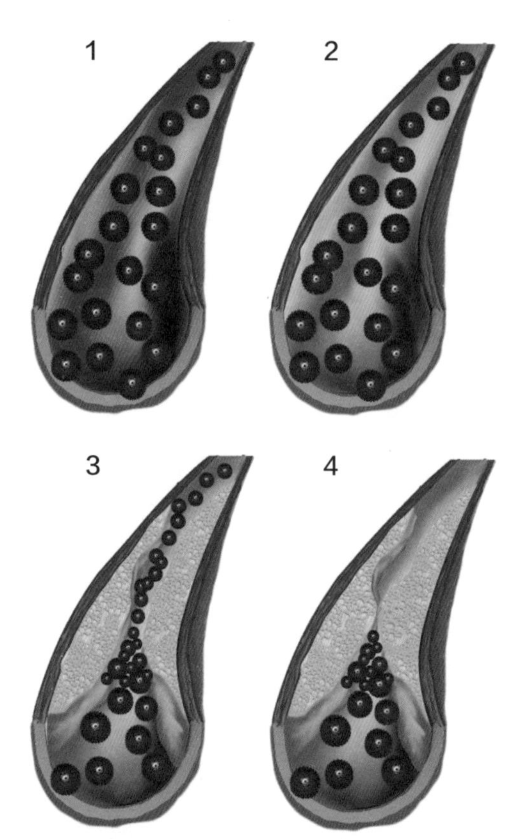

血清中的血脂含量升高过程

高脂血症的临床表现

高脂血症的临床表现主要包括以下两方面：第一，脂质在真皮内沉积所引起的黄色瘤。第二，脂质在血管内皮沉积所引起的动脉粥样硬化，导致冠心病和周围血管疾病等。

由于黄色瘤的发生率并不高，动脉粥样硬化的发生和发展需要较长的时间，因此多数高脂血症患者并无任何症状和异常体征，通常只有通过血液生化检验时，测定血胆固醇和甘油三酯时才被发现。

关于高脂血症的三大误区

误区一：化验单上数值“不高于3毫摩尔/升”就表示血脂正常。一般人群与患有冠心病、糖尿病、脑卒中的患者，血脂治疗值和目标值与化验单上显示的正常值是不同的，后者化验单对血脂目标值要求更严格、更低，因此仅参考化验单来判断血脂是否高是不科学的。

误区二：高脂血症就是甘油三酯高，就是血液黏度高、血流缓慢。这个观点是片面的，其实低密度脂蛋白胆固醇是目前最重要的血脂检测指标，血液中有过多的低密度脂蛋白沉积于动脉血管壁，危害更大。

误区三：高脂血症是“富贵病”，是生活方式导致的。这个观点也是片面的，生活方式只是一方面，年龄、性别、既往病史、冠心病家族史等危险因素也是导致该病的重要原因。

血脂升高的八大信号

高脂血症与高血压、高血糖，并称为“三高”，足以说明高脂血症发病的普遍性。一旦身体出现以下八大信号，就需要引起重视了，一定要去医院检测自己的血脂水平。

信号一：早晨起床后感觉头脑不清醒，进食早餐后好转，午后极易犯困，夜晚很清醒；经常感觉头晕脑涨，有时在与人谈话的过程中都容易睡着；常常会忘记事情，感觉四肢很沉重或者四肢没有感觉等，这些都是高脂血症的前兆。

信号二：中老年女性的眼睑上出现淡黄色的小皮疹，刚开始时为米粒大小，略高出皮肤，严重时布满整个眼睑，这个在医学上称为“黄色素斑”，是由于血脂浓度异常增高，引起脂质异位沉积而造成的。黄色素斑本身没有明显的健康危害，但是，它的出现往往提示患者的血脂水平已经比较高了。

信号三：腿肚经常抽筋，并时常感到刺痛，这是胆固醇积聚在腿部肌肉中的表现，如果发现程度不断在加重，一定要予以重视，及时进行血脂检查。

信号四：患有家族性高胆固醇血症的人常会在各个关节的伸面皮肤出现脂质异位沉积，特别是跟腱，为脂质沉积的好发部位，严重者可使跟腱的强韧度明显下降，不小心碰到，轻微的创伤就会引起撕裂。

信号五：短时间内在面部、手部出现较多黑斑（斑块比老年斑稍微大一些，颜色较深）。

信号六：记忆力及反应力明显减退，看东西会时不时地感到模糊，这是因为血液变黏稠，流速减慢，使视神经或视网膜出现暂时性缺血。

信号七：出现食欲不振等消化系统症状。高脂血症可以引起脂肪肝，影响肝功能，故会出现食欲不振等症状。

信号八：肥胖是血脂升高的最常见的“信号”，所以肥胖者比一般体重正常的人，要更加注意进行血脂检查。

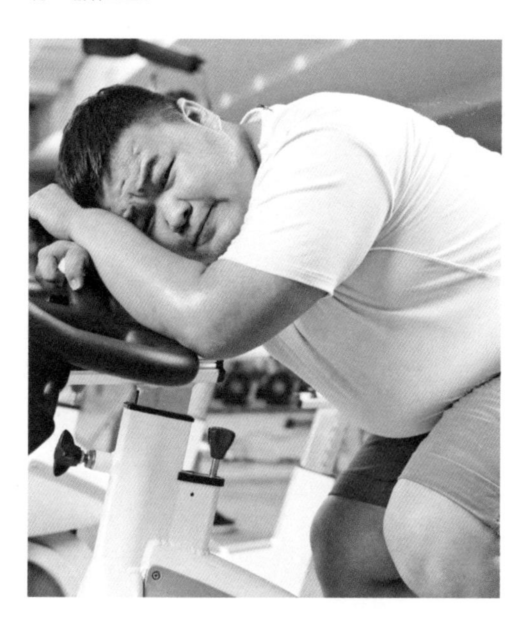

专家这样讲

高脂血症患者容易出现哪些心理障碍

高脂血症及相关病症患者在面对疾病时经常会出现以下几种心理障碍：

1. 情绪激动无法平静：常表现为情绪激动、情绪不稳定、焦虑、急躁、悲观、难过等。

2. 存有疑虑心理：对于别人的安慰与劝解半信半疑，甚至会曲解别人的好意，打针吃药总怕搞错了，整天疑神疑鬼，焦躁不安。

3. 存在过度依赖心理：患者会对医生或是亲人产生依赖心理，变得意志脆弱、被动；往往对亲人产生顺从甚至是过度依赖的情绪，缺乏主见与自信；希望能得到更多人的关心与帮助，希望有人陪着自己，否则就会常常觉得孤单，觉得世界冷漠。

4. 存有较强的自尊心理：高脂血症患者会变得很在乎别人对自己的评价与态度，害怕自己成为负担或是不能够再为家庭或社会做出贡献；质疑自我价值，自尊心易受到或大或小的损害。

5. 产生自怜心理：高脂血症患者经常会觉得自己很可怜，会想不通自己为什么会得这样的病，表现出一种无可奈何、无能为力、悲伤而又怜悯自己的消极情绪。

6. 产生敏感心理：患者的主观感觉会发生异常，常常对小事都变得敏感起来，有时候很关注自己的姿势、心跳、呼吸、咳嗽、喷嚏等，怕光怕刺激，对于声音也产生恐惧心理。

高脂血症的种类

目前，国内一般以成年人空腹血清总胆固醇超过 5.72 毫摩尔 / 升、甘油三酯超过 1.70 毫摩尔 / 升，作为诊断高脂血症的指标，其中一项或两项增高就可以诊断为高脂血症。无论是胆固醇含量增高，还是甘油三酯的含量增高，或是两者皆增高，统称为高脂血症。高脂血症的分类就围绕着胆固醇含量和甘油三酯含量展开。

根据测定结果分类

根据血清总胆固醇、甘油三酯和高密度脂蛋白胆固醇（HDL － C）的测定结果，通常将高脂血症分为四种类型：高胆固醇血症、高甘油三酯血症、混合型高脂血症、低高密度脂蛋白血症。

临床上一般采取根据测定结果分类法。

分类	血清总胆固醇（毫摩尔 / 升）	甘油三酯（毫摩尔 / 升）	HDL －胆固醇（毫摩尔 / 升）
高胆固醇血症	>5.72 毫摩尔 / 升	<1.70 毫摩尔 / 升	>0.90 毫摩尔 / 升
高甘油三酯血症	<5.72 毫摩尔 / 升	>1.70 毫摩尔 / 升	>0.90 毫摩尔 / 升
混合型高脂血症	>5.72 毫摩尔 / 升	>1.70 毫摩尔 / 升	>0.90 毫摩尔 / 升
低高密度脂蛋白血症	<5.72 毫摩尔 / 升	<1.70 毫摩尔 / 升	<0.90 毫摩尔 / 升

根据病因分类

根据病因进行划分，高脂血症可分为两类：

- **原发性高脂血症：**包括家族性高甘油三酯血症，家族性 Ⅲ 型高脂蛋白血症，家族性高胆固醇血症；家族性脂蛋白酶缺乏症；多脂蛋白型高脂血症；原因未明的原发性高脂蛋白血症；多基因高胆固醇血症；散发性高甘油三酯血症；家族性高 α－脂蛋白血症。
- **继发性高脂血症：**包括糖尿病高脂血症；甲状腺功能降低；急慢性肾功能衰竭；肾病综合征；药物性高脂血症。

专家这样讲

检测血脂的项目有哪些

临床上检测血脂的项目较多，比较常见的是总胆固醇（TC）、甘油三酯（TG）、高密度脂蛋白胆固醇（HDL-C）、低密度脂蛋白胆固醇（LDL-C）、载脂蛋白 B（apoB）、载脂蛋白 AI（apoAI）、脂蛋白 α 等，根据各个医院的条件，检查项目会有所不同。但是，TC、TG、HDL-C、LDL-C 这四个是最基本的临床实用的检测项目，是血脂检验中不可缺少的。

高脂血症的致病原因

近年来高脂血症在世界范围内迅速流行，被公认为全世界的三大疾病之一，从它的患病率变化趋势来看，形势不容乐观。防治高脂血症，就要积极查清楚高脂血症形成的原因，从而有针对性地预防。

导致高脂血症的三大因素

由于引起高脂血症的病因很多，目前医学界也不能完全解释清楚，得到证实与确定的主要有三个方面的因素：遗传因素、饮食因素和内分泌或代谢因素。

一小部分人会因为家族性高脂血症遗传而患病，其余大部分都是后天所致的，而饮食因素是引起高脂血症的常见原因，绝大多数高脂血症患者都是由于在日常生活中对饮食问题疏忽或是坚持错误的饮食方式而导致体内血脂过高。比如人们摄取高脂肪、高热量的食物太多，平时又缺乏运动，生活无规律，导致肥胖，引起甘油三酯和胆固醇升高而致病。内分泌或代谢因素主要是指由于血液中糖、脂肪、胆固醇、蛋白质代谢紊乱，体内毒素增多，肝脏的解毒功能严重受损，致使心脏供血无力，血循环不畅，直至导致血液中的胆固醇与脂肪含量过高，形成高脂血症。

饮食与高脂血症的关系

调查研究发现，在患有高脂血症的人群中，绝大多数都是由饮食不当而引起的。医学动物实验进一步证明了这个调查报告的科学性。在动物试验中，科研人员将动物的膳食变为高脂肪、高胆固醇的食物，就会发现动物的血脂开始升高而发生实验性动脉粥样硬化；撤除高脂膳食后，动脉粥样硬化即行消退。大量的人群调查也观察到，食入动物性脂肪，可使血胆固醇和低密度脂蛋白含量增高，但高密度脂蛋白胆固醇则降低；而食入植物性脂肪则可使血脂下降。由上面的实验和调查，我们可以看出人们日常的饮食习惯和营养状况，将直接影响着血脂和脂蛋白的含量，并与动脉粥样硬化的发生和发展有着密不可分的关系。了解并掌握这方面的知识，可自觉地养成良好的饮食习惯，从而更好地预防与治疗高脂血症。

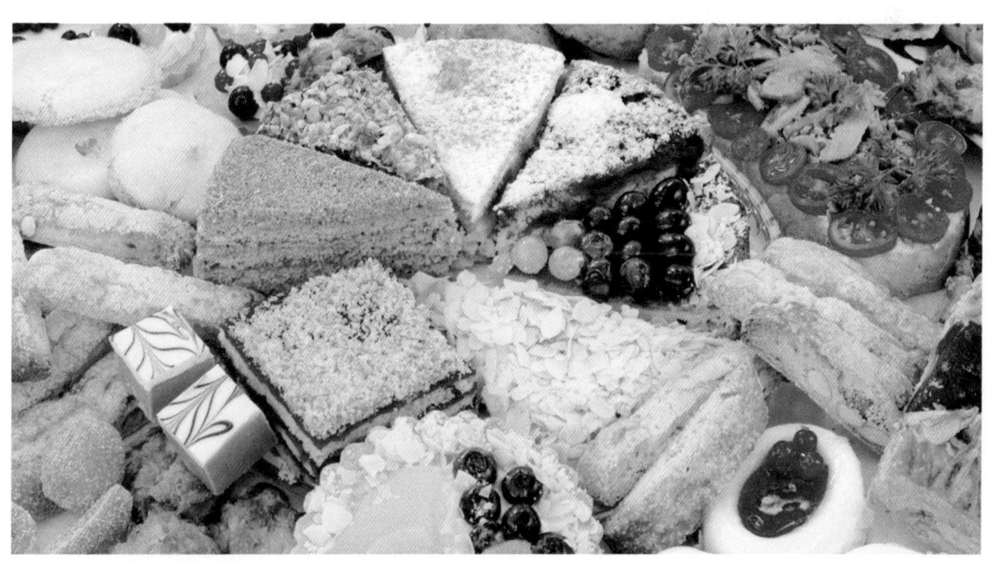

甜点中含有太多的反式脂肪，不利于控制高脂血症

高脂血症造成的危害

由于人体内部组织器官是息息相关的，可谓“牵一发而动全身”，尤其是血液流经身体各个部分，所以当血液中的脂类含量过高时，必然会影响到其他部分出现不适症状。高脂血症并不仅仅是一种病，它还可以引发很多并发症，后果严重。

高脂血症患者由于脂肪含量高，所以动脉内壁脂肪斑块沉积速度加快，当斑块将血管内壁阻塞到一定程度而使得血液供应不足时，就会出现相应的临床表现并引发其他疾病。

引发心脑血管疾病

高脂血症最大的危害就是导致动脉粥样硬化，引起心脑血管疾病。

血脂主要由胆固醇、甘油三酯、磷脂和游离脂肪酸构成，血清中这类物质过多，会造成脂质代谢紊乱，血液黏稠度增高，造成脂类物质在血管壁内膜沉积，形成小斑块，当这些斑块增多、增大，就会慢慢堵塞血管，致使管腔狭窄，血液流通不畅，人体器官、动脉供血不足，造成严重后果。

如脂肪斑块沉积到心脏血液的动脉内膜上，即发生冠心病；当脂肪斑块沉积到脑动脉或其他分支时，则会出现脑血管疾病，如脑卒中等，所以高脂血症又被称为引起心脑血管疾病的“凶手”。当人体形成动脉粥样硬化后，会导致心肌功能紊乱，引起血管动脉痉挛，诱使肾上腺分泌升压素，导致血压升高，引发高血压。高脂血症还可以加重糖尿病病情，所以糖尿病患者除了要治疗糖尿病以外，还需要调节血脂。

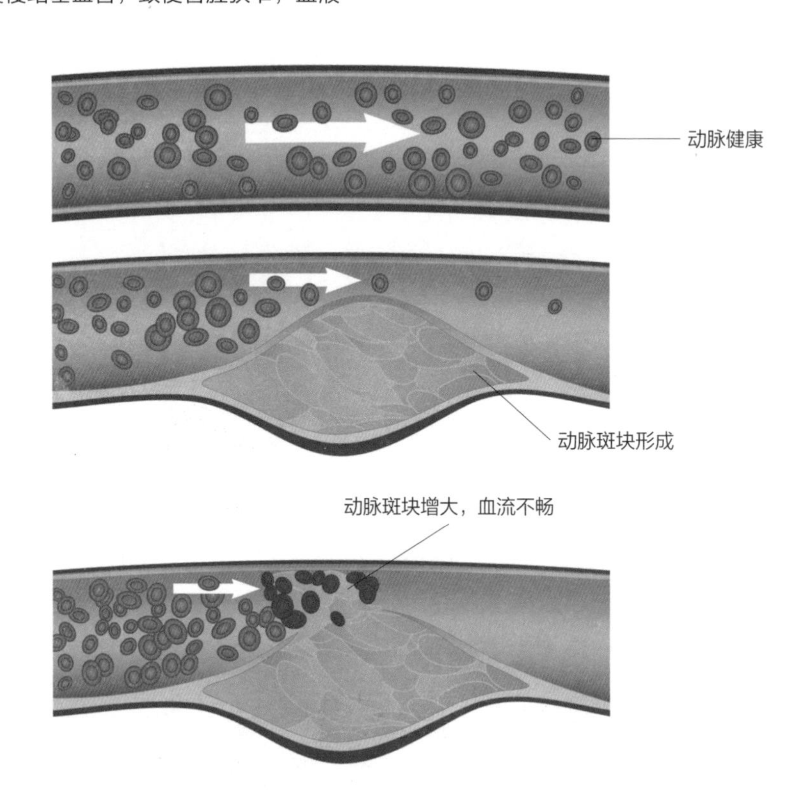

引起肥胖，形成脂肪肝

过多脂肪在血液中堆积，在组织器官、皮下和血管壁周围大量沉积，导致肥胖，引发脂肪肝。

诱发胰腺炎

过高的甘油三酯可以引发胰腺炎。治疗胰腺炎除了在医生指导下降甘油三酯外，还要少吃甜食、零食，晚饭不宜过饱，多做运动，因为运动不仅可以燃烧体内过多的脂肪，把过高的甘油三酯降下来，而且还能够降低诱发胰腺炎的危险。

导致肺栓塞

肢体很少活动，导致下肢或深部静脉血栓形成，当血流变缓时，脱落的血栓可顺血流入肺，形成急性肺栓塞。

降低人体抵抗力

由于体内血脂过高，代谢功能减低，内分泌紊乱，导致抵抗病毒的抗体作用减弱，抵抗力下降。

导致双目失明

高脂血症是引起视网膜血栓形成的最常见原因。患者患有严重高脂血症时，血液中富含的大量甘油三酯使视网膜颜色变淡而呈乳白色，这些脂蛋白很可能从毛细血管中漏出，造成视网膜脂质渗出，在视网膜上呈现出黄色斑片。而高浓度的血脂能够激活血小板，血小板则会释放出更多的凝血因子，使得血小板的聚集性增高，以致血管内血栓形成，从而造成视力严重下降，老年人则可能会双目失明。

导致走路跛行

血液中的脂肪过高，就会在血管壁上沉积形成粥样斑块，粥样斑块则会导致腿部血管腔狭窄。正常情况下，运动时血管中的血液流动加速，以满足运动时的需要，但是一旦血管腔狭窄，当运动达到一定程度时，肌肉就会出现缺氧和缺血的状况，产生缺氧缺血性疼痛，走路就会跛行。

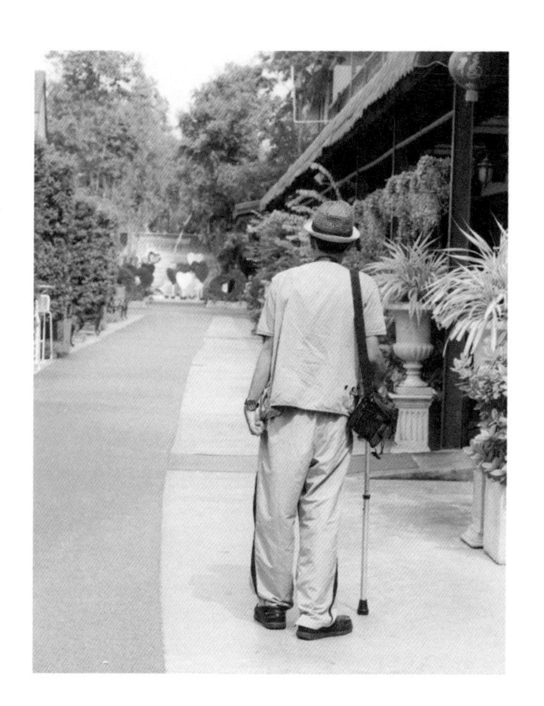

专家这样讲

高脂血症的三级预防是什么

高脂血症的三级预防包括一级预防、二级预防和三级预防。

一级预防：针对高脂血症的易患人群，其预防内容主要包括：高脂血症的易患人群需定期进行血脂检测；日常饮食应注意控制热量，应以低脂肪、低胆固醇、高纤维的膳食为主，远离动物内脏，同时，要加强体育锻炼。肥胖者要积极减肥；积极治疗可引起高脂血症的病症，如糖尿病、肾病综合征、甲状腺功能减退等。

二级预防：针对轻、中度高脂血症患者，其预防内容主要包括：饮食治疗、运动治疗、药物治疗。

三级预防：针对高脂血症引发的并发症的治疗，高脂血症容易引发的并发症包括：冠心病、脑卒中、脂肪肝、胰腺炎、肺栓塞等。

影响高脂血症的关键因素

除了由系统性疾病或药物引起的继发性高脂血症以外，其他所有血脂的升高均为原发性高脂血症。而原发性高脂血症是环境因素与遗传因素相互作用的结果。环境因素主要包括饮食、运动、吸烟等；遗传因素主要指家族性，其中环境因素是影响高脂血症的关键因素。

不良饮食习惯

当人体摄入的能量大于消耗的能量，没有被消耗的部分能量就会转变成脂肪，长期过多的脂肪堆积就会使人发胖，导致血脂的升高，因此，饮食是影响高脂血症的关键。

过量进食动物内脏、蛋黄、鱼子、蟹黄、鱿鱼、肥肉、牛肉、羊肉等高胆固醇、高饱和脂肪酸的食物可致血脂升高，饮食中摄入热量过多可使血清甘油三酯水平升高。因此，预防高脂血症，就要改善饮食结构，控制这类食物的摄入量。

怎样把握这类食物的摄入量呢？一般成年人体内每天合成胆固醇约为1000毫克，而从食物直接摄入的胆固醇为300 ~ 500毫克。而对于高胆固醇血症的患者来说，膳食胆固醇应当限制在200毫克以下。

除此之外，日常饮食还要尽量选择蒸、煮、烩、汆、熬、炖的烹调方法，少用油煎、炸、烤、熏的烹调方法。

疏于运动

锻炼可增加胆固醇分解和脂蛋白脂肪酶活性，降低这两种物质的水平，因此，经常运动的人血清总胆固醇和甘油三酯水平低于疏于运动的人群。不仅如此，疏于运动，还会造成能量得不到应有的消耗而转变成脂肪堆积在人体内，从而造成肥胖、脂质代谢紊乱。

吸烟过多

研究发现，吸烟可影响血脂代谢，可使血清甘油三酯水平升高、血清高密度脂蛋白胆固醇水平降低。这可能与烟草中的尼古丁和一氧化碳的作用有关。被动吸烟者血脂变化与吸烟者相似。戒烟后，血脂可恢复至正常。

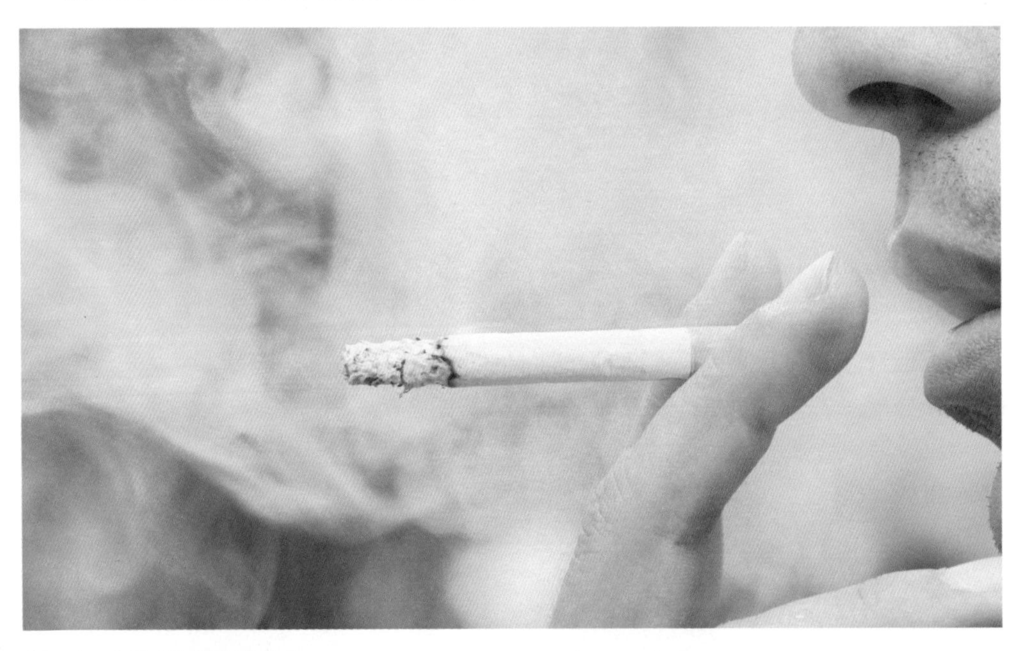

易患高脂血症的人群

一方面，高脂血症对人体具有巨大的健康隐患；而另一方面，高脂血症又具有很强的隐匿性。为了“醒者自醒”，我们有必要通过高脂血症的一些表现、特点以及影响高脂血症的关键因素，及时地找出易患高脂血症的高危人群，做到早发现早防治。

临床发现，高脂血症比较青睐以下人群：

有家族病史的人

家族中有患高脂血症的人，其体内可能有先天性的脂质和脂蛋白代谢缺陷，或者细胞内某些酶的缺陷，或者脂蛋白或载脂蛋白的分子基因缺陷等。这些缺陷在后天因素的影响下，很容易引发高脂血症。

肥胖者

大部分高脂血症患者都是肥胖人群，尤其是腹型肥胖的人群。腹型肥胖又称向心性肥胖，脂肪最容易堆积的部位集中在腹部，腰围往往大于臀围。这种人群发生各种并发症的危险性较高，是全身匀称性肥胖者的 2 ~ 3 倍，且腰围越粗，危险性越高。需要注意的是，体重正常甚至体重偏轻的人也可能患高脂血症。

中老年人、绝经后的女性

男性 45 ~ 70 岁、女性 50 ~ 60 岁是高脂血症的发病高峰，中老年人更容易患高脂血症。需要注意的是，随着生活水平的提高，高脂肪、高蛋白的饮食使高脂血症的患病年龄比过去有所降低。

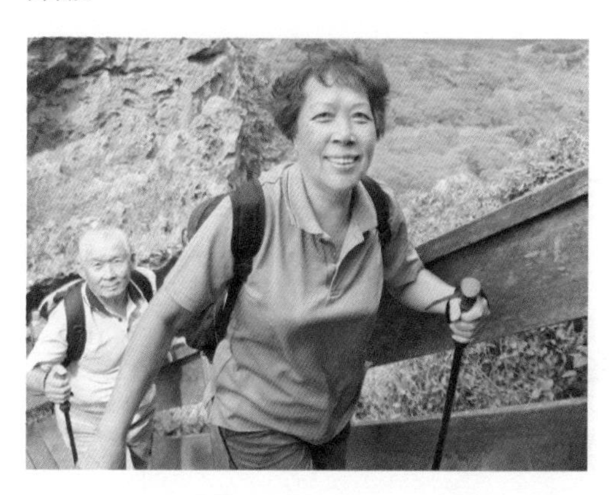

绝经后女性容易发生脂质代谢紊乱，这可能与此类人群雌激素水平下降有关。因为雌激素能降低血清总胆固醇、低密度脂蛋白胆固醇水平，提升高密度脂蛋白胆固醇水平。

经常高脂肪、高糖饮食者

饮食习惯是影响高脂血症的关键，长期高脂肪、高糖饮食，容易造成体内胆固醇增高、甘油三酯增高，从而加重人体代谢负担，逐渐造成脂质代谢障碍，形成高脂血症。

长期吸烟、酗酒、不经常运动者

有些高脂血症患者是由于生活习惯不良而导致的疾病，比如长期吸烟、酗酒、疏于运动。长期吸烟、酗酒的人群体内甘油三酯水平持续偏高，从而诱发高脂血症。不经常运动者高密度脂蛋白含量低于经常运动者，易患高脂血症。

患有糖尿病、高血压、脂肪肝的患者

糖尿病、高血压、高脂血症可谓“兄弟”，合并三者的患者极其常见。这可能与这三者均受饮食、运动、烟酒的影响有关。另外，糖尿病患者还可能因为胰岛素缺乏导致某些脂蛋白减少，从而影响其代谢。

肝脏是脂肪酸合成与氧化、胆固醇合成及消除异常脂蛋白的主要场所，脂肪肝会引起脂代谢异常，容易导致高脂血症。

另外，生活没有规律、情绪容易激动、精神长期处于紧张状态、甲状腺功能减退的人，以及长期使用类固醇、避孕药等人群，都很容易得高脂血症。

以上人群皆属于高脂血症的易患人群，重视自己的健康，就要及时对自己的健康进行全面维护，养成良好的生活习惯。

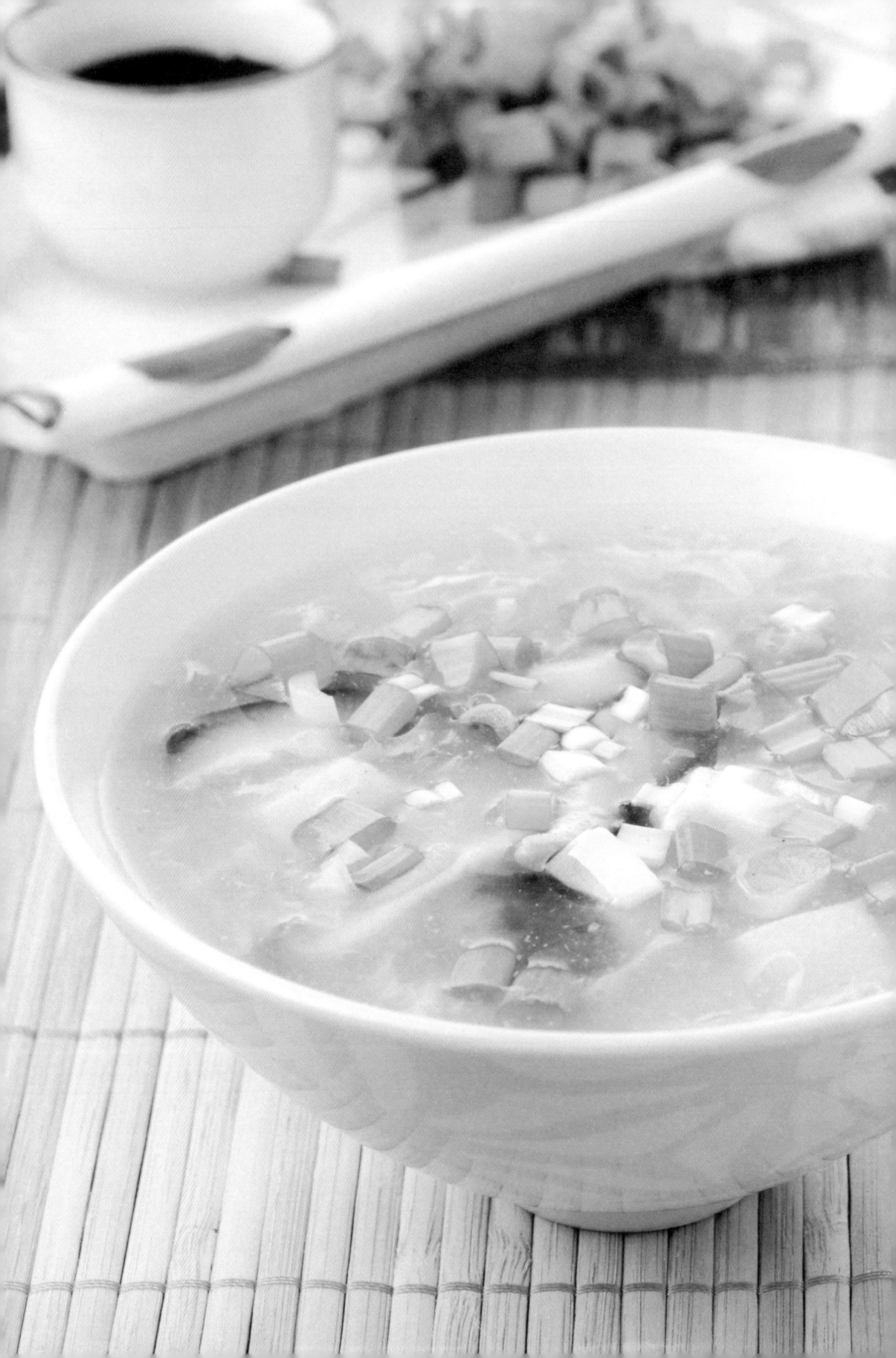

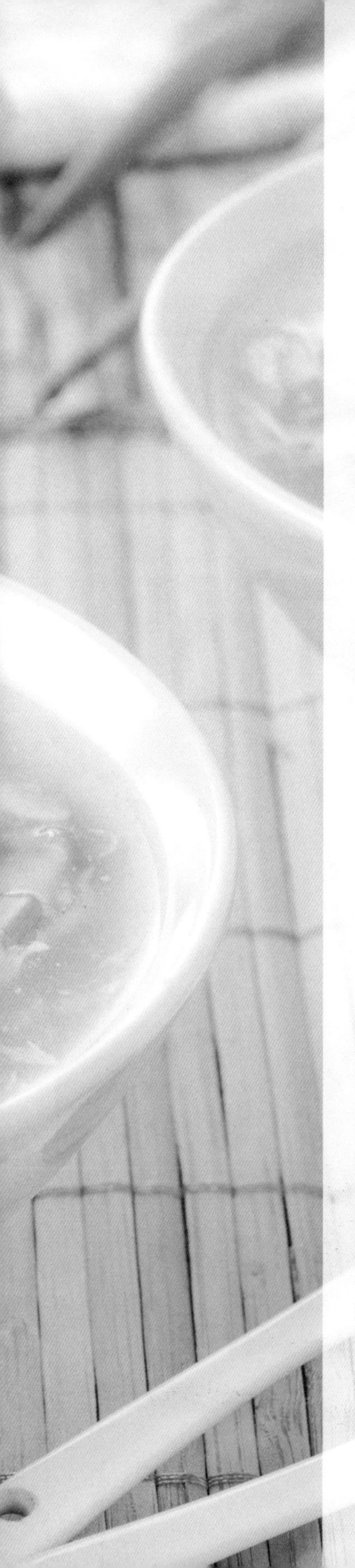

第一章

培养健康的饮食习惯

由于大多数高脂血症的发生都是由饮食因素引起的，所以防治高脂血症，就需要掌握合理有效的饮食方法，从饮食入手，纠正导致血脂升高的不合理饮食行为。为了让患者清楚地认识高脂血症，并引起重视，本章将深入剖析关于饮食与高脂血症关系的方方面面，从而使读者对饮食防治高脂血症有更加清楚的认识。

合理摄入脂肪

高脂血症与人体内脂肪含量高有莫大的关系，人们对“高脂肪”谈虎色变，但这并不意味着饮食就可以“回避”脂肪。脂肪是生物体的组成部分和储能物质，饮食中不能少了脂肪。维护身体健康，我们需要合理摄入脂肪，并摄入正确的脂肪。

脂肪对人体的作用

脂肪是人体不可缺少的能量来源，是人体结构的重要材料，体内脂肪组织有保护和固定内脏器官的作用，当受到外力冲击时，脂肪起到缓冲的作用，皮下脂肪可以滋润皮肤，并防止体温的过度降低。对维生素 A、维生素 D、维生素 E 等的吸收，必须要有脂肪的参与。如果肠道内作为食物的脂肪太少甚至没有，会造成这些维生素吸收障碍，导致维生素缺乏。必需脂肪酸是细胞的重要成分，缺乏时可影响细胞的更新。脂肪中的胆固醇在人体也有不可取代的作用。脂肪还能改善食物的味道，增加饱腹感，减少食量。

科学摄入脂肪

脂肪并不是进食得越多越好，尤其是高脂血症患者，更应该控制脂肪的摄取量。过多的脂肪会影响蛋白质及碳水化合物的摄入量，并且脂肪的摄入量与动脉粥样硬化的发生发展有着密切关系。由此看来，高脂血症患者必须控制脂肪的摄入量，一般不宜超过每日每千克体重 1 克。

远离反式脂肪

与一般脂肪不同，反式脂肪并非人体所需要的营养素，对健康并无益处。相反，反式脂肪可使低密度脂蛋白胆固醇上升，并使高密度脂蛋白胆固醇下降，大大增加罹患冠状动脉心脏病的概率。世界各地相关机构都建议将反式脂肪的摄取量降至最低，一些国家甚至立法限制食物里反式脂肪的含量与使用。

反式脂肪主要存在于这些食物中：代可可脂巧克力、奶油、黄油、蛋糕、固体汤料、威化、派、薯条、薯片、泡芙、奶油面包、比萨、麻花、煎炸食品、焙烤食品等。

一般来说，当食品包装上有下列字眼时，含反式脂肪也较多:“植物黄油”“氢化植物油”“部分氢化植物油”“氢化脂肪”“精炼植物油”“氢化菜油”“氢化棕榈油”“固体菜油”“酥油”“人造酥油”“雪白奶油”或“起酥油”等。

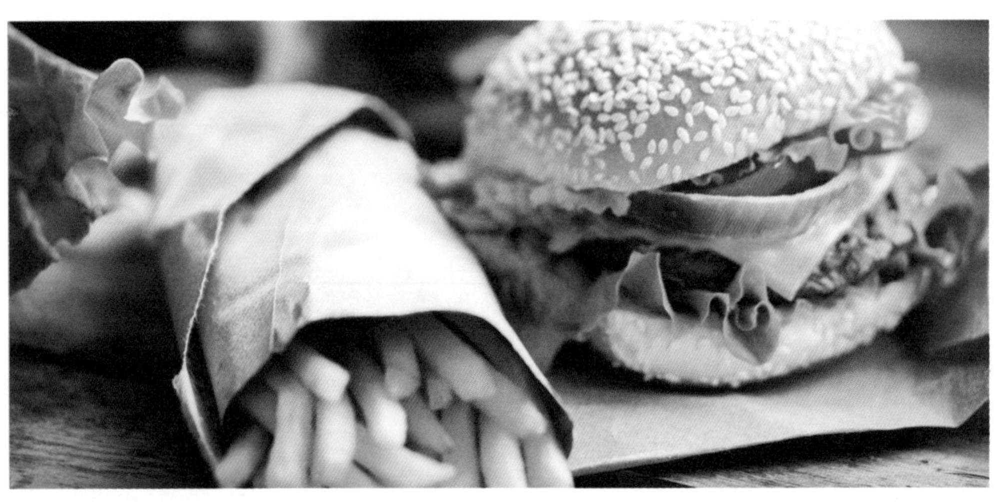

快餐食品多含有反式脂肪

增加蛋白质

蛋白质对人体健康起着“双刃剑”的作用。蛋白质的数量和质量对维持人体健康、防治各种疾病具有重要意义。但近年来的研究发现，蛋白质在高脂血症和冠心病的发病中也起着一定的作用。

蛋白质对人体的作用

蛋白质对于人体非常重要，它是人体细胞、各组织的重要组成成分，对人体的生长发育、组织的修复、细胞的更新等都起着极为重要的作用。蛋白质也是人体内酶、激素、抗体的重要原料。如果没有充足的蛋白质，各种酶、激素、抗体不能正常合成，会导致人体机能及代谢紊乱，如胰岛素就是由蛋白质构成的。通过葡萄糖的异生作用，58%的蛋白质可以转化为糖，但这不是蛋白质的主要功能。参与蛋白质生物合成的 20 种氨基酸，大部分人体可以自身合成。但其中有 8 种必需氨基酸人体不能自身合成，必须从食物蛋白质中获得。这 8 种氨基酸是赖氨酸、色氨酸、苯丙氨酸、亮氨酸、异亮氨酸、苏氨酸、蛋氨酸、缬氨酸。高脂血症患者的饮食，要尽量多吃植物性蛋白质。

蛋白质的分类与健康

蛋白质可分为动物性蛋白质和植物性蛋白质两种。动物性蛋白质是指肉类、蛋类、鱼类或这些食物的加工食品中所含的蛋白质，植物性蛋白质则指豆类等植物及其加工食品中所含的蛋白质。

一般说来，动物性蛋白质比植物性蛋白质更具营养价值，但黄豆的蛋白质质量却不亚于一些动物性蛋白质。从预防高脂血症和冠心病的角度考虑，一个人每天动物性蛋白质的摄入量最好控制在蛋白质摄入总量的 30% ~ 50%。

科学摄入蛋白质

一般高脂血症患者每日每千克体重应摄入蛋白质 1 克，例如患者的体重为 60 千克，那么每日需要摄取 60 克蛋白质；但病情控制不好或消瘦的糖尿病患者，可将每日的每千克体重摄取的蛋白质增至 1.2 ~ 1.5 克（即每日摄取 70 ~ 90 克）。摄取的蛋白质 1/3 应该来自优质蛋白质，如牛乳、鸡蛋、猪的精瘦肉、各种豆类等。高脂血症患者如果为儿童，那么蛋白质的需要量就应该这样计算：每千克体重为 2 ~ 3 克。妊娠 4 个月后的高脂血症孕妇患者，每日摄入的蛋白质应比普通高脂血症患者增加 15 ~ 25 克。

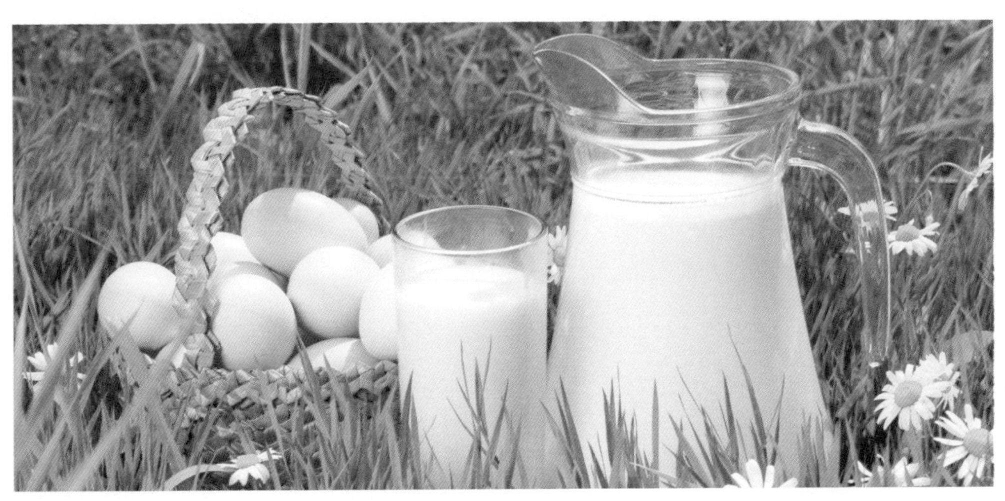

蛋类和奶类含有的蛋白质被人体消化、吸收和利用率较高

限制胆固醇

人体内胆固醇的来源有两种，一种是在肝脏合成的胆固醇，另一种就是从食物中摄取的胆固醇。要维持体内胆固醇的代谢平衡，首先要适当地控制饮食，选择低热量、低脂肪、低胆固醇的食物，这在很大程度上减少了饮食中胆固醇的摄入。

胆固醇过高的人，并不是想吃什么就能够吃什么的，而应该根据自己的病情来选择适宜的食材、适宜的烹饪方式。

每天应摄入多少胆固醇

研究发现，每天摄入 100 毫克的胆固醇，血液中的胆固醇含量几乎没有变化。每天摄入 300 ~ 600 毫克胆固醇，血液中的胆固醇含量就增加 30 毫克。因此，高脂血症易患人群应少食胆固醇含量高的食物，如蛋黄、动物肝脏、动物脑、动物肾、鱼子等食物。普通人群则宜将胆固醇的摄入量控制在每天 100 毫克以内。

怎样控制胆固醇

- **多吃鱼：**当吃鱼的次数达到每周 1 次，甚至每天 1 次时，能有效减少饱和脂肪的摄入量。
- **多吃富含膳食纤维的食物：**膳食纤维有助于胆固醇的排出，可以在早餐中加上一盘黑莓，在午餐中加入半碗扁豆，在晚饭中加入一盘全麦面食。
- **多吃大豆制品：**大豆制品中含有丰富的异黄酮，有助于清除胆固醇。
- **摄入足量的维生素 C：**多吃新鲜蔬果，保证血流畅通。

采取合理的烹饪方式

相对而言，西方人因胆固醇过高所致的心脑血管疾病高于东方人，这与烹调方式不无关系。清淡少油的烹饪方式能减少胆固醇的摄入量，油炸油煎则能增加胆固醇的摄入量。怎么留住这些美味的同时又减少胆固醇对身体的伤害呢？应采取合理的烹饪方式。

- **煮：**一般用于体积较小容易熟的食材，将食物放入锅里，用大火先煮开再转为小火，食物的营养物质与有效成分能够很好地保留在汤汁中，味道清淡鲜美。

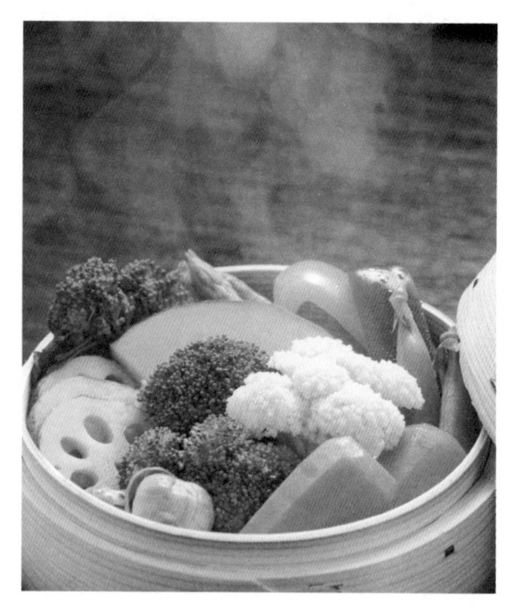

- **蒸：**将食物包好材料后隔水蒸熟，可以加些汤汁在食物中，也可以不加，因人而异。蒸出的东西原汁原味，是保健食疗里最常用的一种方法。
- **凉拌：**凉拌是生食或近于生食的一种方法。一般将食物洗净切好，用开水烫过后调味。鲜嫩爽口，清香生脆。
- **炖：**锅里放入适量的清水，将食物洗净切块与调料一起倒入锅中，大火烧沸转小火，炖至食物熟烂，炖出的食物原汁原味，质地熟软。
- **熬：**熬是在煮的基础上将食物烧成汤汁，比炖的时间还要长，适合老年人、身体衰弱的人食用。

在外就餐怎样限制胆固醇

现代人工作繁忙，经常需要在外面就餐，这就需要对各种食物的热量与胆固醇有个明确的量的概念，聪明地选择热量与胆固醇含量相对较低的食物。

在外就餐，最容易发生的现象就是长期选择单一的食物，比如有人图方便，在饭馆就点汤面、炒饭等单一的食物，这样对于身体的健康很不利。由于人体需要的营养成分是多种多样的，而单一的谷物或者面食并不能够提供丰富营养素，这不但会导致身体所需的蛋白质、维生素不足，而且还会摄入过多的脂肪，很容易产生肥胖。所以在外就餐，一定要点上蔬菜来补充维生素，饭后也应该吃水果来补充维生素等营养素，达到营养均衡。

由于菜式味道重会比较香，所以很多餐馆都会选择做辛辣刺激的浓重口味菜式，但是辛辣刺激的食物不仅损害胃肠，而且很容易对体内新陈代谢起阻碍作用，所以在外出就餐时应尽量选取口味较清淡的餐厅，点清淡健康的菜式，尽量选择蒸煮的菜肴，避免油炸和油煎的菜肴。可多选用鸡、鱼、面等低胆固醇食物；多吃五谷根茎类的食物；增加蔬菜、水果类的摄取。少食用胆固醇含量过高的动物内脏；避免过量摄取肉类。

为了使食物看起来更加漂亮有光泽，饭馆一般会采取动物油来炒菜，但是动物油中含有大量的饱和脂肪酸，对控制血脂极为不利，所以应当尽量选择用植物油烹制的菜肴。动物的肝脏中含有大量胆固醇，常食用对控制病情很不利，甚至会加重病情，所以要尽量少吃动物肝脏。

有时候在外吃饭，亲朋好友相聚，免不了喝酒助兴，而高脂血症患者最好能不喝酒就尽量不要喝酒，因为喝酒会使病情恶化。

在外就餐，最好选择自己清楚的食材所做的菜式，这道菜到底是用什么食材做的，这种食材对于高脂血症患者而言是好是坏，用量是多少等，这些问题都要弄清楚再进食。

不能盲目限制胆固醇的摄入

关于胆固醇，我们必须要明确一点，不能盲目限制胆固醇的摄入。

胆固醇是制造胆汁的原材料，胆汁对消化的作用不可或缺，缺少胆固醇容易引起营养平衡失调。在美国公布的新版膳食指南中，建议胆固醇日摄入量应在 300 毫克以内，不再限制胆固醇的摄入量。

还有研究表明，低胆固醇者患脑卒中和肝癌死亡率比高胆固醇者高出 2 倍以上。况且，有些含有胆固醇的食物中其他营养成分也很丰富，如过分忌食这类食物，也容易造成营养平衡失调。

因此，对胆固醇也要一分为二，不能盲目限制胆固醇的摄入。只有当血胆固醇水平超出正常标准时才需要限制食物中的胆固醇含量。

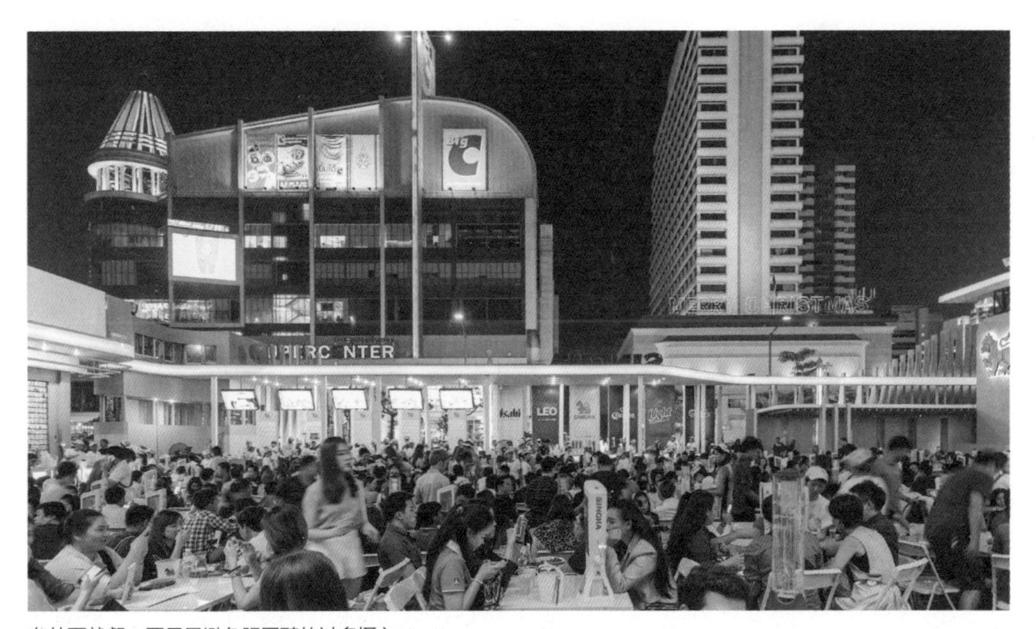

在外面就餐，要尽量避免胆固醇的过多摄入

控制总热量

人们从饮食中获取热量来维持人体的生命活动。但是如果摄入过量的热量，剩余的热量就会转化成脂肪储存在人体内，容易引起高脂血症，甚至引发脑卒中、动脉粥样硬化等一系列疾病。所以，多余的热量，应该能免则免。

合理摄入热量

合理摄入热量，建议做到以下三点：

日均蔬菜摄入量应在 350 克以上：蔬菜中含有大量的矿物质如钙、磷、钾、镁和微量元素如铁、铜、碘、铝、锌、氟，并且以绿叶蔬菜含量最为丰富。而钙在苋菜、荠菜和黄花菜中含量很高。蔬菜中的钾、镁含量也很丰富，其中不少比水果中的含量还要高。如果每天能吃 350 克以上的蔬菜，那么其中的钾、镁等多种元素基本上可以满足人体的需要。蔬菜富含维生素 C 和胡萝卜素，维生素 C 能够降低胆固醇、保护动脉壁。由于高脂血症患者常常要求忌食动物性食物而导致维生素 A 的缺失，而绿色蔬菜中的胡萝卜素则可以转化成维生素 A。蔬菜中的膳食纤维能够增加饱腹感，起到较好的节食减肥作用，同时能够推动粪便和肠内废物的蠕动，清洁肠道，促进脂质代谢，从而起到降压降脂作用。所以高脂血症患者应该在饮食中安排食用大量的绿色蔬菜，来降低胆固醇与血脂。

日均水果摄入热量标准应在 330 ~ 412 千焦：水果富含维生素 C，并且含有丰富的可降低胆固醇的成分，但是，高脂血症患者吃水果应注意控制摄入量。这是因为，水果富含果糖，果糖属于极容易被小肠吸收的单糖，单糖可转变成甘油三酯蓄积。另一方面，血糖值的升高也会促进胰岛素的分泌。所以，过量进食水果，不仅会增加甘油三酯，还会使胆固醇增多。日本动脉硬化学会在《动脉硬化性疾患诊疗标准》中指出，水果的热量为日均 330 ~ 412 千焦最理想。参考标准是苹果 1 个（约 150 克）：334 千焦；香蕉 1 根（约 100 克）：354 千焦；草莓 10 颗（约 250 克）：350 千焦；猕猴桃 2 个（约 170 克）：370 千焦。

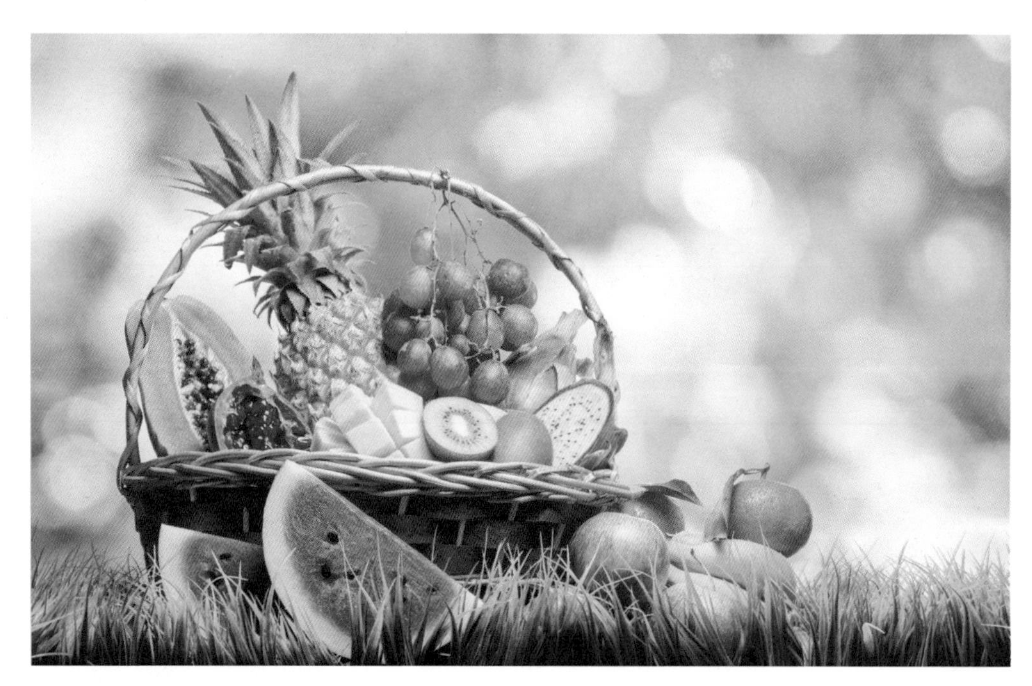

应少食甜食：糖虽然是人体不可缺少的营养素，但不可以多吃，尤其是心脑血管疾病患者或老年人要严格控制糖分的摄入，少食甜食。我们平日里食用的米面等食物含有大量的淀粉，而淀粉经消化以后即可转化为人体需要的葡萄糖，所以通过正常饮食摄入的碳水化合物已足够人体代谢的需要，如果过量地摄入糖会在体内转化成过剩的脂类，造成体脂过多和血脂升高，并进一步引起动脉粥样硬化及脑血栓等。

避免多余热量

要避免多余的热量，首先要知道自身需要多少热量，某日应摄入总热量 = 每日每千克体重所需热量 × 标准体重。不同的体型对于热量的需求不同，不同活动的体力消耗不同，需要的热量补充也相应不同。体型的判断可根据体重指数计算法来确定：体重指数（BMI）= 体重（千克）/ 身高（米）的平方，对于男性来说，BMI 在 21（含）至 24（含）之间的为适宜体重，小于 21 的为偏瘦，大于 24 而小于 28（含）的为超重，大于 28 的为肥胖；对于女性来说，BMI 在 21（含）至 23（含）之间的为适宜体重，小于 21 的为偏瘦，大于 23 而小于 27（含）的为超重，大于 27 的为肥胖。

一般来说，诸如办公室工作、下棋、打牌等娱乐活动属轻体力活动，周末大扫除、游泳、跳舞等娱乐活动属于中等体力活动，从事搬运、装卸工作和半个小时以上的较激烈的球类运动等属于重体力活动。知道自己的体重类型和具体某一日所进行的活动强度类型后，就可以知道自己该日每千克体重需要多少热量了。一般来说，对于超重或肥胖者，每千克体重所需热量为：卧床者 62 千焦左右，轻体力活动者 82 ~ 103 千焦，中等体力活动者 124 千焦左右，重体力活动者 144 千焦左右。对于正常体重者，每千克体重所需热量为：卧床者 62 ~ 82 千焦，轻体力活动者 103 ~ 124 千焦，中等体力活动者 144 千焦左右，重体力活动者 165 千焦。对于消瘦者，每千克所需热量为：卧床者 80 ~ 103 千焦，轻体力活动者 144 千焦左右，中等体力活动者 164 千焦左右，重体力活动者 185 ~ 206 千焦。

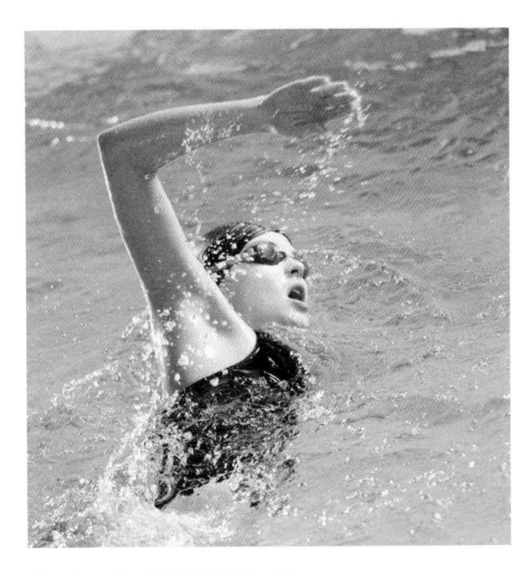

避免饮食过量的技巧

高脂血症患者在日常饮食中，应当注意避免饮食过量，而避免饮食过量可以从以下几个方面做起：

1. 要坚定战胜高脂血症的信心：食疗的关键就是患者要有信心，要相信能够通过饮食来控制并减轻病情，要相信自己能够做到自主控制饮食。
2. 坚持写饮食日记，将吃饭的时间、吃饭的地点、饭菜的内容（数量与种类）、烹饪方式都记下来，这样可使自己的饮食行为变得有意识，而且也便于重新评价和改进自己的饮食行为。
3. 善于婉拒宴会和劝食行为，出席宴会和聚会之前可以随便吃点东西，或是吃些低能量的食物填饱肚子，入席以后即使别人劝吃劝喝，也要学会婉言相拒。
4. 一日三餐，细嚼慢咽，不要在吃饭时三心二意，并且吃饭要细嚼慢咽，慢慢品味，同时也给胃肠消化留够时间。

另外，避免多余的热量，还可注意一些技巧，如在制作食物时，宜采用清蒸、煮、拌的烹饪方法，而不是煎、炸、烤，如鸡腿煮熟后可凉拌而不是油炸。尽量不加沙拉酱等调味料，如直接食用苹果，而不是加沙拉酱或蛋黄酱制成沙拉食用。用鲜榨果蔬汁代替可乐、橙汁等甜味饮料。用水果作为甜点或加餐，而不是食用糖、蛋糕等甜食。

补充能降脂的营养素

高脂血症患者除了需要合理进食脂肪、蛋白质、糖类三大营养物质外，还应当进食一些对身体有益的其他营养物质，如高纤维食物、富含维生素 C 的食物等。它们不仅是身体生长发育、活动必不可少的，而且也能够帮助预防高脂血症。对于高脂血症患者来说，掌握并且牢记日常生活中适宜吃的食物是很有必要的。

膳食纤维

膳食纤维进入胃中，会吸水膨胀，易令人产生饱足感，且可使食物停留在胃部时间增长，并减缓消化作用；其进入肠道中，可增加粪便量，估计 1 克膳食纤维可增加粪便容积约 20 倍，因而能刺激大肠肌肉蠕动。因其具保水作用，可使粪便湿润柔软，迅速排出体外，减缓葡萄糖与胆固醇的吸收。膳食纤维还可吸附胆酸，促进胆盐排泄，纤维质可与人体内的胆酸及胆盐结合，加速将其排出体外，降低血液中胆固醇含量，并在十二指肠中延缓胆酸和脂肪的结合，干扰胆固醇被人体吸收。膳食纤维的食物来源为：豆类、粗粮杂粮、绿叶蔬菜、菌藻类食物。建议每日摄取膳食纤维 25 ~ 35 克。

维生素 E

维生素 E 能促进胆固醇代谢，稳定血脂。维生素 E 可促进脂质分解、代谢的活性，有助于胆固醇的转运与排泄，使血脂稳定，能够净化血液，降低血液中的低密度脂蛋白的浓度，防治血管硬化，同时还能对抗脂质氧化，预防动脉硬化。维生素 E 可加强抗氧化能力，减少巨噬细胞的产生。巨噬细胞正是形成斑块，造成血管硬化等病变的元凶。维生素 E 具有扩张血管及抗凝血作用，可防止血液凝固，同时保护血管内皮细胞的完整性，避免游离脂肪酸及胆固醇在伤口沉积，同样具有预防动脉粥样硬化形成的作用。维生素 E 的食物来源为：未精制过的植物油、小麦胚芽、胚芽米、鲜酵母、肉、奶、蛋、绿色蔬菜、坚果、干果。成年男性每日维生素 E 建议摄取量为 12 毫克，成年女性为 10 毫克。

维生素 C

维生素 C 能促进胆固醇代谢，影响高密度脂蛋白含量，促使胆固醇转变成胆酸，经由肠道排出，从而降低总胆固醇。高浓度的维生素 C 能抑制胆

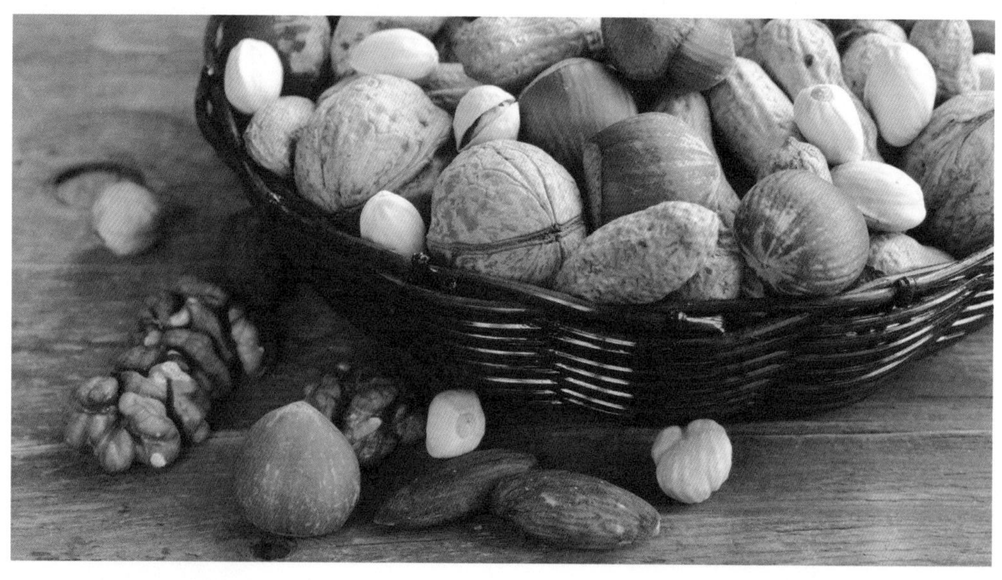

固醇合成酶的活化，干扰胆固醇合成甘油三酯的速率，并能加速低密度脂蛋白降解，从而降低甘油三酯的含量。维生素 C 的食物来源为：新鲜水果蔬菜，如鲜枣、刺梨、草莓、山楂、彩椒、油菜、西红柿、荔枝、柑橘、桂圆、番石榴等。每日建议摄取量：一般成年人 100 克，孕妇怀孕早期应摄取 100 克，中期与晚期应摄取 130 克。

必需脂肪酸

必需脂肪酸能够防止动脉中胆固醇的沉积，辅助治疗心脏病，促进脂肪分解消耗，同时预防脂肪蓄积，减少患高脂血症的概率，必需脂肪酸在目前已知的天然营养素中降胆固醇的作用是最明显的。必需脂肪酸的食物来源为：坚果（巴西胡桃和腰果除外）、新鲜肉类、植物油（玉米油、橄榄油、葵花籽油、大豆油、花生油）、大部分鱼类等。每日建议摄取量：在摄取的全部热量中，至少应该有 1% 的必需脂肪酸。不饱和脂肪酸能够帮助饱和脂肪酸转化，两者摄入的适当比例是 2 ：1。

β－胡萝卜素

β－胡萝卜素可抑制动脉中的低密度脂蛋白受到自由基攻击，发生氧化而沉积血管，造成动脉狭窄。β－胡萝卜素的高抗氧化功效，可帮助血管内皮组织的修复，使脂质不易附着，避免斑块及血管病变的产生。β－胡萝卜素的食物来源为：红薯、香瓜、南瓜、胡萝卜、绿色蔬菜。每日建议摄取量为 6 毫克。

烟酸

烟酸能协助人体主要的 6 种激素的合成，协助神经系统运作，促进脂蛋白的代谢，减少低密度脂蛋白的同时增加高密度脂蛋白，能够降低胆固醇及甘油三酯，促进血液循环，使血压下降，保护心脑血管，同时促进消化系统的健康，减轻胃肠障碍，使人体能够充分地利用食物来增加能量。烟酸的食物来源为：瘦肉、全麦食物、干酵母、口蘑、香菇、干果、核桃、梅子、小麦胚芽、鱼。每日建议摄取量：10 ~ 15 毫克。

钾

钾能充当神经传导物质，控制肌肉收缩，调节心跳、降低血压，预防血管受损硬化，因此可

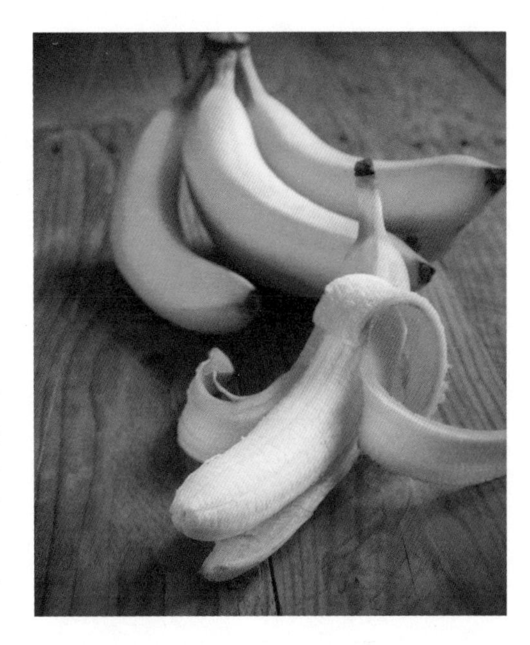

维持良好的血管环境，减少脂质附着的机会。钾的食物来源为：全谷类、香菇、豆类、香蕉、杏仁。每日建议摄取量为 2000 毫克。

纤维醇

纤维醇能够降低人体内胆固醇的含量，促进肝和其他组织中的脂肪代谢，防止脂肪在肝内积聚。适用于经常喝大量咖啡的人，也是湿疹、脂肪肝、高胆固醇血症患者的理想营养素。纤维醇的食物来源为：酵母、青豆、香瓜、柚子、葡萄干、小麦胚芽、花生、圆白菜。纤维醇的日摄取量目前尚无一定标准。

镁

镁可降低代谢不良引发的脂肪囤积以及代谢综合征的发生，减轻药物或环境中的有害物质对血管的伤害，提高心血管的免疫力。镁的食物来源为：花生、核桃仁、绿色蔬菜等。每日建议摄取量：320 ~ 360 毫克。

铜

铜是负责胆固醇和糖分代谢酶的重要组成，可降低血中甘油三酯及胆固醇的浓度，保持血管弹性，同时发挥抗氧化作用，避免血管破损造成胆固醇附着。铜的食物来源为：坚果类、豆类、五谷类、蔬菜、肉类、鱼类等。每日建议摄取量为 0.9 毫克。

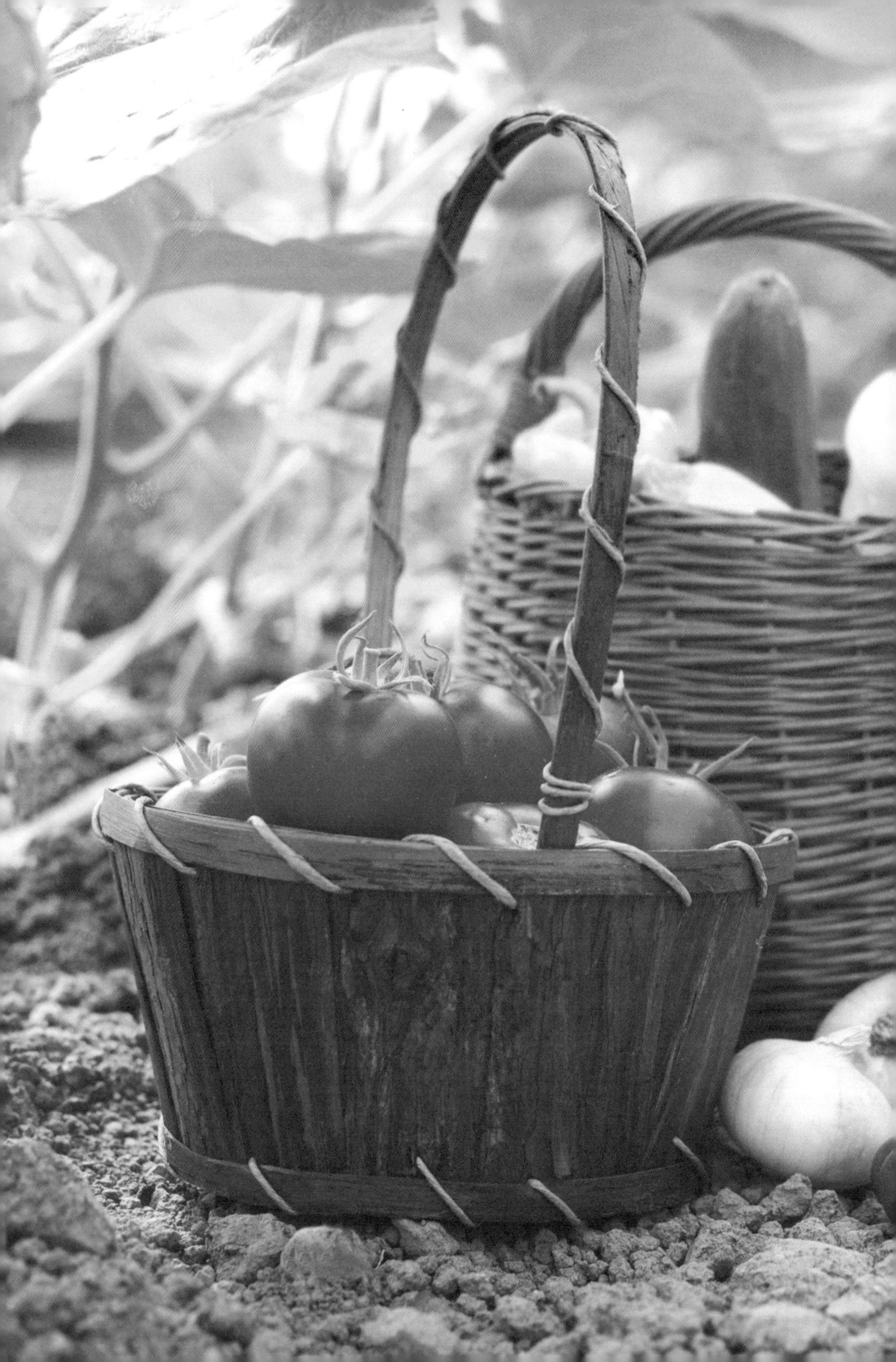

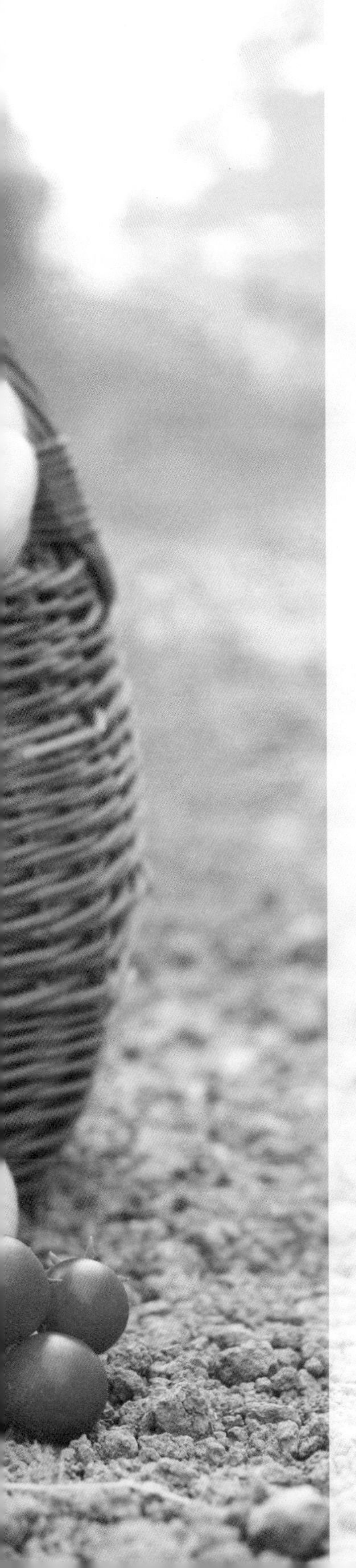

第二章

吃对食材 选对方法

饮食对于防治高脂血症有着至关重要的作用，所以应适当地调节饮食结构，采用合理的饮食方法来降低对胆固醇与脂肪的过多摄取，从而降低人体内的血脂，达到防治高脂血症的目的。本章精心挑选了适合高脂血症患者食用的食物，对每种食物的适宜吃法进行详细介绍，从而帮助读者更有效地预防和治疗高脂血症。

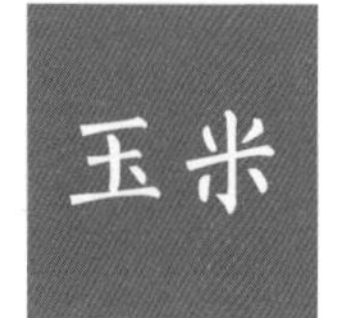

玉米

增强体力 消除疲劳

● 性味：
性平，味甘
● 热量：
461 千焦 /100 克
● 适用量：
每日 100 克左右为宜
● 归经：
归脾、肺经

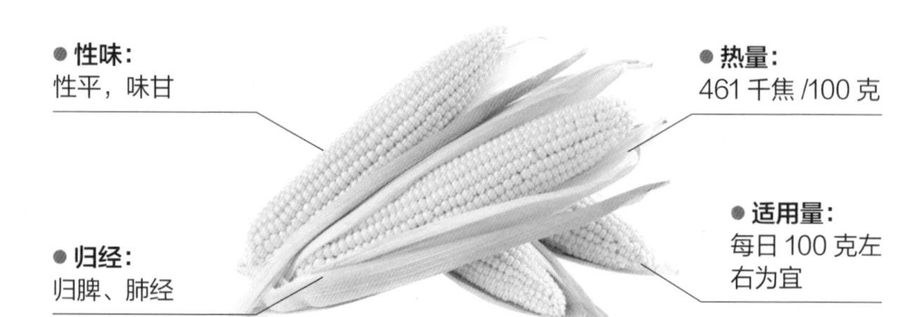

玉米含丰富的粗纤维、钙、镁、硒等营养物质，以及卵磷脂、维生素 E、亚油酸等，这些都具有降低血清胆固醇的作用，可预防高血压和冠心病，减轻动脉硬化和脑功能衰退等症状。

食疗功效

玉米所含蛋白质的质量优于小麦和大米，因此，具有增强体力、强化肝脏功能的作用。玉米还含有微量的镁、锌和铁。镁是维持肌肉和神经正常运作所不可欠缺的营养素，铁能预防贫血，锌则能防治味觉障碍。玉米中也富含 B 族维生素，具有消除疲劳、强化肝功能、预防便秘、辅助治疗胃溃疡和胆结石的功效。以玉米制成的玉米油可降低人体血液中胆固醇的含量，预防高血压和冠心病的发生，还可防治动脉硬化和脑功能衰退。

食用建议

水肿、脚气病、小便不利、腹泻、动脉粥样硬化、冠心病、习惯性流产、不育症等患者可常食玉米。但遗尿患者忌吃玉米。玉米发霉后能产生致癌物质，所以发霉的玉米绝对不能食用。以玉米为主食会导致营养不良，不利健康，可把它当点心食用。

选购保存

选购以整齐、饱满、无缝隙、色泽金黄、无霉变、表面光亮者为佳。保存时宜去除外皮和毛须，洗净擦干后用保鲜膜包裹置冰箱中冷藏。

☺ 最佳搭配

玉米 + 木瓜 = 预防冠心病和糖尿病

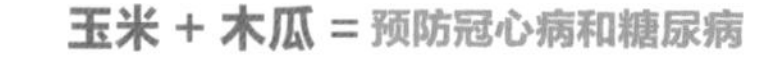

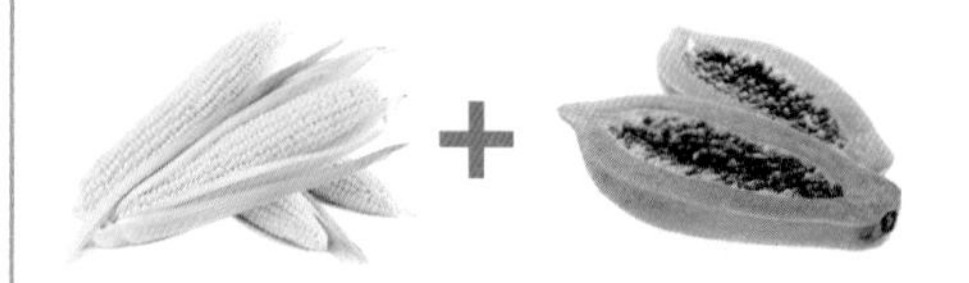

玉米 + 山药 = 促进营养吸收

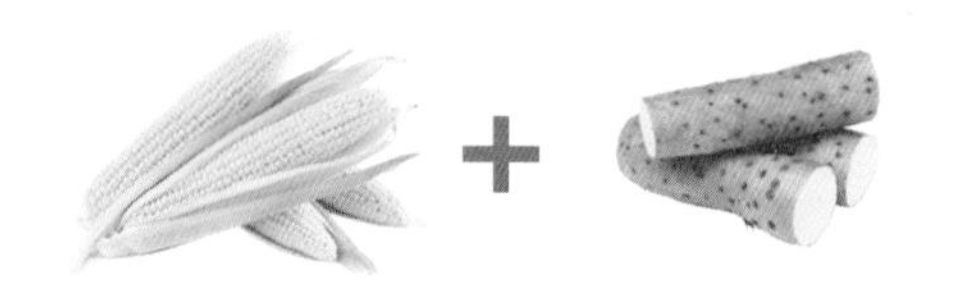

专家这样讲

不要丢掉玉米粒的胚尖

玉米胚尖所含的营养物质，可以增强人体新陈代谢、调整神经系统功能、使皮肤细嫩光滑、延缓皱纹的产生。吃玉米时应把玉米粒的胚尖全部吃掉，因为玉米的许多营养成分都集中在这里。玉米熟吃更佳，可从中获得营养价值更高的抗氧化活性。

芹菜拌玉米

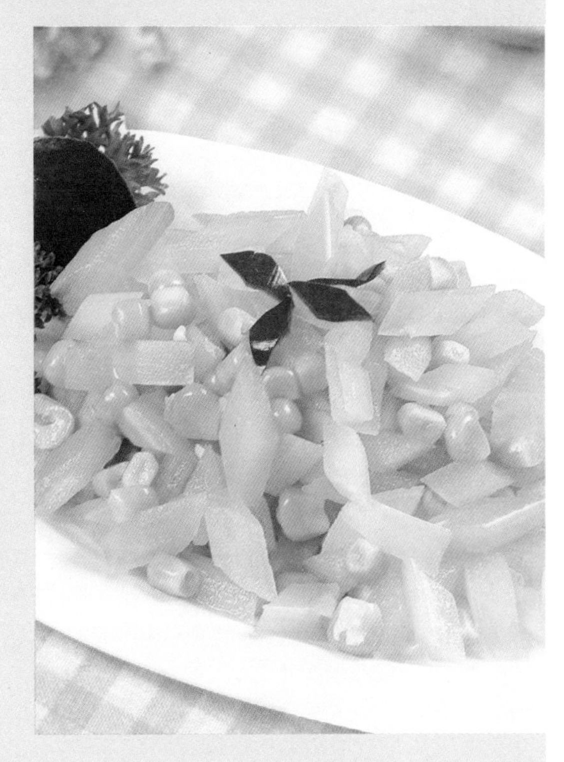

原料 芹菜 350 克，玉米 200 克，香油 10 毫升，盐 4 克，鸡精 2 克。

做法

1. 将芹菜洗净，切成小块；玉米洗净备用。
2. 将芹菜和玉米入沸水锅中汆水，捞出沥干，装盘。
3. 加入香油、盐和鸡精，拌匀即可。

功效解读 玉米含有钙、硒、卵磷脂、维生素 E，具有降低血清胆固醇，预防高脂血症、高血压、冠心病等作用；芹菜含有丰富的膳食纤维，能促进胃肠蠕动，减少胆固醇和脂肪在肠道内的停留时间，还能有效预防便秘。

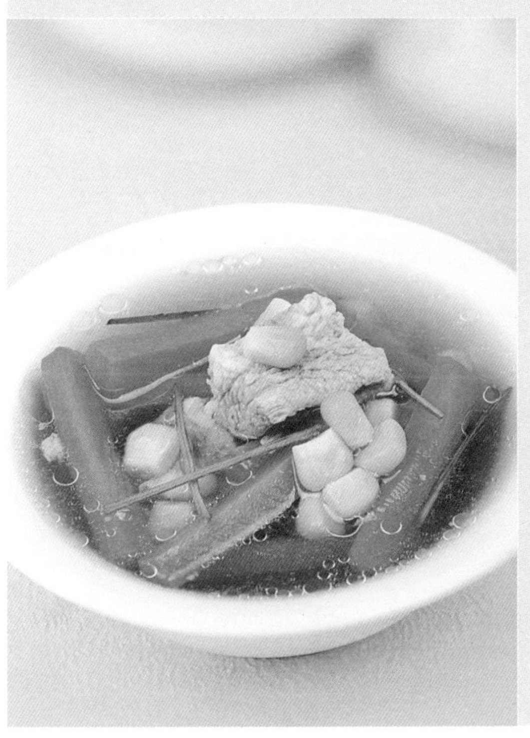

玉米排骨汤

原料 嫩玉米粒 50 克，猪排骨 100 克，胡萝卜 200 克，盐 5 克，姜片 4 克，清汤适量。

做法

1. 将嫩玉米粒洗净；猪排骨洗净斩块、汆水；胡萝卜去皮洗净，切成粗条。
2. 净锅上火倒入清汤，入姜片，下入嫩玉米粒、猪排骨、胡萝卜煲至熟。
3. 加入盐调味即可食用。

功效解读 玉米有健脾开胃及降血脂的功效。胡萝卜含有胡萝卜素、琥珀酸钾等成分，并且还富含维生素 C，能够降低血压、血脂，增强人体免疫功能。

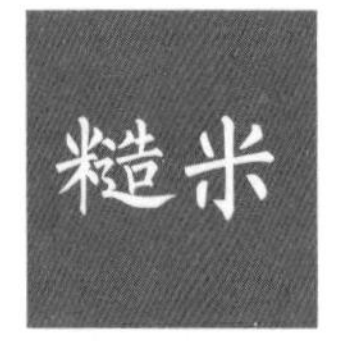

糙米

通利肠道
防治贫血

● 性味：
性温，味甘
● 热量：
1516 千焦 /100 克
● 适用量：
每次 100 克左右为宜
● 归经：
归脾、胃经

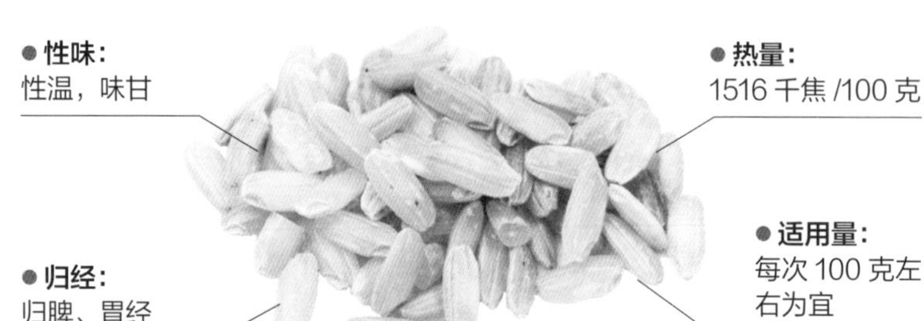

糙米属于粗粮，含丰富的膳食纤维，而膳食纤维能吸附胆汁中的胆固醇，促进胆固醇的排出，进而帮助高脂血症患者降低血脂，不但适宜高脂血症患者食用，也有助于预防高脂血症合并脂肪肝。

食疗功效

糙米含有大量的膳食纤维，可促进肠道有益菌增殖、加速肠道蠕动、软化粪便，促进人体的新陈代谢，将人体废物和毒素排出体外，尤其是非水溶性膳食纤维，还有吸水、吸脂的作用，对美容瘦身有很好的作用，还有利于预防便秘和大肠癌。糙米含有 B 族维生素和维生素 E，有助于促进人体血液循环，帮助新陈代谢，从而提高人体的免疫功能。另外，食用糙米还有助于防治贫血。糙米还可防止有害物质进入人体，防癌、抗癌。

食用建议

一般人皆可食用糙米，尤其适合高脂血症、肥胖、糖尿病、贫血、便秘、癌症等患者食用。不宜吃纯糙米饭，因为它质地紧密，煮起来也比较费时，而且营养成分会因加热而损失。

选购保存

选购糙米的时候，最好选择颜色黄褐色、颗粒比较饱满的糙米。需要注意的是，糙米的颗粒有时候会大小不一，这是一种自然现象。为了保证食品安全，有时候可以选购有机糙米。

☺ 最佳搭配

糙米 + 枸杞子 = 明目益肝，补肾养阴

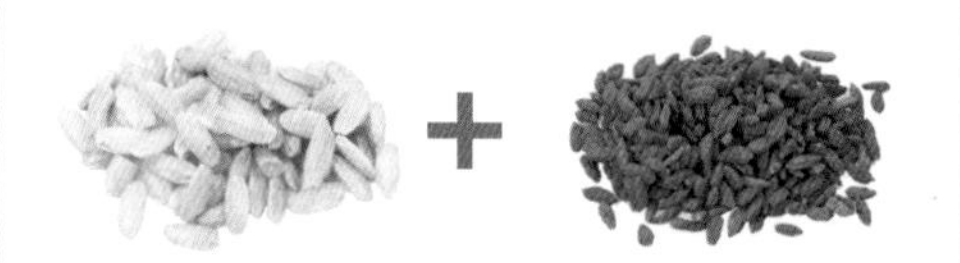

糙米 + 荠菜 = 利尿止血，健脾补虚

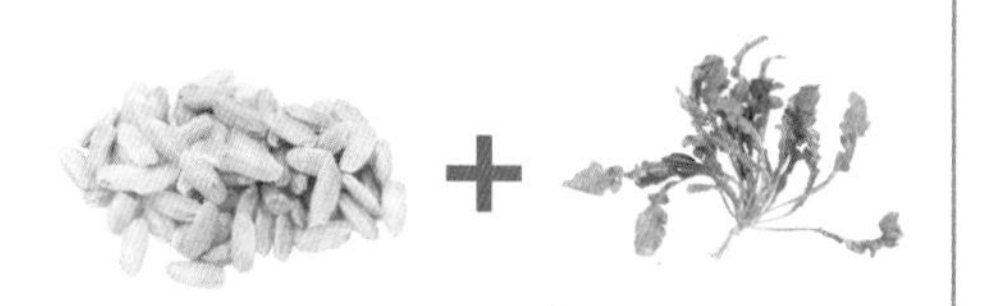

专家这样讲

食用糙米的注意事项

糙米口感较粗，煮起来比较费时，煮前可洗净，用冷水浸泡过夜，然后连浸泡水一起投入高压锅，煮半小时以上。若不习惯糙米的口感，可在做饭的时候加少许糯米。将糙米与辣椒搭配食用，可防止维生素 C 被氧化；与红薯同食，可以通便减肥。

糙米稀饭

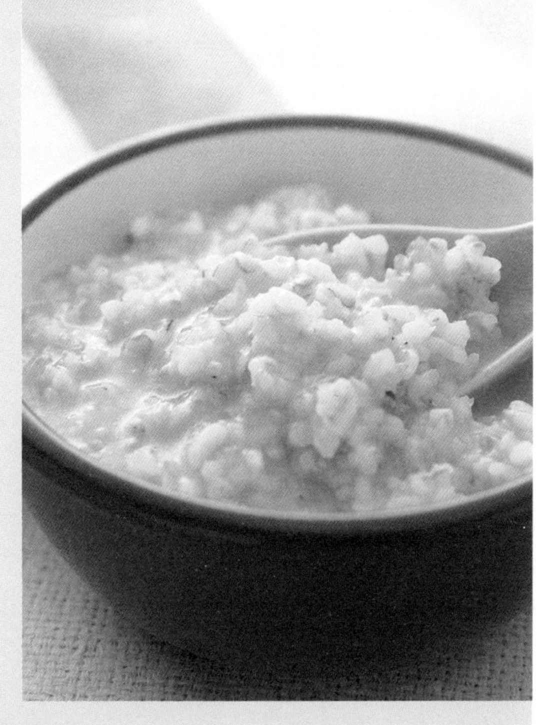

原料 糙米60克，冰糖5克。

做法

1. 将糙米用清水洗净，放入清水中浸泡约30分钟。
2. 锅洗净，置火上，将已经备好的糙米放入锅中，加入适量清水，用中火煮至糙米熟烂。
3. 最后加入冰糖熬至溶化即可。

功效解读 本品具有美容养颜、补充营养、增强体质、防止便秘等功效，一般人都可以食用，尤其适合高血压、高脂血症患者食用。

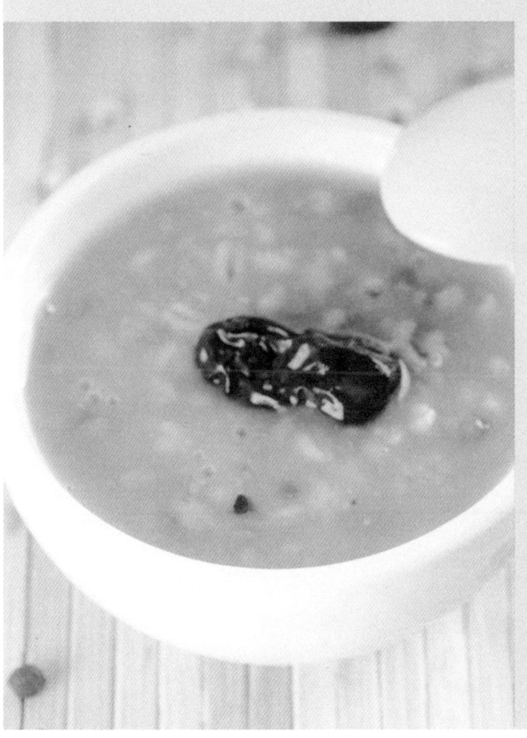

糙米红枣粥

原料 糙米100克，花生、玉米仁各50克，红枣8颗。

做法

1. 糙米泡发后用清水洗净；红枣洗净并放入水中浸泡半小时，取出去核；把花生、玉米仁洗净。
2. 在锅中加入适量的清水，倒入糙米，用大火煮沸。
3. 加入红枣、花生、玉米仁，换小火焖煮20分钟左右即可。

功效解读 本品有调节体内新陈代谢、降低胆固醇的作用，并且营养丰富，富含优质蛋白，适宜高脂血症患者食用。

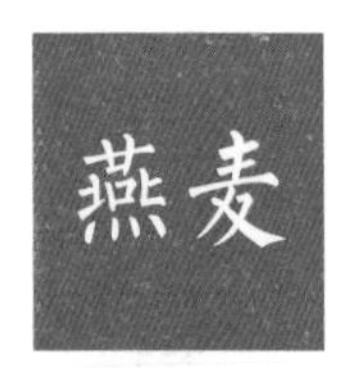

燕麦

健脾益气 降胆固醇

● 性味：
性温，味甘
● 热量：
1512 千焦 /100 克
● 适用量：
每日 40 克左右为宜
● 归经：
归脾、心经

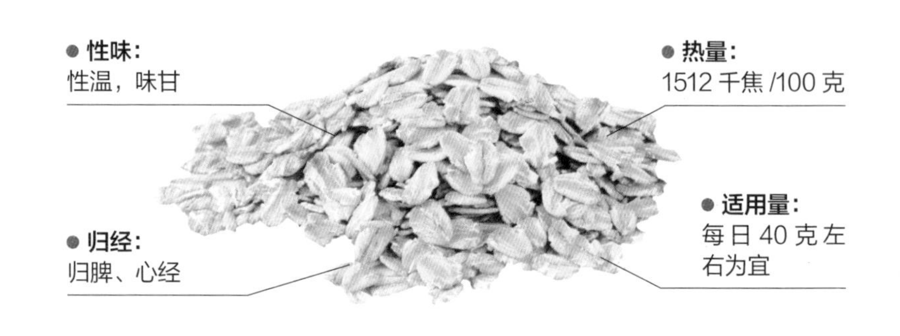

燕麦是很好的粗粮，不但含有有助于排出胆固醇的膳食纤维，还富含 β－葡聚糖，这种物质可以调节人体的胃肠功能，降低胆固醇。因此经常食用燕麦，可以有效预防高脂血症及高血压等心脑血管疾病。

食疗功效

燕麦具有健脾、益气、补虚、止汗、养胃、润肠的功效，对便秘以及水肿等都有很好的辅助治疗作用，可增强人的体力、延年益寿。长期食用燕麦片，有利于糖尿病和肥胖的控制。燕麦中的膳食纤维长时间停留在胃里，能延缓淀粉的消化吸收，进而延缓餐后血糖上升的速度，使胰岛素有足够的时间被合理利用，从而起到调节血糖、预防糖尿病的作用。

食用建议

脂肪肝、糖尿病、习惯性便秘、体虚自汗、盗汗、高血压、高脂血症、动脉硬化等病症患者，以及产妇、儿童、空勤和海勤人员均可经常食用燕麦。孕妇不宜多食燕麦。

选购保存

应挑选大小均匀、子实饱满、有光泽的燕麦粒。密封后存放在阴凉干燥处，但不要堆在一起存放。

最佳搭配

燕麦 + 南瓜 = 降低血糖

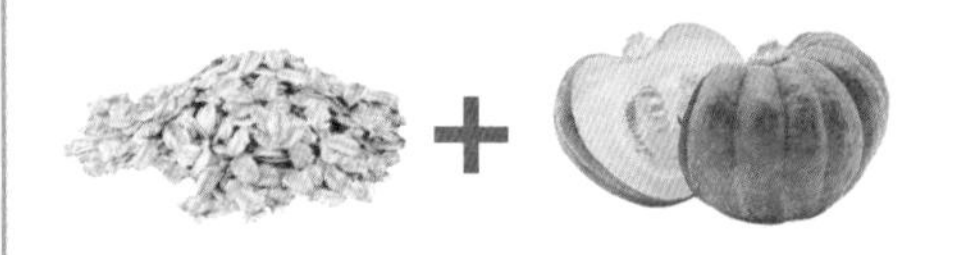

燕麦 + 小麦 = 降血压，减肥

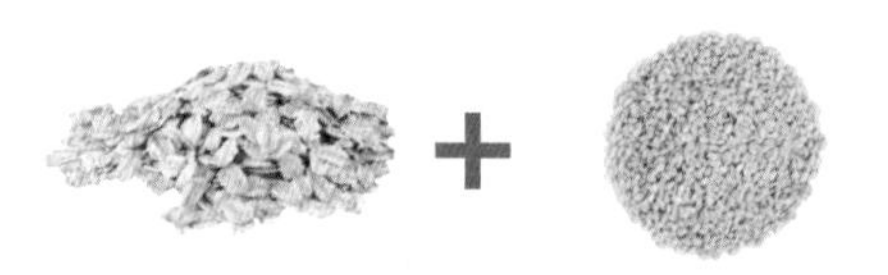

专家这样讲

燕麦一次食用不宜过量

燕麦一次食用量不宜过多，否则会导致胃肠胀气，而且食用过多也容易导致泄泻等。另外，燕麦不宜长时间高温烹煮，否则会导致水溶性维生素被破坏。

红豆燕麦粥

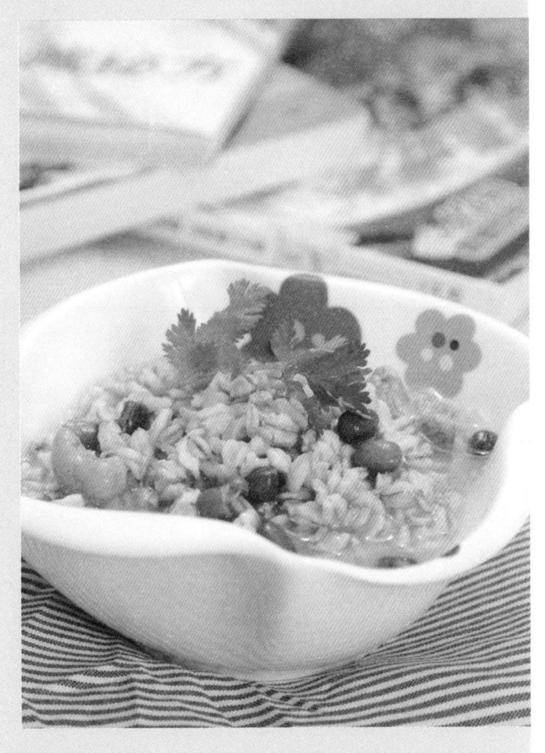

原料 红豆、燕麦片各10克，枸杞子5克，香菜少许。

做法

1. 燕麦片洗净；红豆洗净，泡水约4个小时；枸杞子洗净浸泡。
2. 将泡软的红豆、燕麦片放入锅中，加入适量的水后，用中火煮开，转小火煮至熟。
3. 放入泡好的枸杞子，撒上香菜即可。

功效解读 燕麦富含膳食纤维，具有健脾益气、补虚养胃、润肠的功效，对改善便秘及降低胆固醇有一定的作用，尤其适合气虚型便秘患者及高脂血症患者食用。

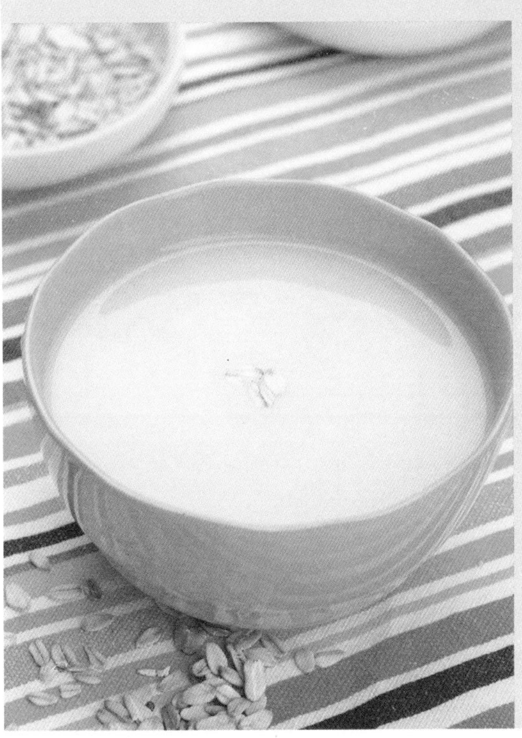

燕麦小米豆浆

原料 黄豆、燕麦、小米各30克，白糖3克。

做法

1. 黄豆、小米用清水泡软，捞出洗净；燕麦洗净。
2. 将泡软的黄豆、燕麦、小米放入锅中，加入适量水搅打成豆浆，并用小火煮熟。
3. 滤出豆浆，加入白糖调味即可。

功效解读 此粥有降低胆固醇、健脾利尿、消肿降脂的功效，并且营养十分丰富，含有大量的B族维生素，对人体的生长发育和新陈代谢有明显的促进作用。黄豆富含卵磷脂，可以降低胆固醇，降脂减肥，所以本品尤其适合肥胖的高脂血症患者食用。

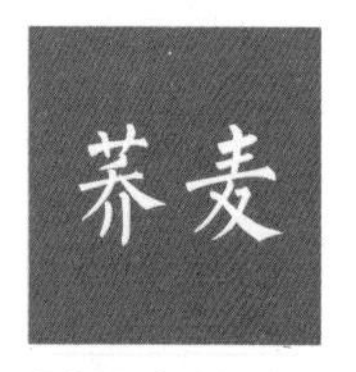

荞麦

健胃消积 调节血脂

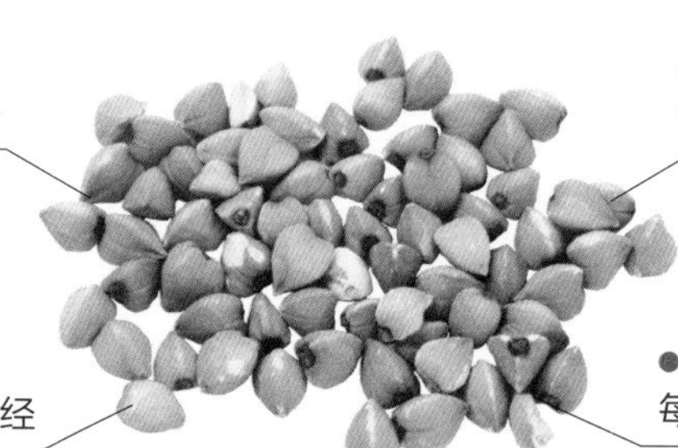

● **性味：**
性寒，味甘、平

● **热量：**
1388 千焦 /100 克

● **归经：**
归脾、胃、大肠经

● **适用量：**
每日 60 克左右为宜

荞麦中含有的烟酸成分有降低血液胆固醇、调节血脂，扩张冠状动脉并增加其血流量的作用。荞麦也属于粗粮，含丰富的膳食纤维，能吸附胆汁中的胆固醇，促进胆固醇的排出。

食疗功效

荞麦有健胃、消积、止汗的功效，对胃痛胃胀、食欲不振、胃肠积滞、慢性泄泻等病症有较好的食疗作用，还能帮助人体代谢葡萄糖，可预防糖尿病。荞麦秧和叶中含大量芦丁，经常煮水服用可以预防高血压引起的脑溢血。此外，荞麦所含的膳食纤维素可缓解便秘，并预防癌症。

食用建议

食欲不振、胃肠积滞、慢性泄泻、黄汗、夏季痧症、高脂血症、高血压、糖尿病等病症患者可经常食用荞麦。脾胃虚寒者及体质敏感的人不宜常食荞麦。

选购保存

选购荞麦的时候，可以观察其外表，荞麦的形状一般为三角形，而且其种皮十分坚硬，表皮的颜色多呈深褐色或者黑色。如果荞麦的颗粒表面色泽光亮、大小匀称、气味清香，则是优质的荞麦。

☺ 最佳搭配

荞麦 + 韭菜 = 通便排毒

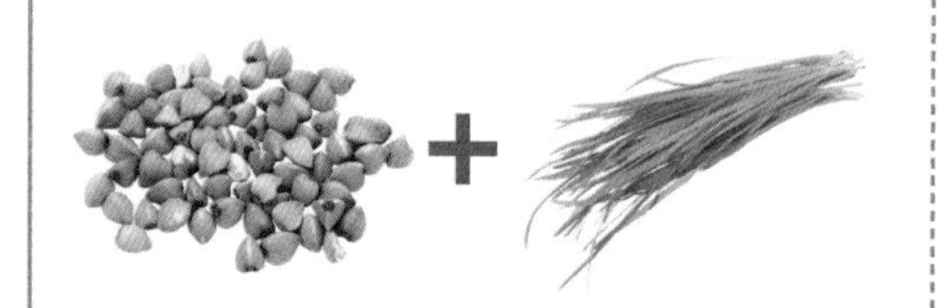

荞麦 + 瘦肉 = 止咳，平喘

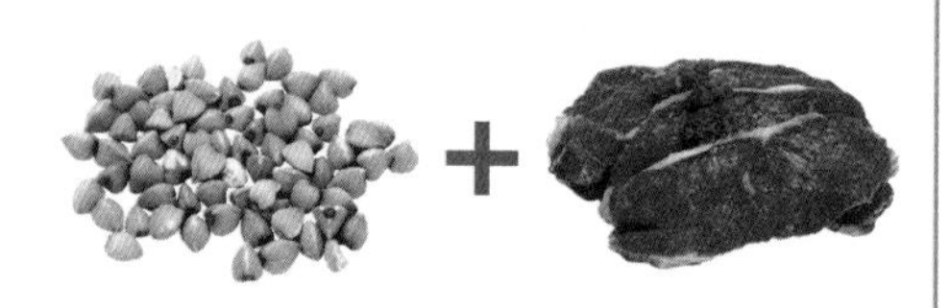

专家这样讲

荞麦煮之前要浸泡数小时

荞麦是体弱者、老年人、女性和儿童皆宜的主食。但荞麦质地较硬，不易煮熟，建议烹调前先洗净，用清水浸泡数小时后再煮。由于其质地较硬，因此荞麦一次不可食用过多，否则难以消化。

肉末黄瓜拌荞麦面

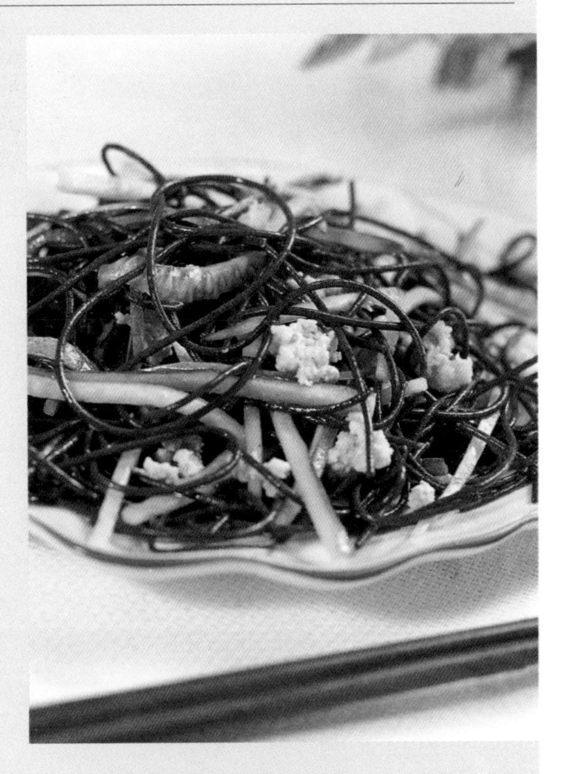

原料 瘦肉200克，黄瓜100克，荞麦面150克，红辣椒1个，盐3克，味精2克，香油5毫升。

做法

1. 黄瓜洗净切成丝；瘦肉洗净切丝，入沸水中焯熟；红辣椒洗净切丝。
2. 锅中加入水烧沸，下入荞麦面，煮熟后捞出。
3. 将荞麦面、瘦肉丝、黄瓜丝、红辣椒丝和盐、味精、香油一起拌匀即可。

功效解读 黄瓜可以降低血液中胆固醇、甘油三酯的含量；荞麦含有的烟酸成分有调节血脂、扩张冠状动脉的功效。常吃本品可有效预防高脂血症。

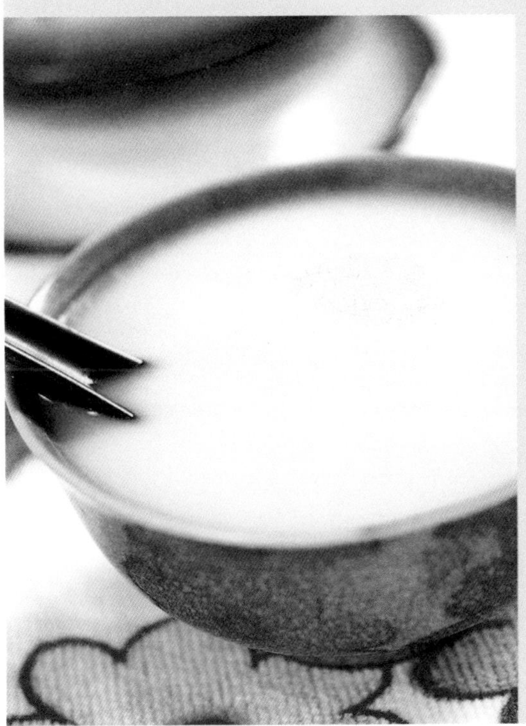

牛奶煮荞麦

原料 荞麦200克，鸡蛋2个，牛奶适量，白糖3克。

做法

1. 将荞麦放入锅中炒香后盛出，再放入搅拌机中打成碎末。
2. 将鸡蛋打入杯中，冲入开水。
3. 把用开水冲好的鸡蛋倒入牛奶中，倒入荞麦粉、白糖煮至入味即可。

功效解读 荞麦中含有的芦丁有降血脂、扩张冠状动脉、增强冠状动脉血流量等作用，与鸡蛋、牛奶同食，还可益气补虚，补脑安神，适合体质虚弱的老年性高脂血症、高血压患者食用，同时还可防治阿尔茨海默病。

黑芝麻

滋补肝肾 滋阴润燥

● 性味：
性平，味甘
● 归经：
归肝、肾、肺、脾经
● 热量：
2188 千焦 /100 克
● 适用量：
每日 20 ~ 30 克为宜

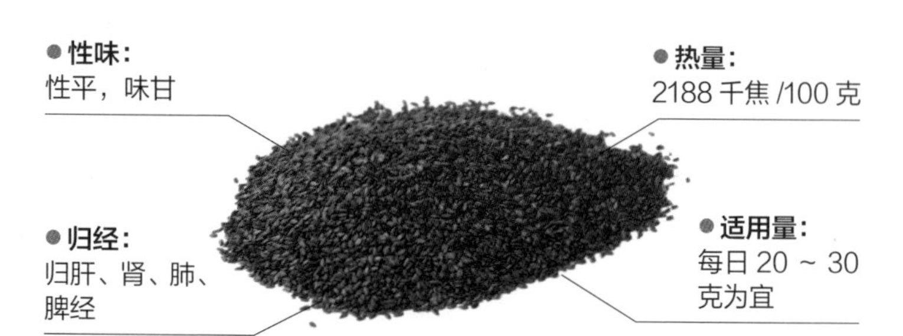

黑芝麻含有丰富的亚油酸和膳食纤维，亚油酸能降低血液胆固醇，预防动脉粥样硬化；膳食纤维能吸附胆汁中的胆固醇，促进胆固醇的排出。因此，常食黑芝麻有调节胆固醇、降低血脂的作用，对高脂血症患者有益。

食疗功效

黑芝麻具有润肠、滋阴、润燥、通乳、补肝、益肾、养发、强身、抗衰老等功效。黑芝麻中的蛋白质则含有人体必需的各种氨基酸，能强健血管、恢复体力、消除脑细胞疲劳。其中所含的丰富矿物质能美化肌肤、预防白发，因此多吃黑芝麻能保持年轻。黑芝麻中维生素 B_1 的含量最丰富，有助于糖类的新陈代谢。黑芝麻对于肝肾气血不足所致的视物不清、腰酸腿软、耳鸣耳聋、发枯发落、眩晕、眼花、头发早白等症食疗效果显著。

食用建议

高脂血症、高血压、身体虚弱、贫血、老年哮喘、肺结核、血小板减少性紫癜、女性产后乳汁缺乏、慢性神经炎、习惯性便秘、糖尿病、末梢神经麻痹、痔疮以及出血体虚等患者可常食黑芝麻。患有慢性肠炎、便溏腹泻等患者要慎食。

选购保存

在选购时，以粒大、饱满、香味正、无杂质的芝麻为上品。存放于通风、干燥处，天热时要注意保持阴凉，以防止其走油变质。

☺ 最佳搭配

黑芝麻 + 桑葚 = 补肝肾，降血脂

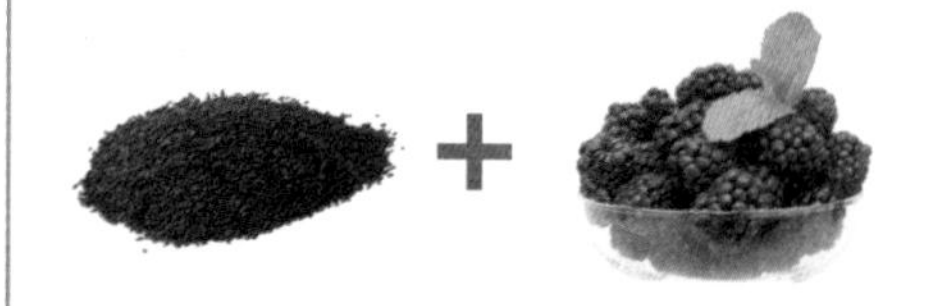

黑芝麻 + 核桃 = 补脑益智，润肠通便

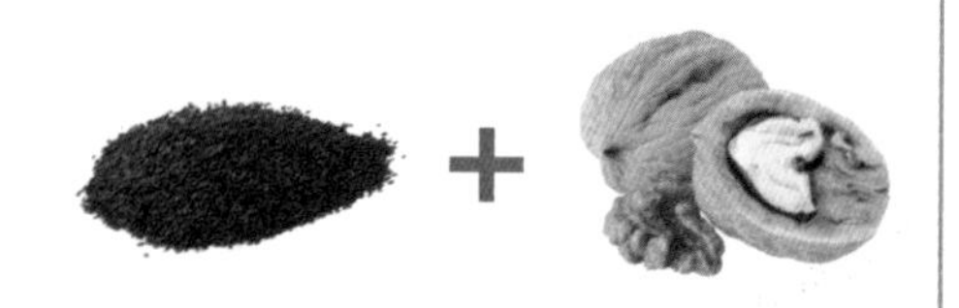

专家这样讲

女性宜常食黑芝麻

黑芝麻中含有丰富的维生素 E，具有保护皮肤的作用，故女性常食可改善皮肤干枯、粗糙，使皮肤白皙红润、有光泽、有弹性，还能防止各种皮肤炎症。黑芝麻由于维生素 E 含量高，也有较强的抗氧化作用，经常食用还能清除自由基，延缓衰老。

黑芝麻双仁粥

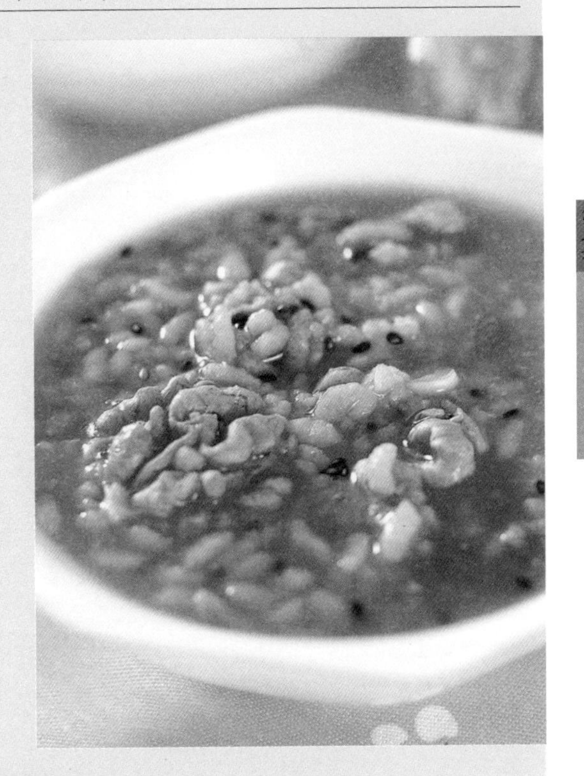

原料 大米100克，熟黑芝麻10克，核桃仁、杏仁各15克，冰糖适量。

做法

1. 将杏仁洗净；核桃仁去皮；大米洗净后，用水浸泡1小时。
2. 锅置火上，放入清水与大米，大火煮开后转小火，熬煮20分钟。
3. 加入核桃仁、杏仁、冰糖，继续用小火熬煮30分钟，粥煮好后加入黑芝麻即可。

功效解读 本品富含亚油酸等不饱和脂肪酸，有降低胆固醇的作用，并且还含有维生素E，可有效保护心血管，防止动脉硬化。

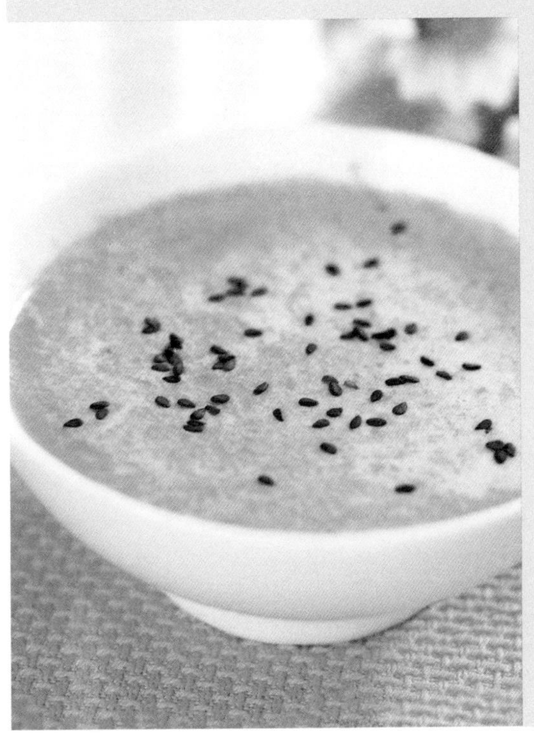

黑芝麻豌豆羹

原料 黑芝麻30克，豌豆200克，白糖3克。

做法

1. 豌豆洗净，浸泡2小时，磨成浆。
2. 黑芝麻炒香，稍稍研碎备用。
3. 豌豆浆入锅中熬煮，加入黑芝麻煮至浓稠，加入白糖拌匀即可。

功效解读 黑芝麻中的亚油酸有调节胆固醇、促进胃肠蠕动、预防便秘、降低血脂的作用。豌豆中富含镁、钙等元素，有助于防治高血压，预防心脑血管疾病的发生。本品富含丰富的卵磷脂、不饱和脂肪酸，能降低胆固醇，保护心血管，还可养肾乌发、美颜润肤。

薏米

利水渗湿
解热镇静

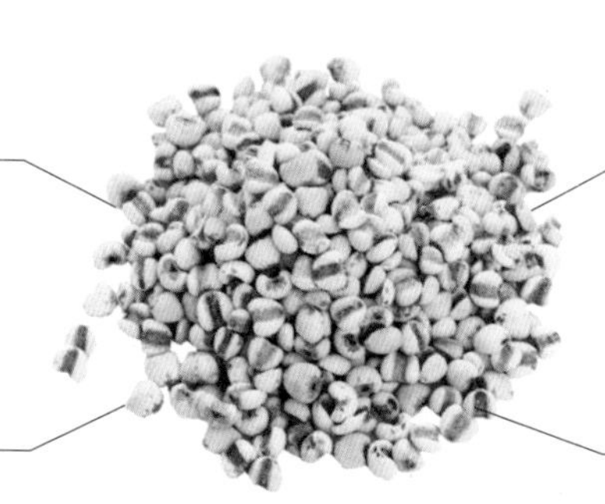

● **性味：**
性凉，味甘、淡

● **归经：**
归脾、胃、肺经

● **热量：**
1470 千焦 /100 克

● **适用量：**
每日 75 克左右为宜

薏米是谷物中含膳食纤维较多的食物，其丰富的水溶性膳食纤维能吸附胆汁中的胆固醇，促进胆固醇的排出，有助于降低血液中胆固醇以及甘油三酯含量，有效预防高血压、高脂血症、脑卒中以及心脏病的发生。

食疗功效

薏米是药食俱佳的食物，含有丰富的蛋白质及多种氨基酸，能促进体内水分代谢，具有消炎、镇痛作用，因此能缓解梅雨季节易患的风湿病和关节炎。还具有利水渗湿、抗癌、解热、镇静、镇痛、健脾止泻、除痹、排脓等功效，还可美容健肤，对于扁平疣等病症有一定食疗功效，还有增强人体免疫功能、抗菌抗癌的作用。入药可治疗水肿、脚气、脾虚泄泻，也可用于肺痈、肠痈等病的辅助治疗。薏米还富含能促进三大营养素新陈代谢的 B 族维生素，有利于降低胆固醇。

食用建议

癌症患者化疗、放疗后可多食。泄泻、湿痹、水肿、肠痈、肺痈、淋浊、慢性肠炎、阑尾炎、风湿性关节痛、尿路感染、白带过多、高血压患者可以经常食用薏米。便秘、尿多者及孕早期的女性不宜食用薏米。

选购保存

选购薏米时，以粒大、饱满、色白、完整者为佳。保存前要晒干后筛除薏米中的粉粒、碎屑，以防止生虫或生霉，置于干燥密闭的容器内保存即可。

☺ 最佳搭配

薏米 + 香菇 = 防癌抗癌

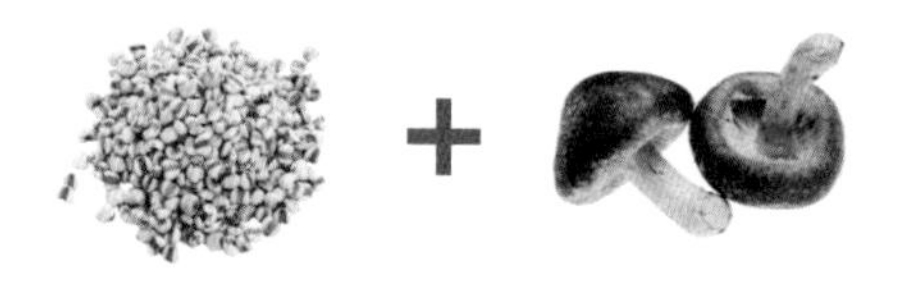

薏米 + 腐竹 = 降低胆固醇

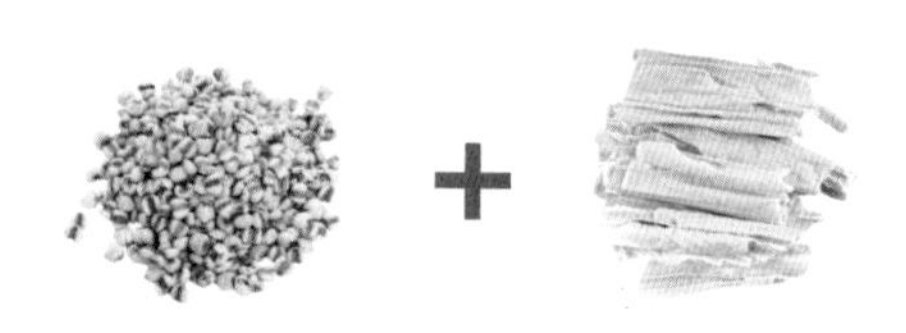

专家这样讲

薏米的烹饪方法

薏米的烹饪方法很多，最普通的方法是煮粥。在煮之前，最好先洗净浸泡数小时，煮时先用大火烧开，再改用小火熬，熟烂后即可食用，有人食用薏米粥时，喜欢放糖，也有人喜欢加红枣、糯米一起煮，增加薏米的美味。

莲子芡实薏米汤

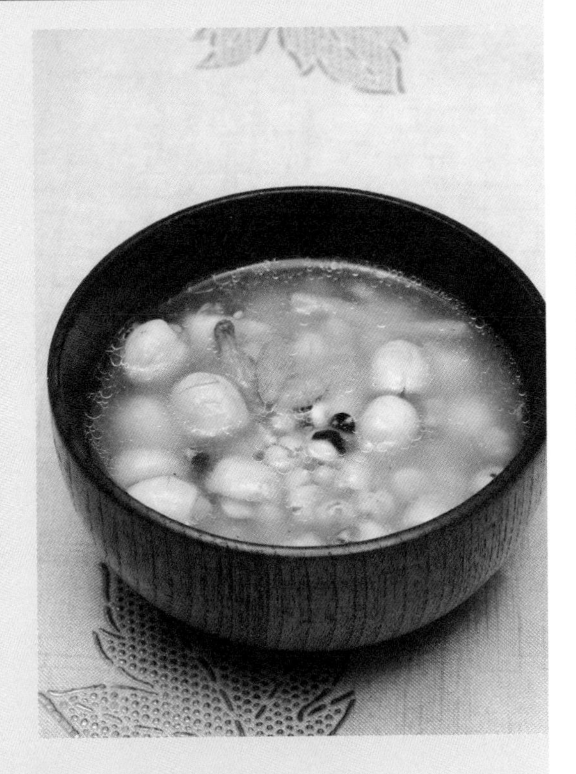

原料 薏米、麦冬各30克，莲子、沙参、芡实各20克，冰糖适量。

做法

1. 将莲子、麦冬、芡实、沙参、薏米用清水浸泡。
2. 将芡实、薏米放入锅中，加清水，以大火煮沸后再以小火煮30分钟。
3. 然后将莲子、麦冬、沙参放入锅中，再煮20分钟，起锅前，调入冰糖搅拌均匀。

功效解读 本品中薏米含有丰富的水溶性膳食纤维，可以降低血液中胆固醇及甘油三酯的含量。莲子有健脾补胃、益肾涩精的作用。芡实具有很好的止泻功效。

薏米绿豆粥

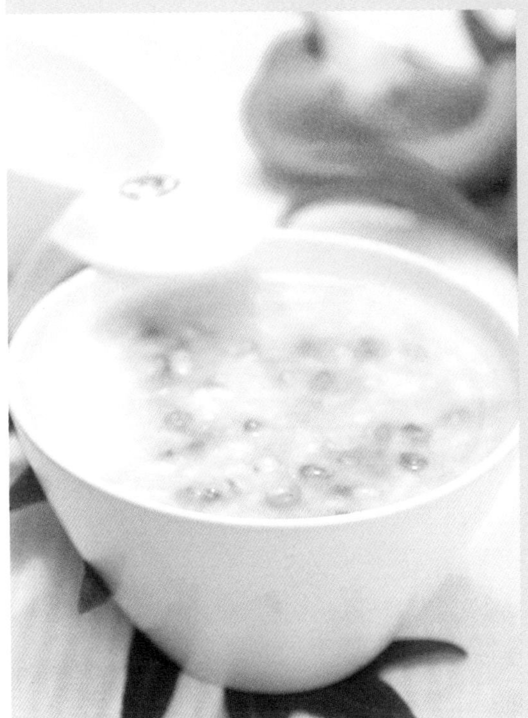

原料 大米60克，薏米40克，玉米粒、绿豆各30克，盐2克。

做法

1. 大米、薏米、绿豆洗净泡发；玉米粒洗净。
2. 锅置火上，倒入适量清水，放入大米、薏米、绿豆，以大火煮至开花。
3. 加玉米粒煮至浓稠状，调入盐拌匀即可。

功效解读 本品具有利尿、改善水肿、清热解毒的功效。此外，多食此粥，还可以起到降低血压和胆固醇，防止动脉粥样硬化的作用。

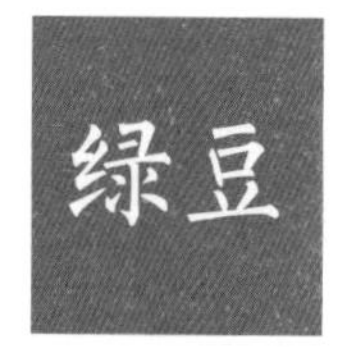

清热解毒
利尿消肿

- **性味：** 性凉，味甘
- **归经：** 归心、胃经
- **热量：** 1355 千焦 /100 克
- **适用量：** 每日 40 克左右为宜

绿豆中的多糖成分能够增强血清脂蛋白酶的活性，促使脂蛋白中甘油三酯的水解，达到降血脂的疗效，从而可以防治冠心病、心绞痛。以绿豆制成的绿豆芽，维生素 C 含量尤其丰富，大量维生素 C 还可促进胆固醇的排出。

食疗功效

绿豆有滋补强壮、调和五脏、保肝、清热解毒、消暑止渴、利水消肿的功效。常服绿豆汤对接触有毒、有害化学物质而可能中毒者有一定的预防效果。绿豆还能够预防脱发、使骨骼和牙齿坚硬、帮助血液凝固。绿豆中含有的植物甾醇结构与胆固醇相似，二者竞争酯化酶，使之不能酯化，以此减少了肠道对胆固醇的吸收，从而使人体内血清胆固醇的含量降低。绿豆还含有丰富的胰蛋白酶抑制剂，可以保护肝脏，又可减少蛋白质分解，从而保护肾脏。

食用建议

有疮疖痈肿、丹毒等热毒所致的皮肤感染及高血压、水肿、结膜炎等病症患者均可食用绿豆。凡脾胃虚寒、肾气不足、易腹泻、体质虚弱者和正在服用中药者均不宜食用绿豆。

选购保存

辨别绿豆时，一观其色，如是褐色，说明其品质已经变了；二观其形，如表面白点多，说明已被虫蛀。将绿豆在阳光下暴晒 5 小时，然后趁热密封保存。

☺ 最佳搭配

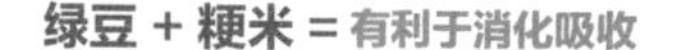

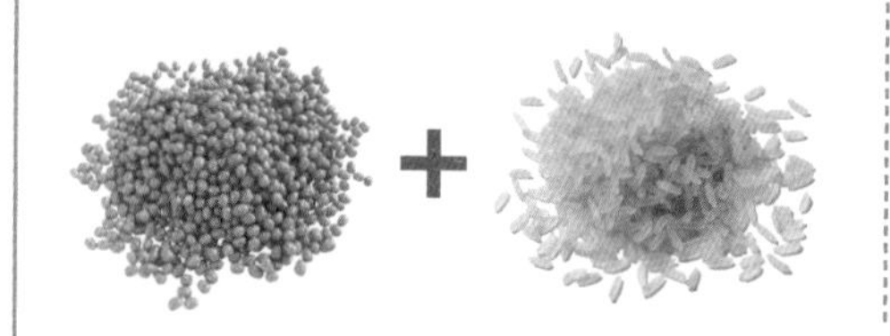

绿豆 + 百合 = 润燥解渴

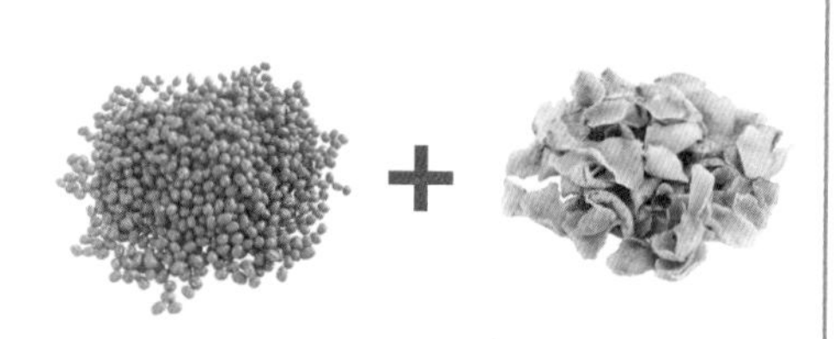

专家这样讲

绿豆的烹饪方法

绿豆可做饭，可熬粥，但切记未煮烂的绿豆腥味强烈，食后易引起恶心、呕吐，因此要烹饪熟透。但又不宜煮得过烂，否则会破坏有机酸和维生素，降低其清热解毒的功效。

绿豆粥

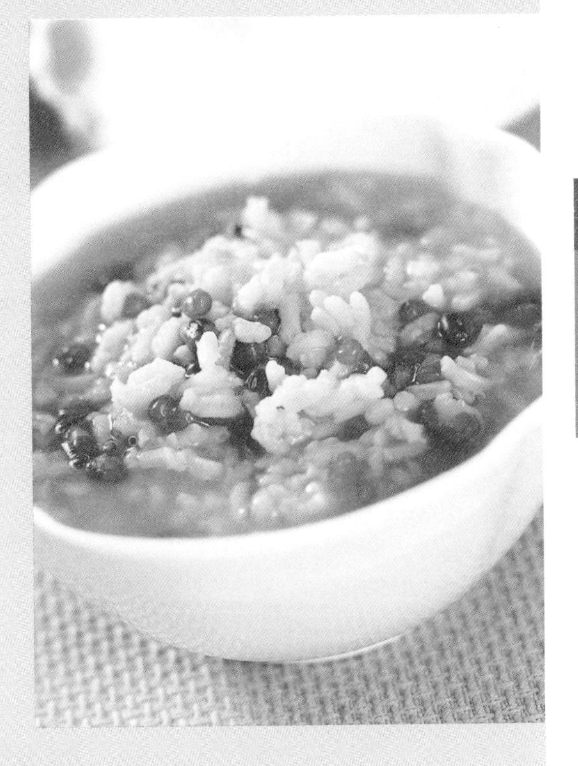

原料 绿豆50克，粳米100克，白糖3克。

做法

1. 将绿豆洗净，温水浸泡2小时左右。
2. 然后与洗净的粳米同入砂锅内，加1000毫升水。
3. 煮至豆烂米开时，加入白糖即可。

功效解读 绿豆富含蛋白质和多种维生素以及钙、铁等元素，有抑制血脂上升，降低血压、血脂的功效，有助于防止动脉粥样硬化；而粳米可益气补虚、健脾和胃，改善胃肠道功能，所以本品适合脾胃气虚、湿热内盛的高脂血症患者食用。

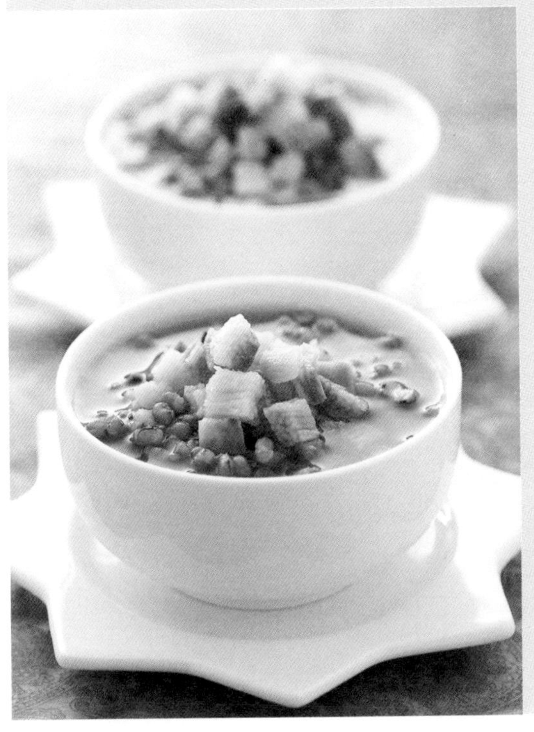

山药绿豆汤

原料 新鲜紫山药140克，绿豆100克，白糖3克。

做法

1. 绿豆泡水至膨胀，沥干后放入锅中，加入清水，以大火煮沸，再转小火续煮40分钟至绿豆完全软烂，加入白糖搅拌至溶化后熄火。
2. 紫山药去皮洗净切小丁。
3. 另外准备一锅滚水，放入山药丁煮熟后捞起，与绿豆汤混合，拌匀即可食用。

功效解读 本品中紫山药能有效阻止血脂在血管壁的沉淀，绿豆有清热解暑，降低血脂、血压的作用，所以本品为高血压、高脂血症、糖尿病，以及冠心病患者的药膳佳肴。

红豆

利水通乳
健脾养胃

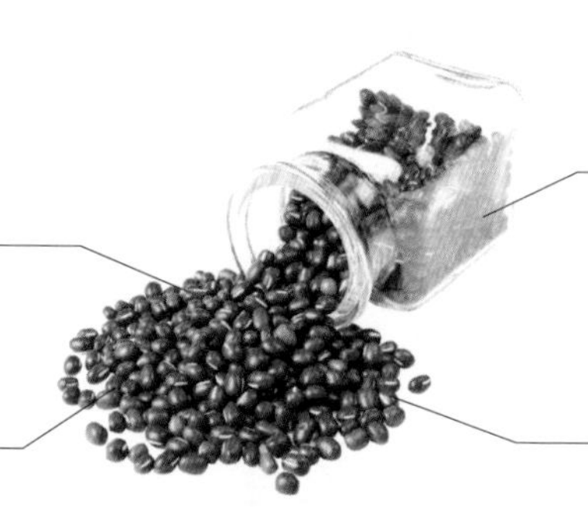

● **性味：**
性平，味甘、酸

● **归经：**
归心、小肠经

● **热量：**
1335 千焦 /100 克

● **适用量：**
每次 30 克左右为宜

红豆含有丰富的膳食纤维、维生素 E、锌、钾、镁等成分，能降低血糖和血脂。膳食纤维能吸附胆汁中的胆固醇，促进胆固醇的排出。且红豆中所含的热量偏低，是糖尿病和高脂血症患者的理想食物。

食疗功效

红豆有消肿、通乳、健脾养胃、利尿、抗菌消炎、解毒等功效，还能增进食欲，促进胃肠消化吸收，对湿热泄泻、水肿、乳汁不通、热淋等症有较好的食疗作用。红豆中含铁元素非常丰富。铁是合成血红细胞的重要物质，食用红豆能够补充人体所需要的铁质，美容养颜的同时，还有助于预防贫血。

食用建议

面部长黑斑以及长痤疮、酒渣鼻、头面游风者，还有花斑癣的患者常食红豆能得到很好的改善。红豆有利尿的作用，所以尿频的人不宜多食。

选购保存

一看外形，豆粒完整、大小均匀者为佳；二观察颜色，整体呈暗红色、颗粒紧实且皮薄者是比较好的红豆。一般红豆的颜色越深，含铁量就越高，药用价值就越大。将拣去杂物的红豆摊开晒，装入塑料袋，再放入一些剪碎的干辣椒，扎紧袋口，存放于干燥处保存。

☺ 最佳搭配

红豆 + 南瓜 = 润肤，减肥

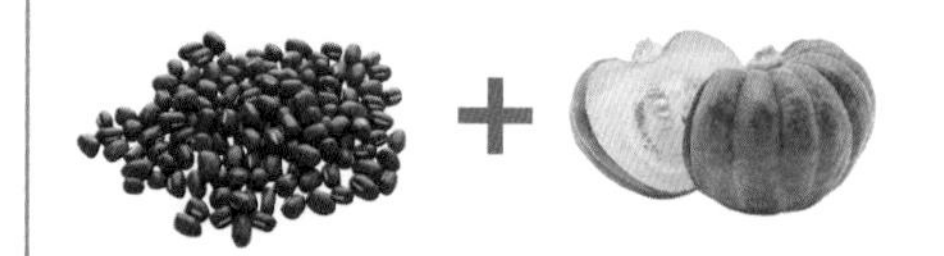

红豆 + 鸡肉 = 补肾，补血，利尿

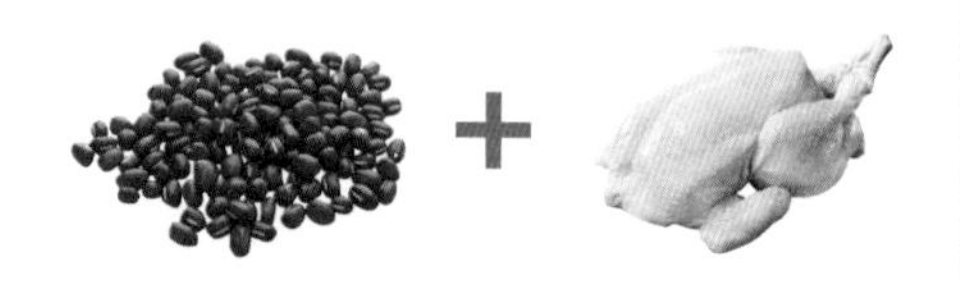

专家这样讲

红豆的烹饪方法

红豆是人们生活中不可缺少的高蛋白、低脂肪、高营养、多功能的杂粮，宜与其他谷类食品混合食用，如可制成豆沙包、豆饭、豆粥等。但由于红豆豆质较硬，不容易熟，建议烹煮前用水浸泡数小时。

南瓜红豆炒百合

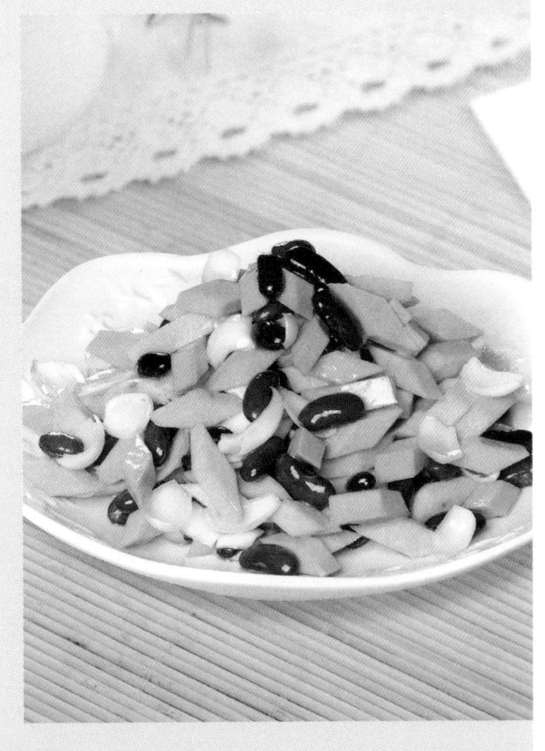

原料 南瓜200克，红豆、百合各150克，盐3克，鸡精2克，食用油适量。

做法

1. 南瓜去皮去籽，洗净切菱形块。
2. 红豆泡发洗净；百合洗净备用。
3. 锅置火上，入油烧热，放入南瓜、红豆、百合一起炒至八成熟，加入盐、鸡精调味，然后炒至熟，装盘即可食用。

功效解读 红豆具有清热解毒、利尿消肿、降脂减肥等作用，所以本品尤其适合肥胖的高血压患者食用。常食本品可润肠通便、降脂降压、生津止渴、养心安神，可预防高脂血症、高血压以及烦躁易怒、失眠多梦等症。

红豆玉米葡萄干

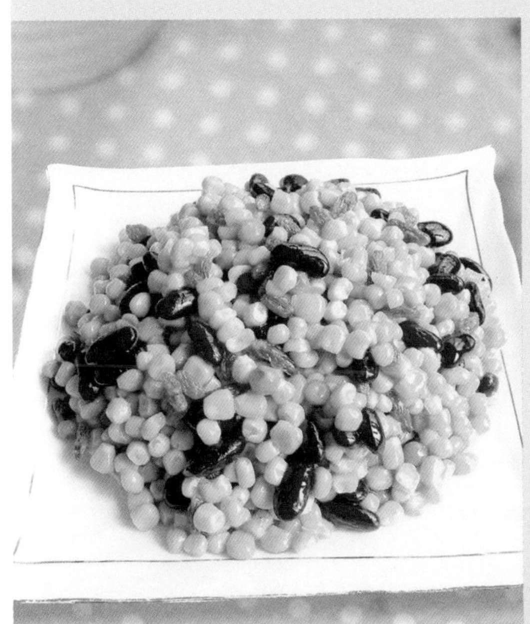

原料 玉米粒200克，红豆、青豆各100克，葡萄干50克。

做法

1. 锅中加入清水，将红豆、青豆和玉米粒放入锅中煮熟。
2. 等锅中基本无水的时候放入葡萄干，再添加少量清水。小火煮至水分被食材吸收即可。

功效解读 本品具有滋阴生津、清热利尿、降压降脂、美容养颜的功效，适合高脂血症、高血压、贫血、尿路感染等患者食用。

黄豆

益气宽中 增强体质

● 性味：
性平，味甘

● 热量：
1606 千焦 /100 克

● 归经：
归脾、大肠经

● 适用量：
每日 30 克左右为宜

黄豆具有健脾、益气、宽中、润燥、补血、降低胆固醇、利水、抗癌的功效。其含有的特殊成分异黄酮能降低血压和胆固醇，可预防高血压及血管硬化，是“三高”人群和其他心脑血管疾病患者的食疗佳品。

食疗功效

黄豆含有丰富的蛋白质和多种人体所必需的氨基酸，可以提高人体免疫力，有助于增强体质，同时具有健脾宽中、润燥、益气养血的功效，是身体虚弱者的补益佳品。黄豆含有抑胰酶，对糖尿病患者有益。黄豆中的多种矿物质对缺铁性贫血有益，而且能促进酶的催化、激素分泌和新陈代谢。黄豆所含的卵磷脂可防止胆固醇附在血管壁上，并且防止血管硬化，预防心血管疾病，保护心脏。

食用建议

动脉硬化、高血压、冠心病、高脂血症、糖尿病、癌症等患者可经常食用黄豆。患有肝病、肾病、痛风、消化功能不良、胃脘胀痛、腹胀等慢性疾病的人应尽量少食黄豆。

选购保存

颗粒饱满且整齐均匀，无破瓣，无缺损，无虫害，无霉变，无挂丝的为优质黄豆。用牙咬豆粒，声音清脆且成碎粒，说明黄豆干燥。将黄豆晒干，再用塑料袋装起来，放在阴凉干燥处保存。

☺ 最佳搭配

黄豆 + 红枣 = 有补血、降血脂的功效

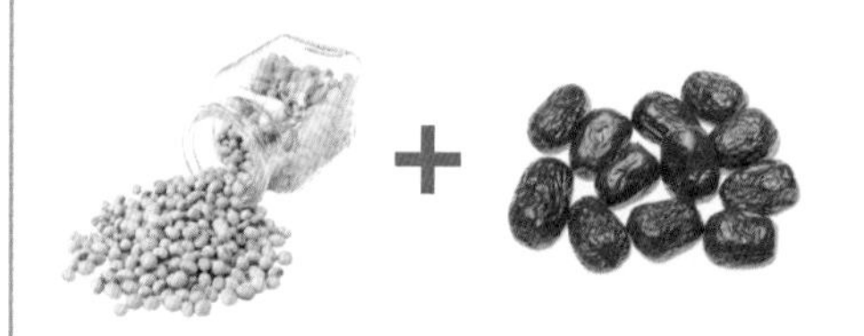

黄豆 + 胡萝卜 = 养肝明目，健脾益气

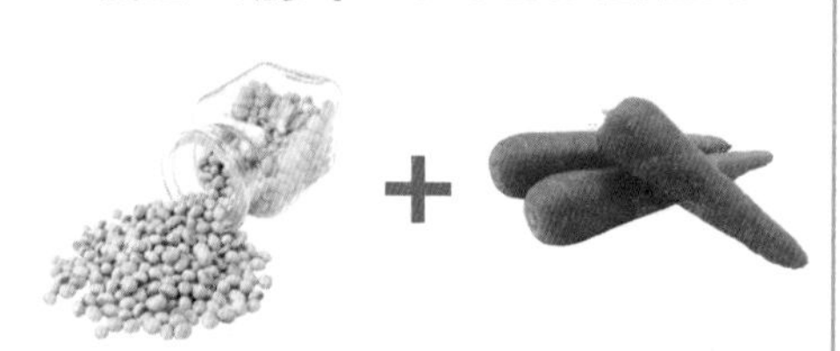

专家这样讲

黄豆及其制品不宜生食

黄豆不宜生食，因为生黄豆中含有不利于健康的抗胰蛋白酶和凝血酶，人食用后容易导致腹泻。黄豆通常有豆腥味，可以在炒黄豆之前用凉盐水洗一下，或者在炒黄豆时滴几滴黄酒，再放入一些盐，可使豆腥味减少。

小米黄豆粥

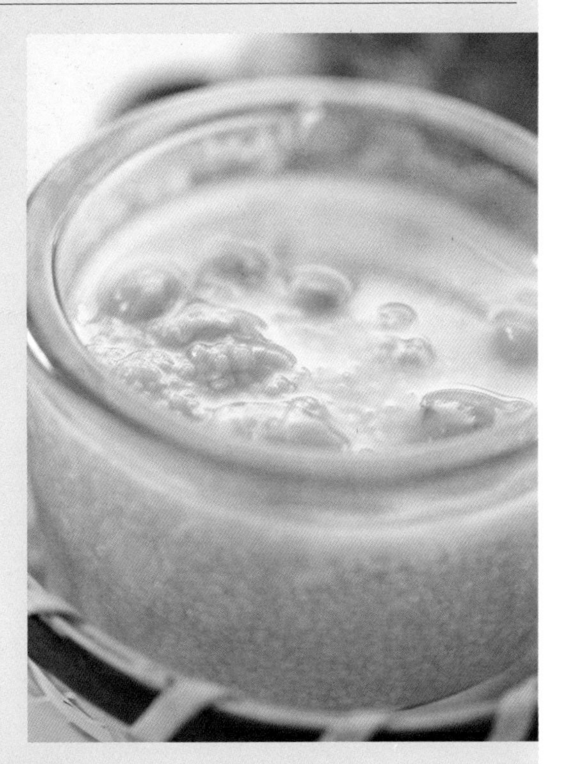

原料 小米30克，黄豆10克，白糖、葱花各适量。

做法

1. 将小米洗净，加水浸泡；黄豆洗净，煮熟捞出。
2. 锅置火上，加适量水，放入小米，大火煮至水开后，加入黄豆，改小火熬煮。
3. 煮至粥烂汤稠后，加白糖拌匀，撒上葱花即可。

功效解读 黄豆中的大豆蛋白和豆固醇能明显地降低血脂和胆固醇，还可以保持血管弹性。本品适合高脂血症患者食用。

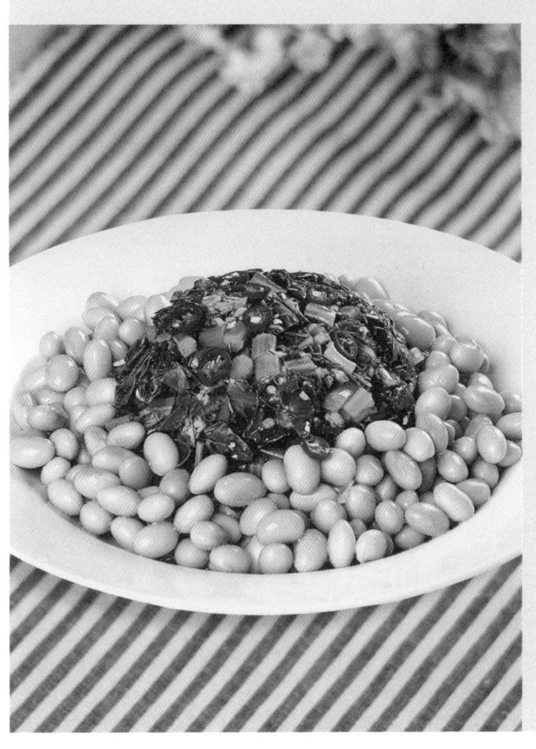

菜心炒黄豆

原料 菜心300克，黄豆200克，红辣椒圈5克，盐4克，鸡精1克，食用油适量。

做法

1. 菜心洗净，切碎；黄豆洗净，入沸水锅中焯水至八成熟，捞起待用。
2. 炒锅注油烧热，放入黄豆快速翻炒，加入菜心一起炒匀，至熟。
3. 加入少许盐和鸡精调味，撒上红辣椒圈装饰即可。

功效解读 此菜中胆固醇含量极低，还能健脾益胃、清热祛湿，实为高血压、高脂血症、高胆固醇血症及动脉硬化、冠心病患者的食疗佳肴。此外，黄豆中的多种矿物质对缺铁性贫血有益，而且能促进酶的催化和激素的分泌，对女性更年期综合征有较好的食疗作用。

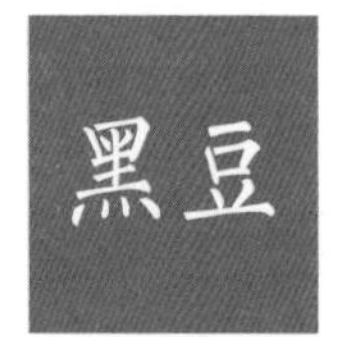

黑豆

调中补肾 防止便秘

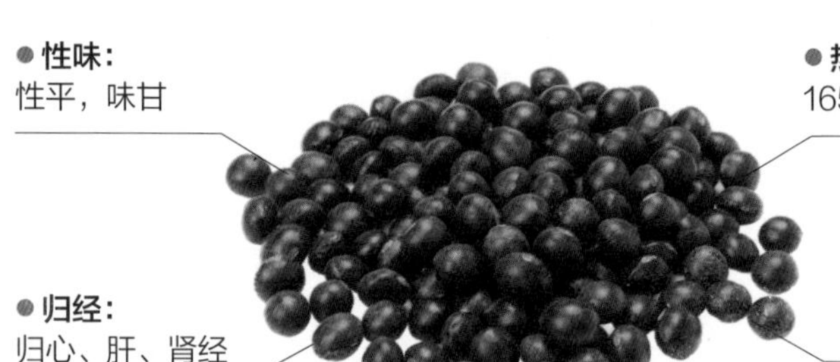

● 性味：
性平，味甘

● 归经：
归心、肝、肾经

● 热量：
1652 千焦 /100 克

● 适用量：
每日 40 克左右为宜

黑豆中含有丰富的不饱和脂肪酸，不饱和脂肪酸能降低血液胆固醇，预防动脉粥样硬化，从而起到防治心脑血管疾病的作用。黑豆中大量的镁元素也能够降低血清中的胆固醇。

食疗功效

黑豆具有祛风除湿、调中下气、补肾、解毒、利尿、明目等功效。黑豆含有丰富的维生素 E，能清除体内的自由基，减少皮肤皱纹，达到养颜美容的目的。此外，黑豆中粗纤维含量高达 4%，因此常吃黑豆，有促进消化、防止便秘的功效。

食用建议

体虚、脾虚水肿、脚气病、小儿盗汗、自汗、热病后出汗、小儿夜间遗尿、妊娠腰痛、腰膝酸软、老年人肾虚耳聋、白带频多、产后脑卒中、四肢麻痹者适合经常食用黑豆。黑豆宜与牛奶同食，有利吸收维生素 B_{12}；不宜与蓖麻子同食，会对身体不利。

选购保存

以豆粒完整、大小均匀、颜色乌黑、没有被虫蛀者为好，褪色的黑豆要小心选购。黑豆宜存放在密封罐中，置于阴凉处保存，不要让阳光直射。还需注意的是，因豆类食品容易生虫，购回后最好尽早食用。

☺ 最佳搭配

黑豆 + 牛奶 = 有利于维生素 B_{12} 的吸收

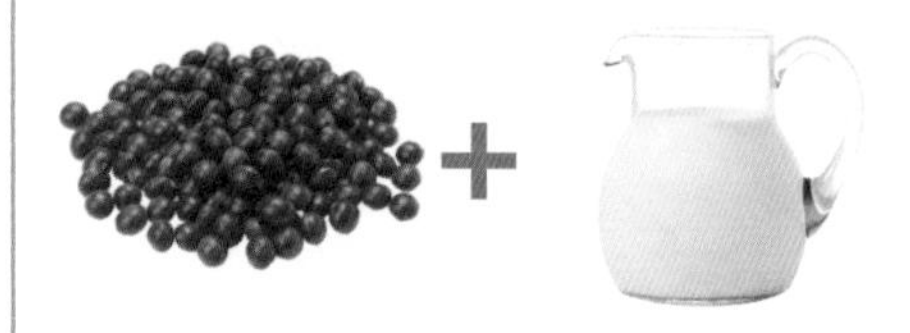

黑豆 + 燕麦 = 通便降脂

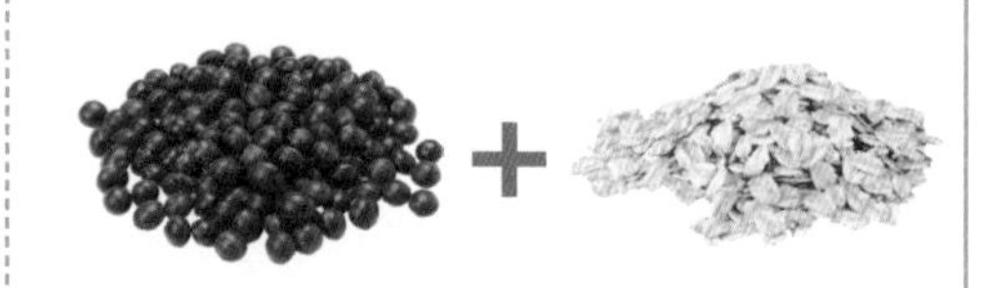

专家这样讲

黑豆的食用方法

黑豆可直接煮熟食用，也可将黑豆制成黑豆豆浆、豆腐、黑豆面条、黑豆奶，还可制成黑豆咖啡、黑豆香肠、黑豆冰激凌等食品。食用黑豆时不应去皮，因为黑豆皮含有花青素，是很好的抗氧化剂，能帮助清除人体内的自由基。

豆浆南瓜球

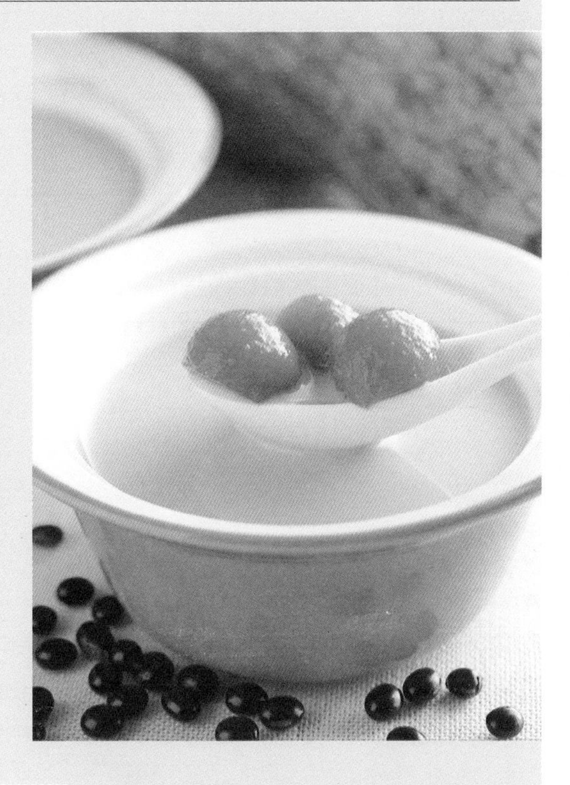

原料 黑豆200克，南瓜50克，白糖3克。

做法

1. 黑豆洗净、泡水8小时，放入果汁机搅打，倒入锅内，煮沸，滤取汤汁，即成黑豆豆浆。
2. 南瓜削皮洗净，用挖球器挖成圆球，放入滚水煮熟，捞起沥干。
3. 一起装杯即可。

功效解读 本品中南瓜含有多糖、类胡萝卜素、矿物质、氨基酸和活性蛋白等多种对人体有益的成分，还有润肠通便、降血压、降血糖、美容养颜等功效，并且黑豆不仅可以降低胆固醇和血压，还能益智补脑、补肾润肠，所以本品非常适合高血压、糖尿病、便秘等患者以及老年人食用。

黑豆牛蒡炖鸡汤

原料 鸡腿400克，黑豆、牛蒡各300克，盐4克。

做法

1. 黑豆淘净，以清水浸泡30分钟。
2. 牛蒡削皮，洗净切块；鸡腿剁块，汆水后捞出。
3. 黑豆、牛蒡先下锅，加6碗水煮沸，转小火炖15分钟，再下鸡块续炖20分钟，待肉熟烂，加盐调味即成。

功效解读 此汤中的黑豆含有大量可降低胆固醇的成分，能有效地降低血脂，还具有补肾养虚、生津止渴的功效；牛蒡可清热利咽、降低血脂，可用于肝肾亏虚型高脂血症、糖尿病以及腰膝酸软、神疲乏力等症。

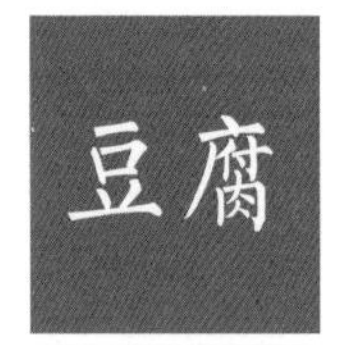

豆腐

清热润燥
益气宽中

● 性味：
性凉，味甘
● 热量：
338 千焦 /100 克
● 归经：
归脾、胃、大肠经
● 适用量：
每日 50 克左右为宜

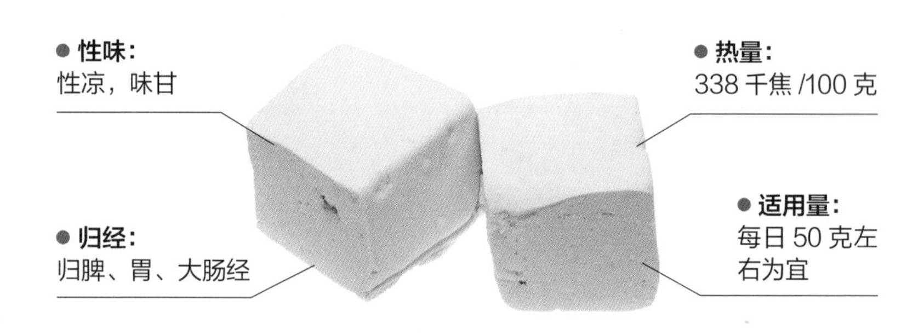

豆腐中丰富的大豆卵磷脂有益于神经、血管、大脑的生长发育。豆腐中的大豆蛋白还可以降低血液中的胆固醇含量，有效预防心脑血管疾病。

食疗功效

豆腐能益气宽中、生津润燥、清热解毒、补益脾胃、抗癌，还可以降低血铅浓度、保护肝脏、促进人体代谢。此外，豆腐中还含有植物雌激素，能保护血管内皮细胞免受氧化破坏，可预防骨质疏松、乳腺癌和前列腺癌的发生。

食用建议

心脑血管疾病、糖尿病、癌症患者均可食用豆腐。痛风、肾病以及腹泻患者不宜多食用豆腐。豆腐宜与其他的肉类、蛋类食物一起搭配食用，可补充豆腐中缺少的蛋氨酸，大大地提高豆腐中蛋白质营养的利用率。

选购保存

豆腐本身的颜色略带点黄色，优质豆腐切面比较整齐，无杂质，有弹性。豆腐买回后，应立刻浸泡于清凉水中，并置于冰箱中冷藏，待烹调前再取出。也可把豆腐放在盐水中煮开，放凉后连水一起放在保鲜盒里再放进冰箱，则至少可以存放 1 个星期不变质。

☺ 最佳搭配

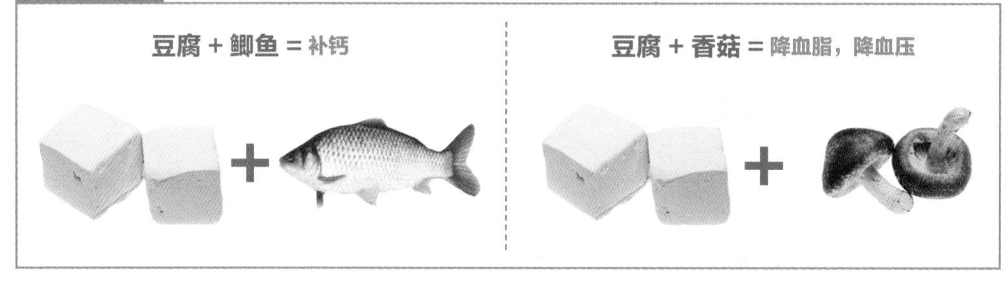

专家这样讲

豆腐的食用方法

豆腐常与其他蔬菜搭配烹调，但要注意豆腐忌配菠菜、苋菜。这是因为豆腐与菠菜、苋菜一起烹调，会生成不易被人体吸收的草酸钙，容易形成结石。由于豆腐的消化较慢，而且含嘌呤较多，所以消化不良者、痛风患者等应慎食，食用豆腐量过多还可能引起腹胀、恶心等症状。

海带豆腐

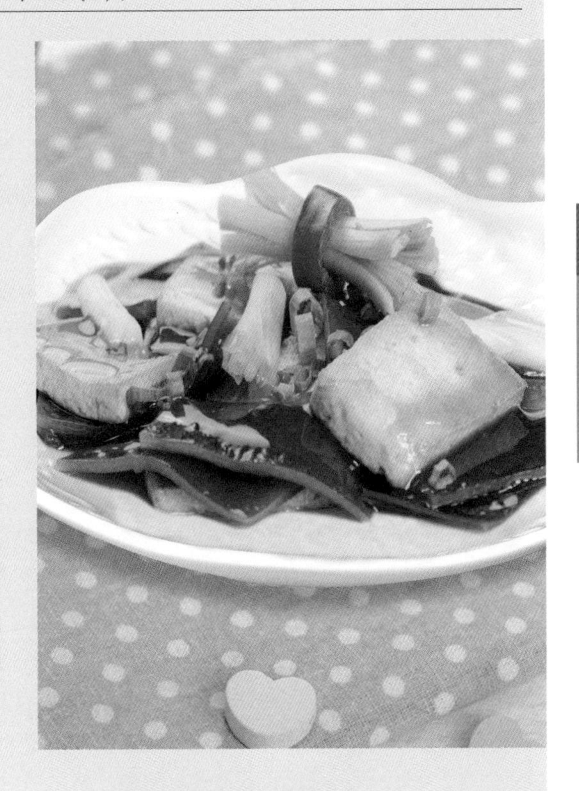

原料 豆腐300克，海带100克，盐、葱花、姜末、高汤、食用油各适量。

做法

1. 海带用温水泡好后洗净，切成菱形片；豆腐洗净，切片，放入沸水锅中焯一下，捞出沥干。
2. 油锅上火烧热，下入葱花和姜末爆香，倒入高汤，烧沸后放入海带略煮一会，再放入豆腐，盖上锅盖，用小火炖约30分钟。
3. 放入盐，炒匀即可。

功效解读 豆腐是一种高蛋白、低脂肪食物，有降低胆固醇的功效，能有效降血脂；海带所含的热量极低，但钙的含量极为丰富，可降低人体对胆固醇的吸收，起到降低血脂的作用。

海带豆腐汤

原料 白菜100克，海带结、豆腐各60克，盐、枸杞子各少许。

做法

1. 将白菜洗净撕成小块；海带结洗净；豆腐洗净切块。
2. 炒锅上火，加入适量水，下入白菜、豆腐、海带结，调入盐，煲熟后撒上枸杞子即可。

功效解读 白菜有清热除烦、通利肠胃的功效，其所含的果胶还可以帮助人体排出多余的胆固醇。豆腐中所含的豆固醇能抑制胆固醇的摄入，对降低血压和血脂有很大的帮助。

红薯

降脂减肥 润肠通便

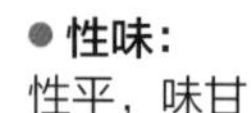

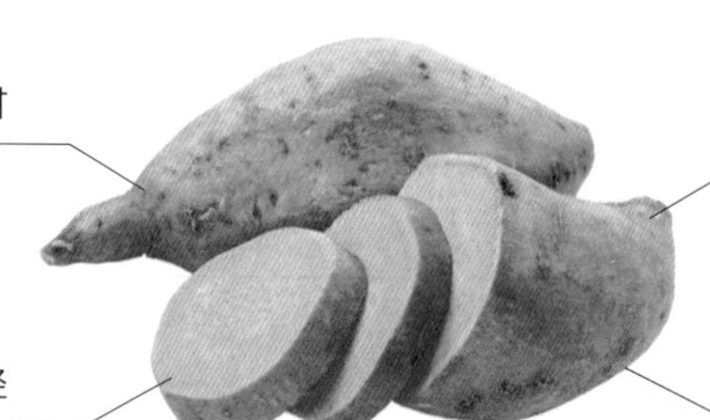

● 性味：
性平，味甘

● 热量：
437 千焦 /100 克

● 归经：
归脾、胃经

● 适用量：
每日 100 ~ 150 克为宜

红薯富含膳食纤维，可防止便秘，是理想的减肥食品。红薯还能够预防心血管系统的脂质沉积，预防动脉粥样硬化，减少皮下脂肪，防治过度肥胖，预防高脂血症。

食疗功效

红薯可以供给人体大量的黏液蛋白、糖分、维生素 A 和维生素 C，因此具有补虚乏、益气力、健脾胃以及和胃等功效。常吃红薯还可以防止肝脏和肾脏中的结缔组织萎缩，预防结缔组织病的发生。

食用建议

一般人群皆可食用红薯，尤其适合高血压、高脂血症、肥胖、冠心病、动脉硬化、便秘、结缔组织病、癌症等患者食用。但胃及十二指肠溃疡及胃酸分泌过多的患者不宜食用。红薯中蛋白质和脂肪的含量不算高，是不能单独作为主食食用的。生红薯不宜食用，会导致胃肠不适。红薯制成的粉条不宜食用过多，否则不易消化。

选购保存

优先挑选表面光滑、无黑色或褐色斑点、闻起来没有霉味的纺锤状红薯。表面有斑点或有发芽的红薯有毒，不要购买。发霉的红薯含毒素，不可购买。保存宜放冰箱冷藏，或放在阴凉干燥处。

☺ 最佳搭配

红薯 + 粳米 = 补中益气，增强体质

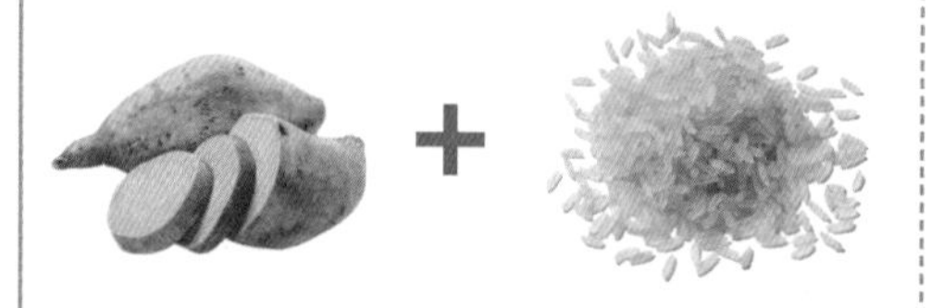

红薯 + 白芝麻 = 健脾益胃，降压降脂

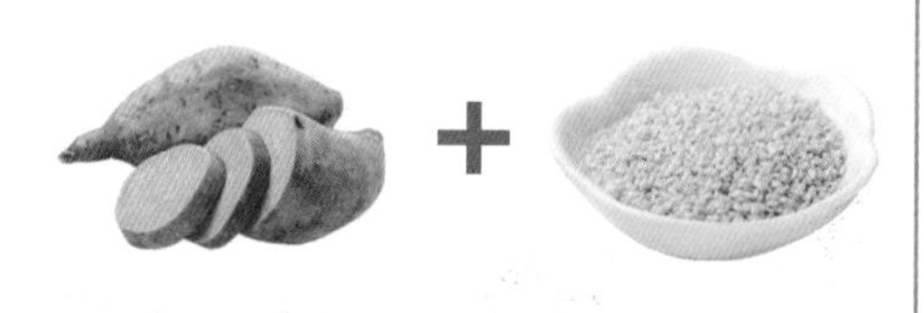

专家这样讲

红薯的食用方法

红薯以肉质根供食用，食用方法多种多样，可直接将其煮来吃，或制作成干果吃。红薯最知名的吃法是红薯糖水、烤红薯和红薯粥。将红薯粉溶解于牛奶或豆浆中饮服，是较适合老年人与儿童的吃法。但不要吃腐烂的红薯和发芽的红薯，这类红薯含有毒素。

白芝麻红薯

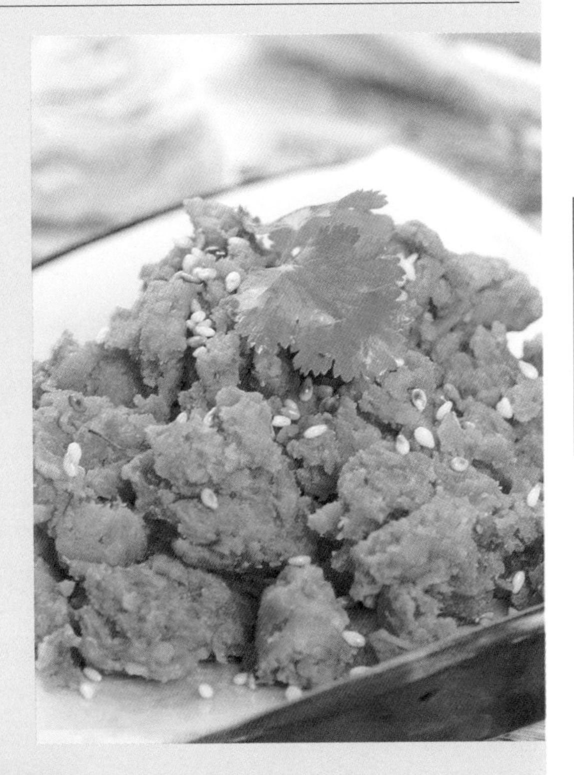

原料 红薯500克，白芝麻20克，白糖、冰糖各2克，食用油适量。

做法

1. 白芝麻炒香，盛出碾碎；冰糖砸碎；将白芝麻和冰糖拌匀。
2. 红薯去皮洗净，切成小块，放入锅里蒸熟，稍凉时压成薯泥。
3. 锅中加油烧热，放入薯泥反复翻炒，炒干后调入白糖，再点入一些油，炒成红薯沙时撒上芝麻冰糖渣即成。

功效解读 本品具有健脾补虚、开胃消食、润肠通便、降脂降压的功效，尤其适合体虚便秘、食欲不振、高脂血症、高血压的患者食用。

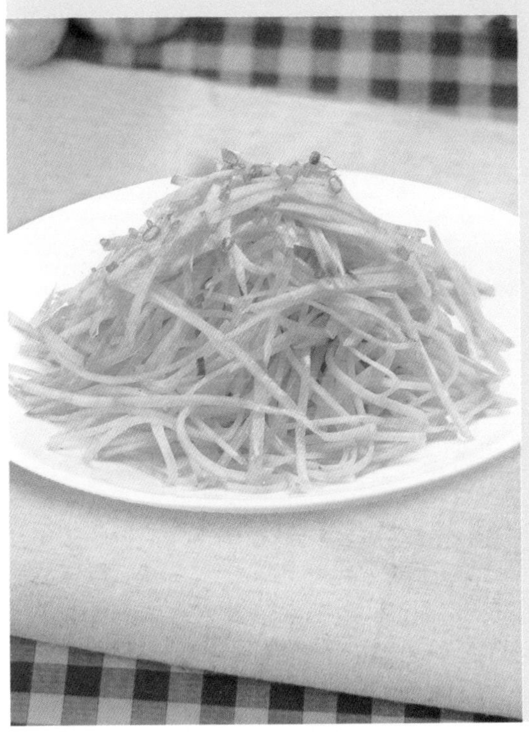

清炒红薯丝

原料 红薯200克，葱花5克，盐3克，鸡精2克，食用油适量。

做法

1. 红薯去皮洗净，切丝备用。
2. 锅下油烧热，放入红薯丝炒至八成熟，加盐、鸡精炒匀。
3. 待熟装盘，撒上葱花即可。

功效解读 本菜具有补虚益气、润肠通便、降脂降压的功效，非常适合体虚乏力、便秘、高脂血症、高血压、冠心病等患者食用。由于红薯富含大量黏多糖类物质，可保持人体动脉血管的弹性。红薯还富含膳食纤维，可促进胃肠蠕动，减少脂肪在肠道内滞留的时间，从而可以减少肠道对脂肪的吸收，能有效预防肥胖。

腐竹

降低血脂
健脑益智

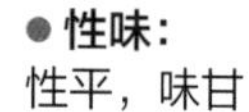

● **归经：**
归肺经

● **热量：**
1899 千焦 /100 克（干腐竹）

● **适用量：**
每日 30 克（干腐竹）为宜

腐竹中含有丰富的卵磷脂，它有助于清除依附在血管壁上的胆固醇，降低血液中的胆固醇含量，从而降低血脂，平衡血压，可预防高脂血症和心脑血管疾病。

食疗功效

腐竹能润肺、止咳化痰，还有良好的健脑作用，能预防阿尔茨海默病。此外，其还含有丰富的铁，而且易被人体吸收，对缺铁性贫血有一定疗效。所含的大豆皂苷有抗炎、抗溃疡等作用。腐竹中含有比较多的钙质，食用后有助于补充人体钙元素，有强筋健骨的作用。

食用建议

一般人皆可食用，尤其适合高脂血症、肥胖、缺铁性贫血、咳嗽痰多以及阿尔茨海默病、心脑血管疾病的患者食用，但患有肾炎、肾功能不全、糖尿病酮症酸中毒、痛风患者，以及正在服用四环素、优降灵等药的人则不宜食用。

选购保存

优质的腐竹呈淡黄色，为枝条或片叶状，质脆易折，折断有空心，无霉斑、杂质、虫蛀。购买腐竹时要注意，有些看起来颜色特别鲜亮的腐竹，生产过程中可能添加了化学物质“吊白块”，它能分解出甲醛、二氧化硫等有毒物质，损害人体健康。腐竹要保存于阴凉、通风、干燥处。

最佳搭配

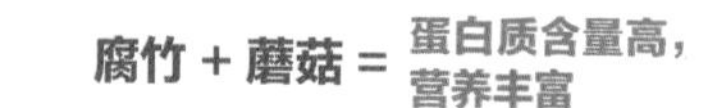

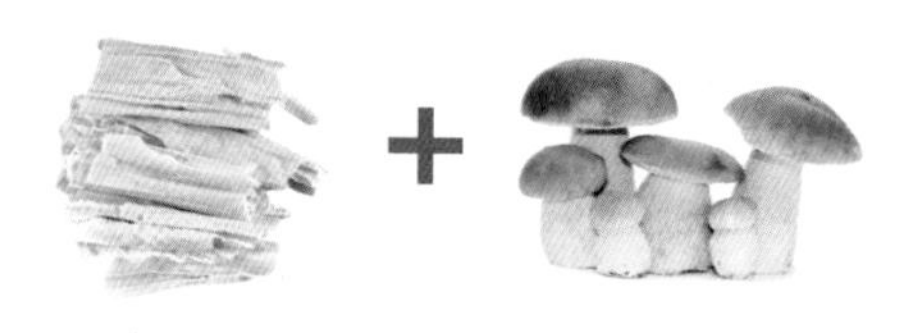

腐竹 + 西芹 = 缓解疲劳

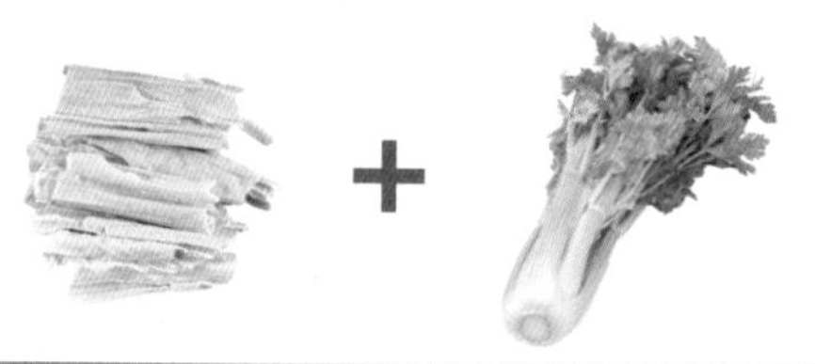

专家这样讲

腐竹怎样浸泡才好吃

有的人泡发腐竹时，一不小心就会将其泡碎，或者泡得太硬，影响腐竹的口感。正确的浸泡方法是用凉水泡发，这样可以使腐竹整洁美观。腐竹适于久放，但是过了“三伏天”的腐竹，浸泡前要注意经阳光晒、凉风吹数次。

鸭血腐竹粥

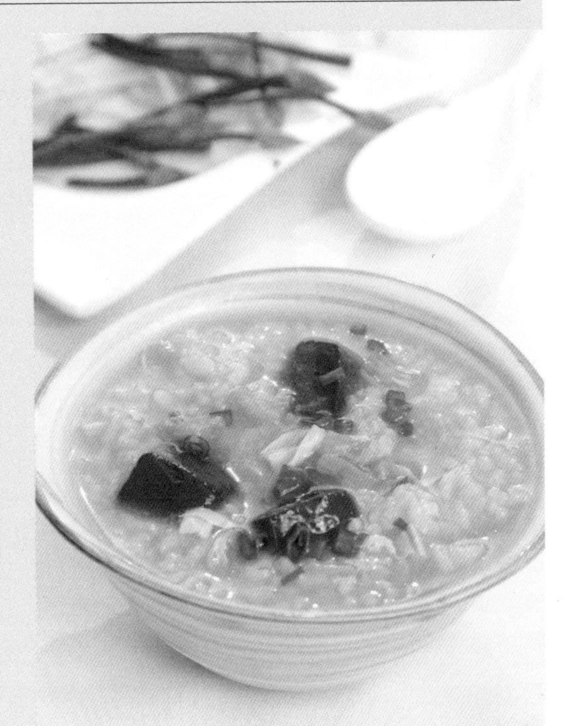

原料 山药30克，鸭血50克，腐竹30克，干贝10克，大米80克，葱花、盐各3克。

做法

1. 腐竹、干贝用温水洗净泡发，腐竹切条，干贝撕碎；鸭血洗净，切块；大米淘净；山药洗净去皮，切块。
2. 锅中注水，放入大米，大火煮沸，下入干贝，再转中火熬煮至米粒开花。
3. 转小火，放入山药、鸭血、腐竹，待粥熬至浓稠，加入盐调味，撒上葱花即可。

功效解读 腐竹含有多种矿物质，能够为人体补充钙质，还含有膳食纤维，有降脂减肥的功效，适合高脂血症及肥胖症患者食用。

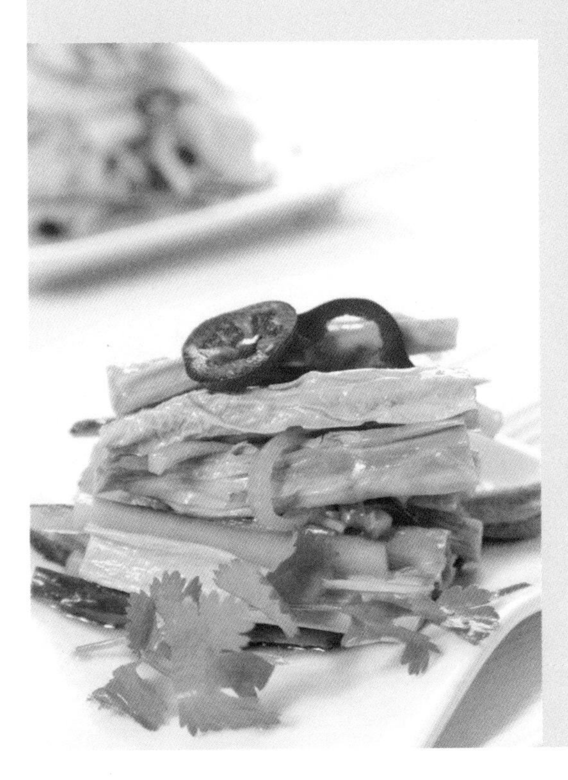

椒麻腐竹

原料 腐竹100克，黄瓜100克，红甜椒圈5克，蒜末、香菜段各适量，盐、酱油、花椒、醋、芝麻酱各适量。

做法

1. 将黄瓜洗净切条；将腐竹泡发，切段。
2. 将腐竹焯水后捞起，沥干；将芝麻酱用淡盐水化开，调入酱油、花椒、蒜末、醋搅匀成椒麻汁；将黄瓜、腐竹入碟，淋椒麻汁，撒上红甜椒圈和香菜即可。

功效解读 腐竹富含优质大豆蛋白，能补脑益智、营养血管。本品富含卵磷脂和辣椒素，具有降脂瘦身、开胃消食的功效，适合高脂血症及食欲不振的患者食用。

西红柿

生津止渴
降压利尿

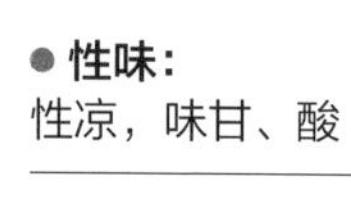

● **性味：**
性凉，味甘、酸

● **归经：**
归肺、肝、胃经

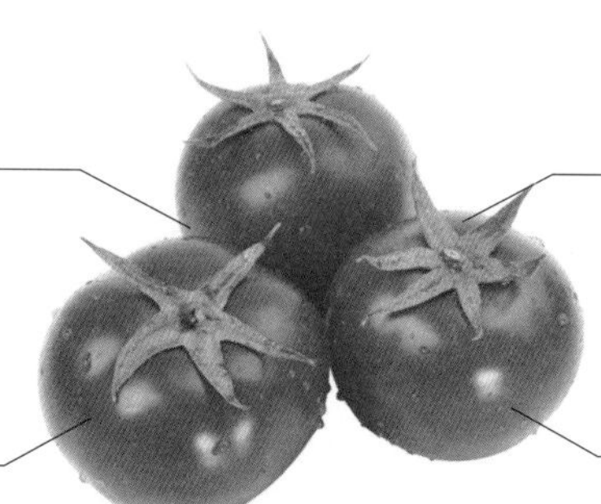

● **热量：**
82 千焦 /100 克

● **适用量：**
每日 100 克左右为宜

西红柿中的番茄红素是一种脂溶性生物类黄酮，具有类似胡萝卜素的强力抗氧化作用，可清除自由基，防止低密度脂蛋白被氧化，还能降低血浆胆固醇浓度。西红柿中的维生素 C 还能抗氧化，降低人体内的胆固醇。

食疗功效

西红柿具有凉血、降压、利尿、健胃消食、生津止渴、清热解毒、平肝的功效，可以预防癌症等。西红柿所含的柠檬酸及苹果酸，能促进唾液和胃液分泌，有助消化。另外，西红柿还能美容养颜和治疗口疮。

食用建议

热病发热、口渴、食欲不振、习惯性牙龈出血、贫血、头晕、心悸、高血压、急慢性肝炎、急慢性肾炎、夜盲症患者和近视者可经常食用西红柿;但急性肠炎、细菌性痢疾患者及溃疡活动期患者不宜食用。

选购保存

选购西红柿时，中大型西红柿以形状丰圆、果肩青色、果顶已变红者为佳，若完全红，反而口感不好；中小型西红柿以形状丰圆或长圆、颜色鲜红者为佳。常温下置通风处能保存 3 天左右，放入冰箱冷藏可保存 5 ~ 7 天。

☺ 最佳搭配

西红柿 + 芹菜 = 降压，健胃消食

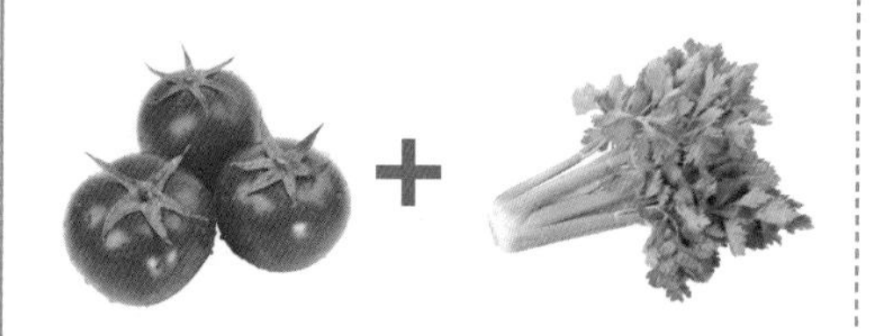

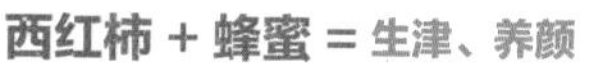

西红柿 + 蜂蜜 = 生津、养颜

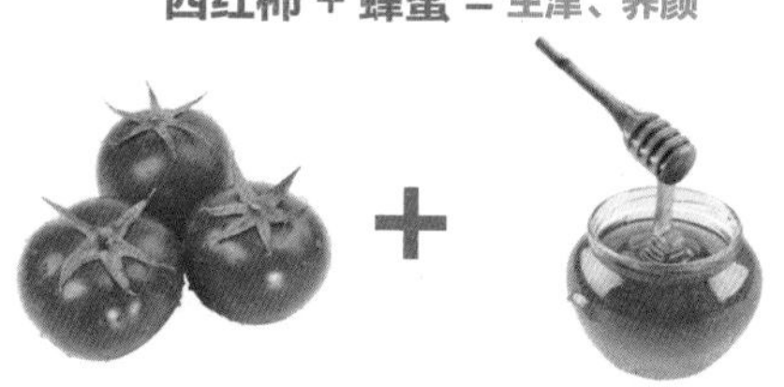

专家这样讲

不能吃未成熟的西红柿

不能吃未成熟的西红柿，因为青色的西红柿含有一种叫作龙葵素的生物碱。这种物质有毒，对胃肠黏膜有很强的刺激作用，人食用时会感到苦涩，出现恶心、呕吐、全身乏力等中毒症状，对身体有害。但西红柿成熟之后就不含有龙葵素了。

西红柿炒口蘑

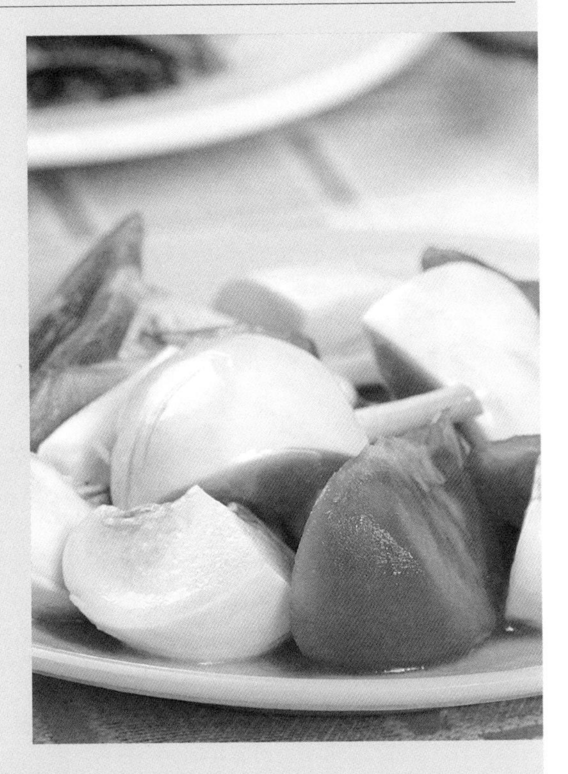

原料 口蘑300克，西红柿2个，料酒、水淀粉各5毫升，盐3克，葱段、高汤、食用油、香油各适量。

做法

1. 西红柿清洗干净后，表面划十字花刀，放入沸水中略焯，捞出撕去外皮，切块；口蘑清洗干净，切好，放入沸水中焯水，沥干水。
2. 炒锅置火上，加油烧热，放入口蘑炒匀，加盐、料酒、高汤翻炒片刻，放入西红柿块，炒至西红柿汁浓时，用水淀粉勾薄芡，撒入葱段，淋上香油即可。

功效解读 本品中西红柿和口蘑均有降低血液中胆固醇、软化血管的功效，可以有效地预防高胆固醇血症或高脂血症，减缓心血管疾病的发展。

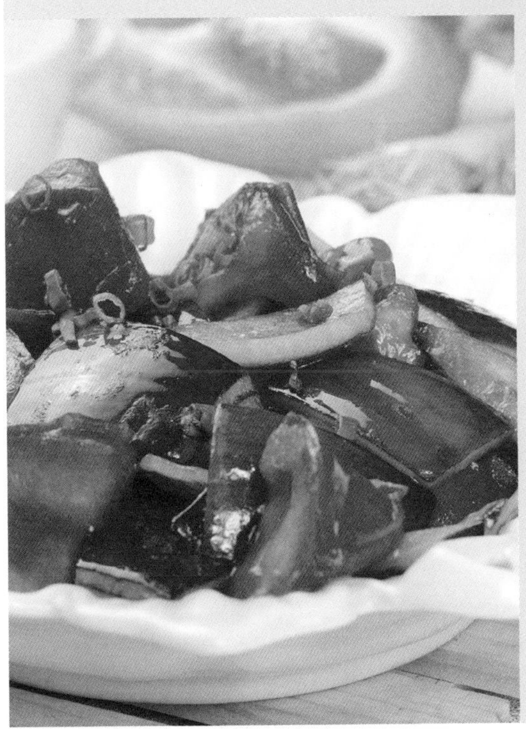

洋葱炒西红柿

原料 洋葱100克，西红柿200克，番茄酱、盐、醋、水淀粉、食用油、葱花各适量。

做法

1. 洋葱、西红柿分别洗净，切块。
2. 锅加油烧热，放入洋葱、西红柿炸一下，捞出控油。锅留底油，放入番茄酱，翻炒变色后加水、盐、醋调成汤汁，待汤开后放入炸好的洋葱、西红柿，翻炒片刻，用水淀粉勾芡，撒葱花即可。

功效解读 本品中洋葱具有降低血脂和血压的作用，西红柿具有降低血液中胆固醇、保护心脑血管的作用，故本品十分适合高血压、高脂血症等疾病患者食用。此外，本菜还具有发汗、杀菌、美容、润肠的作用，常食可增强人体的免疫力。

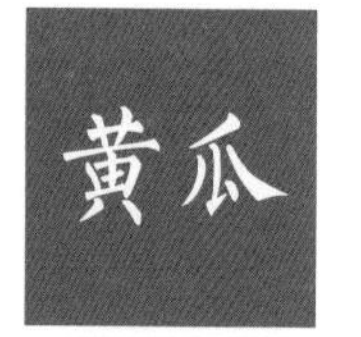

利尿消肿
清热解毒

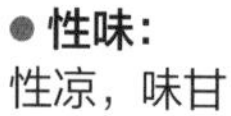

● **性味：**
性凉，味甘

● **热量：**
66 千焦 /100 克

● **归经：**
归肺、胃、大肠经

● **适用量：**
每次 100 克左右为宜

黄瓜中含有的维生素 P 不但可以降低胆固醇，还有保护心血管、增强微细血管弹性的作用，而且黄瓜的热量很低，对高血压、高脂血症，以及合并肥胖的糖尿病患者来说，是一种理想的食疗蔬菜。

食疗功效

黄瓜自古以来都被用作降低体温、改善夏季食欲不振的食疗佳蔬，具有除湿、利尿、降脂、清热、促消化的功效。尤其是黄瓜中所含的膳食纤维能促进肠蠕动和排泄，而所含的丙醇、乙醇和丙醇二酸还能抑制糖类物质转化为脂肪，对肥胖患者有利。黄瓜所含的维生素 B_1 有增强大脑和神经系统功能、辅助治疗失眠等作用。此外黄瓜中还含有丰富的维生素 E，可以起到延年益寿、抗衰老的作用。

食用建议

热病患者，肥胖、高血压、高脂血症、水肿、癌症、嗜酒及糖尿病患者可以经常食用黄瓜。脾胃虚弱、胃寒、腹痛腹泻、风寒咳嗽者不宜常食黄瓜。

选购保存

选购黄瓜，色泽应亮丽，以外表有刺状凸起，而且黄瓜头上顶着新鲜黄花的为最好。保存黄瓜要先将它表面的水分擦干，再放入密封保鲜袋中，封好袋口后冷藏即可。

☺ 最佳搭配

黄瓜 + 醋 = 开胃消食

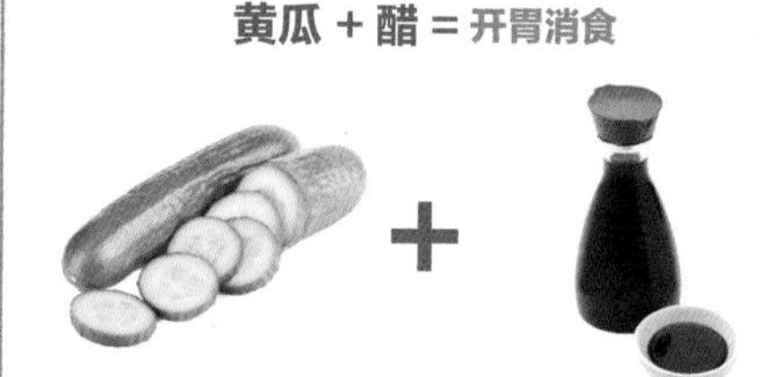

黄瓜 + 蜂蜜 = 润肠通便，清热解毒

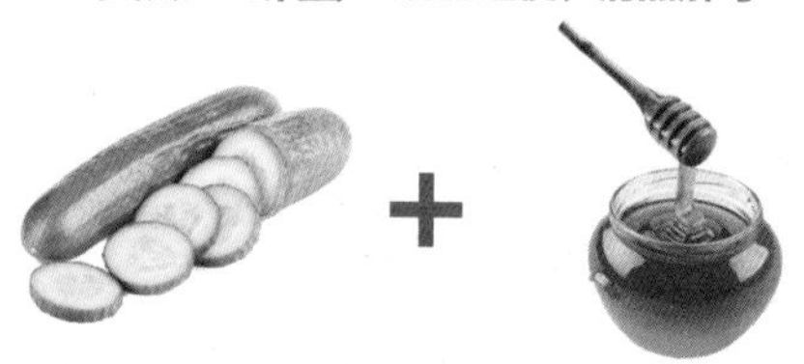

专家这样讲

黄瓜怎样吃才科学

由于黄瓜含有维生素 C 氧化酶，生吃时会把维生素 C 破坏掉，最好是熟吃，或者在两餐之间生吃，以免造成其他蔬菜、水果等食物中的维生素 C 被破坏。另外，生吃前一定要将黄瓜洗净，以免引起肠道疾病。黄瓜尾部含有苦味素，苦味素有抗癌作用，所以不宜把黄瓜尾部全部丢掉。

香油蒜片黄瓜

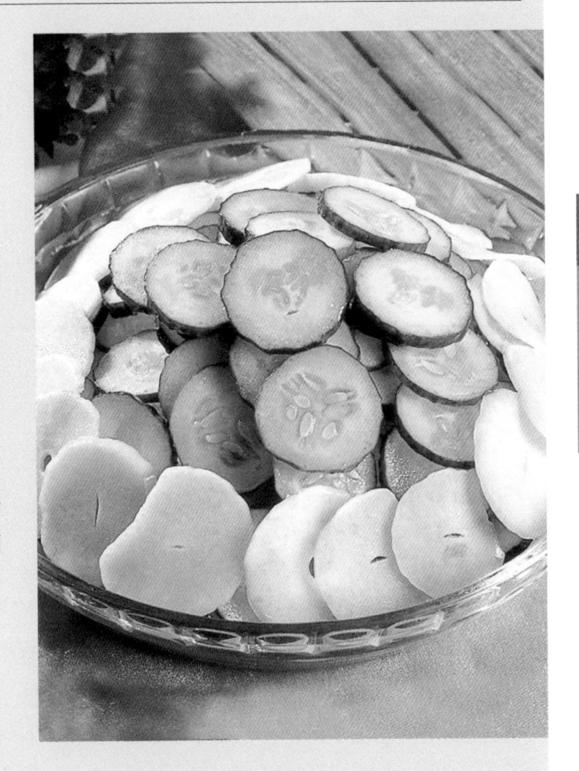

原料 蒜80克，黄瓜150克，盐、香油各适量。

做法

1. 蒜、黄瓜洗净切片。
2. 将蒜片和黄瓜片放入沸水中焯一下，捞出待用。
3. 将蒜片、黄瓜片装入盘中，将盐和香油搅拌均匀，淋在蒜片、黄瓜片上即可。

功效解读 黄瓜可保护心血管、降低血脂；蒜能调节血脂，可清除血管内的沉积物。香油富含不饱和脂肪酸，可软化血管。所以本品非常适合高脂血症及高血压等心脑血管疾病的患者食用。

沪式小黄瓜

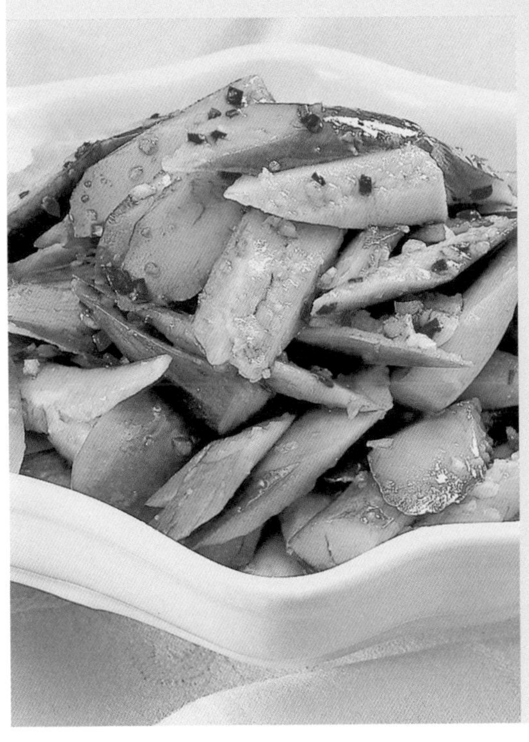

原料 小黄瓜500克，红甜椒1个，盐、味精各3克，香油3毫升，蒜1个。

做法

1. 小黄瓜洗净，切斜块，装盘待用。
2. 蒜剁成蒜蓉；红甜椒切末。
3. 将蒜蓉与红甜椒末、盐、味精、香油一起拌匀，浇在黄瓜上即可。

功效解读 黄瓜能保护心血管、降低血中胆固醇，而且黄瓜含脂肪和热量极低，含水量高，对高脂血症、糖尿病以及肥胖症等患者都有很好的食疗效果。蒜具有降血脂及预防冠心病和动脉硬化的作用，并可防止血栓的形成。二者同炒，是一道很棒的降脂菜。

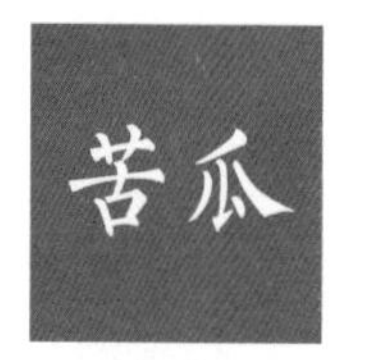

苦瓜

降脂降糖 凉血利尿

● 性味：
性寒，味苦
● 热量：
90 千焦 /100 克
● 归经：
归心、肝、脾、胃经
● 适用量：
每次 80 克左右为宜

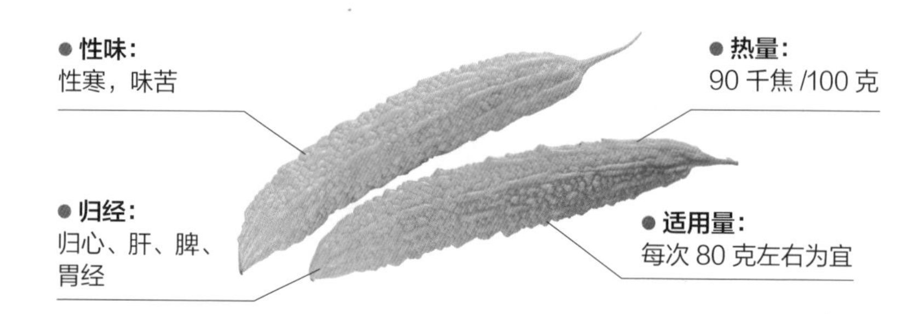

苦瓜富含维生素 C，维生素 C 可通过参与氨基酸等物质代谢，降低毛细血管的通透性，还可促进铁在肠道的吸收；另外，苦瓜还可减少低密度脂蛋白及甘油三酯含量，增加高密度脂蛋白含量，提高人体免疫力。

食疗功效

苦瓜具有清暑除烦、解毒、凉血、利尿、明目、降低血糖、提高人体免疫力的功效，对治疗痢疾、疮肿、热病烦渴、痱子过多、结膜炎、小便短赤等症有一定的疗效。

食用建议

苦瓜营养丰富，一般人均可食用，特别适合糖尿病、高血压、癌症，以及得痱子患者食用。脾胃虚寒者不宜生食，食之容易引起腹痛吐泻，孕妇不宜多食苦瓜。苦瓜不宜与虾同时食用，苦瓜中的草酸会与虾皮中丰富的钙结合成草酸钙，人体无法吸收。此外，苦瓜也不宜与豆腐、芝麻酱、胡萝卜、黄豆、豆浆搭配食用。

选购保存

挑选苦瓜时，要观察苦瓜上一粒一粒的果瘤，颗粒越大越饱满，表示瓜肉越厚；颗粒越小，瓜肉则越薄。另外，好的苦瓜一般洁白漂亮，如果苦瓜发黄，就代表已经过熟，果肉柔软不够脆，已失去应有的口感。苦瓜不耐保存，即使在冰箱中存放也不宜超过 2 天。

☺ 最佳搭配

苦瓜 + 绿茶 = 瘦身减肥

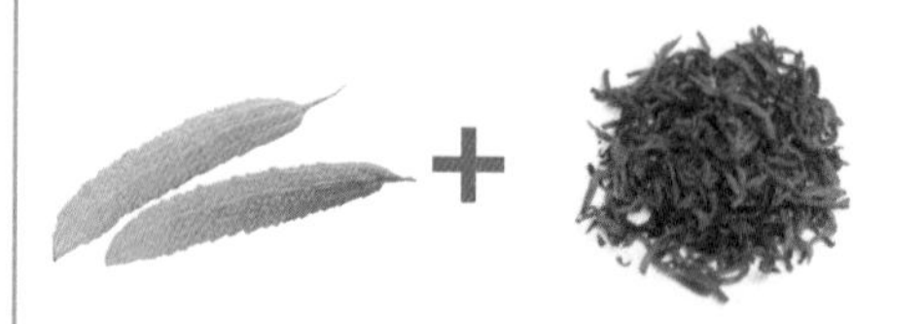

苦瓜 + 洋葱 = 降低血压，增强免疫力

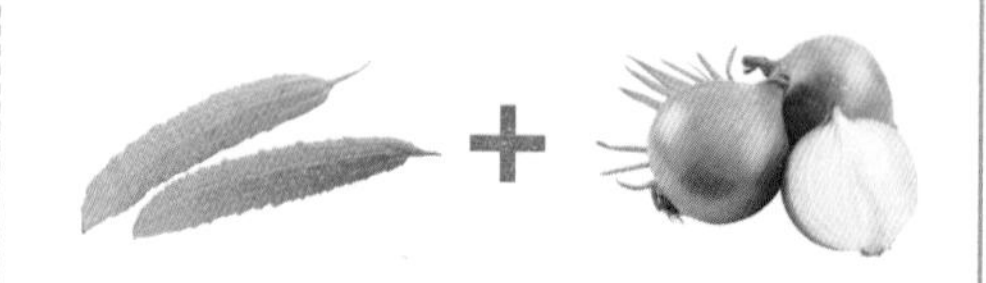

专家这样讲

怎样去除苦瓜的苦味

苦瓜的苦味较重，在烹调前可将切好的苦瓜放入开水中，加少许盐焯一下，或者放在没有油的热锅中干炒一会儿，或者用盐腌一下，都可以减轻它的苦味；焯水还可以去除苦瓜中所含的草酸，有利于钙的吸收。

豉汁苦瓜

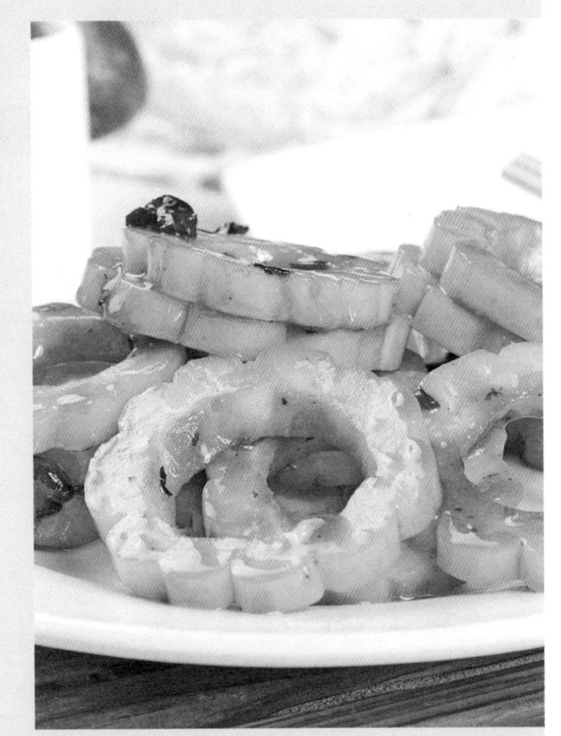

原料 苦瓜500克，豆豉20克，蒜泥、鸡精、白糖、酱油、盐、水淀粉、食用油各适量。

做法

1. 苦瓜洗净，切去两头，再切成圆片，挖去瓤；豆豉剁碎。
2. 锅中加油烧热，放入苦瓜片，煎至两面呈金黄色时放入大半杯水，加鸡精、豆豉碎、酱油、盐、白糖、蒜泥。
3. 大火烧至汤汁浓稠，用水淀粉勾芡即可。

功效解读 本品有保持血管弹性、降低血液中胆固醇浓度的作用，对于高血压、动脉硬化、脑血管疾病、冠心病等具有食疗作用。此外，还能清热泻火、增强体质、预防感冒，适合肝火旺盛的高血压患者食用，还能有效预防便秘。

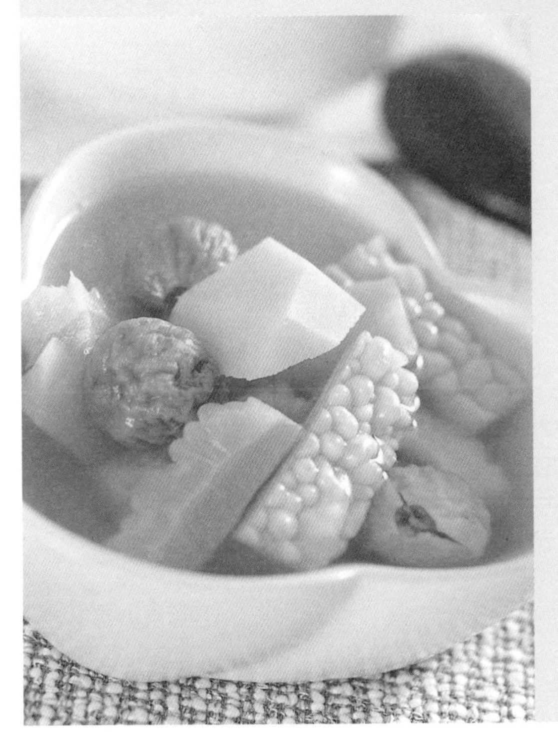

土豆苦瓜汤

原料 土豆150克，苦瓜100克，无花果80克，盐4克，味精2克。

做法

1. 将土豆、苦瓜、无花果洗净；苦瓜去籽，切条状；土豆去皮，切块。
2. 锅中加入1500毫升水煮沸，将无花果、苦瓜、土豆一同放入锅内，用中火煮45分钟。
3. 待熟后，调入盐、味精即可食用。

功效解读 土豆富含粗纤维，可促进胃肠蠕动和加速胆固醇在肠道内代谢。苦瓜富含维生素C，可降低血中低密度脂蛋白和甘油三酯的含量，预防高脂血症。无花果可润肺止咳、防癌抗癌。

冬瓜

利尿消肿 清热化痰

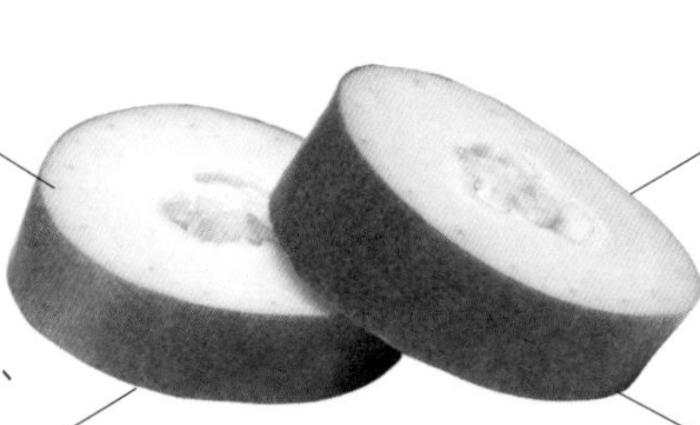

● **性味：**
性凉，味甘

● **归经：**
归肺、大肠、小肠、膀胱经

● **热量：**
50 千焦 /100 克

● **适用量：**
每次 50 克左右为宜

冬瓜中含有的丙醇二酸，能抑制糖类转化为脂肪，可预防人体内的脂肪堆积，具有减肥、降脂的功效，而且冬瓜所含的热量极低，尤其适合高脂血症、糖尿病、肥胖症等患者。

食疗功效

冬瓜富含蛋白质、多种维生素、腺嘌呤等，具有清热解暑、利水消肿、减肥美容的功效，能减少体内脂肪，有利于减肥。常吃冬瓜，还可以使皮肤光洁。另外，对慢性支气管炎、肺炎等感染性疾病也有一定的辅助治疗作用。冬瓜还有美容的作用，是比较受女性喜欢的蔬菜之一。冬瓜籽还含有脂肪油及葫芦巴碱等成分，有清热化痰、消痈散结的作用。

食用建议

心烦气躁、热病口干烦渴、小便不利者以及糖尿病、高血压、高脂血症患者宜经常食用冬瓜。

选购保存

挑选时用手指掐一下，皮较硬，肉质密，种子成熟变成黄褐色的冬瓜口感较好。买回来的冬瓜如果吃不完，可用一块比较大的保鲜膜贴在冬瓜的切面上，用手抹紧贴满，可保持 3 ～ 5 天。

☺ 最佳搭配

冬瓜 ＋ 海带 ＝ 降低血压

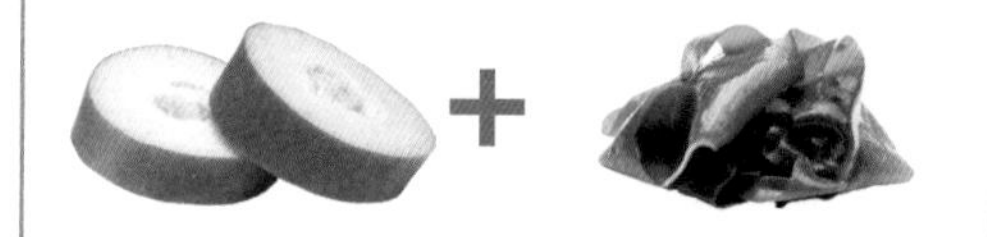

冬瓜 ＋ 甲鱼 ＝ 润肤，滋阴

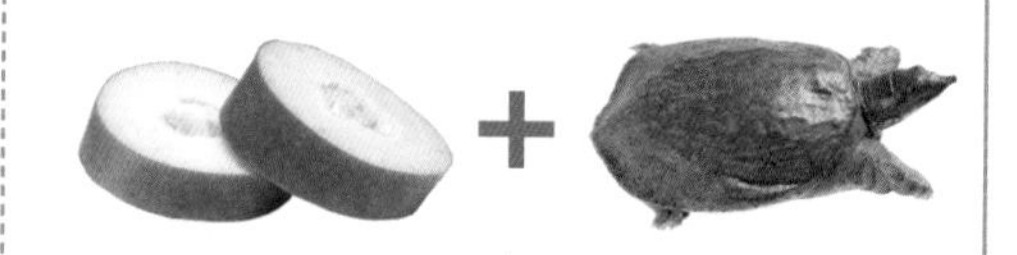

专家这样讲

怎样使用冬瓜美容

冬瓜有抗衰老的作用，久食可使皮肤洁白如玉、润泽光滑，并可保持形体健美。用冬瓜瓤煎汤洗脸、洗澡，可使人皮肤白皙有光泽。民间常把冬瓜籽捣烂，掺着蜂蜜调匀，涂擦面部，用以滋润皮肤。

冬瓜排骨汤

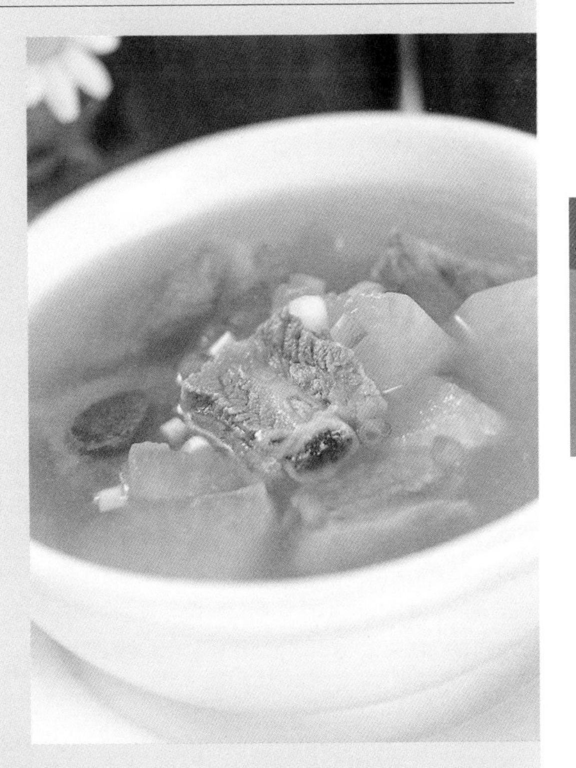

原料 排骨300克，冬瓜500克，盐适量，姜、葱花各5克。

做法

1. 冬瓜去皮去籽，切块状；姜洗净切片。
2. 排骨洗净斩块，汆水去浮沫，洗净备用。
3. 排骨、冬瓜、姜同时下锅，加清水煮30分钟，加盐，再焖数分钟，撒入葱花即可。

功效解读 本品具有益气补虚、利尿通淋、降脂减肥的功效，一般人皆可食用，尤其适合体虚的高脂血症、肥胖患者以及水肿尿少的患者食用。

冬瓜白果姜粥

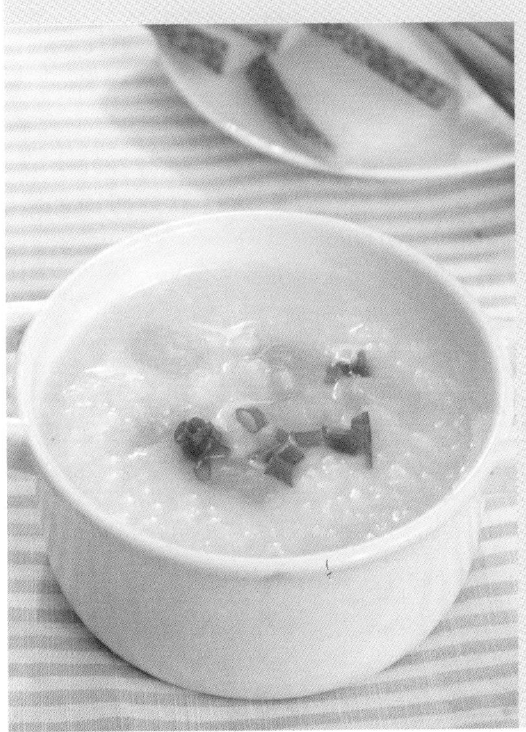

原料 白果、芡实各30克，大米100克，冬瓜80克，高汤、盐、胡椒粉、姜末、葱各适量。

做法

1. 白果去壳、皮，洗净；芡实洗净；冬瓜去皮洗净，切小块；大米洗净，泡发；葱洗净，切花。
2. 锅置火上，注入水后，放入大米、白果、芡实，用大火煮至米粒完全开花。
3. 入冬瓜、姜末、高汤，改小火煮至粥成，加盐、胡椒粉调入味，撒上葱花即可。

功效解读 冬瓜具有开胃消食、降脂减肥、利尿祛湿的功效，尤其适合高脂血症及食欲不佳者食用。

白萝卜

下气宽中
利尿通便

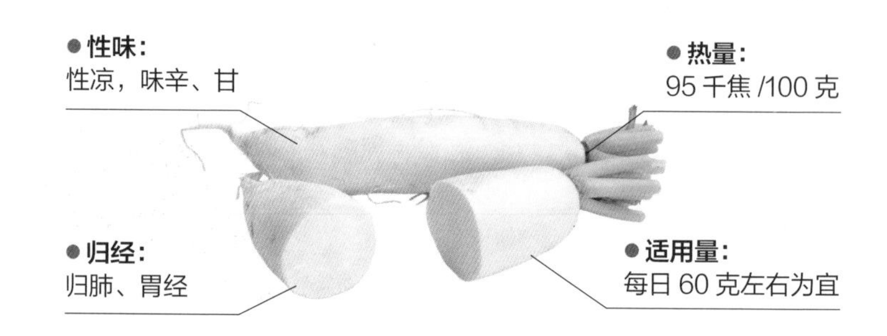

白萝卜富含香豆酸等活性成分，能够降低血糖、胆固醇，促进脂肪代谢，适合高血压伴糖尿病、高脂血症、肥胖等患者食用。白萝卜中的维生素 C 通过参与氨基酸等物质代谢，可降低人体内的胆固醇。

食疗功效

白萝卜可清热化痰、利尿、下气宽中、凉血解毒。现代医学认为，白萝卜生吃能健胃、助消化，有助于促进新陈代谢、增强食欲、清热化痰，对咯痰失音、吐血、消渴、痢疾、头痛、排尿不利等症有食疗作用。常吃白萝卜还可降低血脂、软化血管、稳定血压，还可预防冠心病、动脉硬化、胆石症等疾病。另外，白萝卜含有 B 族维生素和钾、镁等矿物质可促进胃肠蠕动，有助于体内废物的排出，利于清除宿便，经常便秘的人常食用白萝卜可以缓解症状。

食用建议

高血压、糖尿病患者及头屑多、头皮痒者，咳嗽痰多、鼻出血、腹胀、腹痛等患者可经常食用。但阴盛偏寒体质者、脾胃虚寒者与胃及十二指肠溃疡、慢性胃炎、子宫脱垂患者不宜多食白萝卜。

选购保存

以个体大小均匀、表面光滑的白萝卜为优。保存白萝卜最好能带泥存放，如果室内温度不太高，可放在阴凉通风处，也可洗净放入冰箱保鲜。

最佳搭配

白萝卜 + 紫菜 = 清肺热，治咳嗽

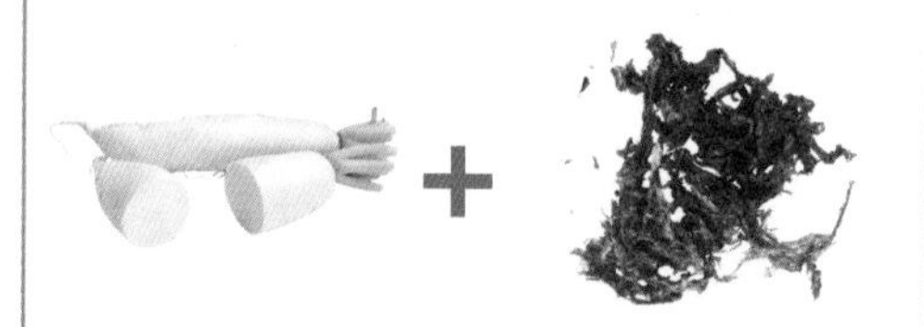

白萝卜 + 金针菇 = 可治消化不良

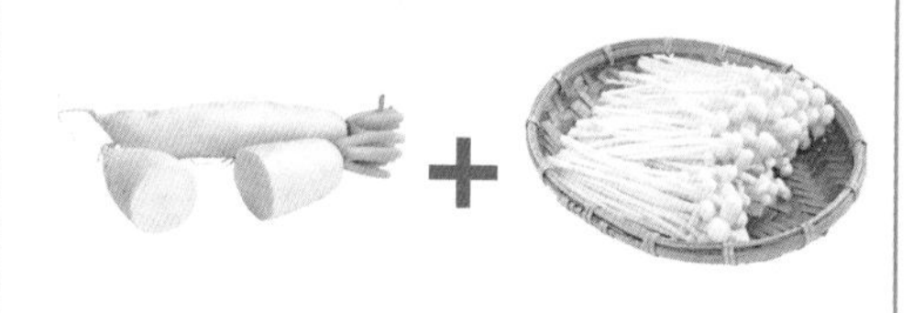

专家这样讲

白萝卜的食用方法

白萝卜的食用方法多样，可生食、炒食，可做药膳、煮食，或者煎汤、捣汁饮，或外敷患处均可。在烹调中可用作配料或点缀。另外，白萝卜既可用于制作菜肴，又可当作水果生吃，还可腌渍泡菜、酱菜。白萝卜和肉一起炖煮，味道也很好。

醋泡白萝卜

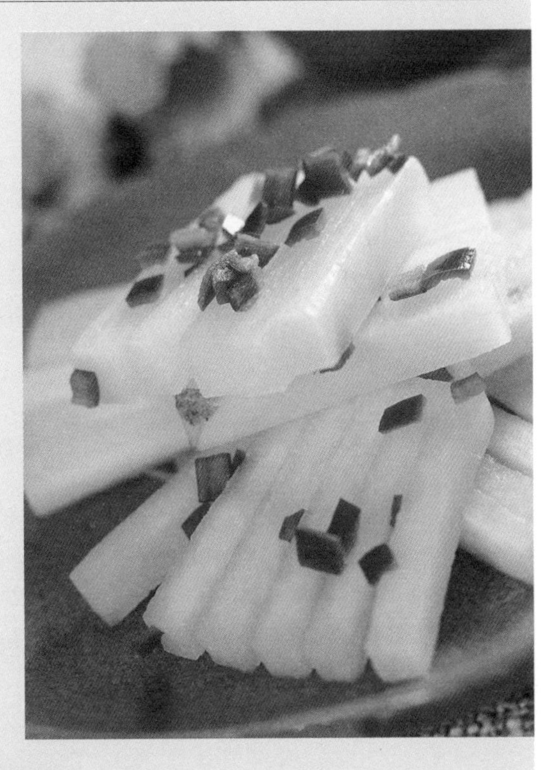

原料 白萝卜1000克，红甜椒少许，醋150毫升，盐、白糖各适量。

做法

1. 白萝卜洗净切片，切成6等份，但底部连接不切断；红甜椒切粒状，醋、盐和白糖同放一碗内兑成调味汁。
2. 将白萝卜入盐水里泡40分钟取出，用手压出水分。
3. 将白萝卜投入调味汁内浸泡2小时，待味汁充分渗透到白萝卜里，再将红甜椒粒撒入，就可食用了。

功效解读 白萝卜能够降低胆固醇和血脂，促进脂肪代谢；醋能软化血管，预防动脉硬化。所以本品适合高血压、高脂血症以及动脉硬化的患者食用。

花生仁拌白萝卜

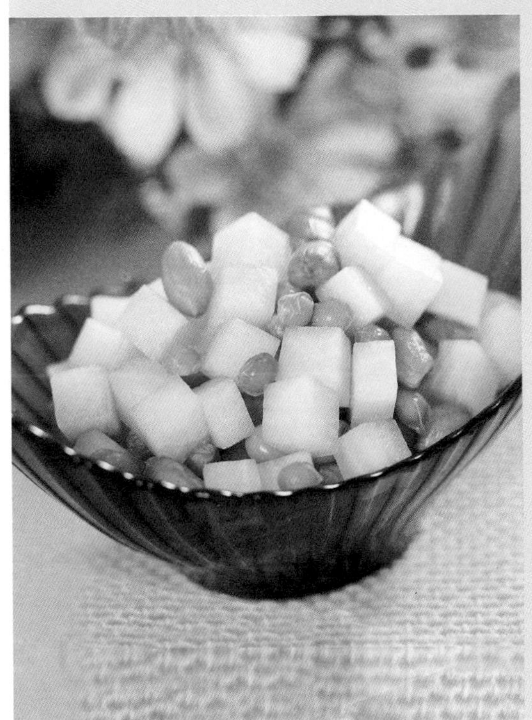

原料 白萝卜200克，花生仁50克，黄豆30克，盐3克，香油、食用油各适量。

做法

1. 白萝卜去皮洗净，切丁，用盐腌渍备用；花生仁、黄豆洗净备用。
2. 锅下油烧热，放入花生仁、黄豆炸香，待熟捞出控油，盛入装有白萝卜丁的碗中，加香油拌匀即可。

功效解读 白萝卜可降低血脂、软化血管、稳定血压，并可预防冠心病、动脉硬化等病；花生和黄豆中都富含不饱和脂肪酸，有降低胆固醇的作用，有助于防治高脂血症、动脉硬化、高血压、冠心病。

竹荪

补气养阴 清热润肺

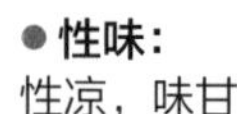

● 性味：
性凉，味甘

● 归经：
归肺、脾经

● 热量：
155 千焦 /100 克

● 适用量：
每日 20 克左右（干品）为宜

竹荪属于碱性食品，长期服用能调节中老年人体内血脂和脂肪酸的含量，有降低高血压的作用，能够保护肝脏，减少腹壁脂肪的积存，有俗称“刮油”的作用，达到减肥、降血脂的效果。

食疗功效

竹荪是一种非常珍贵的野生食用菌，具有滋补强壮、益气补脑、宁神健体的功效。现代医学认为，竹荪是一种高蛋白、低脂肪的保健食品，所含 16 种氨基酸中，谷氨酸高达 1.76%，比任何一种食用菌都高。竹荪还具有补气养阴、润肺止咳、清热利湿、健脾益胃、降压降脂的功效。竹荪还是护肺的高手，常吃可以清咽喉、治咳嗽。竹荪还可解腻、助消化，对于增强脾胃消化功能有很大的裨益。

食用建议

肥胖、脑力工作、失眠、高血压、高脂血症、高胆固醇血症患者及免疫力低下、肿瘤患者可以常食竹荪。竹荪性凉，脾胃虚寒之人以及腹泻者不宜多吃竹荪。

选购保存

应尽量选择形状完整、色泽金黄、菌裙摆均匀且较长的。最好用真空保存，散装的竹荪最好放在阳光底下晒干后保存。

最佳搭配

竹荪 + 排骨 = 益气补虚，增强免疫力

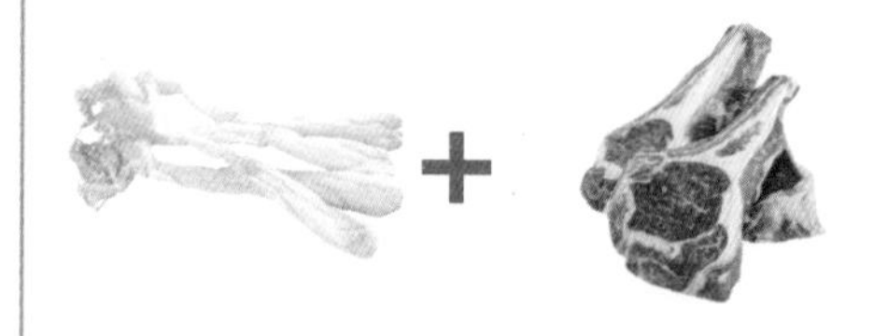

竹荪 + 鸽肉 = 滋阴、补肾

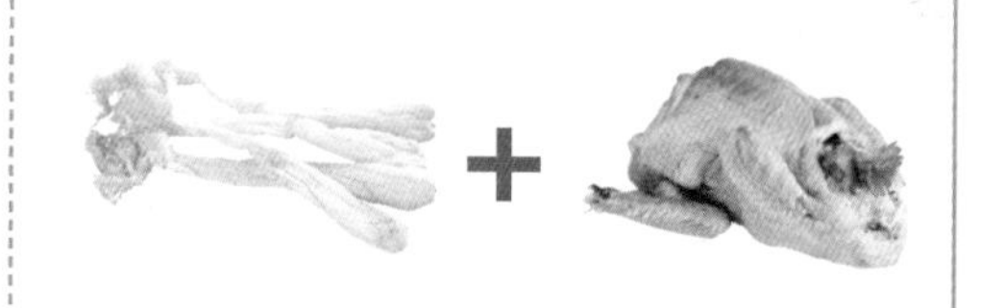

专家这样讲

竹荪的食用方法

竹荪可单独作为主料，亦可与其他菌类或荤菜一起烹饪，如与紫菜或口蘑、豌豆苗相搭配做汤，清爽适口，咸鲜清香，别具一格。竹荪的干品用于烹制时最好先用淡盐水泡发，并且剪去菌盖，即封闭的一端，否则会有种怪味。

竹荪扒金针菇

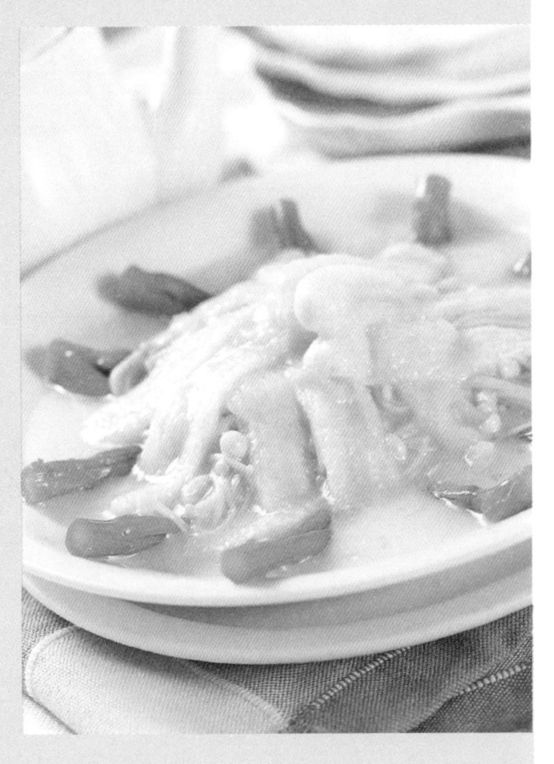

原料 竹荪10条，金针菇150克，菜心50克，盐、味精、白糖、鸡精、淀粉、浓汤各适量。

做法

1. 竹荪用水浸软；金针菇、菜心洗净备用。
2. 金针菇、竹荪、菜心焯水，装盘，金针菇、竹荪摆在菜心上。
3. 锅上火，倒入浓汤，加入盐、味精、白糖、鸡精煮沸，用淀粉勾芡淋在菜上即可。

功效解读 竹荪有助于降低人体血脂和脂肪酸的含量，减少腹壁脂肪的积存；金针菇是高钾低钠食品，可防治高血压；菜心可清热润肠、降脂降压，有助于防止血栓的形成。

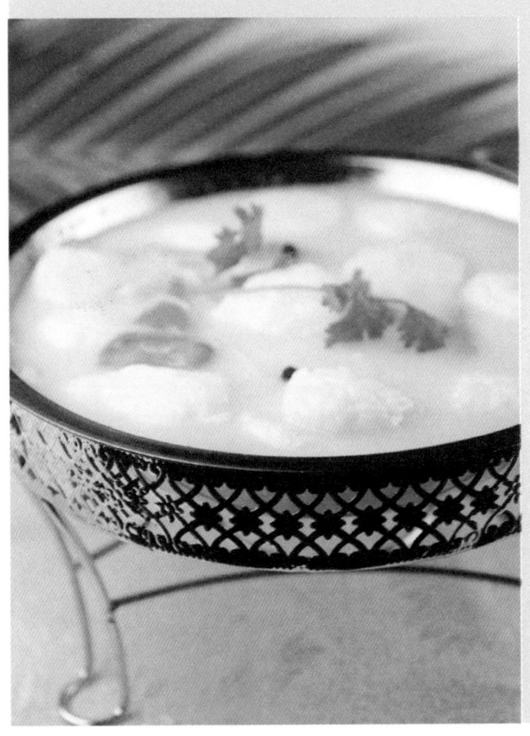

竹荪香菇汤

原料 高汤600毫升，竹荪、胡萝卜、香菇各适量，枸杞子5克，盐、白胡椒粉各3克，香菜少许。

做法

1. 竹荪、香菇、枸杞子泡发洗净；胡萝卜去皮洗净，切片；香菜洗净备用。
2. 高汤倒入锅中煮沸，放入竹荪、香菇、胡萝卜、枸杞子煮熟，加入盐、白胡椒粉。最后撒上香菜即可。

功效解读 竹荪能清热利湿、健脾益胃，可减少腹壁脂肪的聚积，有降低血脂和血压的作用；胡萝卜与香菇都有降低血脂，预防动脉硬化和肝硬化的作用；枸杞子可降压、降糖、降脂。

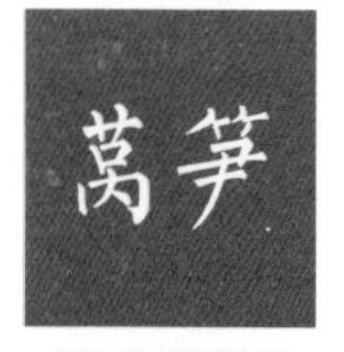

莴笋

利尿降压
增进食欲

● 性味：
性凉，味甘、苦
● 归经：
归胃、膀胱经
● 热量：
62 千焦 /100 克
● 适用量：
每日 60 克左右为宜

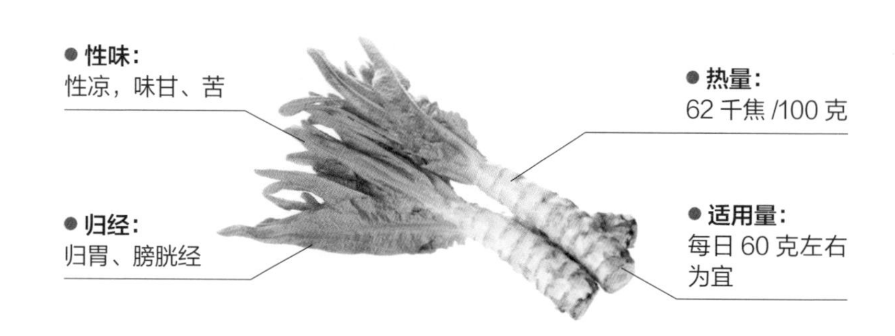

莴笋的脂肪含量很低，所以食用莴笋能够避免摄入大量的脂肪。莴笋中含有大量的膳食纤维和维生素，能够促进胃肠蠕动，减少肠道对脂肪和胆固醇的吸收，是防治高脂血症的理想食物。

食疗功效

莴笋有增进食欲、刺激消化液分泌、促进胃肠蠕动等功能，还有利尿、降血压的作用。莴笋对风湿性疾病、痛风还有食疗作用。莴笋含有少量的碘元素，它对人的基础代谢、心智和体格发育，甚至情绪调节都有重大作用。

食用建议

小便不通、尿血、水肿、痛风、糖尿病、肥胖、神经衰弱、高血压、高脂血症、心律不齐、失眠患者以及产后缺乳或乳汁不通者可经常食用莴笋。多动症儿童，眼病、脾胃虚寒、腹泻便溏者不宜常食莴笋。

选购保存

选购莴笋应选择茎粗大、肉质细嫩、多汁新鲜、无枯叶、无空心、中下部稍粗或呈棒状、叶片不弯曲、无黄叶、不发蔫的。将莴笋放入盛有凉水的器皿内，一次可放几棵，水淹至莴笋主干的 1/3 处，室内可放置 3 ~ 5 天。

☺ 最佳搭配

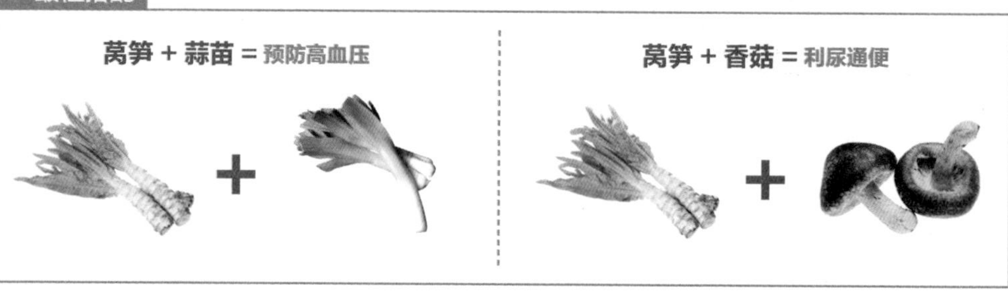

专家这样讲

莴笋的食用方法

莴笋可凉拌生食，也可炒食、烧汤，还可腌渍、干制，是我国城乡居民的家常蔬菜。莴笋容易吸收盐分，在烹制时少放盐才好吃。焯莴笋时要注意时间和温度，时间过长、温度过高会使莴笋绵软，失去清脆口感。

莴笋烩蚕豆

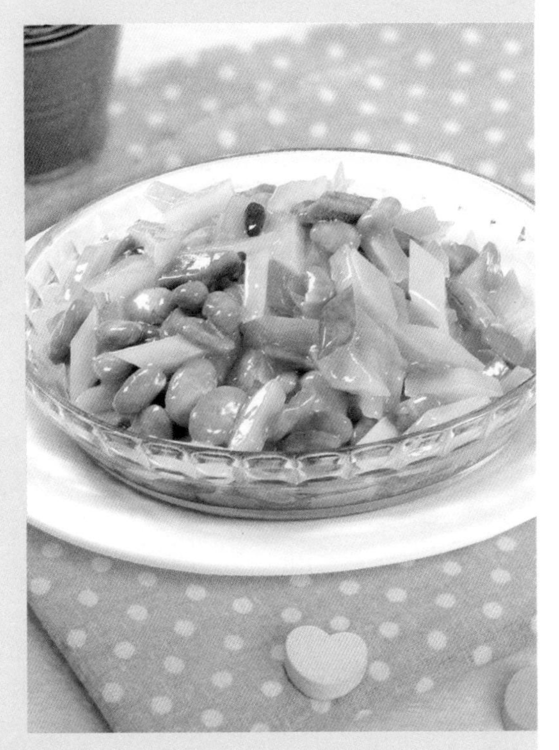

原料 莴笋200克，蚕豆100克，胡萝卜50克，盐、枸杞子各3克，鸡精2克，食用油、醋、水淀粉各适量。

做法

1. 莴笋去皮洗净，切块；蚕豆、枸杞子洗净备用；胡萝卜洗净，切菱形块。
2. 锅下油烧热，放入蚕豆炒至五成熟时，再放入莴笋、胡萝卜、枸杞子一起炒，加盐、鸡精、醋调味。
3. 将熟时用水淀粉勾芡，装盘即可。

功效解读 本品具有强心、利尿、降脂、健脾、祛湿等作用，非常适合高脂血症、高胆固醇血症、水肿的患者食用。

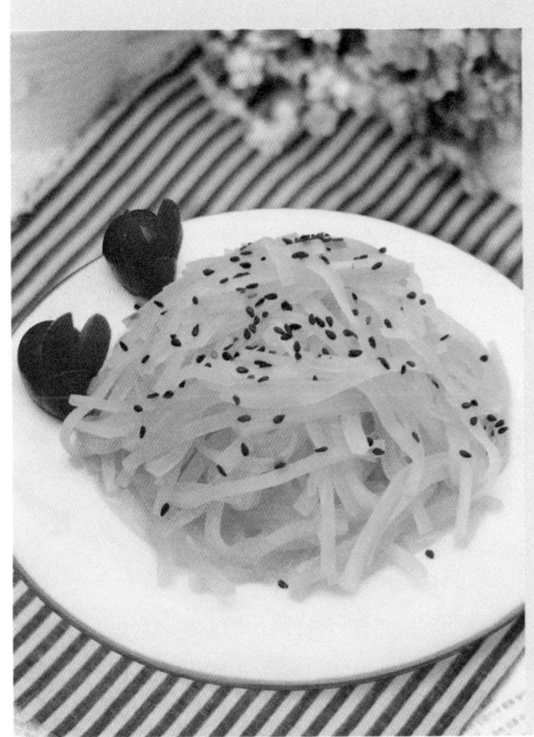

黑芝麻拌莴笋丝

原料 莴笋300克，熟黑芝麻少许，生抽10毫升，醋6毫升，盐2克，味精1克。

做法

1. 莴笋去皮洗净，切丝。
2. 锅内注水烧沸，放入莴笋丝焯熟，捞起沥干并装入盘中。
3. 加入盐、味精、醋、生抽拌匀，撒上熟黑芝麻即可。

功效解读 本品具有降脂降压、滋阴生津、利尿、润肠的功效，尤其适合小便不通、水肿、糖尿病、高脂血症、肥胖、便秘等患者食用。

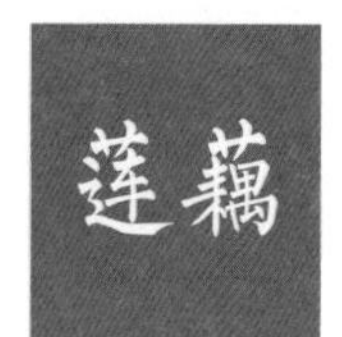

莲藕

清热润肺 凉血止血

● 性味：
性凉，味辛、甘
● 热量：
300 千焦 /100 克
● 适用量：
每日 60 ~ 100 克为宜
● 归经：
归肺、胃经

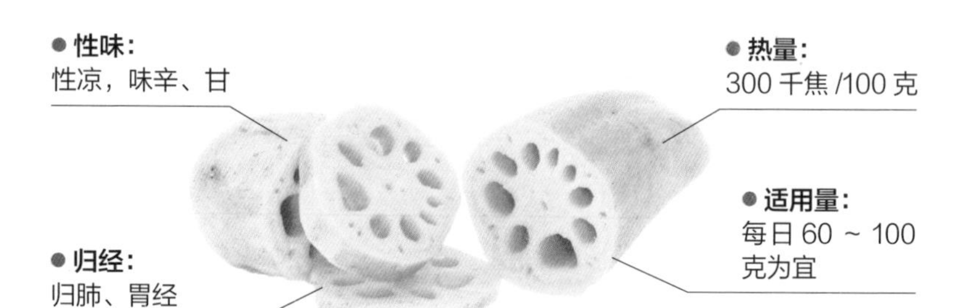

莲藕中含有黏液蛋白和膳食纤维，这两种物质都能与人体内的胆酸盐和食物中的胆固醇及甘油三酯结合，使其从粪便中排出，从而减少对脂类的吸收，进而帮助高脂血症患者降低血脂。

食疗功效

莲藕具有滋阴养血的功效，可以补五脏之虚、强壮筋骨、补血养血。生食能清热润肺、凉血止血，熟食可健脾开胃、止泻固精，对肺热咳嗽、烦躁口渴、脾虚泄泻、食欲不振有较好的食疗作用。莲藕还含有黏蛋白这种糖类蛋白质，能促进蛋白质或脂肪的消化，因此可以减轻胃肠负担。

食用建议

一般人皆可食用莲藕，尤其适合体弱多病、营养不良、高热患者，吐血者以及高血压、肝病、食欲不振、缺铁性贫血患者食用。但脾胃消化功能低下、大便溏薄的患者要少食莲藕。另外，藕性偏凉，产妇不宜过多食用。

选购保存

选购莲藕时，应选择节短并且粗壮的莲藕，这样的莲藕一般果肉多并且质脆。应尽量避免选择伤烂、变色，上面有锈斑的莲藕，这样的莲藕一般不太新鲜，口感也会较差。保存时宜放入冰箱内冷藏为佳。

☺ 最佳搭配

莲藕 + 鳝鱼 = 补肾固精，祛风除湿

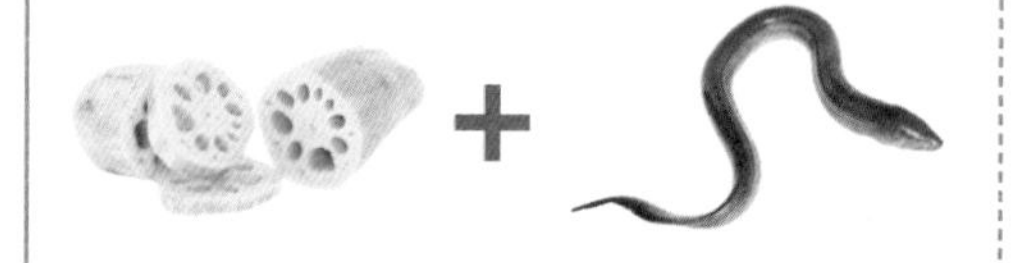

莲藕 + 黑木耳 = 降压降脂，清热润肺

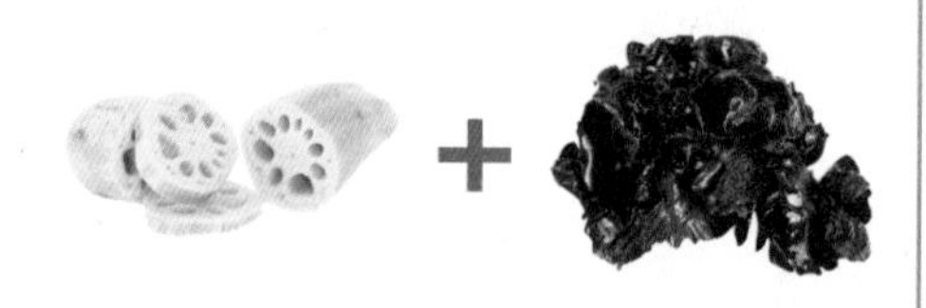

专家这样讲

莲藕的食用方法

关于莲藕的食法，有炒、烹、炸、拌，样样齐全，酸、甜、苦、辣、咸俱有，如北京的“挂霜藕片”，四川的“酸辣脆藕”，广东的“蛋煎藕饺”，湖北的“椒盐酥藕夹”，山东的“炸藕盒”，杭州的“桂花藕羹”，南京的“糯米糖藕”等。此外，藕还可以制成藕原汁、藕蜜汁等清凉消暑的饮料。

莲藕菱角排骨汤

原料 排骨500克，胡萝卜80克，莲藕、菱角各300克，醋10毫升，盐4克。

做法

1. 排骨斩块，汆水，捞出洗净。
2. 莲藕削去皮，洗净切片；胡萝卜洗净、切块；菱角入开水中烫熟，捞起，剥净外面皮膜。
3. 将排骨、莲藕、胡萝卜、菱角放入锅内，加适量清水，加入醋，以大火煮开，转小火炖40分钟，加盐调味即可。

功效解读 莲藕能有效降低血压、血脂和血糖，加入适量白醋可软化血管、促进血液循环，预防高血压及动脉硬化，并能增强食欲、促进消化。

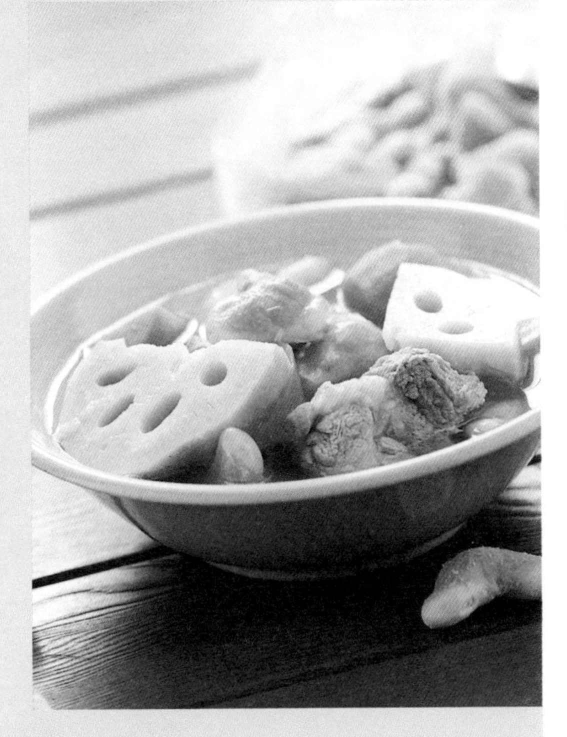

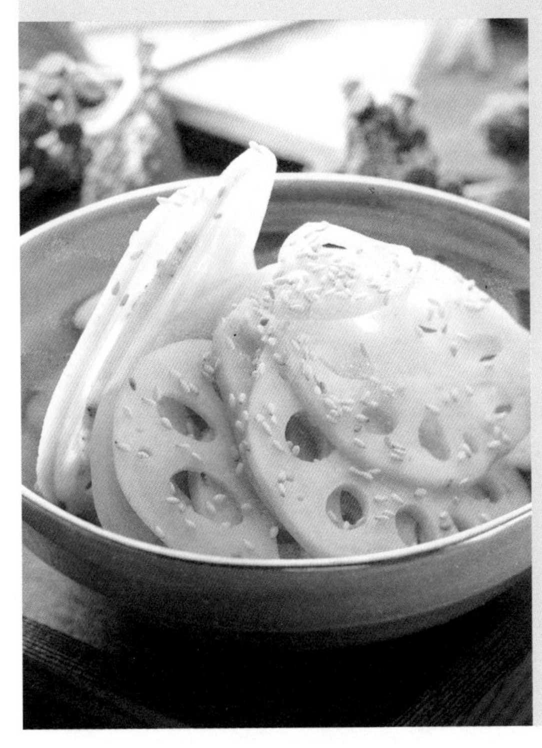

糖醋藕片

原料 莲藕2节，白芝麻8克，醋20毫升，白糖3克，盐适量。

做法

1. 将莲藕削皮洗净，切成薄片，浸入淡盐水中。
2. 锅内水烧沸，放入藕片焯烫，并滴进几滴白醋同煮，煮熟后捞起，沥干。
3. 将藕片加醋、盐、白糖拌匀，撒上白芝麻即可。

功效解读 莲藕中含有丰富的黏液蛋白和膳食纤维，能降低胆固醇及甘油三酯，并能润肠通便，从而减少对脂类的吸收，适合高血压、高脂血症、便秘以及肥胖的患者食用。

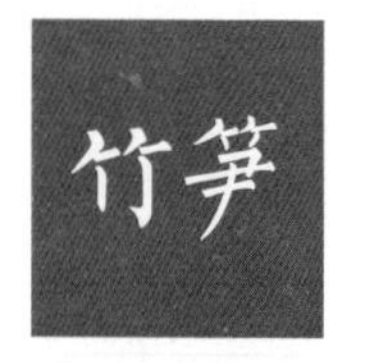

宽胸利膈
通肠排便

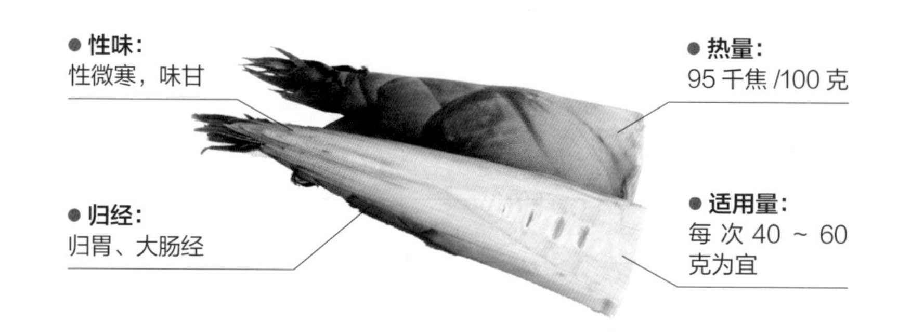

竹笋具有低脂肪、低糖、多纤维的特点，肥胖的人经常吃竹笋，每餐进食的油脂就会被其吸附，降低胃肠黏膜对于脂肪的吸收与蓄积，并能减少与高血脂相关疾病的发生率，同时能够预防消化道肿瘤。

食疗功效

竹笋具有滋阴凉血、宽胸利膈、清热化痰、益气和胃、止消渴、利水道、帮助消化、防便秘等功效。另外，竹笋含脂肪、淀粉很少，属天然低脂、低热量食品，是肥胖者减肥的佳品。

食用建议

竹笋营养丰富，一般人均可食用，尤其适合肥胖、高血压、习惯性便秘、糖尿病患者食用。但是严重肾炎、尿道结石、胃出血、慢性肠炎、久泻滑脱者不宜常食。由于竹笋中的草酸盐能与其他食物中的钙质结合成难以溶解的草酸钙，所以患有泌尿系统结石的患者不宜多吃，否则会加重病情。

选购保存

选购竹笋时可以看竹笋节之间的距离，距离越近的竹笋越嫩；外壳色泽鲜黄或淡黄略带粉红，笋壳完整且饱满光洁为佳。宜在低温条件下保存，但不能保存过久，否则质地变老会影响口感。建议保存 1 周左右。

☺ 最佳搭配

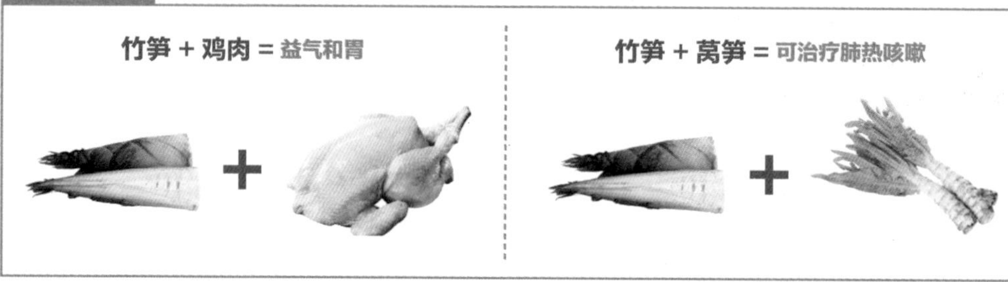

专家这样讲

竹笋的食用方法

竹笋在食用前应该先用开水焯一下，祛除笋中的草酸。靠近笋尖的部位应该顺着切，下部应该横切，这样烹制易熟烂入味。竹笋的食用方法很多，炒、烧、煮、煨、炖等均可，可荤、可素，做法不同，风味也各异，如江苏的“春笋烧鲫鱼”，浙江的“南肉春笋”，上海的“竹笋腌鲜”等。

冬瓜竹笋汤

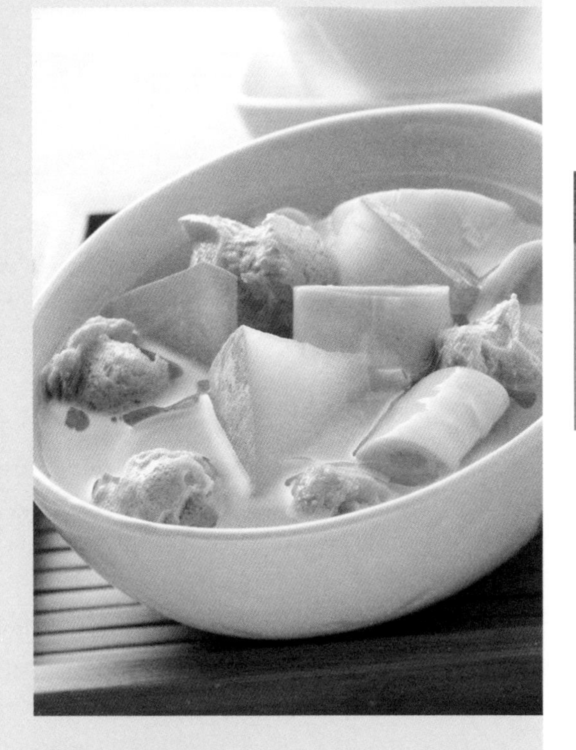

原料 素肉块35克，冬瓜200克，竹笋100克，黄柏、知母各10克，盐、香油各适量。

做法

1. 将素肉块泡软，沥干备用；将冬瓜洗净，切块备用；将竹笋洗净，切块备用。
2. 黄柏、知母均洗净，放入纱布袋中，和600毫升清水一起放入锅中，以小火煮沸。
3. 加入素肉块、冬瓜、竹笋混合煮沸，取出纱布袋，加入盐、香油调味即可。

功效解读 竹笋含钾量较高，有利于促进排尿，减少心房的压力，对高血压和心脏病患者极为有益，还有利尿、降低血脂的作用。

鲜竹笋炒黑木耳

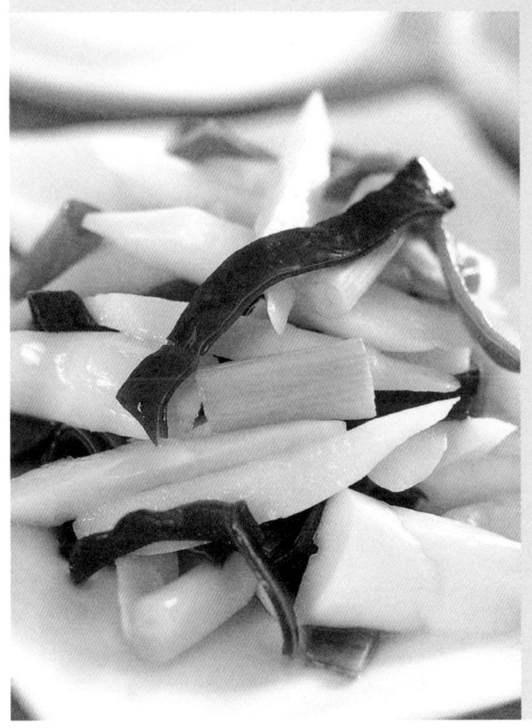

原料 竹笋200克，黑木耳150克，盐5克，味精3克，葱段少许。

做法

1. 竹笋洗净，切滚刀块；黑木耳泡发洗净，切粗丝。
2. 竹笋入沸水中焯水，捞出备用。
3. 锅中放油，爆香葱段，下入竹笋、黑木耳炒熟，调入盐、味精，炒至入味即可。

功效解读 竹笋属于低脂肪、低热量食物，对高脂血症、糖尿病患者都大有益处；黑木耳也是优质的高钾食物，可有效降低血压，防止血液凝固。所以本品具有滋阴润肺、益气生津、润肠通便、降脂减肥等功效，适合高脂血症、高血压、肥胖患者食用。

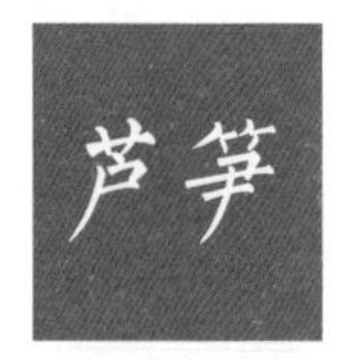

芦笋

调节血脂 降低血压

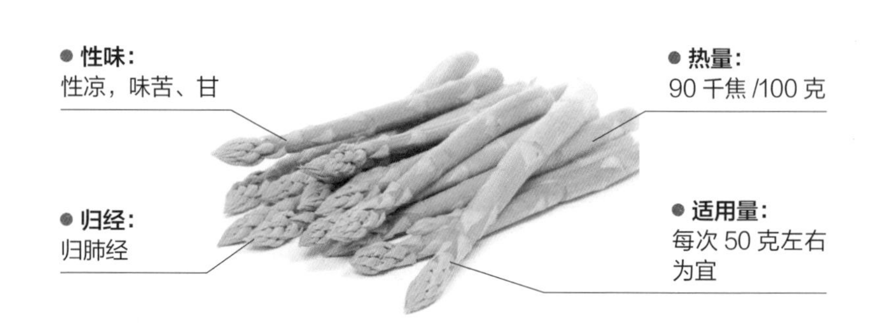

芦笋中的铬元素参与调节血液中脂肪与糖分的浓度，从而减少脂肪与糖分在体内的堆积。芦笋中含有的丰富胡萝卜素、维生素、膳食纤维，都能够调节血脂，预防高脂血症。

食疗功效

经常食用芦笋，对心脏病、高血压、疲劳、水肿、膀胱炎、排尿困难、肝功能障碍和肥胖等病症有一定的疗效。芦笋可以使细胞生长正常化，具有防止癌细胞扩散的功能，对膀胱癌、肺癌、皮肤癌、白血病有极好的食疗功效。

食用建议

高血压、高脂血症、癌症、动脉硬化患者，体质虚弱、营养不良、贫血、肥胖、习惯性便秘者及肝功能不全、肾炎性水肿者可经常食用。芦笋中含嘌呤较多，所以痛风患者不宜食用。

选购保存

选购芦笋，以全株形状正直、笋尖花苞（鳞片）紧密、不开芒，未长腋芽，没有腐臭味，表皮鲜亮、不萎缩、细嫩者为佳。宜用报纸卷包，置于冰箱冷藏。

☺ 最佳搭配

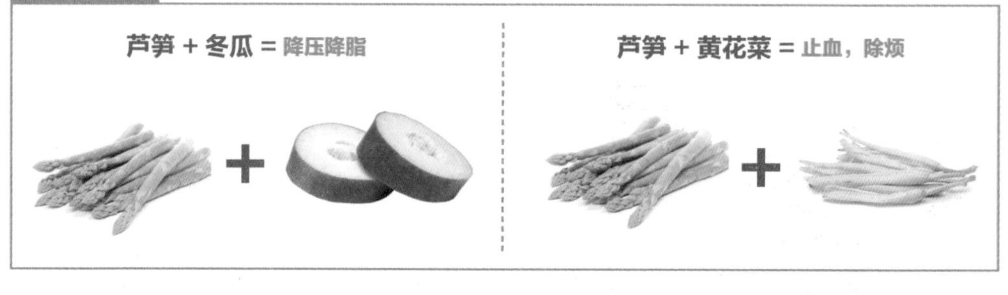

专家这样讲

芦笋的食用方法

不同国家的人食用芦笋的方法不尽相同。比利时最有代表性的芦笋烹饪方法，是用白芦笋搭配三文鱼或者灰虾；西班牙人喜欢吃白芦笋，他们喜欢用蛋黄酱加很多的柠檬汁来配白芦笋；德国人喜欢用火腿卷白芦笋，煎后配煮土豆吃；美国人喜欢吃绿芦笋，而白芦笋多为欧洲人所钟爱。

灯心草百合炒芦笋

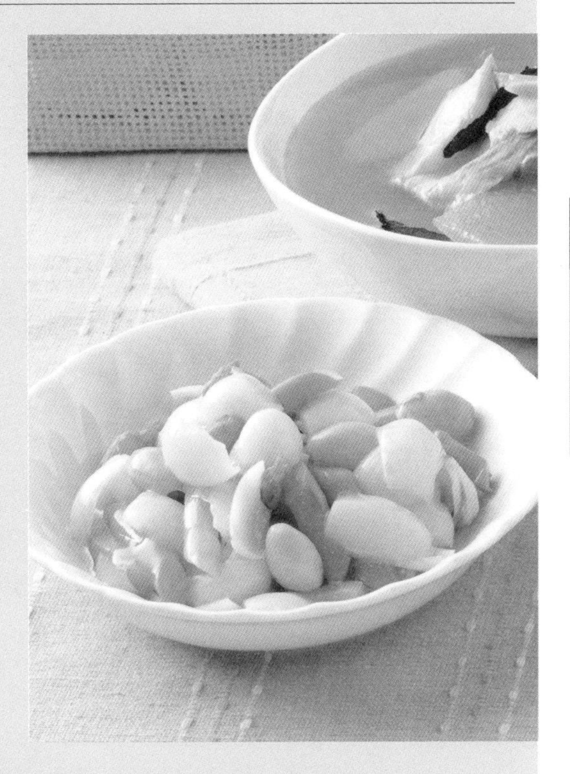

原料 鲜百合150克，芦笋75克，白果20克，益智仁10克，灯心草5克，盐3克，食用油5毫升。

做法

1. 将益智仁、灯心草洗净，煎药汁备用。
2. 将百合洗净泡软；芦笋洗净，切斜段；白果洗净。
3. 炒锅内倒入食用油加热，放入百合、芦笋、白果翻炒，倒入药汁煮约3分钟，加入盐调味即可食用。

功效解读 芦笋富含多种氨基酸、蛋白质和维生素，具有调节人体代谢、提高身体免疫力的功效，对高脂血症、高血压、心脏病、便秘等疾病均有一定的食疗功效。

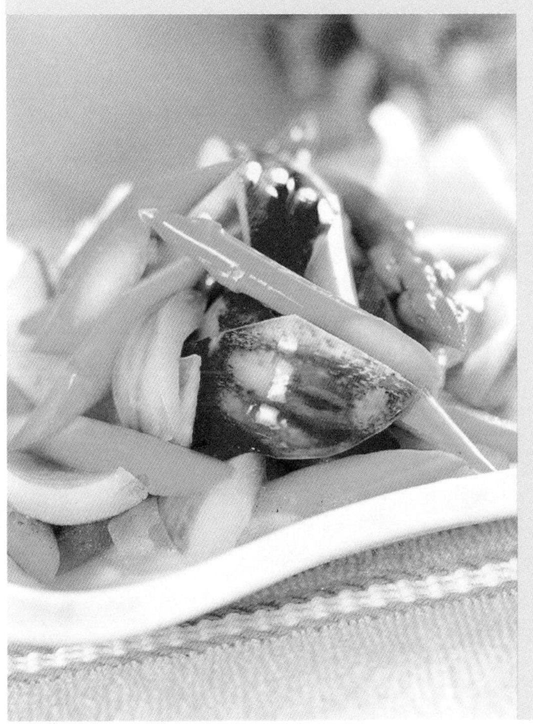

洋葱炒芦笋

原料 芦笋200克，洋葱150克，盐3克，食用油、味精各少许。

做法

1. 芦笋洗净，切成斜段；洋葱洗净切成片。
2. 锅中加水烧沸，下入芦笋段稍焯后捞出沥水。
3. 锅中加油烧热，放洋葱爆香，再下入芦笋炒熟，调入盐和味精炒匀即可。

功效解读 本品具有开胃消食、降脂减肥、防癌抗癌的功效，可辅助治疗食欲不振、肥胖、水肿、高脂血症、冠心病等症。

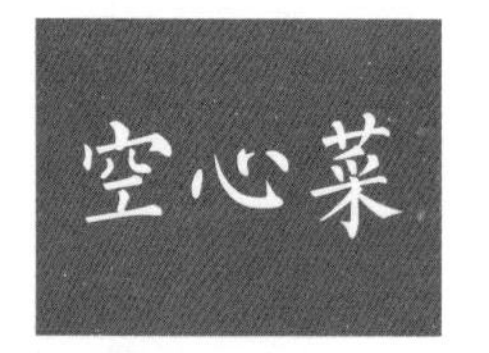

清热凉血
利尿降压

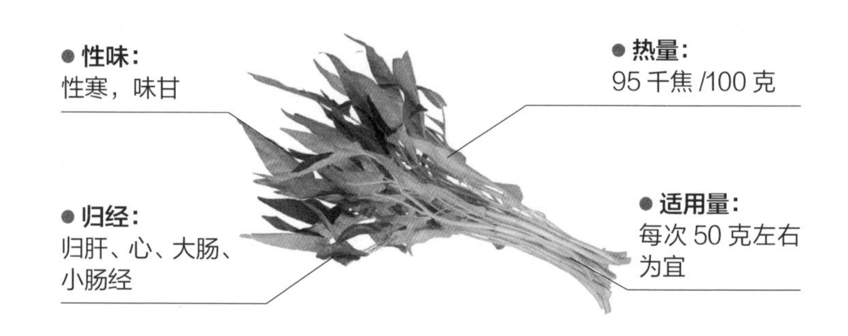

空心菜中的粗纤维含量比较多，具有促进肠蠕动、通便排毒的功效。实验证明，空心菜的水浸出液，能够降低胆固醇、甘油三酯，是减肥降脂的佳品。

食疗功效

空心菜含有蛋白质、脂肪、糖类、矿物质、胡萝卜素、维生素 B_1、维生素 B_2、维生素 C 等，具有促进肠道蠕动、通便排毒、清热凉血、利尿降压的功效，可用于清热解暑，对食物中毒、吐血鼻衄、尿血、小儿胎毒、痈疮、疔肿、痢疾、丹毒等也有一定的食疗作用。

食用建议

高血压、头痛、糖尿病、鼻出血、便秘、淋浊、痔疮、痈肿等患者可经常食用空心菜。空心菜性寒滑利，体质虚弱、脾胃虚寒、大便溏泄者要慎食，女性月经期间应少食或不食。另外，血压低者要禁食。

选购保存

选购空心菜以茎粗、叶绿、质脆的为佳，冬天可用无毒塑料袋保存，如果温度在 0℃以上，可在空心菜叶上套上塑料袋，口不用扎，根朝下戳在地上即可。

最佳搭配

空心菜 + 青椒 = 解毒、开胃

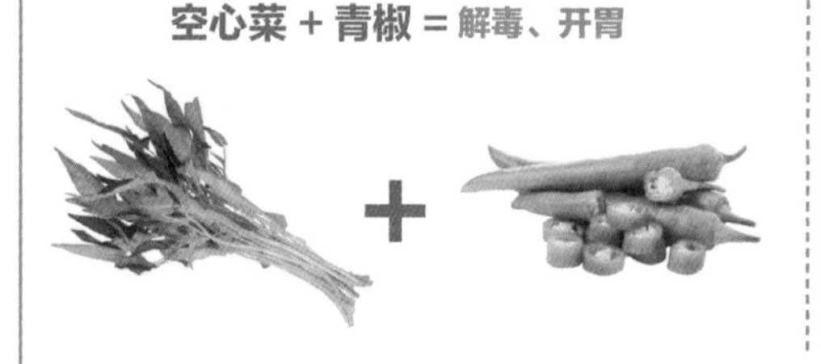

空心菜 + 橄榄油 = 润肠通便

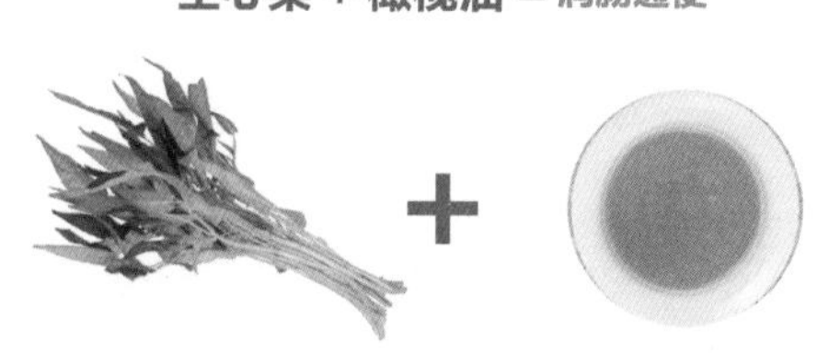

专家这样讲

空心菜的食用方法

空心菜买回后，容易因为失水而发软、枯萎，烹调前宜放入清水中浸泡半个小时，可恢复鲜嫩的质感。空心菜主要用来炒菜，也宜做汤，也可凉拌。烹饪时宜大火快炒，避免营养流失。

椒丝空心菜

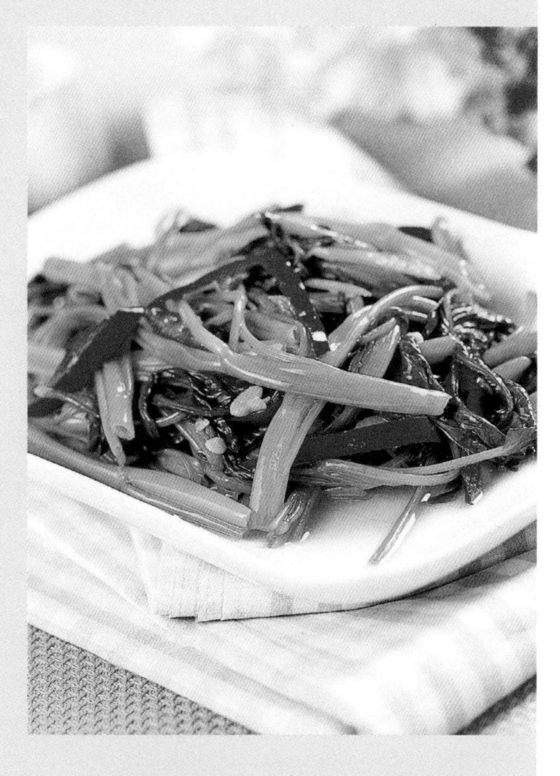

原料 空心菜400克，红甜椒20克，盐、鸡精、蒜蓉、食用油各适量。

做法

1. 将空心菜择洗干净，切成长段；红甜椒洗净，切成丝。
2. 大火将油烧热，放入蒜蓉爆香。再将空心菜、红甜椒倒入锅中略炒。
3. 加入盐、鸡精炒匀即可。

功效解读 空心菜所含的维生素C等能降低胆固醇、甘油三酯，具有降脂减肥的功效；它的粗纤维含量较丰富，具有促进肠蠕动、通便排毒作用，非常适合高血压、高脂血症、便秘、癌症等患者食用。

豆豉炒空心菜梗

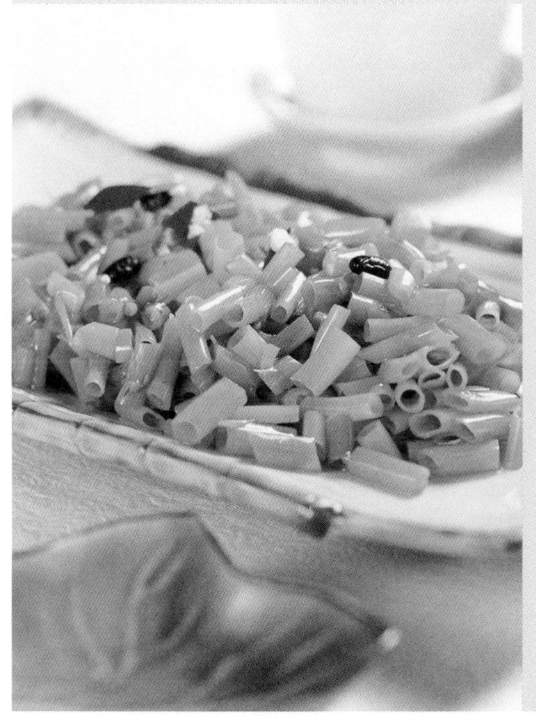

原料 空心菜梗300克，豆豉30克，红甜椒20克，香油、盐、鸡精、食用油各适量。

做法

1. 将空心菜梗洗净，切小段；红甜椒洗净，切小片。
2. 锅加油烧至七成热，倒入豆豉炒香，再倒入空心菜梗滑炒，加入红甜椒一起翻炒至熟。
3. 加盐、鸡精和香油调味，炒匀即可装盘。

功效解读 本菜具有降低血脂、防癌抗癌、预防感冒的功效，适合抵抗力差者以及糖尿病、高脂血症等患者食用。

西蓝花

防癌抗癌
增强免疫

● **性味：**
性平，味甘

● **归经：**
归肾、脾、胃经

● **热量：**
148 千焦 /100 克

● **适用量：**
每日 100 ~ 150 克为宜

西蓝花中所含的植物固醇，其结构与胆固醇相似，能够在肠道中与胆固醇竞争吸收途径，可有效降低血液中的胆固醇水平。西蓝花还含有大量的膳食纤维，有利于脂肪代谢，可预防高脂血症。

食疗功效

西蓝花有爽喉、开音、润肺、止咳、防癌抗癌的功效，长期食用可以增强免疫，减少乳腺癌、直肠癌及胃癌等癌症的发病率。西蓝花能够阻止胆固醇氧化，防止血小板凝结成块，从而减少发生心脏病与脑卒中的危险。

食用建议

高脂血症、口干口渴、消化不良、食欲不振、大便干结、癌症、肥胖、体内缺乏维生素 K 者宜常吃西蓝花。尿路结石者不宜食用西蓝花。烹煮西蓝花时应当高温快煮，以防止维生素 C 流失，起锅前再放盐，以减少水溶性营养物质随着汤汁流出。

选购保存

选购西蓝花以菜株亮丽、花蕾紧密结实的为佳；花球表面无凹凸，整体有隆起感，拿起来没有沉重感的为良品。用纸张或透气膜包住西蓝花（纸张上可喷少量的水），然后直立放入冰箱的冷藏室内，可保鲜 1 周左右。

☺ 最佳搭配

西蓝花 + 西红柿 = 可防癌抗癌

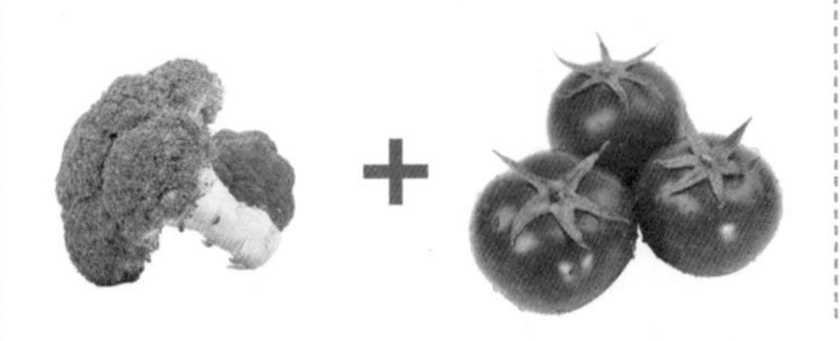

西蓝花 + 枸杞子 = 有利于营养吸收

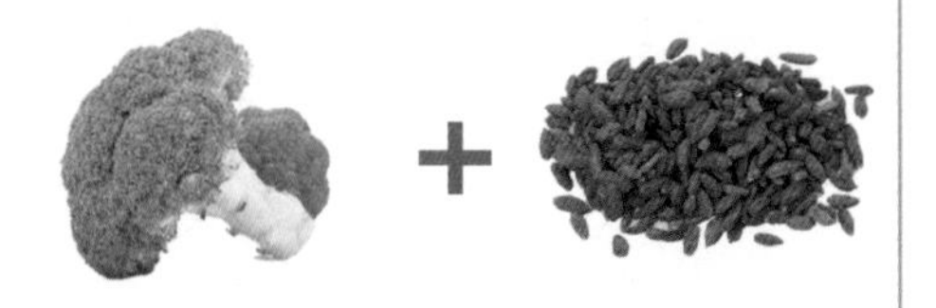

专家这样讲

西蓝花的清洗方法

一般来说，西蓝花口感脆嫩，采用清炒、汆烫等方式都好吃。但烹调前的清洗工作很重要，第一步要先去除叶，依序分成小株，在大碗中放水加 1 匙盐，把西蓝花放进去浸泡 5 分钟，接着用水冲洗后沥干，放入大量沸盐水中烫熟，捞出时可将花蕾朝下放，水分会去除得比较彻底。

素炒西蓝花

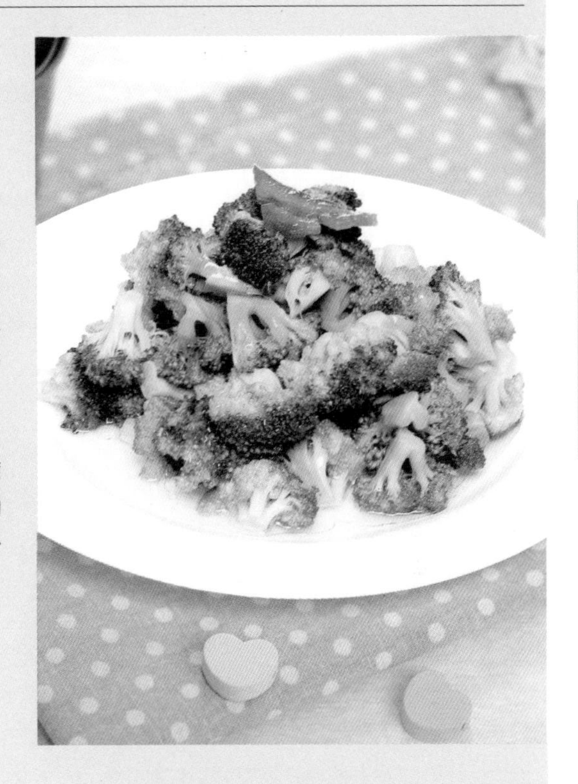

原料 西蓝花400克，盐3克，鸡精2克，食用油适量。

做法

1. 将西蓝花撕成小朵，放入清水中，加少量盐浸泡15分钟，然后洗净，捞起沥干。
2. 炒锅置于火上，注入适量油烧热，放入西蓝花滑炒至七成熟时调入剩余盐和鸡精调味，炒熟后即可起锅装盘。

功效解读 本菜具有防癌、通便、降脂、润肠的功效，高脂血症、高血压、糖尿病的患者皆可经常食用。西蓝花还有很强的抗癌作用，能抑制癌细胞转移，可以减少乳腺癌、直肠癌及胃癌等癌症的发病率。

西蓝花拌红豆

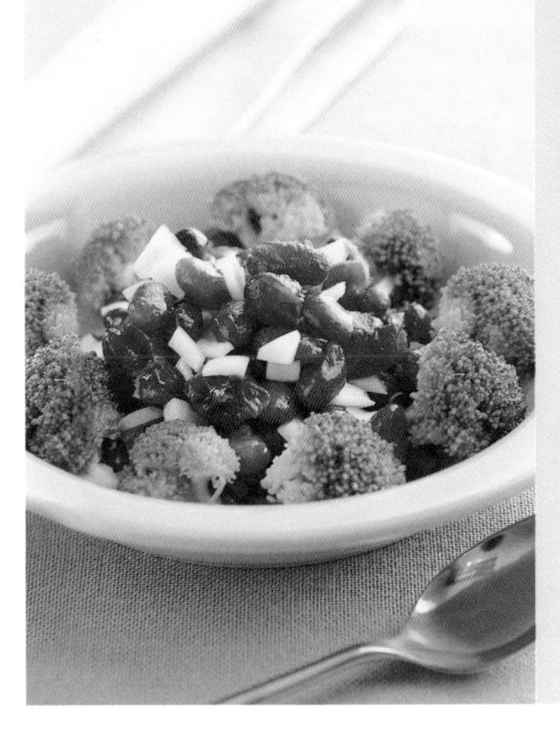

原料 西蓝花250克，红豆、洋葱各100克，橄榄油3毫升，柠檬汁少许。

做法

1. 洋葱剥皮，洗净，切丁；西蓝花洗净切小朵，放入沸水中焯烫至熟，捞起；红豆泡水后入沸水中烫熟备用。
2. 将橄榄油、柠檬汁调成酱汁。
3. 将洋葱、西蓝花、红豆和酱汁混合拌匀即可。

功效解读 本品具有利尿通淋、防癌抗癌、降脂降压等功效，可辅助治疗高脂血症、尿路感染、高血压等病。

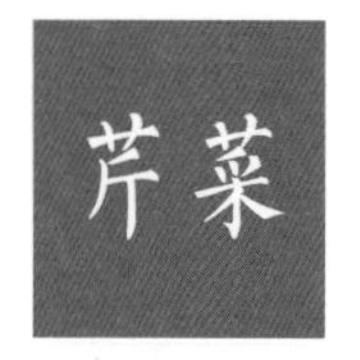

芹菜

清热除烦
降低血压

● 性味：
性凉，味甘、辛
● 热量：
90 千焦 /100 克
● 归经：
归大肠、胃经
● 适用量：
每日 100 克左右为宜

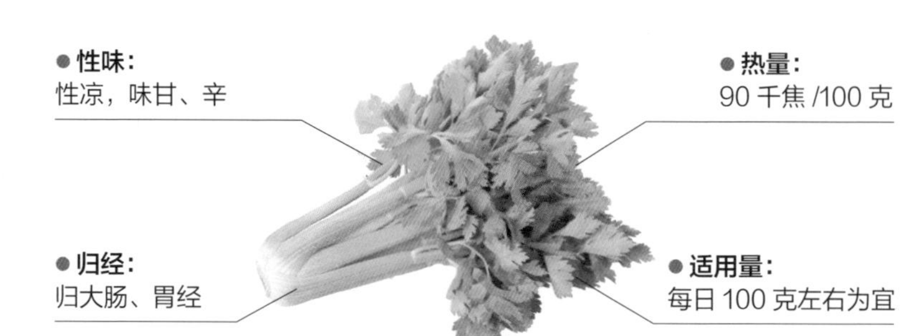

芹菜中含有丰富的挥发油、甘露醇等，能促进肠道胆固醇的排泄，减少人体对脂肪的吸收，从而有效降低血脂。芹菜中膳食纤维含量丰富，膳食纤维能吸附胆汁中的胆固醇，促进胆固醇的排出。

食疗功效

芹菜具有清热除烦、平肝、利水消肿、凉血止血的作用，对头痛、头晕、烦渴、黄疸、水肿、痄腮、小便赤涩不利等病症有食疗作用。而且芹菜含铁量较高，也是缺铁性贫血患者的佳蔬。芹菜是高纤维食物，具有抗癌防癌的功效，经常食用还可以预防结肠癌。

食用建议

高血压、便秘、贫血、坏血病、动脉硬化、缺铁性贫血及经期女性可经常食用芹菜。但芹菜性凉质滑，脾胃虚寒、大便溏薄者不宜多食。此外，血压偏低者也要慎食。

选购保存

选购芹菜时，应选择叶子较嫩、茎干清脆的芹菜，避免选择颜色发黄、纤维很粗的芹菜，这样的芹菜，一般吃起来不爽口，咀嚼也很费劲。冬天可用无毒塑料袋保存，如果温度在0℃以上，可在菜叶上套上塑料袋，口不用扎，根朝下戳在地上，可以保存较长的时间。

最佳搭配

芹菜 + 西红柿 = 降低血压

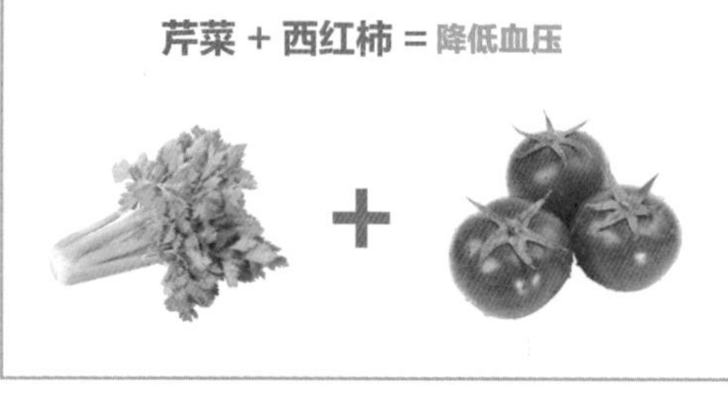

芹菜 + 牛肉 = 增强免疫力

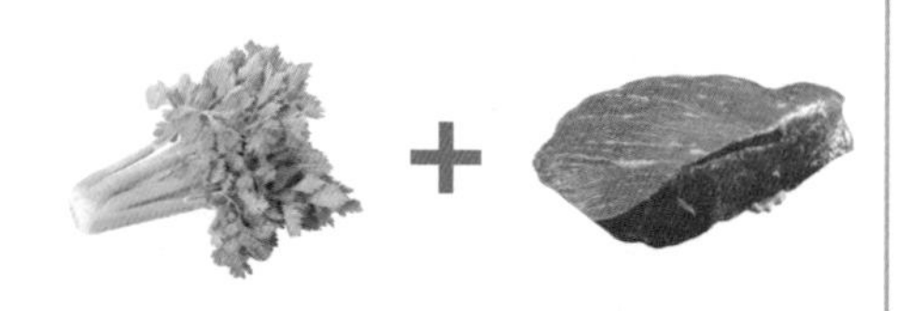

专家这样讲

不要丢掉芹菜叶

一般人烹饪芹菜时，喜欢丢弃芹菜叶，这种做法不可取。芹菜叶的营养价值也非常高，每 100 克芹菜茎含钙为 152 毫克，而每 100 克芹菜叶的含钙量却高达 366 毫克，芹菜叶的含钙量相当于芹菜茎的 2.4 倍。

芹菜炒胡萝卜粒

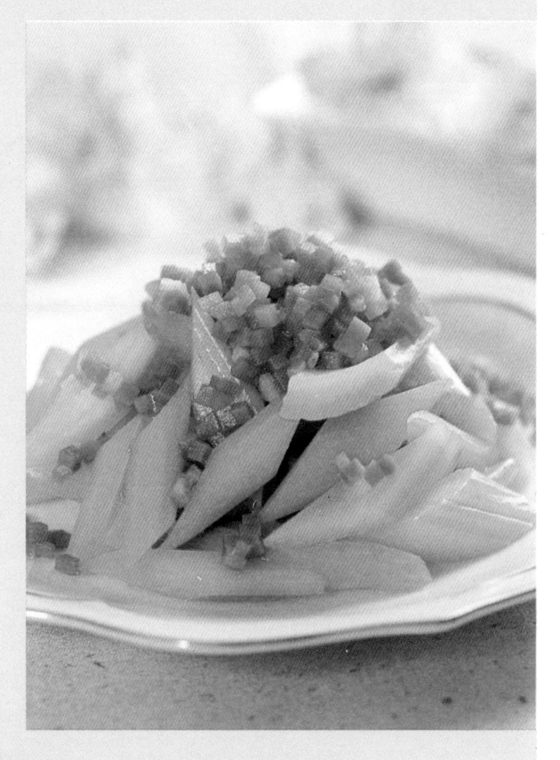

原料 芹菜250克，胡萝卜150克，香油10毫升，盐3克，鸡精1克，食用油适量。

做法

1. 将芹菜洗净，切菱形块，入沸水锅中焯水；胡萝卜洗净，切成粒。
2. 锅注油烧热，放入芹菜爆炒，再加入胡萝卜粒一起炒匀，至熟。
3. 调入香油、盐和鸡精即可出锅。

功效解读 芹菜含有丰富的维生素P，可以增强血管壁的弹性、韧度和致密性，降低血压、血脂，可有效预防冠心病、动脉硬化等病的发生。胡萝卜具有降脂降压、养肝明目的功效。

芹菜甘草汤

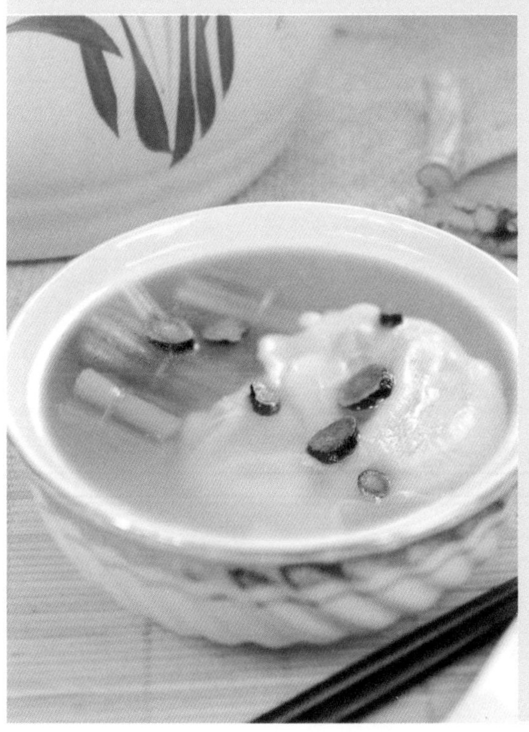

原料 芹菜100克，白茅根20克，甘草15克，鸡蛋1个，盐2克。

做法

1. 将芹菜洗净、切段；白茅根洗净。
2. 将芹菜、甘草、白茅根放入锅内，加500毫升水，大火煮沸，煮至200毫升时关火。
3. 磕入鸡蛋，加盐，趁热服用。

功效解读 芹菜中含有的芹菜苷、佛手苷内酯和挥发油，具有降血压、降血脂、防治动脉粥样硬化的作用。另外它对神经衰弱、月经不调、痛风、肌肉痉挛也有一定的辅助治疗作用。

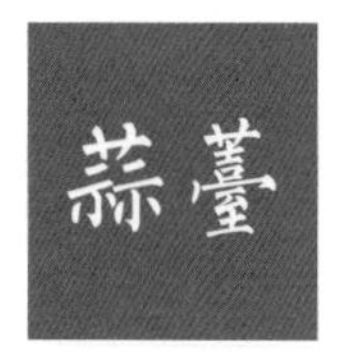

蒜薹

蒜薹

防治便秘
防癌杀菌

● 性味：
性温，味辛
● 热量：
272 千焦 /100 克
● 归经：
归肺、脾经
● 适用量：
每日 50 克左右为宜

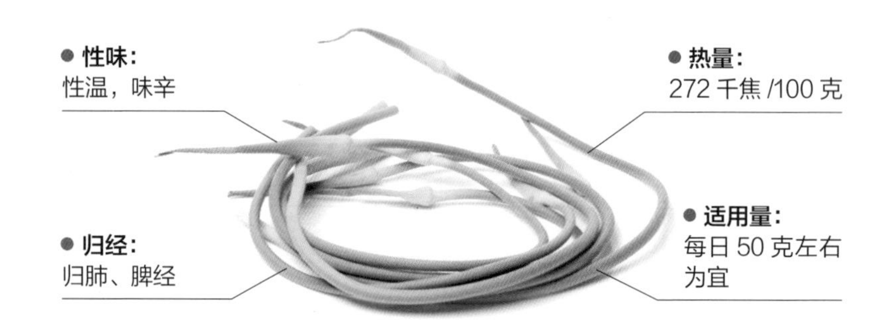

蒜薹中含有丰富的维生素 C、蛋白质、胡萝卜素、维生素 B_1、维生素 B_2 等营养物质，具有明显的降血脂及预防冠心病和动脉硬化的作用，并可防止血栓的形成。蒜薹中膳食纤维含量丰富，有助于促进胆固醇的排出。

食疗功效

蒜薹中含有丰富的膳食纤维，可刺激大肠排便，防治便秘。食用蒜薹，能预防痔疮的发生，降低痔疮的复发次数，并对轻中度痔疮有一定的辅助治疗效果。蒜薹含有辣素，其杀菌能力可以达到青霉素的 1/10，对病原菌和寄生虫都有良好的杀灭作用，可以起到预防流感、防止伤口感染、治疗感染性疾病和驱虫的功效。尤其是蒜薹中的大蒜素，可以抑制金黄色葡萄球菌、链球菌、痢疾杆菌、大肠杆菌等细菌的生长繁殖。

食用建议

冠心病、高脂血症、便秘患者可常食蒜薹。肝病患者、胃酸分泌过多者及消化能力弱者不宜食用蒜薹。

选购保存

应挑选长条脆嫩、枝条浓绿、茎部嫩者。购买时可以用拇指和食指掐一下根部，如果容易掐断说明是新鲜的。根部发黄、顶端开花、纤维粗的则不宜购买。将蒜薹放沸水中焯熟，放冰箱中冷藏最佳。

最佳搭配

蒜薹 + 莴笋 = 预防高血压

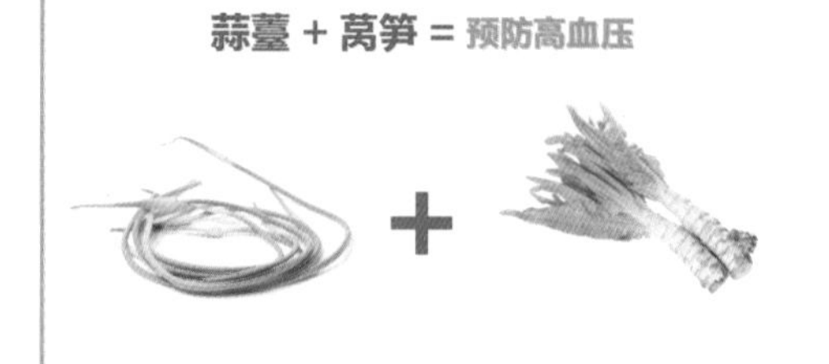

蒜薹 + 豆腐干 = 均衡营养

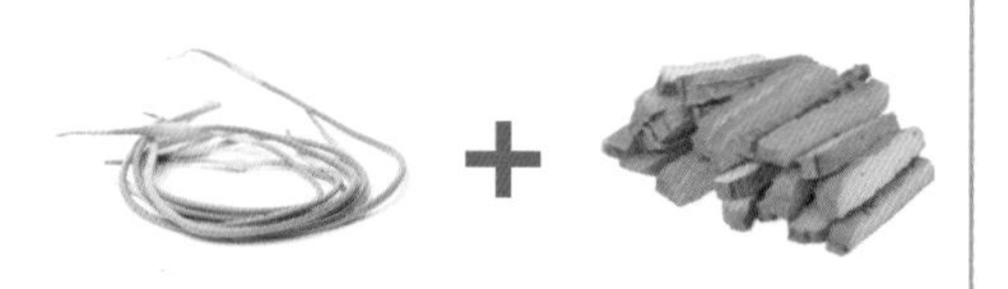

专家这样讲

蒜薹的烹饪方法

蒜薹的辛辣味比蒜轻，所具有的独特蒜香能增加菜肴香味，更易被人们接受。烹调蒜薹时，宜先烧热油锅，高温时再下菜，炒透后再放盐，这样可保证菜嫩而不老，营养损失较少，炒的时候不宜加盖，否则菜容易变黄。

蒜薹炒山药

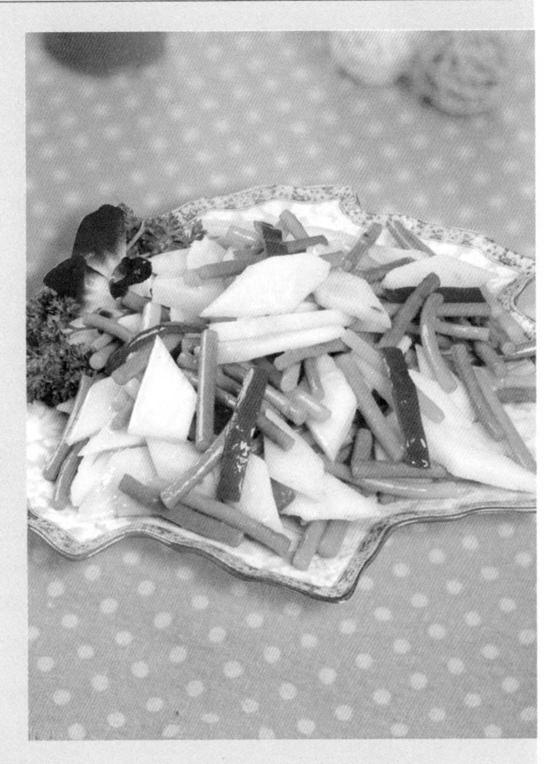

原料 山药200克，蒜薹150克，盐3克，红甜椒、食用油各适量。

做法

1. 将山药去皮洗净，斜切成片；蒜薹洗净，切段；红甜椒洗净切丝。
2. 热锅下油，放入蒜薹段和山药片翻炒至八成熟，加入红甜椒丝翻炒至熟，调入盐炒匀即可。

功效解读 本品可健脾益气、杀菌、消食，并且还有降低血压和血脂、防止血栓形成、减少脑血管栓塞的作用，能够有效防治冠心病及动脉硬化。

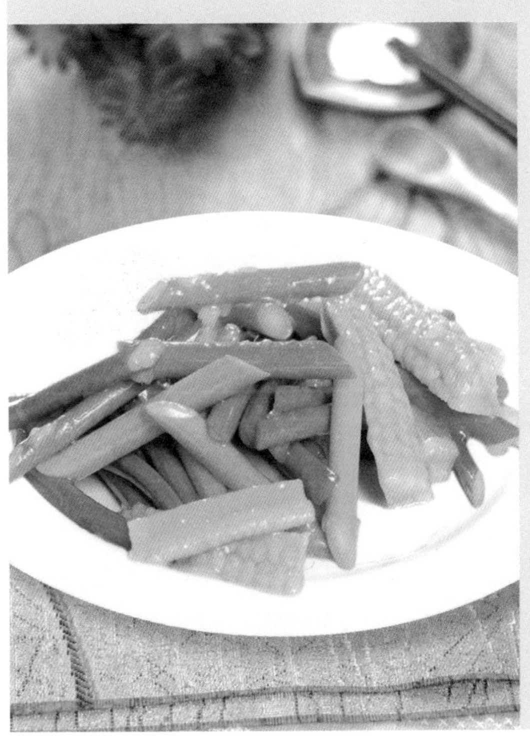

蒜薹炒玉米笋

原料 蒜薹200克，玉米笋150克，味精1克，盐2克，料酒、香油、食用油各适量。

做法

1. 蒜薹洗净，切段；玉米笋用开水焯。
2. 炒锅加油烧热，放入蒜薹翻炒，再加入玉米笋、料酒、盐、味精炒熟，淋上香油即可。

功效解读 本品有降低血脂和血压的作用，此外，蒜薹还有杀菌的作用，可以在一定程度上预防流感、细菌性痢疾，防止伤口感染，辅助治疗感染性疾病和驱虫。

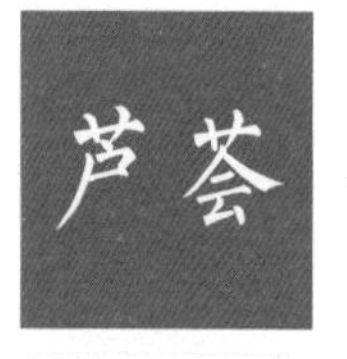

芦荟

芦荟

增强免疫
杀菌消毒

● 性味：
性寒，味苦
● 热量：
194 千焦 /100 克
● 归经：
归肝、大肠经
● 适用量：
每次 15 克左右为宜

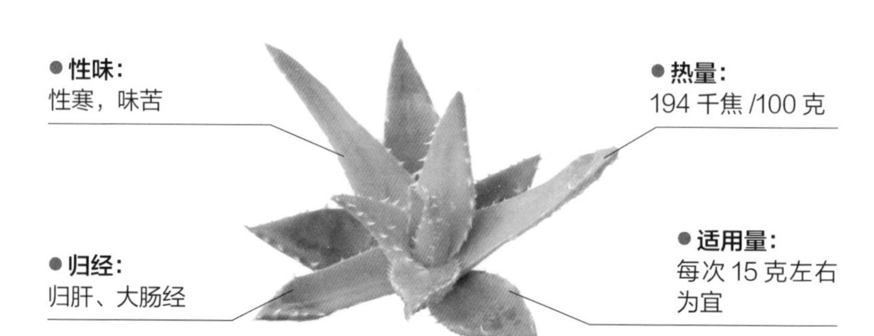

芦荟中含有的异柠檬酸钙具有强心、促进血液循环、降低胆固醇含量、软化硬化的动脉的作用。芦荟中还有一种叫作“芦荟黄酮”的物质，这种物质不但有降血脂作用，还能抗氧化，增加高密度脂蛋白含量，提高人体的免疫功能。

食疗功效

芦荟所含的芦荟酊能杀菌消毒，促进伤口愈合，所含芦荟大黄素有杀菌抑菌作用。芦荟素 A 能促进白细胞增殖，可增强机体的免疫功能。芦荟叶肉中的黏液成分中含有甘露聚糖，是天然的保湿功能因子，用于制造天然护肤化妆品。芦荟对脂肪代谢、胃肠功能都有很好的调节作用。芦荟多糖可提高人体的抗病能力，适用于多种慢性病如高血压、哮喘、癌症等。

食用建议

月经来潮、妊娠、腹痛、痔疮、便血和脾胃虚弱者忌用。使用芦荟治病，首先鉴别是否是药用芦荟品种，切忌把龙舌兰、雷神或仅有观赏价值的芦荟品种用来防病、治病。应该选择药用芦荟品种，切忌过量服用或急于求成。

选购保存

以气味浓、溶于水中无杂质及泥沙者为佳。置于阴凉通风处保存。

☺ 最佳搭配

芦荟 + 柿子 = 化痰，解酒毒

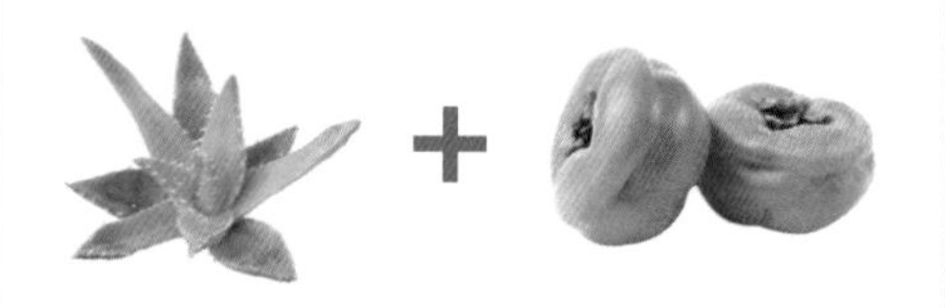

芦荟 + 黑木耳 = 通便清热，杀虫

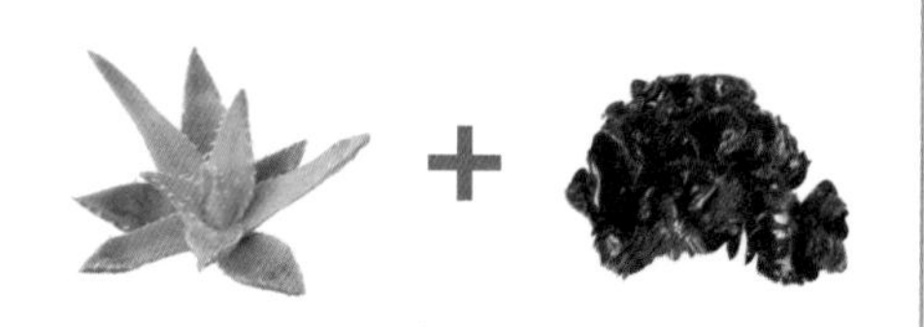

专家这样讲

首次食用芦荟应注意什么

芦荟可鲜食、炒食、做汤、加工制罐，清香可口，但首次食用芦荟时，应当先做皮试，如果没有异常现象，方能使用。因为有些人的体质对芦荟过敏，会出现如红肿、刺痛、起红疹、腹痛等症状，严重的腹部还会有灼热感。

芦荟炒苦瓜

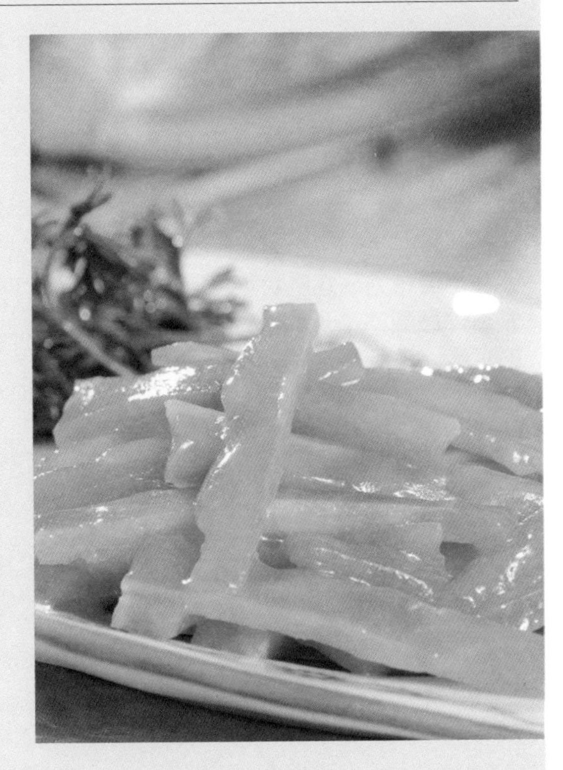

原料 芦荟350克，苦瓜200克，盐、味精、香油、食用油各适量。

做法

1. 芦荟去皮，洗净切成条；苦瓜去瓤，洗净，切成条，做焯水处理。
2. 炒锅加油烧热，放苦瓜条翻炒，再加入芦荟条、盐、味精一起翻炒，炒至断生，淋上香油即可。

功效解读 芦荟具有降低血脂、血糖和血压，改善循环系统及睡眠质量，防治消化系统疾病和增进食欲等多种辅助食疗作用；苦瓜中维生素C的含量在瓜类中首屈一指，可减少低密度脂蛋白及甘油三酯含量，增加高密度脂蛋白含量，有效降低血脂，软化血管。

黄桃芦荟黄瓜

原料 芦荟200克，黄桃罐头80克，黄瓜20克，红枣8克，圣女果1个，白糖3克。

做法

1. 芦荟洗净，去皮，切成小块；红枣、圣女果洗净；黄瓜洗净，切片。
2. 锅中加水烧沸，放入芦荟、白糖煮15分钟，装入碗中。
3. 把黄桃片、红枣、圣女果、黄瓜摆放在芦荟上即可。

功效解读 本品具有强心、促进血液循环、缓解动脉硬化、降低胆固醇含量、扩张毛细血管的作用，对高血压、动脉硬化具有食疗作用。

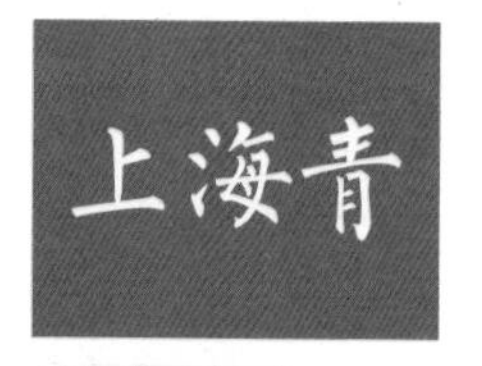

凉血止血
消肿解毒

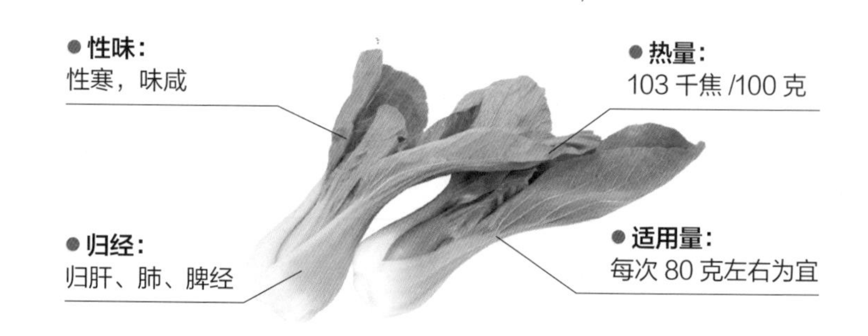

上海青为低脂肪蔬菜，而且其含有膳食纤维，能吸附胆酸盐和食物中的胆固醇及甘油三酯，并从粪便中排出，减少脂类的吸收，进而帮助高脂血症患者降低血脂。

食疗功效

上海青具有凉血止血、消肿解毒、促进血液循环、美容养颜、强身健体的功效，对丹毒、手足疖肿、乳痈、老年人缺钙等病症有食疗作用。上海青含大量的植物纤维，有促进肠道的蠕动、缩短粪便在肠腔内停留的时间等作用，另外，上海青有增强肝脏排毒机制、缓解便秘及预防大肠癌的功效。

食用建议

口腔溃疡、牙龈出血、牙齿松动、淤血腹痛、癌症患者宜常食上海青。孕早期女性、小儿麻疹后期、患有疥疮和狐臭的人不宜食用上海青。

选购保存

要挑选新鲜、油亮、无虫、无黄叶的嫩上海青，如果用两指轻轻一掐即断的上海青就比较嫩。此外，还要仔细观察菜叶的背面有无虫迹和药痕，应选择无虫迹、无药痕的上海青。冬天可用无毒塑料袋保存，如果温度在 0℃以上，可在菜叶上套上塑料袋，口不用扎，根朝下戳在地上即可。

☺ 最佳搭配

上海青 + 豆腐 = 润肺止咳

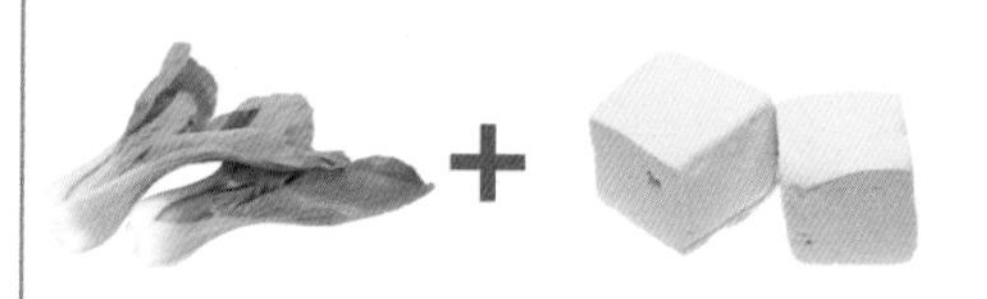

上海青 + 黑木耳 = 润肠通便

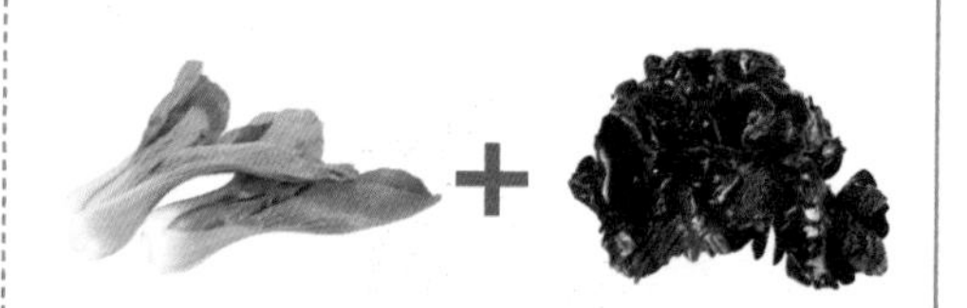

专家这样讲

上海青怎样食用才科学

烹调上海青时最好现做现切，炒的时候用大火，这样可保持上海青的鲜脆，而且可使其营养成分不被破坏。吃剩的熟上海青过夜后就不要再吃了，因为吃剩的熟上海青含有亚硝酸盐，易造成亚硝酸盐沉积，引发癌症。

香菇冬笋扒上海青

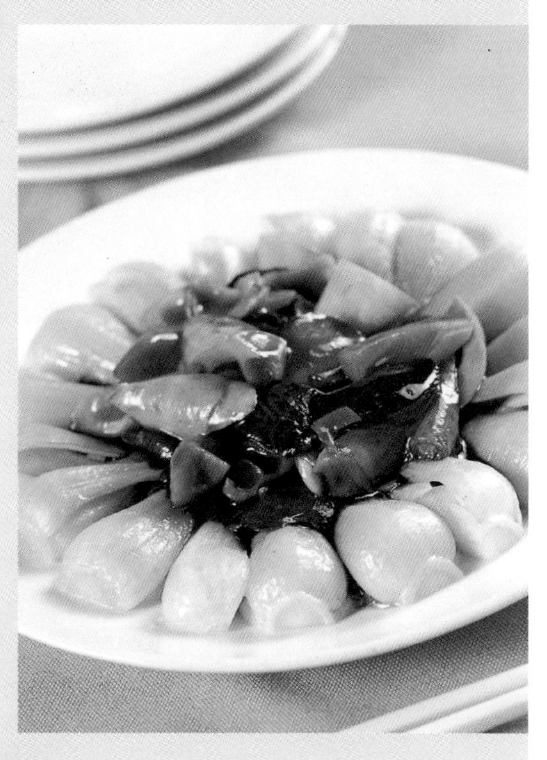

原料 上海青500克，香菇、冬笋各50克，蚝油5毫升，老抽5毫升，盐3克，白糖2克，淀粉、香油、鸡精、食用油各少许。

做法

1. 上海青洗净，入沸水中焯烫；锅中加少许油烧热，放入上海青翻炒，调入盐、味精，炒熟盛出，摆盘成圆形。
2. 香菇、冬笋洗净，放入油锅中稍炒，加蚝油、水，调入老抽、盐、白糖，焖约5分钟。
3. 用淀粉勾芡，调入香油，盛出放在摆有上海青的碟中间即可。

功效解读 上海青富含膳食纤维，能减少胃肠道对脂类的吸收。香菇中含有天门冬素和天门冬氨酸，可防止脂质在动脉壁沉积，有效降低胆固醇和甘油三酯。

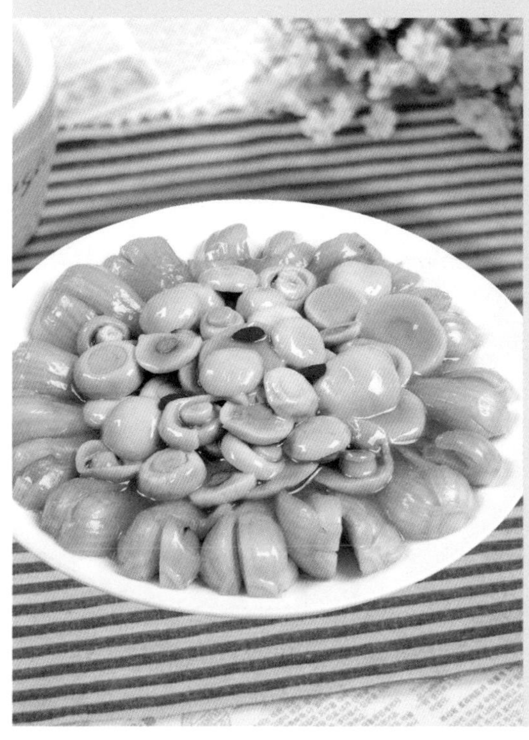

口蘑扒上海青

原料 上海青400克，口蘑150克，枸杞子30克，蚝油15毫升，盐3克，鸡精1克，高汤、食用油各适量。

做法

1. 将上海青洗净，对半剖开，入沸水中焯水，沥干，摆盘中；口蘑洗净，沥干备用；枸杞子洗净。
2. 锅注油烧热，下入口蘑翻炒，注入适量高汤煮开，加入枸杞子。
3. 加入蚝油、盐和鸡精调味，起锅倒在上海青上。

功效解读 口蘑可调节血脂，还可降低血清和肝脏中胆固醇，对肝脏起到良好的保护作用；上海青能减少人体对脂肪的吸收，可有效降低血脂。

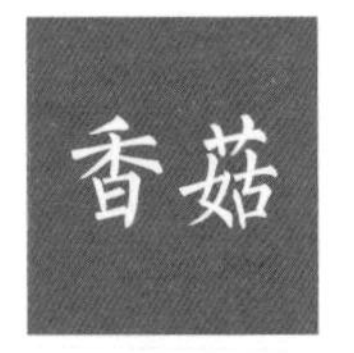

香菇

益胃和中 化痰理气

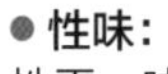

● **性味：**
性平，味甘

● **归经：**
归脾、胃经

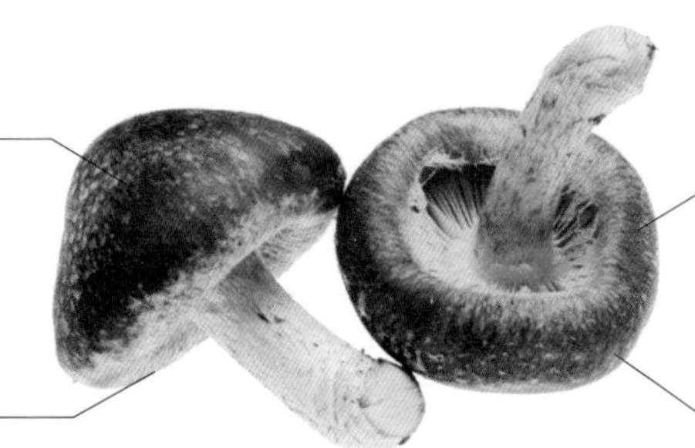

● **热量：**
107 千焦 /100 克（鲜品）

● **适用量：**
每次 4 ～ 8 朵

香菇中所含有的香菇嘌呤可防止脂质在动脉壁沉积，能够有效降低胆固醇、甘油三酯。香菇中的天门冬素和天门冬氨酸，具有降低血脂、保护血管的功能。香菇的膳食纤维含量极高，可以抑制胆固醇的增加。

食疗功效

香菇具有化痰理气、益胃和中、透疹解毒之功效，对食欲不振、身体虚弱、小便失禁、大便秘结、形体肥胖等病症有食疗功效。香菇含有丰富的维生素 D，能促进钙、磷的吸收，有助于骨骼和牙齿的发育。香菇中的菌柄膳食纤维含量极高，可以抑制胆固醇的增加。多吃香菇，对预防感冒等疾病有一定的帮助。常吃香菇，还能防止佝偻病的发生。更年期女性常吃香菇还能调节内分泌、调节激素分泌量，从而缓解更年期症状。

食用建议

肝硬化、高血压、糖尿病、癌症、气虚、贫血、麻疹透发不畅、佝偻病患者宜经常食用香菇。慢性虚寒性胃炎患者、麻疹已透发之人不宜食用。

选购保存

选购以菇香浓，菇肉厚实，菇面平滑，大小均匀，色泽黄褐或黑褐，菇面稍带白霜，菇褶紧实细白，菇柄短而粗壮，干燥，不发霉，不碎的为佳。干香菇应放在干燥、低温、避光、密封的环境中储存，新鲜的香菇要放在冰箱里冷藏。

☺ 最佳搭配

香菇 + 牛肉 = 补气养血

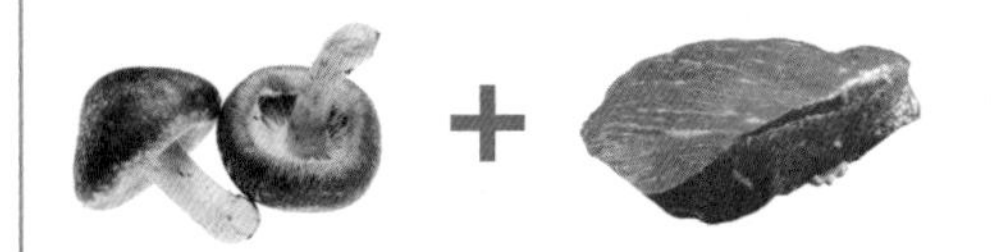

香菇 + 豆腐 = 降血压

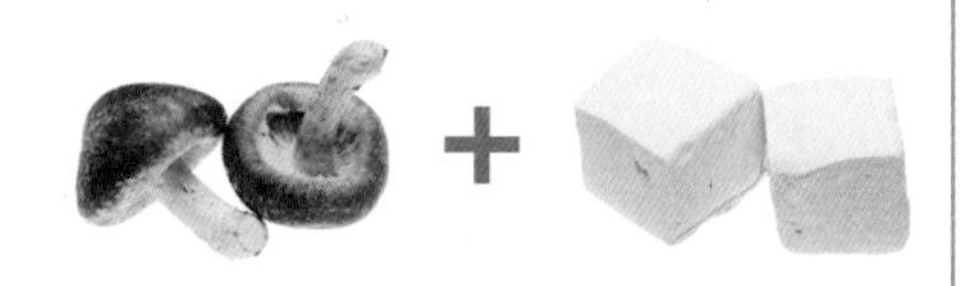

专家这样讲

食用香菇应注意什么

发好的香菇要放在冰箱里冷藏才不会损失营养。泡发香菇的水不要丢弃，很多营养物质都溶在水中。长得特别大的鲜香菇不要吃，因为它们多是用激素催肥的，大量食用可对机体造成不良影响。

芹菜炒香菇

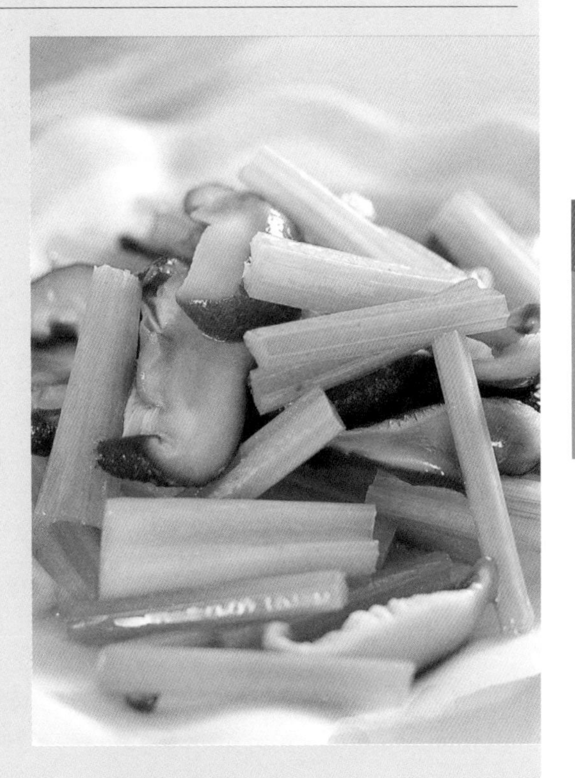

原料 芹菜400克，水发香菇50克，醋、淀粉、酱油、味精、食用油各适量。

做法

1. 芹菜择去叶、根，洗净切段。
2. 香菇用清水泡发，洗净切片；醋、味精、淀粉混合后装入碗内，加水约50毫升兑成汁待用。
3. 炒锅置大火上烧热，倒入食用油适量，待油热至无泡沫冒青烟时，即下入芹菜爆炒3分钟，投入香菇片迅速炒匀，再加入酱油约炒1分钟，最后淋入芡汁，速炒起锅即可。

功效解读 本品能健脾、润肠、利尿、降脂降压，非常适合高脂血症、高血压等心脑血管疾病的患者食用。

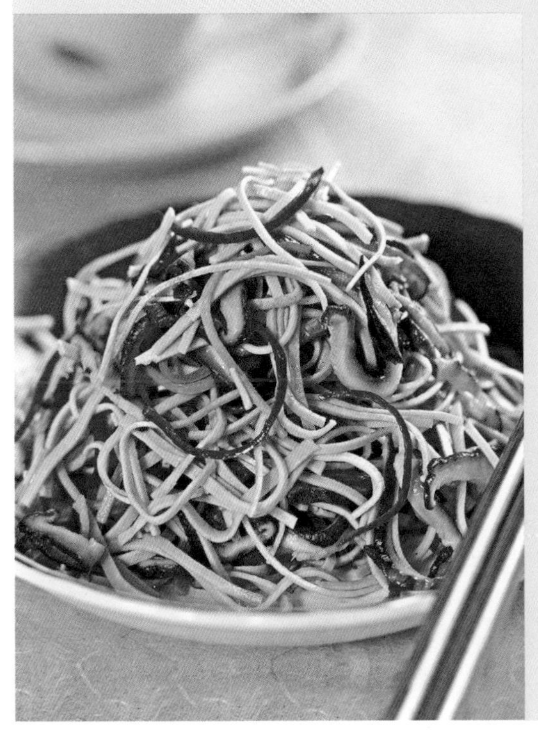

香菇豆干丝

原料 豆干丝200克，香菇6朵，红甜椒少许，盐、食用油各适量，味精少许。

做法

1. 豆干丝洗净稍烫，捞出晾凉切段，放盘内，加盐、味精拌匀。
2. 香菇泡发洗净切丝；将红甜椒去蒂和籽，洗净，切成细丝。
3. 油烧热，入香菇丝和甜椒丝，炒香，将香菇、甜椒丝倒在腌过的豆干丝上，拌匀。

功效解读 本品可预防血管硬化，降低血脂和血压，常吃对于高血压、高脂血症、动脉硬化有一定的防治作用。

黑木耳

滋阴润燥
预防血栓

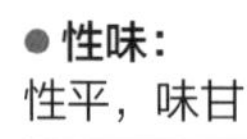

● **性味：**
性平，味甘

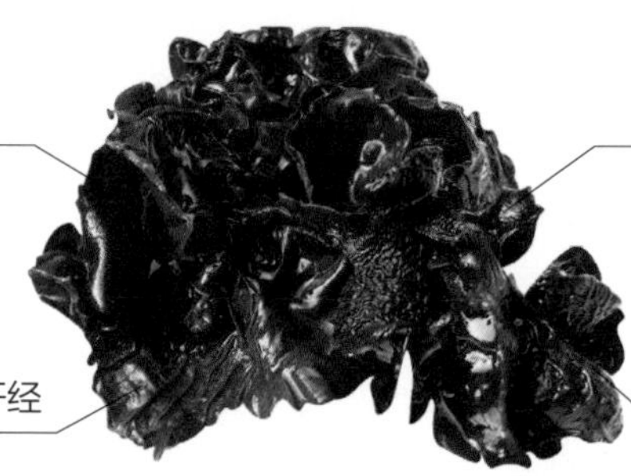

● **热量：**
111 千焦 /100 克

● **归经：**
归肺、胃、肝经

● **适用量：**
每日 15 克左右为宜

黑木耳富含的卵磷脂有利于脂肪在体内的分解，可降低血脂和防止胆固醇在体内沉积。还可以降低血小板凝集性，预防血栓的形成，延缓动脉硬化，有助于防治冠心病与脑卒中。

食疗功效

黑木耳具有补气血、滋阴、润燥、补肾、通便等功效，对便秘、痔疮、胆结石、肾结石、膀胱结石及心脑血管疾病等有食疗作用。黑木耳中铁的含量极为丰富，因此常吃黑木耳能补血养颜，令人肌肤红润，并可防治缺铁性贫血。黑木耳还含有维生素 K，可以减少血液凝块，预防血栓的发生，起到防治动脉粥样硬化和冠心病的作用。

食用建议

高脂血症、高血压、脑血栓、冠心病、癌症、结石、肥胖患者可经常食用黑木耳。黑木耳较难消化，并有一定的滑肠作用，故脾虚消化不良或大便稀溏者要慎食。

选购保存

优质黑木耳乌黑光润，其背面略呈灰白色，体质轻松，身干肉厚，朵形整齐，表面有光泽，耳瓣舒展，朵片有弹性，嗅之有清香之气。保存用食品专用塑料袋装好，封严，常温或冷藏保存均可。

☺ 最佳搭配

黑木耳 + 绿豆 = 降压、消暑

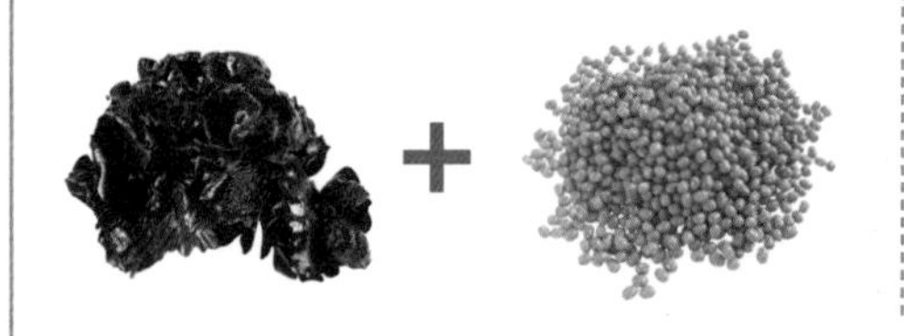

黑木耳 + 银耳 = 增强免疫力

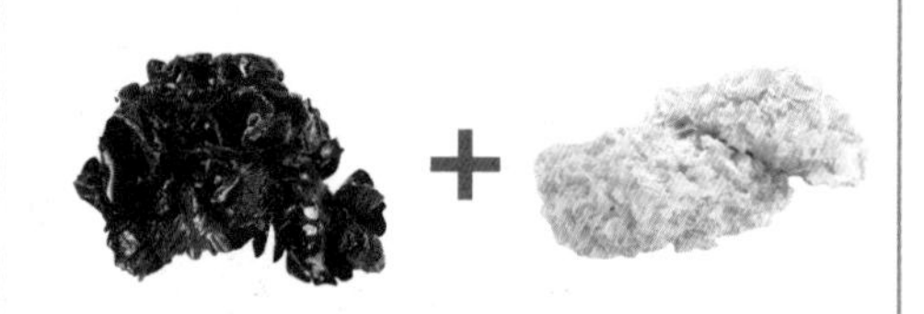

专家这样讲

黑木耳怎样食用才科学

黑木耳食用方法很有讲究，一般炒食不易被人体消化吸收。最理想的吃法是将黑木耳洗净后，用温水泡发 24 小时。去除杂质，先用大火煮沸，再改用小火耐心烧煮 4 个小时左右。黑木耳发酥，汤变浓，用筷子或汤匙舀起时，汤呈线状流下为佳。

奶白菜炒黑木耳

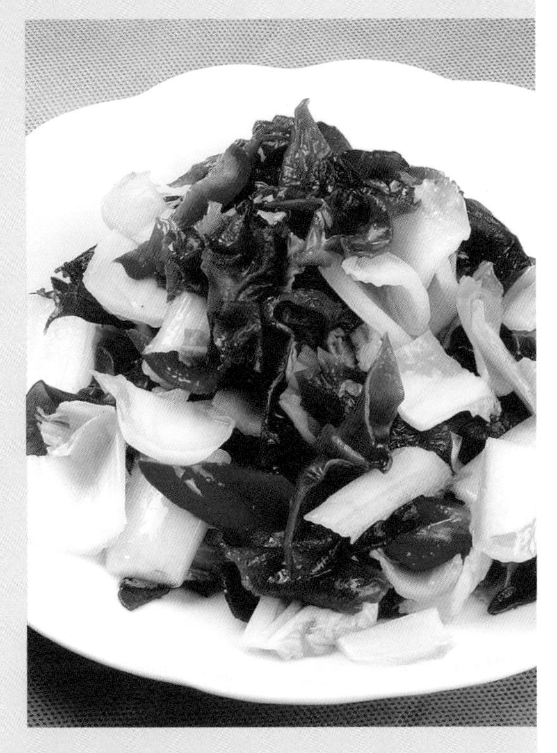

原料 奶白菜250克，黑木耳40克，红甜椒1个，盐4克，味精2克，食用油适量。

做法

1. 奶白菜洗净切段；黑木耳泡发，洗净切小块；红甜椒去籽，洗净切片。
2. 锅中倒油烧热，下黑木耳和红甜椒翻炒，加入奶白菜，快速翻炒。
3. 最后加入盐和味精，炒匀即可。

功效解读 本品具有降低血压、血脂和清热泻火、保护血管等功效，适合高血压、高脂血症、冠心病等患者食用，常食还能预防便秘。

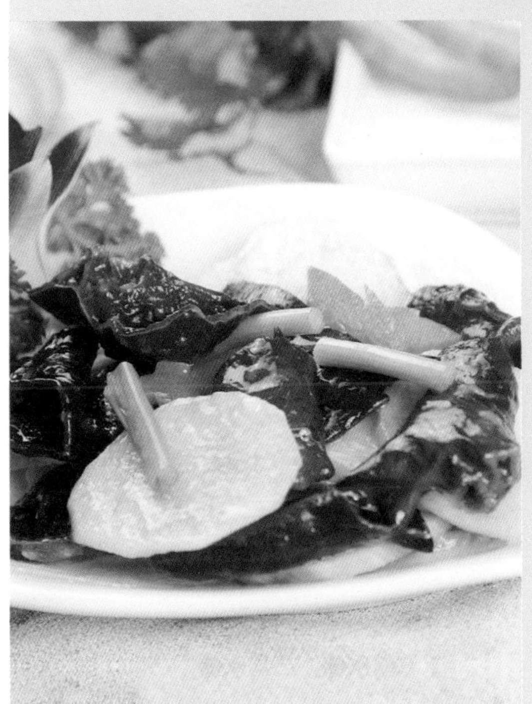

黑木耳炒山药

原料 山药350克，水发黑木耳200克，盐、味精、食用油、醋、酱油、葱段各适量。

做法

1. 山药去皮洗净，切成片状待用；水发黑木耳择洗干净，切成小片。
2. 山药放清水锅中，加适量醋焯水，捞出沥干备用。
3. 锅中加食用油烧热，下葱段爆香，放入山药片和黑木耳翻炒，加入盐、味精、醋和酱油，炒匀装盘即成。

功效解读 本品具有健脾益气、滋阴益肾、降脂减肥等功效。

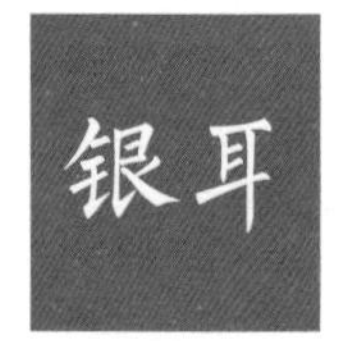

滋阴生津
增强免疫

● **性味：**
性平，味甘

● **热量：**
1075 千焦 /100 克（干品）

● **归经：**
归肺、胃、肾经

● **适用量：**
每次 20 克左右为宜

银耳内含有大量的膳食纤维，可以刺激胃肠蠕动，帮助胆固醇排出体外。银耳中的多糖体可抑制血小板聚集，预防血栓，保护血管，避免胆固醇附着，同时还能抗肿瘤。

食疗功效

银耳是一味滋补良药，特点是滋润而不腻滞，具有滋阴生津、润肺养胃的功效，主要用于治疗虚劳、咳嗽、痰中带血、津少口渴、病后体虚、气短乏力等病症。银耳所含的多种多糖，对老年慢性支气管炎、肺源性心脏病有显著疗效，而且还能保护肝脏，促进蛋白质与核酸的合成以及抗癌、抗衰老、增强免疫。银耳中还含有大量的膳食纤维，可以刺激胃肠蠕动，帮助胆固醇排出体外。银耳还可促进造血功能，可保护肝细胞、抗凝血、抑制血栓形成。

食用建议

一般人群皆可食用银耳，尤其适合虚劳咳嗽、肺痈、心悸失眠、肺结核、痰中带血、虚热口渴、便秘下血、女性崩漏、神经衰弱、盗汗遗精、阴虚火旺、肿瘤、高血压、动脉粥样硬化、肝炎、老年慢性支气管炎、肺源性心脏病患者食用。

选购保存

宜选购嫩白晶莹、略带乳黄的。干品要注意防潮，保存用塑料袋装好，封严，常温或冷藏保存均可。

☺ 最佳搭配

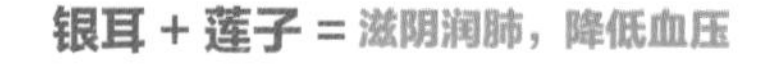

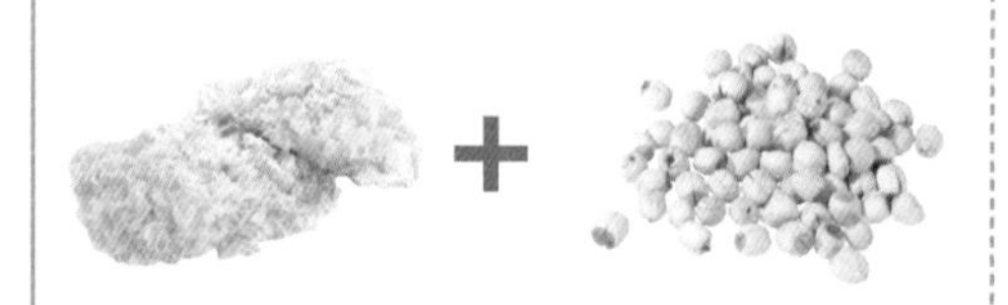

银耳 + 枸杞子 = 美容养颜

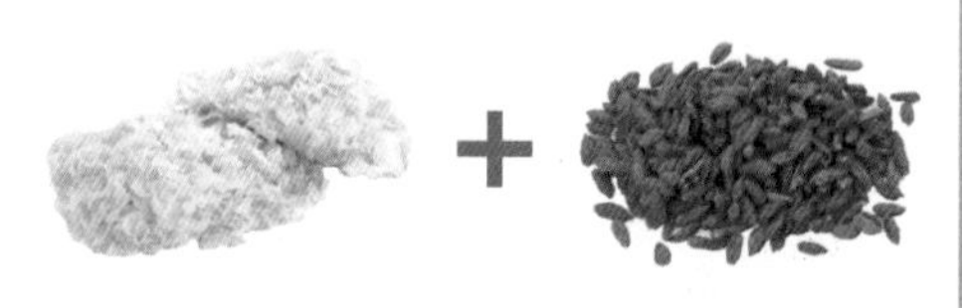

专家这样讲

银耳的烹饪方法

银耳常用于食疗补益的妙方之中，与莲子搭配，强心补心；与雪梨搭配，润燥止咳。银耳食用前必须浸泡 3 ~ 4 个小时，要勤换水，这样才能把残留的二氧化硫清除掉。银耳宜用开水泡发，泡发后应去掉未发开的部分，特别是那些呈淡黄色的部分。

银耳枸杞子汤

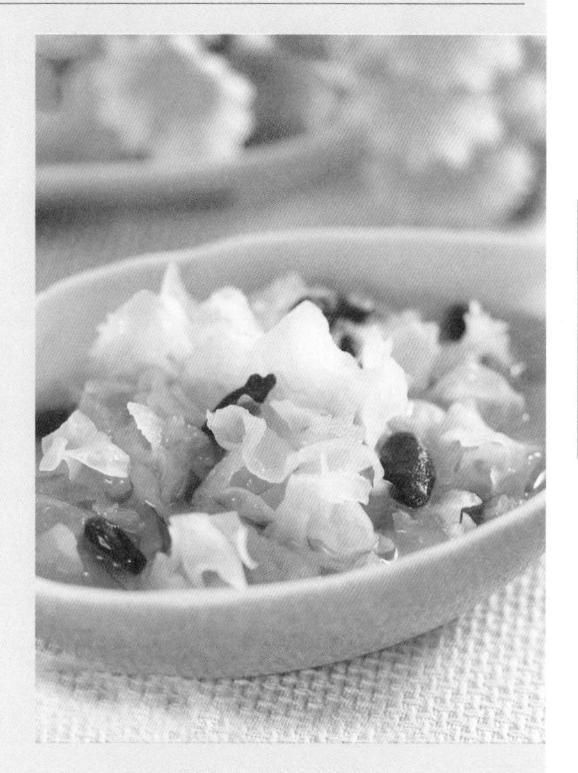

原料 银耳300克，枸杞子20克，白糖3克。

做法

1. 将银耳泡发后洗净；枸杞子洗净。
2. 再将泡软的银耳切成小朵。
3. 锅中加水烧沸，下入银耳、枸杞子煮开，调入白糖即可。

功效解读 银耳蛋白质中含有17种氨基酸，还富含矿物质及肝糖，不但能降低血压和血脂，还能加强营养，改善患者体质。本品具有滋阴润肺、养肝明目、降脂降压、润肠通便等功效，适合肺虚咳嗽、两目干涩、肥胖、便秘、高脂血症等患者食用。

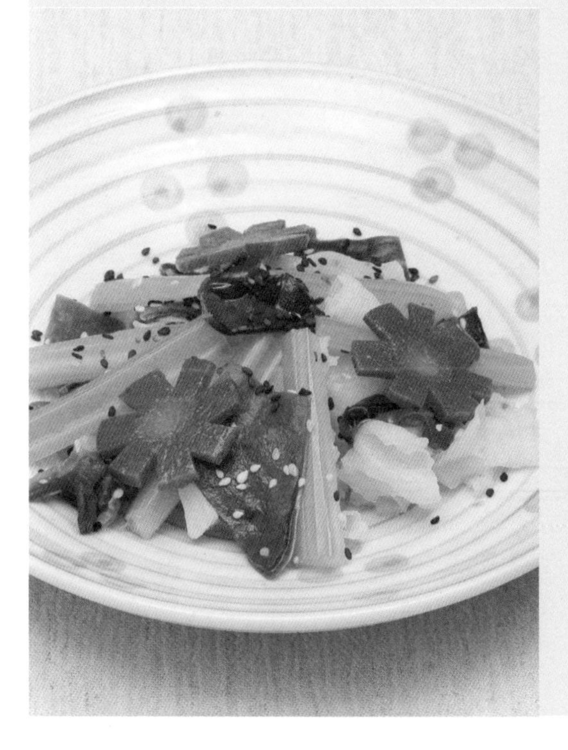

双耳炒芹菜

原料 黑木耳、银耳各25克，芹菜茎、胡萝卜各50克，黑芝麻、白芝麻各10克，盐、香油各适量。

做法

1. 黑木耳、银耳以温水泡开、洗净；芹菜茎洗净切段；胡萝卜洗净切花片，上述材料均以开水汆烫捞起备用。
2. 将黑芝麻、白芝麻以香油爆香，拌入黑木耳、银耳、芹菜茎段、胡萝卜，并熄火起锅，最后加入盐腌渍30分钟即可。

功效解读 本品可清肝泻火、平肝潜阳、降压降脂，适合高血压、高脂血症等患者食用。芹菜中所含的微量元素对降压、降脂具有很好的效果。

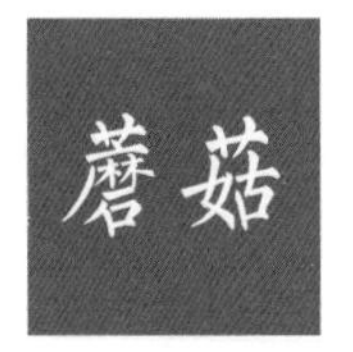

蘑菇

理气化痰
降脂降糖

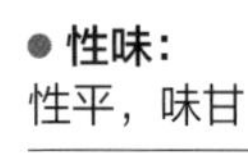

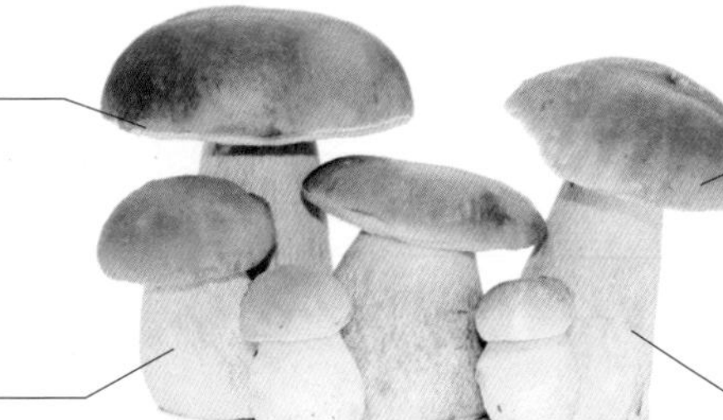

● 性味：
性平，味甘

● 归经：
归肺、心经

● 热量：
99 千焦 /100 克（鲜品）

● 适用量：
每次 20 克左右为宜

蘑菇中含有人体难以消化的粗纤维、半粗纤维和木质素，可保持肠内水分平衡，还可吸收余下的胆固醇、糖分，将其排出体外，对预防便秘、高血压、动脉硬化、糖尿病等都十分有利。蘑菇具有低脂肪的特点，非常适合高脂血症患者食用。

食疗功效

蘑菇含有人体需要的 18 种氨基酸，蛋白质含量也非常高，具有较高的食疗价值。蘑菇具有益脾开胃、化痰理气、益气之功效，适用于脾胃虚弱、食欲不振、体倦乏力、女性乳汁分泌减少等症。同时也能降低血糖、血脂，预防动脉硬化。蘑菇中还含有胡萝卜素，而胡萝卜素可以转化为维生素 A，能保护视力。

食用建议

高血压、糖尿病、高脂血症患者，咳嗽痰多、体质虚弱、免疫力低下者及老年人，宜常食蘑菇。便溏腹泻者应少食蘑菇。

选购保存

以粗壮、肉厚、肥嫩，不霉、不虫蛀、无杂质为优质。有毒蘑菇的颜色比较浓艳，菌伞带有红、紫、黄或其他杂色斑点，基底红色，形状异常，发出辛辣、恶臭和苦味。蘑菇的保存宜放冰箱低温贮藏。

☺ 最佳搭配

蘑菇 + 葱 = 降低血脂，预防感冒

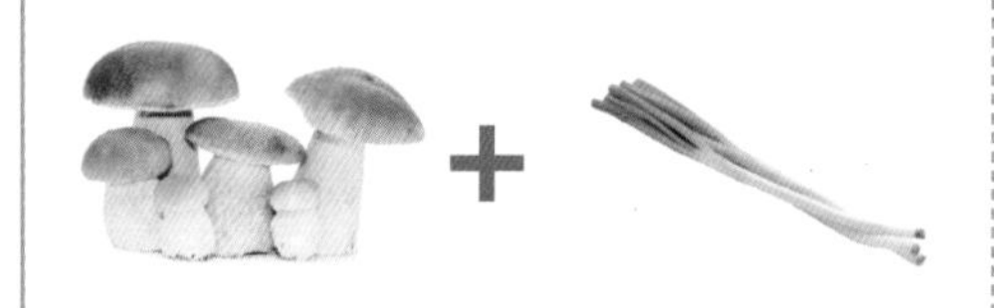

蘑菇 + 韭菜 = 降压降脂，补肾益气

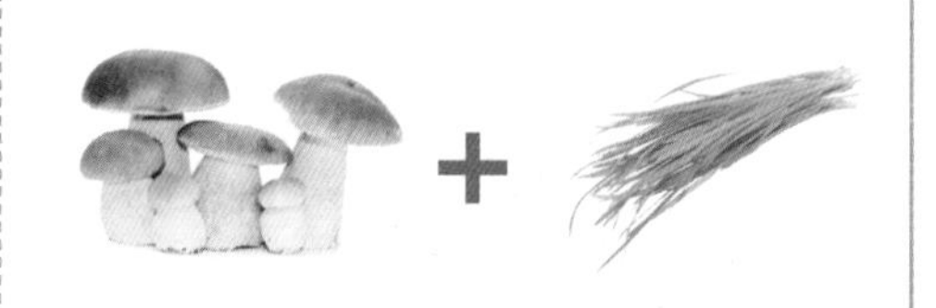

专家这样讲

蘑菇的烹饪方法

蘑菇可炒，可煮，还可做汤，既可单独做菜，也可当成辅料。蘑菇口感好，营养高，不抢味，但鲜品出水较多，易被炒老，需掌握好火候。菌汤不要反复煮，因为反复煮的汤内嘌呤含量高；不宜加太多肉，植物油也要少放，这些在烹饪的时候都要注意。

蘑菇绿豆芽瘦肉汤

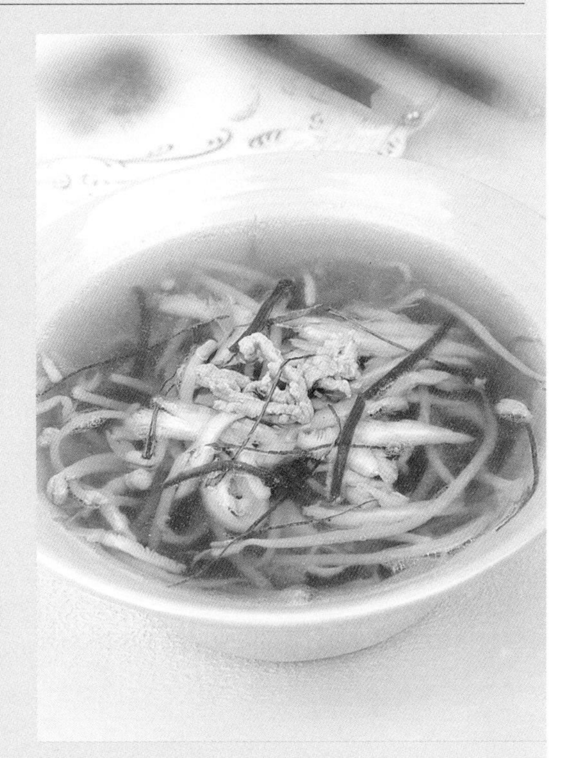

原料 蘑菇120克，绿豆芽35克，猪瘦肉30克，盐5克，食用油、酱油各少许，八角1个。

做法

1. 将蘑菇洗净切丝；绿豆芽洗净；猪瘦肉洗净切丝备用。
2. 汤锅上火倒入食用油，将八角爆香，下入肉丝翻炒，烹入酱油，下入蘑菇、绿豆芽略炒。
3. 倒入水煮开，调入盐煮至熟即可。

功效解读 蘑菇对预防高血压、高脂血症、动脉硬化、糖尿病、便秘等都大有益处；绿豆芽具有清热利尿、降压降脂的功效，常食还能预防心脑血管疾病；猪瘦肉可益气补虚、增强体质。

莴笋蘑菇

原料 蘑菇200克，莴笋350克，红甜椒1个，盐、味精、料酒、水淀粉、素鲜汤各适量。

做法

1. 莴笋去皮，洗净切菱形片；蘑菇洗净切片；红甜椒洗净切片。
2. 锅上火，倒入素鲜汤、蘑菇片、莴笋片、红甜辣椒片炒匀。
3. 加料酒、盐、味精烧沸，用水淀粉勾芡即成。

功效解读 蘑菇有改善人体新陈代谢、调节自主神经的作用；莴笋有很好的降压利尿、降脂作用，所以本菜适合高血压、高脂血症、肝病等患者食用。

鸡腿菇

降糖降脂 安神除烦

● 性味：
性平，味甘
● 归经：
归脾、胃、肝经
● 热量：
1059 千焦 /100 克（干品）
● 适用量：
每次 20 克左右为宜

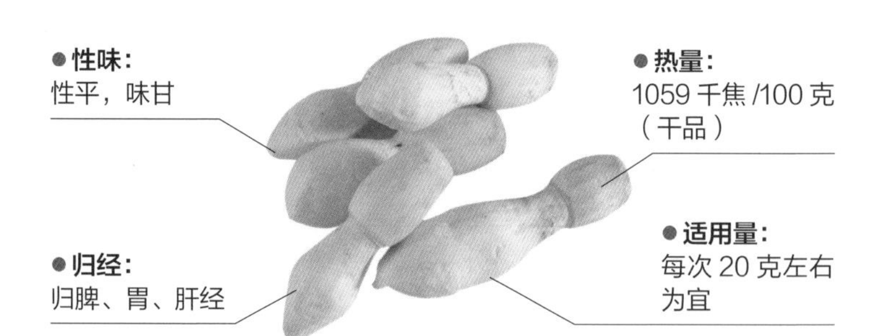

鸡腿菇中含有大量的不饱和脂肪酸，食用后不但不会增加血液中的胆固醇含量，还可以减少血液中的胆固醇，预防动脉硬化和冠心病、肥胖等。鸡腿菇中也含有丰富的膳食纤维，有助于将人体内的胆固醇、有害物质排出体外。

食疗功效

鸡腿菇含有多种维生素和矿物质，它们参与体内糖代谢，能降低血糖、调节血脂，对糖尿病和高脂血症患者有保健作用，是糖尿病患者的理想食品。鸡腿菇有增进食欲、促进消化、增强人体免疫力的功效，此外，它还是一种药用蕈菌，有补脾益胃、安神除烦的功效，经常食用还可治疗痔疮。

食用建议

一般人群均可食用，食欲不振、糖尿病、高脂血症、痔疮患者等特别适宜。因鸡腿菇富含嘌呤成分，所以痛风患者不宜食用。

选购保存

选购鸡腿菇时应选择菇体粗壮肥大的，色白细嫩、肉质密实、不易开伞的。可将鸡腿菇除净杂物，然后放入淡盐水中浸泡 10 ～ 15 分钟，捞出后沥干，再装入塑料袋中保存。

☺ 最佳搭配

鸡腿菇 + 竹荪 = 提高营养的吸收率

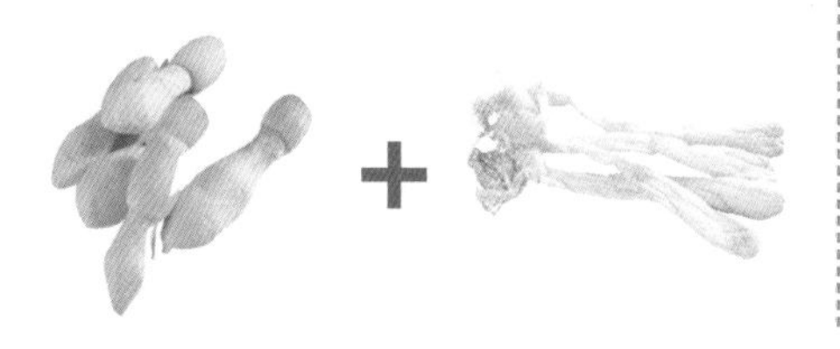

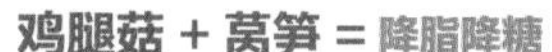

鸡腿菇 + 莴笋 = 降脂降糖

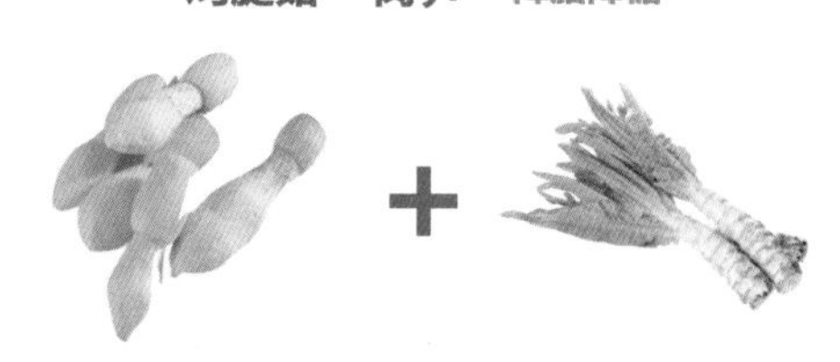

专家这样讲

鸡腿菇的烹饪方法

由于鸡腿菇集营养、保健、食疗于一身，且色、香、味、形俱佳，炒食、炖食、煲汤均久煮不烂，滑嫩清香，因而倍受人们青睐。把新鲜的鸡腿菇晾晒一下，然后放入非铁质容器中，一层一层地叠放，每一层都撒一层盐，如此贮存可保存 1 年以上。

西蓝花鸡腿菇

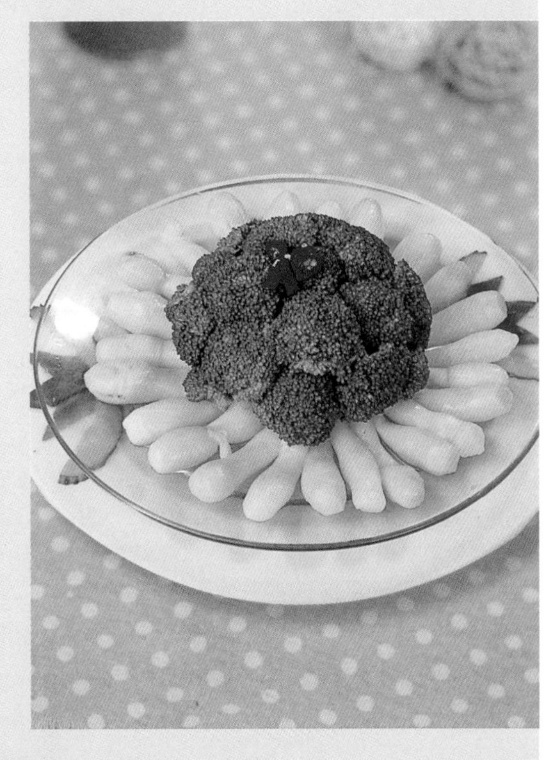

原料 红辣椒5克，西蓝花100克，鸡腿菇80克，香油、生抽各10毫升，盐3克，味精5克。

做法

1. 红辣椒洗净，切圈；西蓝花切小朵。
2. 鸡腿菇、西蓝花洗净，入沸水中焯熟，沥干后装盘。
3. 将香油、生抽、盐、味精调成味汁，淋在西蓝花、鸡腿菇上，用红辣椒圈装饰即可。

功效解读 西蓝花富含植物固醇，可有效降低血液中的胆固醇水平，还含有大量的膳食纤维，有利于脂肪代谢，有效降低血脂；鸡腿菇富含不饱和脂肪酸，可以降低血液中的胆固醇含量，有效预防动脉硬化和冠心病、肥胖等。

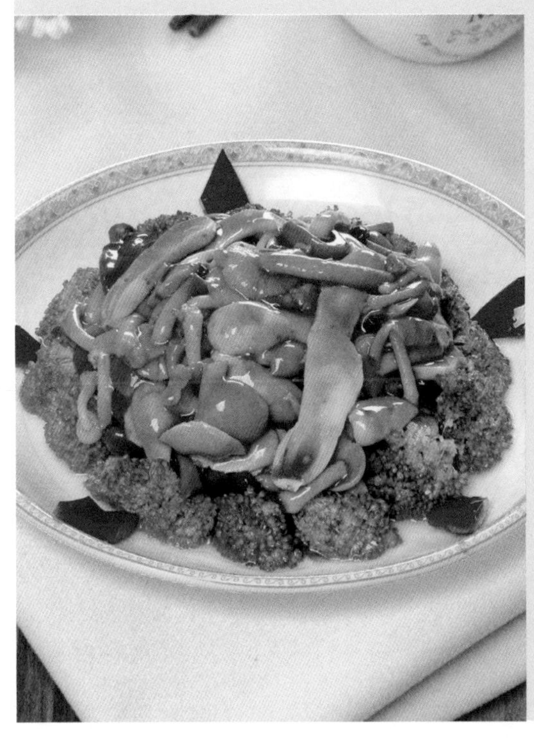

鲍汁鸡腿菇

原料 鲍汁、鸡腿菇、滑子菇、香菇、西蓝花、盐、蚝油、水淀粉、香油、食用油各适量。

做法

1. 鸡腿菇、滑子菇、香菇洗净，切小块；西蓝花洗净切小朵。
2. 所有原料分别烫熟，捞出沥干，三菇摆盘待用。
3. 另起锅入油烧热，入鲍汁、盐、蚝油、香油烧沸。
4. 用水淀粉勾芡浇在三菇上，摆上焯烫过的西蓝花。

功效解读 鸡腿菇、滑子菇、香菇都有降低血脂和血压，保护血管的作用；西蓝花能促进脂肪代谢，有效降低血脂。

金针菇

补肝益肠
养胃抗癌

● **性味：**
性凉，味甘

● **归经：**
归脾、大肠经

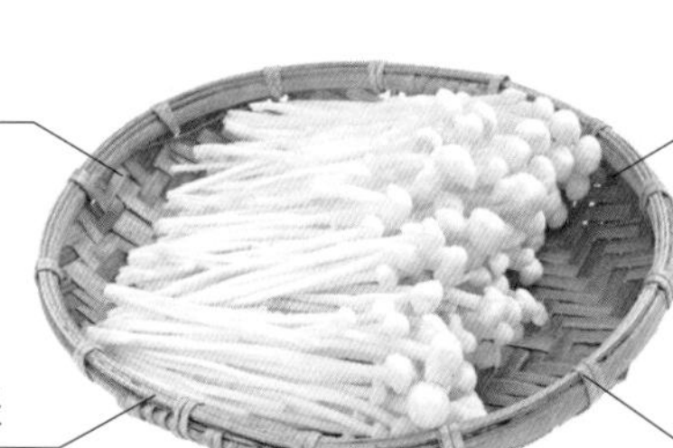

● **热量：**
132 千焦 /100 克

● **适用量：**
每次 50 克左右为宜

实验表明，以金针菇喂养动物，可阻抑动物血脂升高，降低胆固醇，能防治心脑血管疾病。金针菇还含有丰富的锌元素，可帮助降低胆固醇，还可促进骨骼成长，预防骨质疏松症，稳定血糖。

食疗功效

金针菇具有补肝、益胃肠、抗癌之功效，对肝病、胃肠道炎症、溃疡、肿瘤等病症有食疗作用。金针菇中锌含量较高，对男性前列腺疾病的辅助治疗较有助益。金针菇还是高钾低钠食品，可防治高血压，对老年人也有益。金针菇中含有的朴菇素，具有显著的抗癌功能，经常食用可防治高血压、肝病、胃肠道溃疡。

食用建议

一般人群及气血不足、营养不良的老年人，儿童，产妇及癌症、肝病、胃肠道溃疡、心脑血管疾病患者宜经常食用金针菇。但脾胃虚寒者应少吃金针菇。

选购保存

新鲜的金针菇以未开伞、菇体洁白如玉、菌柄挺直、均匀整齐、无褐根、基部少粘连为佳。手感黏湿，菇体虫蛀，带泥沙杂质为次。晒干、用塑料袋包好，可以保存一段时间。

☺ 最佳搭配

金针菇 + 豆腐 = 降脂降压

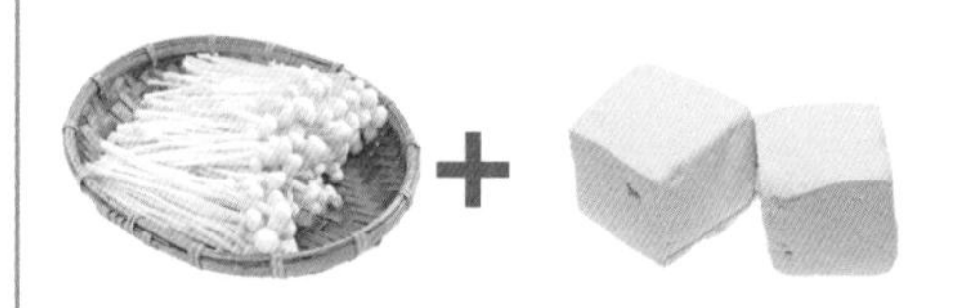

金针菇 + 豆芽 = 清热、利尿

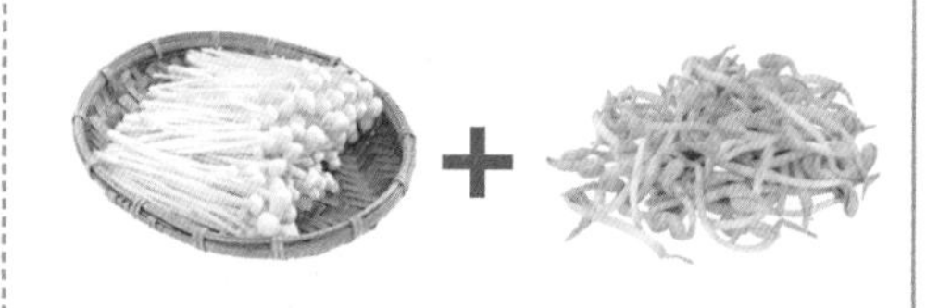

专家这样讲

金针菇的食用方法

金针菇菌盖黏滑，菌柄脆嫩，味鲜美爽口。食用方式多样，可清炒、煮汤，亦可凉拌，是火锅的原料之一。不仅味道鲜美，而且营养丰富，常食不厌，老幼皆宜。金针菇一定要煮熟再吃，否则容易引起中毒。另外，变质的金针菇不要吃。

枳实金针菇河粉

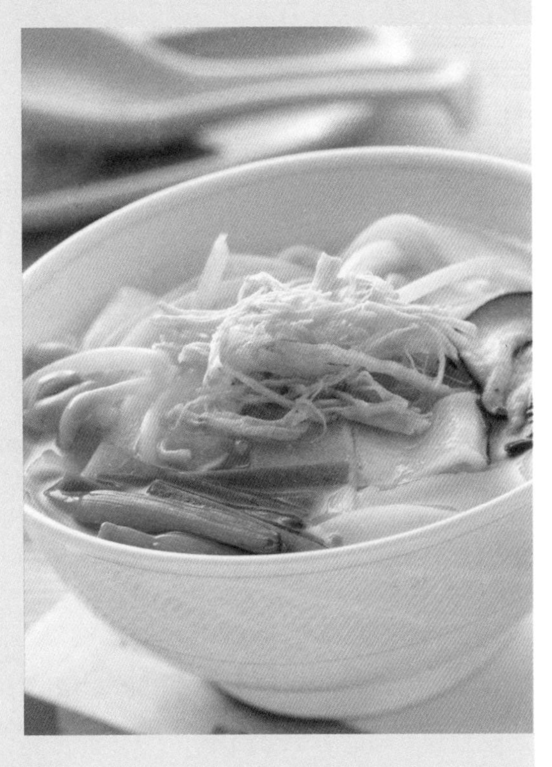

原料 枳实、厚朴各10克，金针菇45克，黄豆芽5克，胡萝卜、嫩黄花菜各15克，河粉90克，盐适量。

做法

1. 枳实、厚朴加水煮沸，滤取药汁。
2. 胡萝卜切成丝；黄豆芽去根须；河粉煮熟，捞出；金针菇、嫩黄花菜洗净。
3. 河粉、药汁放入锅中煮沸，加入胡萝卜、黄豆芽、金针菇、嫩黄花菜煮熟，放入盐拌匀即可。

功效解读 金针菇富含大量锌元素，可有效降低血脂。此外，常食金针菇还能预防男性前列腺炎、胃肠道溃疡、癌症等。

大白菜金针菇

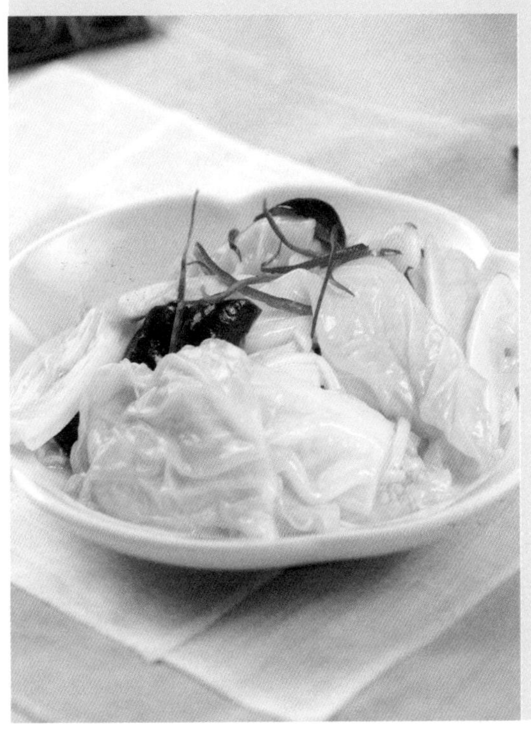

原料 大白菜200克，金针菇100克，水发香菇20克，红甜椒10克，盐3克，食用油适量。

做法

1. 大白菜洗净，撕大片；水发香菇洗净切块；金针菇去尾，洗净；红甜椒洗净，切丝备用。
2. 炒锅洗净，置火上，倒入适量食用油加热，先后下入香菇块、金针菇、大白菜片翻炒。
3. 最后加入盐，炒匀装盘，撒上红甜椒丝即可。

功效解读 大白菜富含维生素C和膳食纤维，能抑制血脂升高、降胆固醇、防治心脑血管疾病，同时还有助于预防肝脏疾病和消化性溃疡。

兔肉

补中益气 凉血解毒

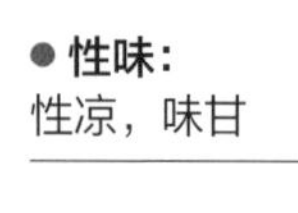

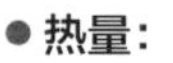

● **性味：**
性凉，味甘

● **归经：**
归肝、脾、大肠经

● **热量：**
420 千焦 /100 克

● **适用量：**
每日 80 克左右为宜

兔肉的脂肪和胆固醇含量低于其他肉类，且其脂肪多为不饱和脂肪酸。兔肉富含大量的卵磷脂，不仅能够有效抑制血小板凝集，防止血栓形成，而且能够有效降低胆固醇、预防脑功能衰退。

食疗功效

兔肉属于高蛋白质、低脂肪、低胆固醇的肉类，含蛋白质高达 70%，比一般肉类都高，但脂肪和胆固醇含量却低于所有的肉类,可滋阴凉血、益气、解毒、益智补脑。由于兔肉中的脂肪和胆固醇含量很低，食用后不会增加体重，因此特别适合减肥人士食用。常吃兔肉还可强身健体。兔肉还有保持细胞活性的作用，女性经常食用，能够使皮肤富有弹性，身体苗条健美，因此兔肉又被称作“美容肉”。

食用建议

兔肉是肥胖、慢性胃炎、胃溃疡、十二指肠溃疡、结肠炎等患者比较理想的肉食。孕妇、脾胃虚寒者不宜食用兔肉。

选购保存

肌肉呈均匀的红色，具有光泽，脂肪洁白或呈乳黄色为新鲜兔肉。肌肉色泽稍转暗，切面尚有光泽，但脂肪无光泽的为次鲜肉。宜冷冻储存。

☺ 最佳搭配

兔肉 + 葱 = 预防冠心病、脑梗死

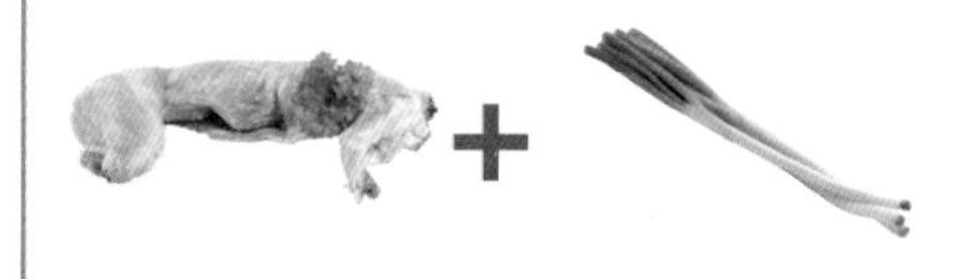

兔肉 + 枸杞子 = 防治高血压性头晕、耳鸣

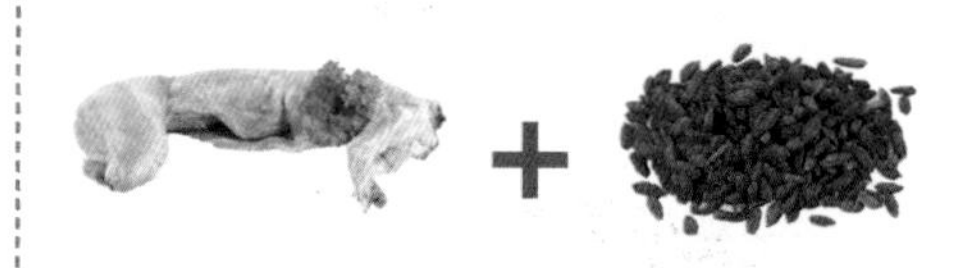

专家这样讲

兔肉食用宜忌

由于兔肉性凉，吃兔肉的最好季节是夏季，而在寒冬及初春季节，一般不宜吃兔肉。兔肉不能与鸭血同食，否则易致腹泻。兔肉加鲤鱼等炖食，可治疗慢性气管炎；兔肉加适量红枣炖食可治疗虚弱；兔肉加胡椒治胃寒，并具有一定抗癌防癌作用。

芹菜兔肉

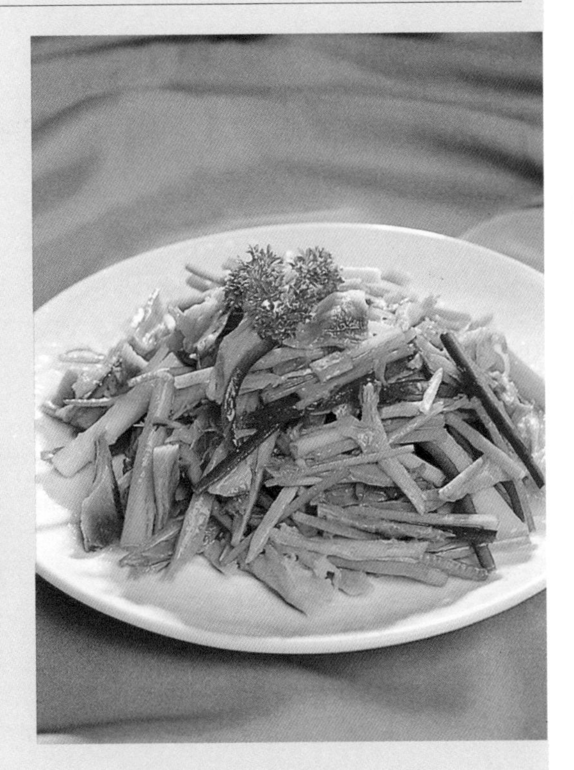

原料 兔肉600克，芹菜150克，红甜椒50克，盐、葱花、姜末、八角、桂皮、料酒、香油各适量。

做法

1. 兔肉清理干净，入高压锅，上火烧至软烂，取肉撕成丝，入盘。
2. 芹菜、红甜椒洗净切丝，入沸水中焯至断生，入盘。
3. 将盐、葱花、八角、姜末、桂皮、料酒、香油入锅煮成汁，浇在兔肉、芹菜上拌匀即可。

功效解读 兔肉是一种低脂肪、低胆固醇的肉类，非常适合高脂血症、肥胖、糖尿病患者食用。芹菜高钾低钠，还含有丰富的维生素P，可以软化血管、降低血压和血脂。

青豆炒兔肉

原料 兔肉200克，青豆150克，姜末、盐各5克，葱花、鸡精各3克，食用油适量。

做法

1. 兔肉洗净，切成大块；青豆洗净。
2. 将切好的兔肉入沸水中汆去血水，洗净待用。
3. 锅上火，加油烧热，下入兔肉、青豆炒熟，加姜末、盐、鸡精调味，撒上葱花即可起锅。

功效解读 本品中青豆富含植物性蛋白质，能有效降低胆固醇；兔肉富含卵磷脂，能抑制血小板凝集，防止血栓形成。因此常吃本品，有助于预防动脉硬化、脑血栓、心肌梗死等症的发生。

鸽肉

补肝壮肾
益气补血

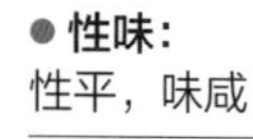

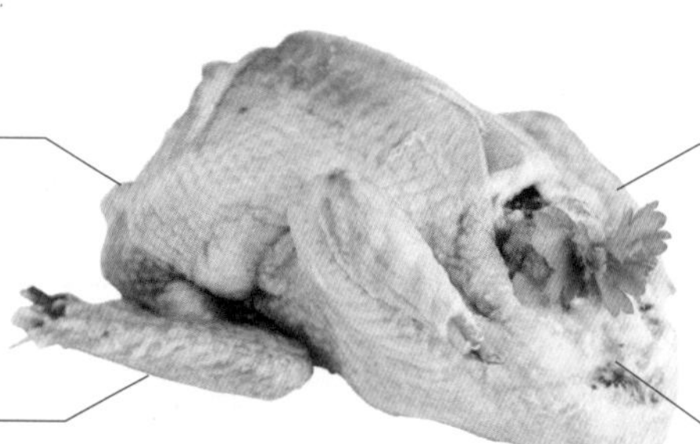

- **性味：** 性平，味咸
- **归经：** 归肝、肾经
- **热量：** 828 千焦 /100 克
- **适用量：** 每日 100 克左右为宜

鸽肉的脂肪含量低，且鸽的肝脏贮有极佳的胆素，可帮助人体很好地利用胆固醇，防止动脉硬化，因此是中老年人、高血压、高脂血症、动脉硬化等患者不错的食疗佳品。

食疗功效

鸽肉具有补肝肾、益气、养血之功效。鸽血中富含血红蛋白，能使术后伤口更好地愈合。而女性常食鸽肉，可调补气血。鸽肉中含有丰富的维生素 A，维生素 A 有利于保护视力，防止病菌和毒素对人体的入侵，是维持免疫系统正常的重要营养素。

食用建议

体虚、头晕、毛发稀疏脱落、头发早白、未老先衰、神经衰弱、记忆力减退、贫血、高血压、高脂血症、冠心病、动脉硬化及女性血虚经闭、习惯性流产，男子不育、精子活动力减退、睾丸萎缩等病症患者可经常食用鸽肉。但食积胃热、先兆流产、尿毒症、体虚乏力患者不宜食用。

选购保存

选购时以无鸽痘，皮肤无红色充血痕迹，肌肉有弹性，经指压后凹陷部位立即恢复原位，具有鸽肉固有色泽和气味者为佳。鸽肉容易变质，宜放冰箱里冷藏。

最佳搭配

鸽肉 + 红枣 = 补肾益气，降低血压

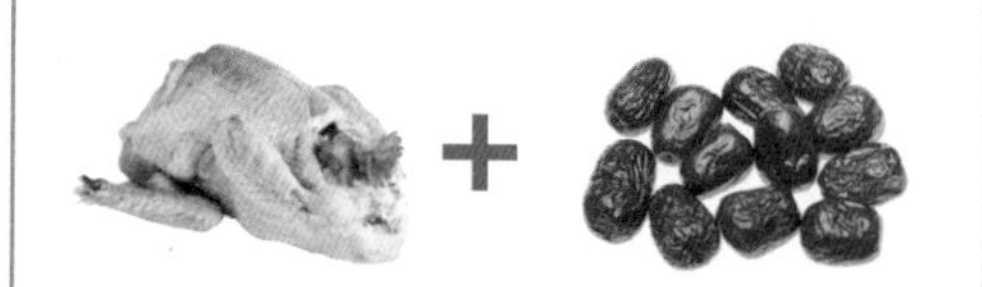

鸽肉 + 枸杞子 = 治疗神经衰弱

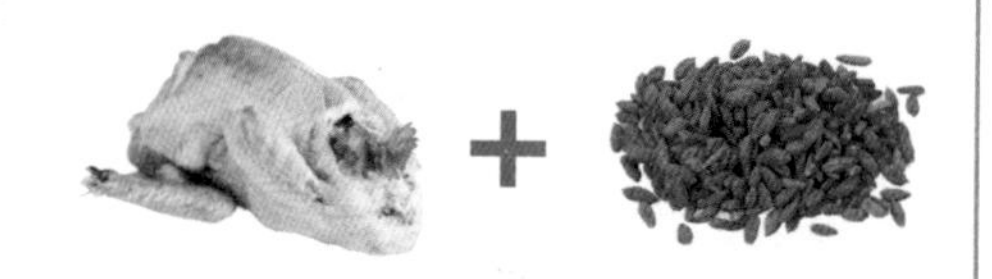

专家这样讲

鸽肉的适用人群

鸽肉属高蛋白、低脂肪、低热量食物，不仅对降低血压、血脂有一定的疗效，还对糖尿病患者大有益处。民间验方以鸽肉配其他药物，可以治疗头晕、妇科疾病。女性、男性常食鸽肉，可提高性欲。鸽肉中含有丰富的泛酸，对脱发、白发和未老先衰等有很好的疗效。

蒸乳鸽

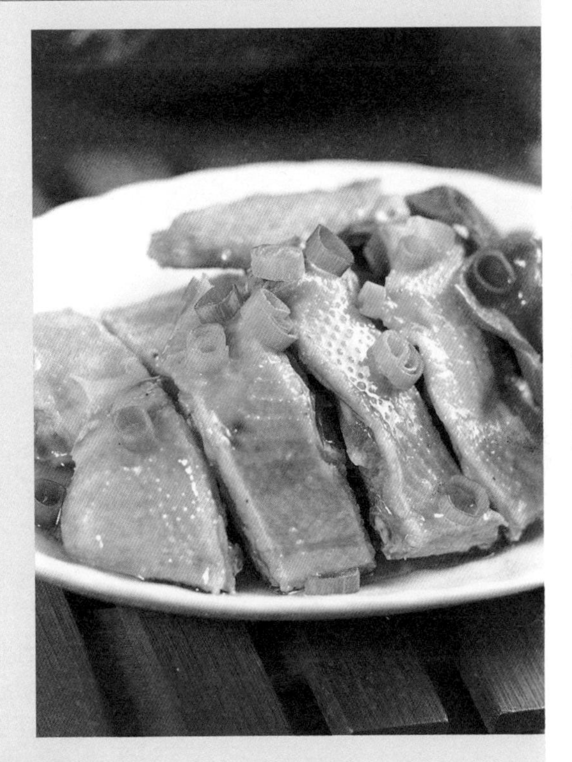

原料 乳鸽2只，料酒、盐、味精、清汤、葱末、姜末各适量。

做法

1. 将乳鸽洗净，入开水氽烫，捞出。
2. 乳鸽放入盘内，加葱末、姜末、料酒、盐、味精，上屉蒸至七成熟，取出，去骨头；将鸽肉放在汤碗内。
3. 将清汤倒入盛鸽肉的汤碗，加盖，上笼蒸至鸽肉熟烂，取出即可。

功效解读 鸽肉可补气虚、降血压和血脂，适合气血亏虚的高脂血症和高血压患者食用。此外，鸽子还能补益肝肾、益气补虚、提高性欲，因此也适合肾虚的高脂血症患者食用。

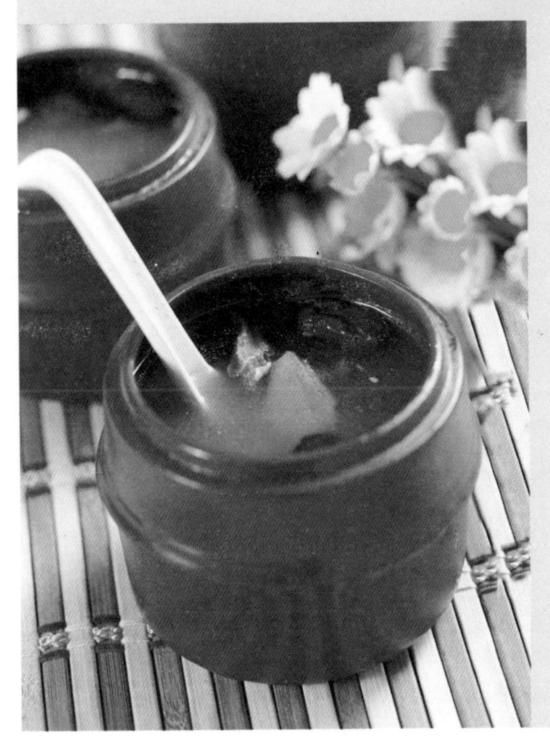

枸杞子老鸽汤

原料 老鸽1只，枸杞子10克，盐适量。

做法

1. 老鸽清理干净，入沸水氽烫。
2. 用冷水将老鸽冲凉，放入锅内，加适量水煮开。
3. 将枸杞子洗净放入锅中与鸽肉一起炖3～4个小时，加盐调味即可。

功效解读 鸽肉中的蛋白质含量极为丰富，而脂肪含量极低，是典型的高蛋白、低脂肪、低热量食物，对高血压、高脂血症、冠心病等症均有食疗作用。枸杞子具有补肝肾、明目、降压的功效，也适合肝肾亏虚、视物昏花患者食用。

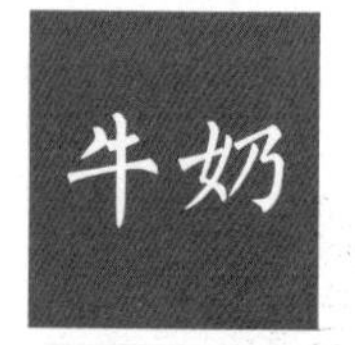

牛奶

滋补生津 增强免疫

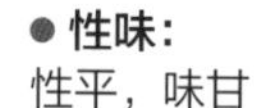

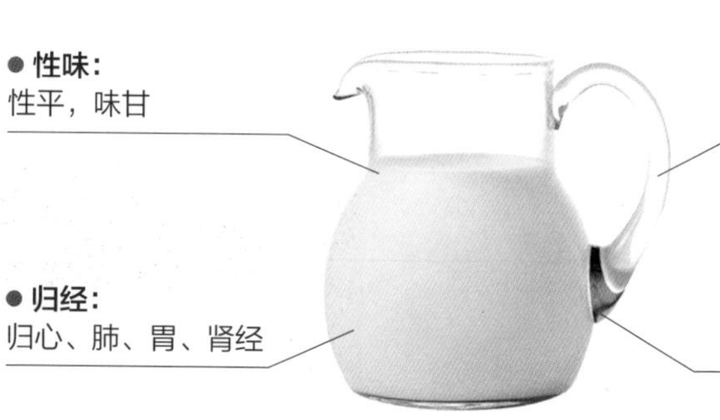

● 性味：
性平，味甘

● 归经：
归心、肺、胃、肾经

● 热量：
222 千焦 /100 克

● 适用量：
每日 300 毫升左右为宜

牛奶含有大量的钙，能为人体提供钙质，预防骨质疏松。牛奶中的一些成分有抑制胆固醇的作用，经常喝牛奶能够降低血压，并降低心脏病和脑卒中的发生概率。

食疗功效

牛奶具有补肺健脾、滋补生津、美白养颜、增强免疫的功效。牛奶中的碘、锌和卵磷脂能大大提高大脑的工作效率，牛奶还能增强心脏和神经的耐疲劳性。喝牛奶能促进睡眠安稳，泡牛奶浴可以改善失眠。常喝牛奶还能使皮肤白皙光滑，增强皮肤弹性。

食用建议

一般人群皆可食用牛奶，尤其适合消化道溃疡、病后体虚、黄疸、大便秘结、气血不足、营养不良等患者食用，高脂血症、糖尿病、肥胖以及心脑血管疾病的患者宜食用脱脂牛奶。肝硬化、泌尿系统结石、肾衰竭等患者不宜食用牛奶。

选购保存

新鲜牛奶应有鲜美的乳香味，以乳白色、无杂质、质地均匀为宜。牛奶买回来后应尽快放入冰箱冷藏，以低于 7℃为宜。

☺ 最佳搭配

牛奶 + 木瓜 = 降糖降压，美白养颜

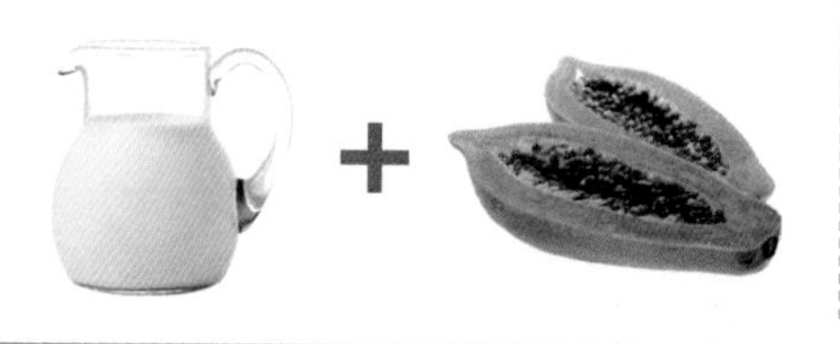

牛奶 + 火龙果 = 清热解毒，润肠通便

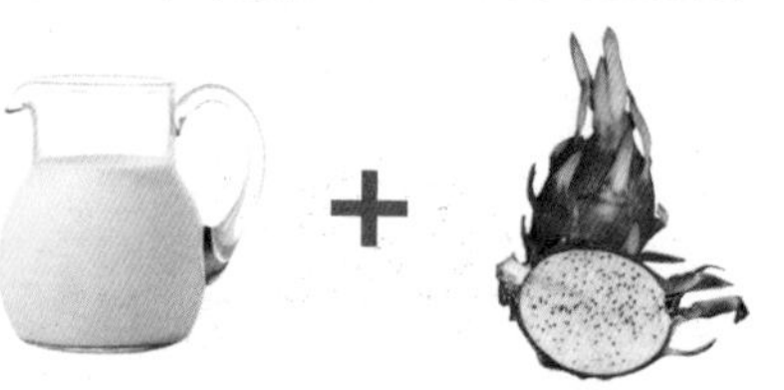

专家这样讲

牛奶的饮用宜忌

牛奶一般要温热饮用。饮用牛奶的最佳时间是晚上入睡前，此时饮用牛奶既可以促进睡眠，又会使牛奶的防病功效得到更好发挥。不要空腹喝牛奶。喝牛奶的同时还应吃些面包、糕点等，以延长牛奶在消化道中的停留时间，使其得到充分消化吸收。鲜奶要煮沸饮用，最好现煮现喝。

红豆牛奶汤

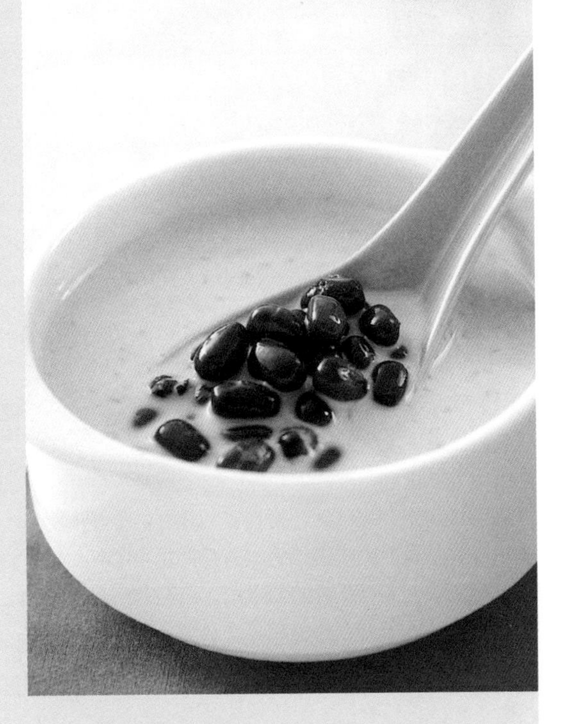

原料 牛奶 200 毫升，红豆 50 克，蜂蜜适量。

做法

1. 红豆洗净，泡水 8 个小时。
2. 红豆放入锅中，开中火煮约 30 分钟，再用小火焖煮约 30 分钟备用。
3. 将红豆、蜂蜜、牛奶放入碗中，搅拌均匀即可。

功效解读 牛奶中富含的镁元素和钙元素能保护心血管系统，可减少血液中的胆固醇含量，对高血压、高脂血症以及动脉硬化的患者都大有好处；红豆可利水消肿、降压降脂。

杏仁核桃牛奶饮

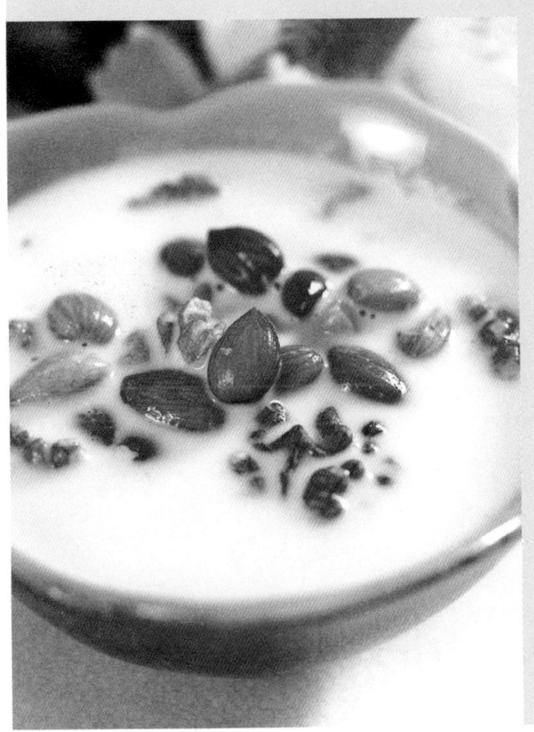

原料 牛奶 250 毫升，杏仁 35 克，核桃仁 30 克，白糖 3 克。

做法

1. 杏仁、核桃仁放入清水中洗净。
2. 将杏仁、核桃仁、牛奶放入炖锅内，加清水后将炖锅置火上烧沸。
3. 再用小火熬煮 25 分钟，加入白糖调味即可食用。

功效解读 杏仁和核桃仁富含多种不饱和脂肪酸，对高脂血症和高血压患者大有益处，还可润肺止咳、润肠通便、补脑益智，常食本品不仅能稳定血脂和血压，预防动脉硬化，还可预防阿尔茨海默病。

豆浆

滋阴润燥 强身健体

● **性味：**
性平，味甘

● **归经：**
归心、脾、肾经

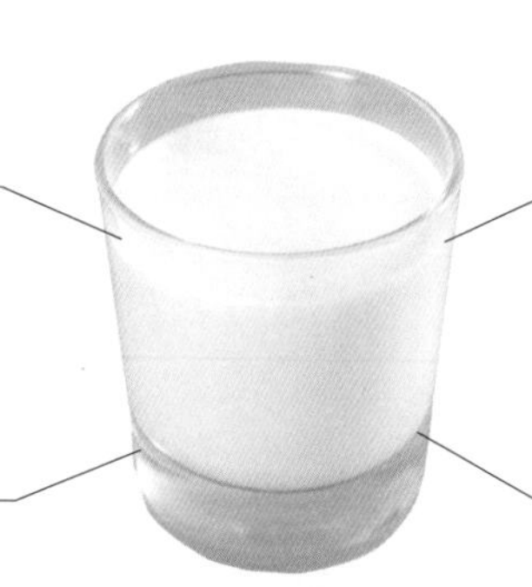

● **热量：**
66 千焦 /100 克

● **适用量：**
每日 300 毫升左右为宜

豆浆含有可有效降低人体胆固醇及抑制体内脂肪发生过氧化反应的大豆皂苷等物质，不含胆固醇，还含有人体所需的 8 种氨基酸、多种维生素和微量元素，可以降低血中胆固醇的水平。

食疗功效

豆浆具有滋阴润肠、降脂降糖、补虚强身、防病抗癌、增强免疫力等功效，常饮鲜豆浆对高血压、糖尿病、冠心病、慢性支气管炎、便秘、动脉硬化及骨质疏松等患者大有益处。中老年女性饮用豆浆，能调节内分泌系统，减轻并改善更年期症状，促进体态健美和防止衰老。豆浆还含有植物雌激素，可改善女性身体素质，延缓衰老，达到养颜美容的效果。青年女性常喝豆浆，能减少面部青春痘、暗疮的发生，使皮肤白皙润泽。

食用建议

一般人均可食用豆浆，尤其适合中老年体质虚弱者，营养不良、高血压、高脂血症、糖尿病、骨质疏松症等患者食用。胃寒、腹泻、腹胀、慢性肠炎等患者要慎食。

选购保存

好豆浆应有股浓浓的豆香味，浓度高，略凉时表面有一层油皮，口感爽滑。豆浆不能放在保温瓶里存放，否则会滋生细菌，使豆浆里的蛋白质变质，影响人体健康。

☺ 最佳搭配

豆浆 + 花生 = 润肤美白，降压降脂

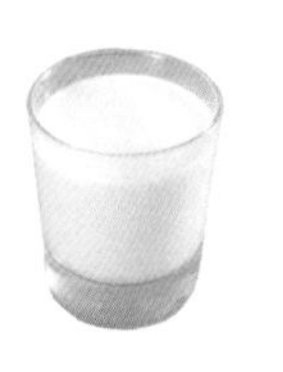 + 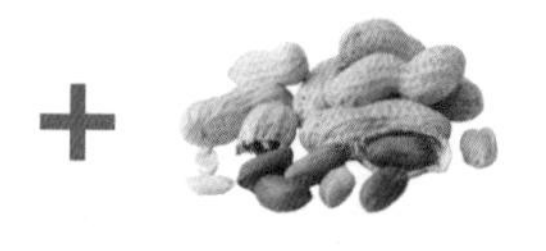

豆浆 + 黑芝麻 = 养颜润肤，滋肾乌发

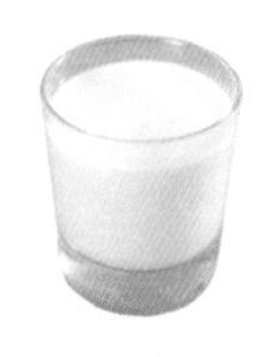 + 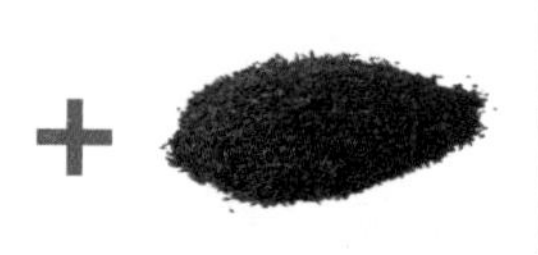

专家这样讲

豆浆的饮用宜忌

不要用豆浆代替牛奶喂婴儿，因为它的营养不足以满足婴儿生长的需要。有些药物，如抗生素药物，会破坏豆浆里的营养成分，所以豆浆不能与药物同饮。

百合黄豆粳米豆浆

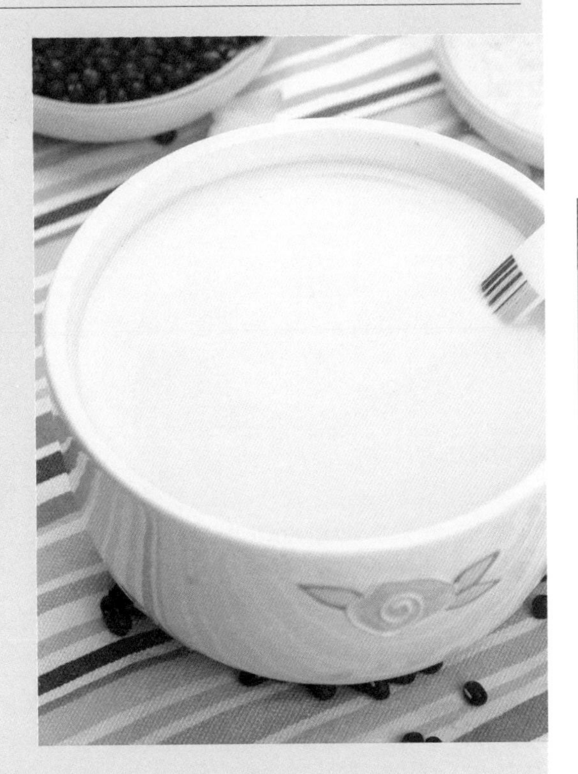

原料 黄豆、粳米各30克，百合25克，冰糖5克。

做法

1. 黄豆用清水泡软，捞出洗净；粳米淘洗干净浸泡1个小时；百合洗净。
2. 将黄豆、粳米和百合放入豆浆机中，添水搅打成豆浆并煮沸。
3. 滤出豆浆，加入冰糖拌匀即可。

功效解读 本品具有滋阴润肺、养心安神、利尿消肿、降脂瘦身等功效，适合肺虚咳嗽、失眠多梦、小便涩痛、高脂血症、肥胖等患者饮用。

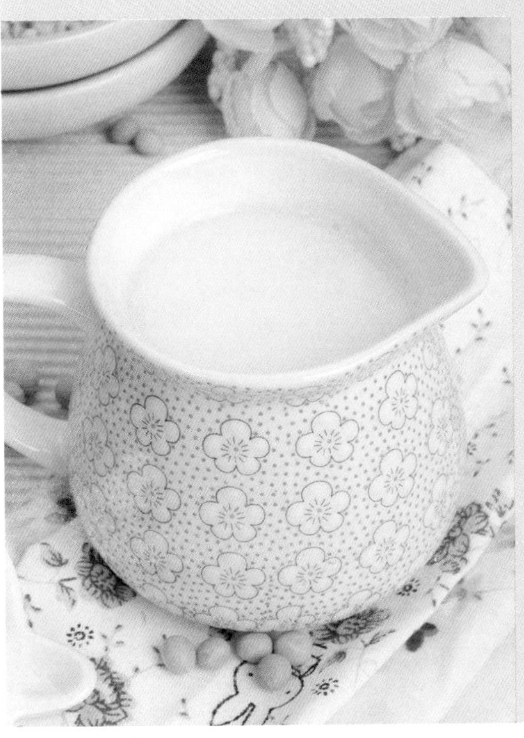

荞麦粳米豆浆

原料 黄豆250克，粳米、荞麦各25克。

做法

1. 黄豆泡软，捞出洗净，用清水浸泡4个小时；粳米、荞麦淘洗干净，用清水浸泡2个小时。
2. 将泡好的黄豆、粳米和荞麦放入豆浆机中，加水至上下水位线之间，开始打豆浆。
3. 待豆浆打好后，滤出豆渣即可。

功效解读 本品具有益胃健脾、降低血脂的功效，适合脾胃虚弱、食少腹胀者以及高脂血症患者饮用。

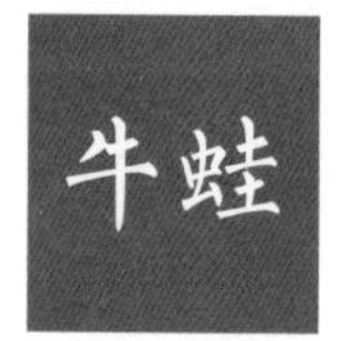

牛蛙

补肾利尿 滋阴解毒

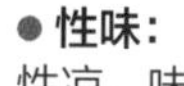

● **性味：**
性凉，味甘

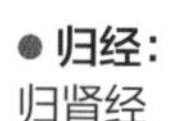

● **归经：**
归肾经

● **热量：**
383 千焦 /100 克

● **适用量：**
每日 100 克左右为宜

牛蛙属于高蛋白、低脂肪、低胆固醇、低热量的食物，且富含钙、钾元素，可降低胆固醇含量，保护心血管，是高脂血症、心血管疾病患者理想的肉类食物。

食疗功效

牛蛙具有滋阴解毒、消肿止痛、补肾利尿的功效。适用于精力不足、低蛋白血症和各种阴虚症状。牛蛙还具有防癌抗癌的作用，能预防胃肠疾病癌变。

食用建议

牛蛙适宜身体虚弱、营养不良、气血不足、精力不足、盗汗不止、虚劳咳嗽、肝硬化腹水、体虚水肿、低蛋白血症、高血压、高脂血症、动脉硬化、冠心病、糖尿病、神经衰弱患者食用。脾虚腹泻、外感初起咳嗽患者不宜食用牛蛙。

选购保存

选购牛蛙时，首先要看牛蛙是否活泼，个头要大，身上无伤不溃烂，拿起来后腿挣扎有力的一般是好的，以皮紧肉实者为佳。牛蛙宜保存于阴凉、通风、潮湿处，这样可使其存活较久。牛蛙肉宜冷冻贮藏。

☺ 最佳搭配

牛蛙 + 青椒 = 促进食欲

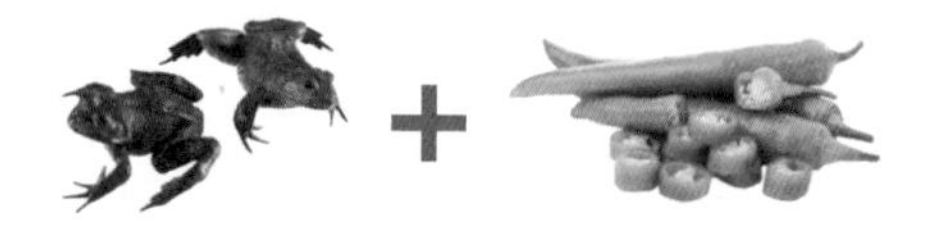

牛蛙 + 冬瓜 = 利尿，祛湿

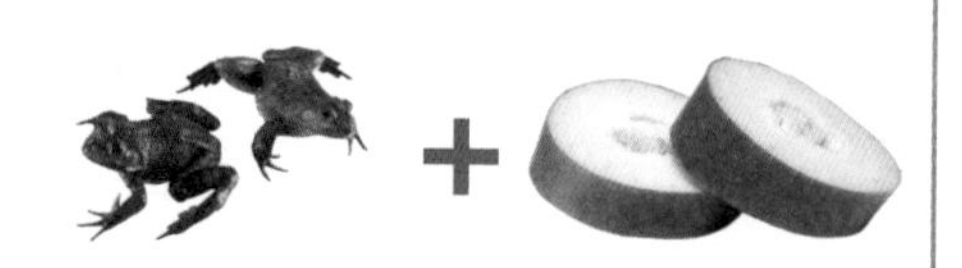

专家这样讲

怎样食用牛蛙才科学

牛蛙肉质较细嫩，烹饪时间不宜过长，否则会影响口感。牛蛙肉不可过多食用，否则可能染上寄生虫病，而寄生虫一旦侵入眼球，会引起各种炎症，导致角膜溃疡、视力下降，严重者会导致双目失明。

柴胡莲子牛蛙汤

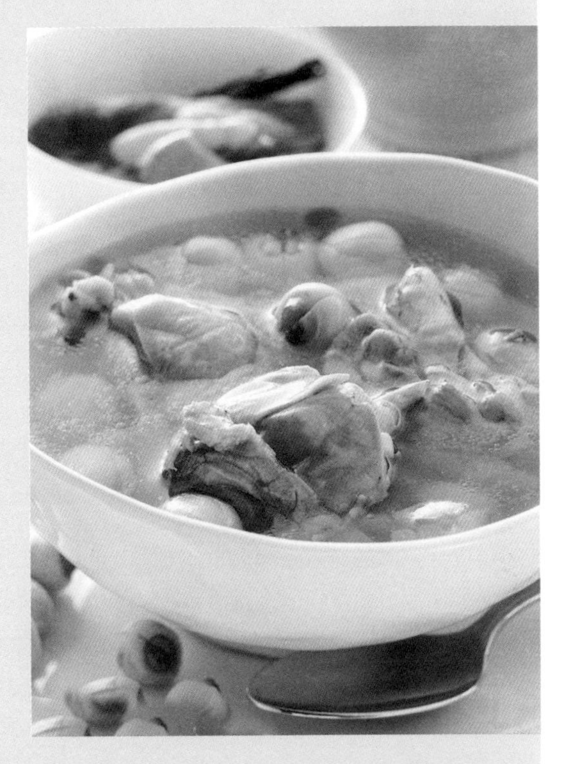

原料 牛蛙3只，莲子150克，人参片、黄芪、茯苓、柴胡各10克，黄芩、地骨皮、麦冬、车前子、甘草各5克，棉布袋1个，盐适量。

做法

1. 将除莲子外的中药材略洗，装入棉布袋，扎紧。
2. 莲子洗净，与棉布袋一起放入锅中，加1200毫升水，大火煮开，再转用小火煮30分钟。
3. 牛蛙清理干净，剁块，放入汤内煮沸，捞弃棉布袋，加盐调味即可。

功效解读 人参、黄芪、柴胡、茯苓可补气、健脾；黄芩、地骨皮、麦冬可清热、滋阴；牛蛙具有利水消肿、益气补虚等功效。

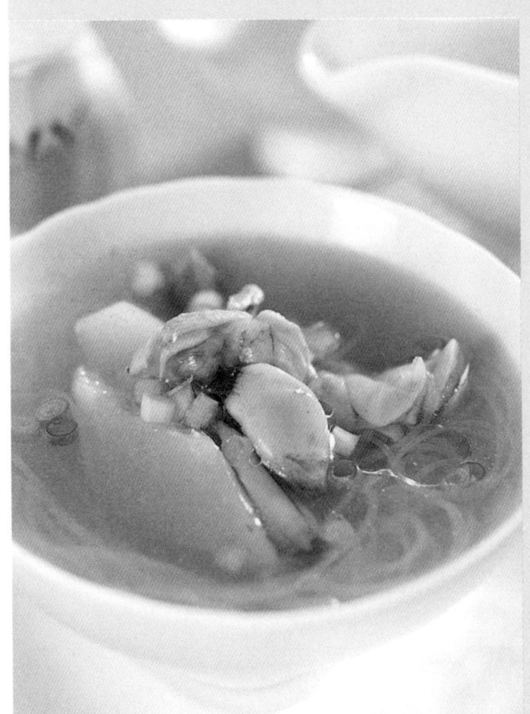

木瓜粉丝牛蛙汤

原料 木瓜450克，牛蛙400克，粉丝50克，姜丝5克，淀粉3克，味精1克，盐、白糖各5克，食用油适量，葱花少许。

做法

1. 木瓜去皮洗净，切成块状；粉丝泡发洗净；牛蛙处理干净，斩块备用。
2. 牛蛙用食用油、姜丝、淀粉、白糖、味精腌30分钟。
3. 将清水800毫升放入瓦煲内，煮沸后放入粉丝、木瓜，滚至木瓜熟后，放入牛蛙，慢火滚熟，加盐调味，撒葱花即成。

功效解读 木瓜含有类黄酮物质，可降低血中胆固醇和血脂；牛蛙低脂肪、低热量、高蛋白质，还富含多种对心脑血管有益的营养成分。

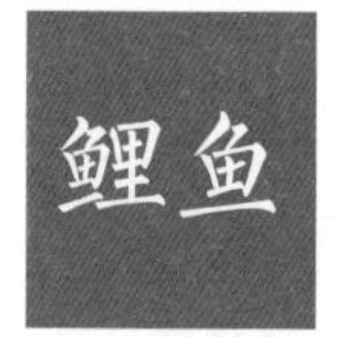

鲤鱼

利水通乳
健脾养胃

● 性味：
性平，味甘
● 归经：
归脾、肾、肺经
● 热量：
449 千焦 /100 克
● 适用量：
每日 100 克左右为宜

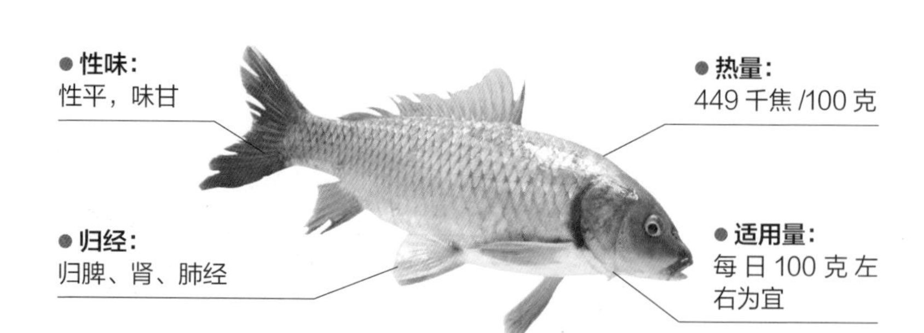

鲤鱼脂肪含量不高，以液体形式存在，且大部分是不饱和脂肪酸，不饱和脂肪酸有助于降低血液胆固醇，预防动脉粥样硬化，从而起到防治心脑血管疾病的作用，尤适合中老年人及肥胖人群食用。

食疗功效

鲤鱼有健脾养胃、利水消肿、通乳、清热解毒的功效，可用来辅助治疗各种水肿、腹胀、少尿、黄疸、孕妇胎动不安、乳汁不通等症。常食鲤鱼还可以预防冠心病、延缓衰老。鲤鱼还能够调节人体内分泌代谢，对糖尿病有一定的辅助治疗作用。

食用建议

食欲低下、情绪低落、胎动不安者，心源性水肿、营养不良性水肿、脚气水肿、女性妊娠水肿、肾炎水肿、黄疸肝炎、肝硬化腹水等病症患者可经常食用鲤鱼。红斑狼疮、痈疽疔疮、荨麻疹、支气管哮喘、小儿腮腺炎、血栓闭塞性脉管炎、恶性肿瘤、淋巴结核、皮肤湿疹等病症患者不宜食用鲤鱼。

选购保存

最好的鲤鱼游在水的下层，呼吸时鳃盖起伏均匀。在鲤鱼的鼻孔滴一两滴白酒，把鱼放在通气的篮子里，盖一层湿布，能使鱼活 2 ~ 3 天。

☺ 最佳搭配

鲤鱼 + 冬瓜 = 利尿消肿

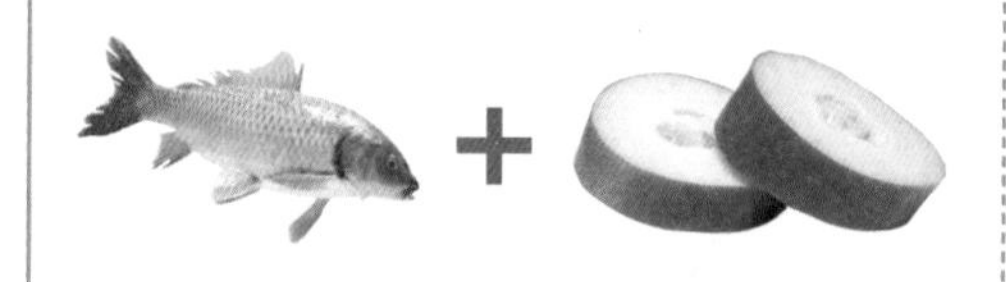

鲤鱼 + 黑豆 = 利水消肿

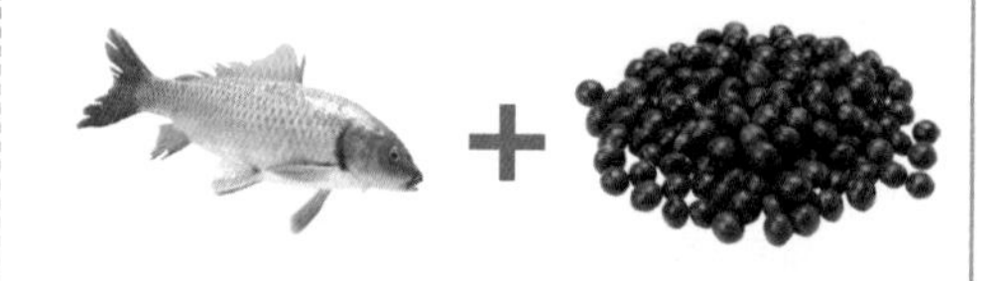

专家这样讲

食用鲤鱼的注意事项

鲤鱼的胆汁有毒，生食或熟食都会引起中毒，从而出现胃肠症状、脑水肿、中毒性休克等症状，严重者还可导致死亡。鲤鱼脊上两筋及黑血不可食用。服用中药天门冬时不宜食用鲤鱼。不宜食用反复加热或反复冻藏加温的鲤鱼。不宜食用烧焦鱼肉。男性以吃雄性鲤鱼为宜。

冬瓜鲤鱼汤

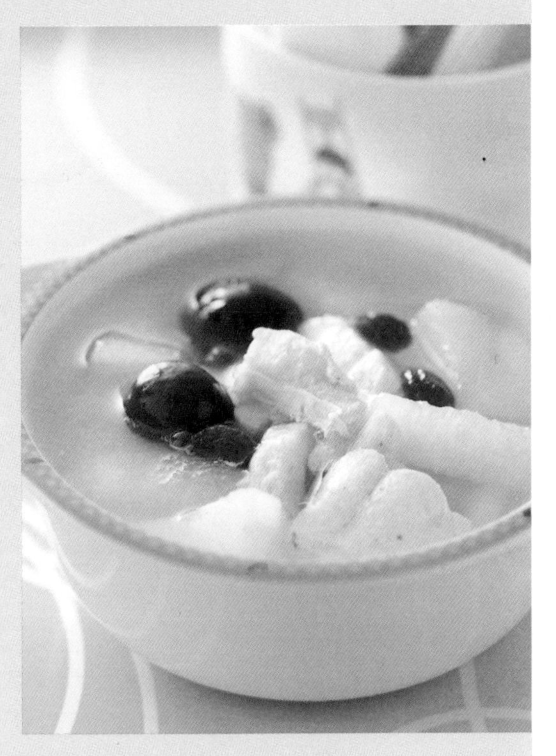

原料 鲤鱼450克，冬瓜200克，红枣30克，茯苓25克，枸杞子15克，盐、姜片各适量。

做法

1. 将茯苓、红枣、枸杞子洗净，茯苓压碎用棉布袋包起，一起放入锅中。
2. 鲤鱼洗净，取鱼肉切片，鱼骨切小块后用棉布袋包起备用。
3. 冬瓜去皮洗净，切块状，和姜片、鱼骨包一起放入锅中，加入适量水，用小火煮至冬瓜熟透，放入鱼片，转大火煮滚，加盐调味，再挑出药材包和鱼骨包即可。

功效解读 本品具有健脾化湿、益气补虚、利尿消肿、降脂减肥等功效，可辅助治疗高脂血症、高血压、肥胖、水肿等。

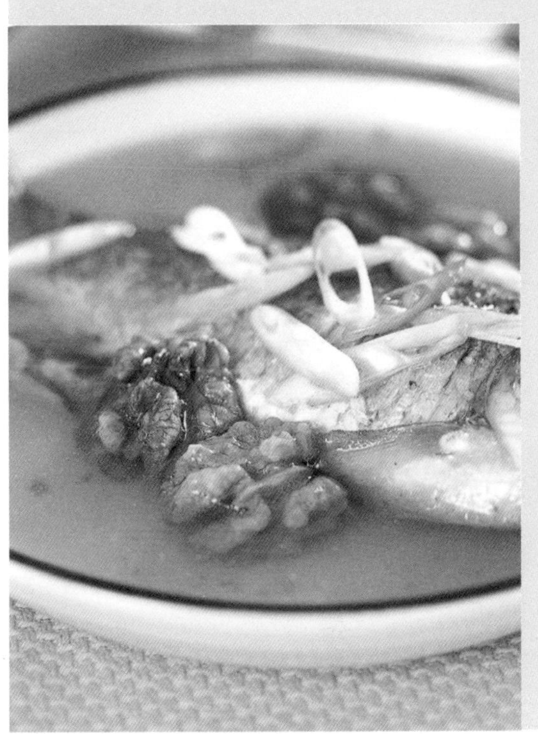

核桃炖鲤鱼

原料 鲤鱼500克，核桃仁350克，姜片、葱段、酱油、味精、食用油各适量。

做法

1. 鲤鱼杀好洗净，煎锅放油烧至七成热，放入鲤鱼煎成金黄色，捞起沥油。
2. 将核桃仁下锅炒约2分钟。
3. 另一锅内加清水，水沸时放入鲤鱼和核桃仁以小火慢炖，熟后加入姜片、酱油、味精调味，撒上葱段，即可起锅。

功效解读 核桃中所含不饱和脂肪酸能降低胆固醇、稳定血压，软化血管；鲤鱼中所含不饱和脂肪酸也能很好地降低胆固醇和血脂，预防动脉硬化，故常食本品对高血压、高脂血症、动脉硬化等患者大有益处。

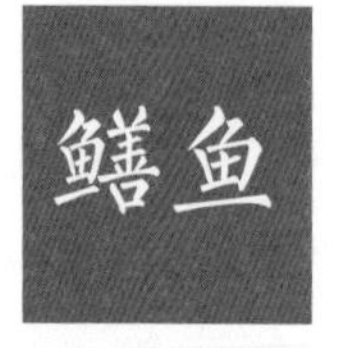

鳝鱼

温中益气
解毒祛湿

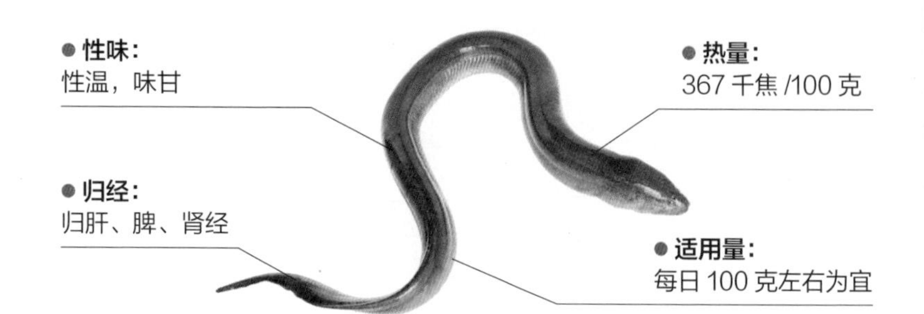

鳝鱼中含有十分丰富的不饱和脂肪酸，不饱和脂肪酸能降低血液胆固醇，预防动脉粥样硬化，从而起到防治心脑血管疾病的作用，适合高脂血症患者及中老年人食用。

食疗功效

鳝鱼具有补气养血、解毒、祛风湿、强筋骨、温中壮阳等功效，对降低血液中胆固醇的浓度，预防因动脉硬化而引起的心脑血管疾病有显著的食疗作用，还可用于辅助治疗面部神经麻痹、中耳炎、乳房肿痛等病症。

食用建议

身体虚弱、气血不足、风湿痹痛、四肢酸痛、高脂血症、冠心病、动脉硬化、糖尿病患者宜常吃鳝鱼。瘙痒性皮肤病、痼疾宿病、支气管哮喘、淋巴结核、癌症、红斑狼疮等患者不宜吃鳝鱼。

选购保存

鳝鱼头粗尾细，圆而细长，色泽黄褐，腹部灰白，头大、口大、唇厚、眼小，体滑。以 4 ~ 5 月份的最好。鳝鱼要挑选大而肥的、体色为灰黄色的活鳝。鳝鱼最好现杀现烹，不要吃死鳝鱼，特别是不宜食用死过半天以上的鳝鱼。如果需要存放一两天时，可以买几条泥鳅跟鳝鱼一起放在盆里，这样可以保持鳝鱼鲜活的品质。

☺ 最佳搭配

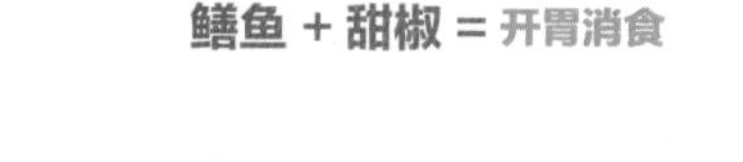

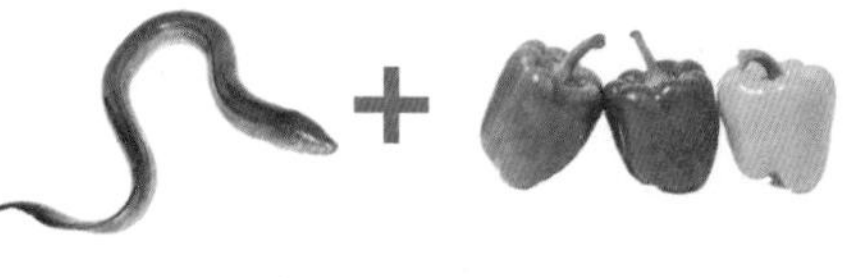

鳝鱼 + 苹果 = 治疗腹泻

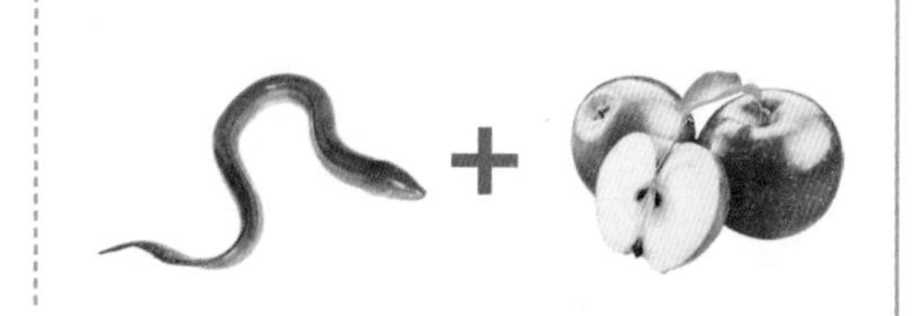

专家这样讲

食用鳝鱼的注意事项

由于鳝鱼含有组织胺，死后会产生有害物质，不能烹调食用，最好是食用鲜活的鳝鱼，已死半天以上的鳝鱼不宜食用。购买鳝鱼时，最好现宰现用。鳝鱼虽好，也不宜食之过量，否则不仅不易消化，而且还可能引发宿疾。

山药鸡内金鳝鱼汤

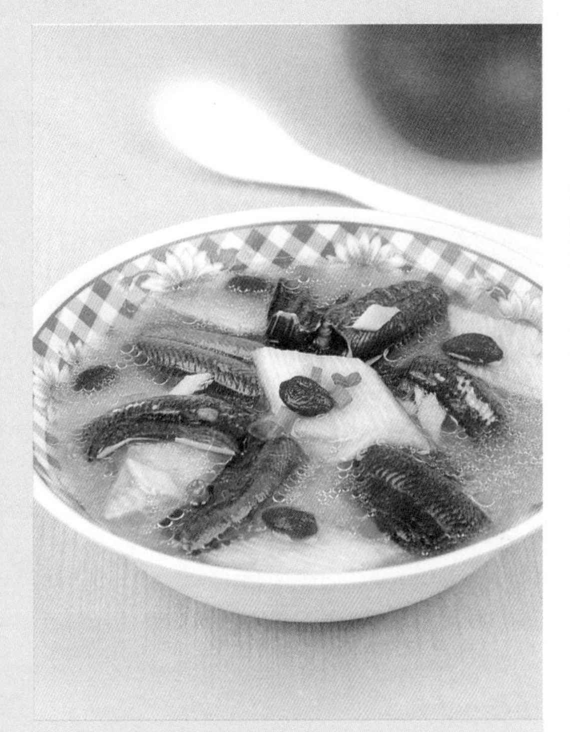

原料 山药150克，鸡内金粉10克，鳝鱼100克，生姜3片，枸杞子、盐、葱花各适量。

做法

1. 枸杞子、山药洗净；生姜洗净。
2. 鳝鱼处理干净，入开水锅内稍煮，捞起，过冷水，刮去黏液，切成长段。
3. 将除盐和葱花外的所有原料放砂煲内，加水煮沸，改小火煲2个小时，加盐调味，撒上葱花即可。

功效解读 鳝鱼对降低血液中胆固醇的浓度，预防因高脂血症引起的动脉硬化等心血管疾病有显著的食疗作用。

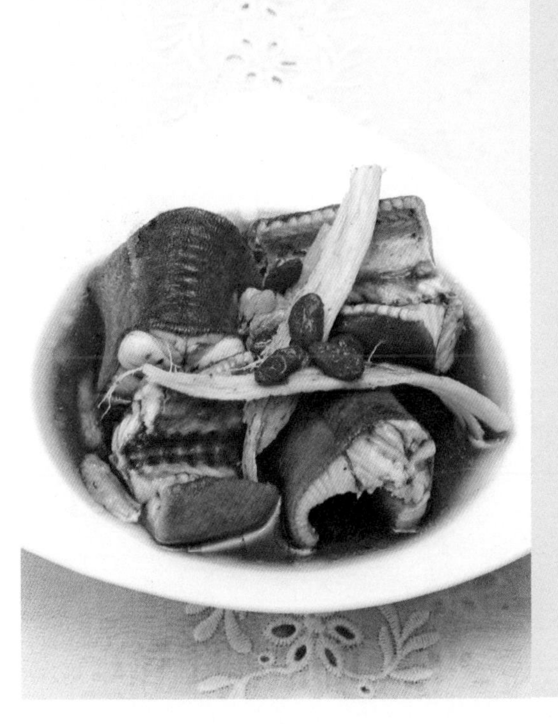

枸杞子黄芪蒸鳝鱼

原料 鳝鱼350克，黄芪8克，麦冬10克，姜5克，盐、枸杞子、老抽、胡椒粉各适量。

做法

1. 鳝鱼洗净，去头、骨，斩段；黄芪、麦冬洗净；枸杞子洗净泡发；姜洗净切片。
2. 鳝鱼用盐、老抽腌渍5分钟，去腥。
3. 将所有原料拌匀，入锅蒸熟即可。

功效解读 鳝鱼中含有丰富的不饱和脂肪酸，有降低胆固醇和甘油三酯的作用。

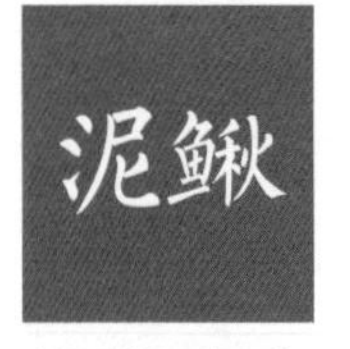

泥鳅

抗菌消炎
补中益气

● 性味：
性平，味甘
● 热量：
395 千焦 /100 克
● 归经：
归脾、肝经
● 适用量：
每日 100 克左右为宜

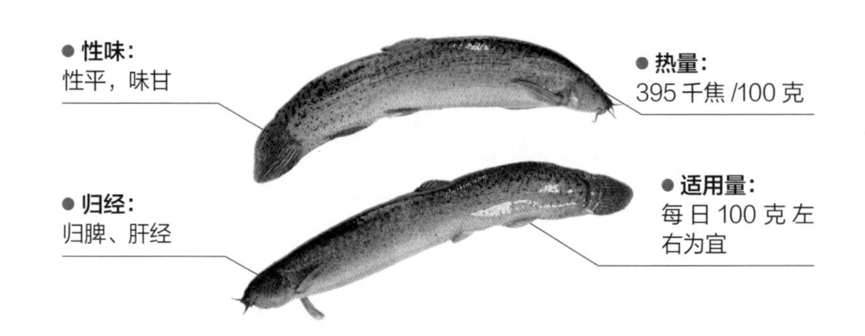

泥鳅富含优质蛋白，脂肪和胆固醇含量均极少，而且含一种类似廿碳戊烯酸的不饱和脂肪酸，不饱和脂肪酸能降低血液胆固醇，预防动脉粥样硬化，从而起到防治心脑血管疾病的作用。

食疗功效

泥鳅具有暖脾胃、祛湿、疗痣、壮阳、止虚汗、补中益气、强精补血之功效，是治疗急慢性肝病、阳痿、痔疮等症的辅助佳品。此外，泥鳅皮肤中分泌的黏液即所谓的“泥鳅滑液”，有较好的抗菌、消炎作用，对小便不通、热淋便血、痈肿、中耳炎有很好的食疗作用。

食用建议

一般人均可食用，尤其适合老年人、身体虚弱、脾胃虚寒、营养不良、体虚盗汗以及癌症、心血管疾病、急性黄疸型肝炎、阳痿、痔疮等病症患者。因泥鳅含有丰富的嘌呤成分，所以痛风患者不宜食用。

选购保存

选择鲜活、无异味的泥鳅。把活泥鳅用清水漂一下，捞起放进一个不漏气的塑料袋里（袋内先装点水），将袋口用橡皮筋或细绳扎紧，放进冰箱的冷冻室里冷冻。

☺ 最佳搭配

泥鳅 + 豆腐 = 增强免疫力

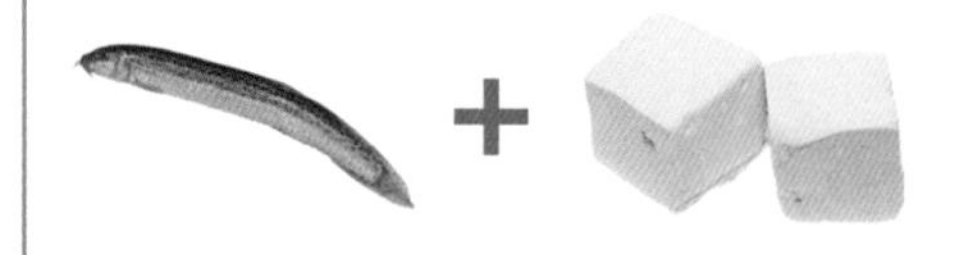

泥鳅 + 黑木耳 = 补气养血，健体强身

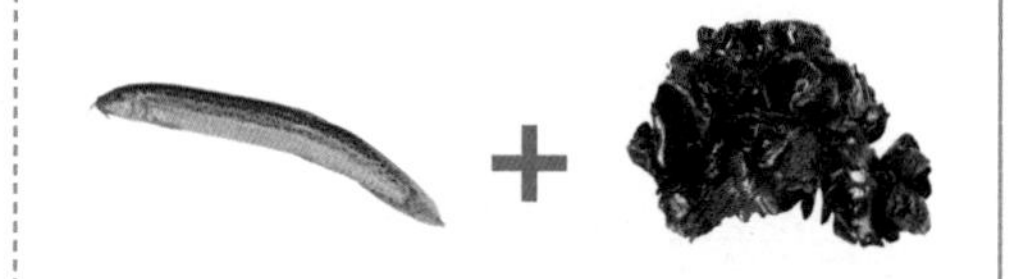

专家这样讲

泥鳅的烹饪与食用

烹制冰冻保存的泥鳅，可先将其取出放进一盆干净冷水里（不能用热水），待冰块融化后，泥鳅很快复活，制作后鲜香味美。泥鳅吃法多样，可煮可烧，可炖可炒。

沙参泥鳅汤

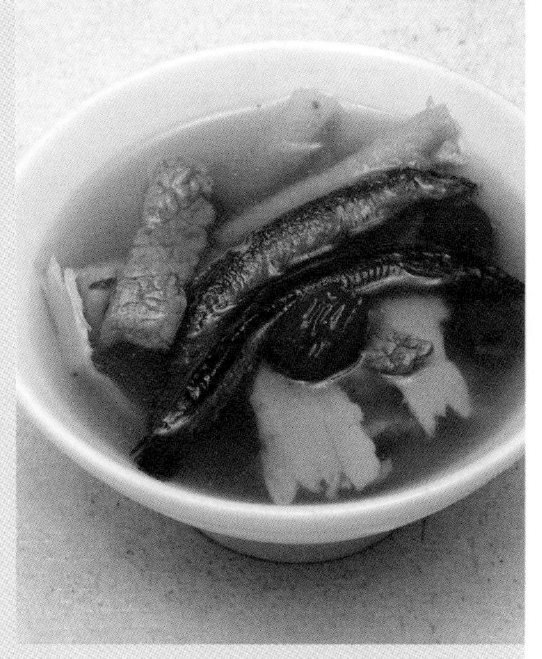

原料 泥鳅250克，猪瘦肉100克，沙参20克，北芪10克，红枣3颗，盐、食用油各适量。

做法

1. 泥鳅焯烫，洗净黏液，切段；猪瘦肉洗净切片。
2. 油锅烧热，放入泥鳅煎至金黄色，捞起。
3. 将沙参、北芪分别洗净；红枣泡发备用。
4. 瓦煲内入水，煮沸后加入盐除外的所有原料，大火煲滚，改小火煲2个小时，加盐调味即可。

功效解读 泥鳅富含不饱和脂肪酸，能够降低血液中的胆固醇含量，预防动脉粥样硬化。

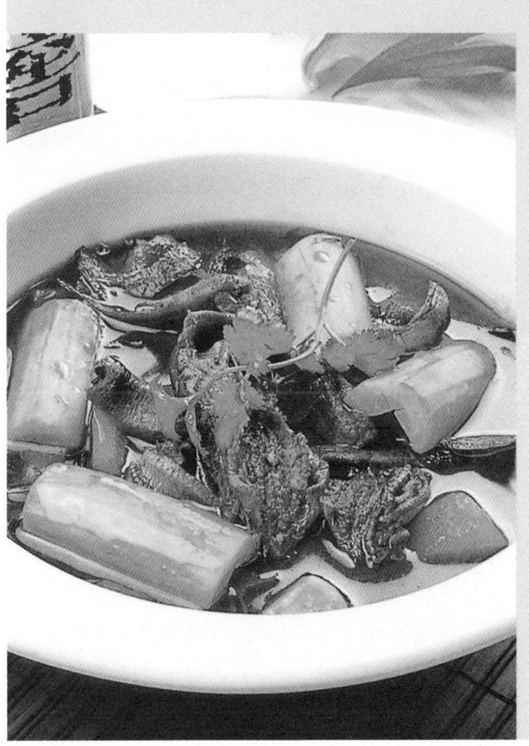

老黄瓜炖泥鳅

原料 泥鳅400克，老黄瓜100克，酱油15毫升，醋10毫升，盐3克，香菜少许，食用油适量。

做法

1. 泥鳅处理干净，切段；老黄瓜洗净，去皮，切块；香菜洗净。
2. 锅内注油烧热，放入泥鳅翻炒至变色，注入适量水，并放入黄瓜焖煮。
3. 煮至熟后，加入盐、醋、酱油调味，撒上香菜即可。

功效解读 黄瓜低热量、低脂肪，其所含的维生素P和钾有保护心血管的作用；泥鳅有良好的降脂降压作用，还能健脾胃、利小便、疗痔疮。

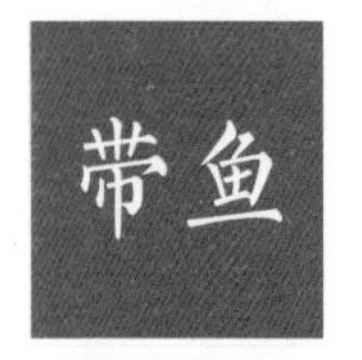

保护血管
降胆固醇

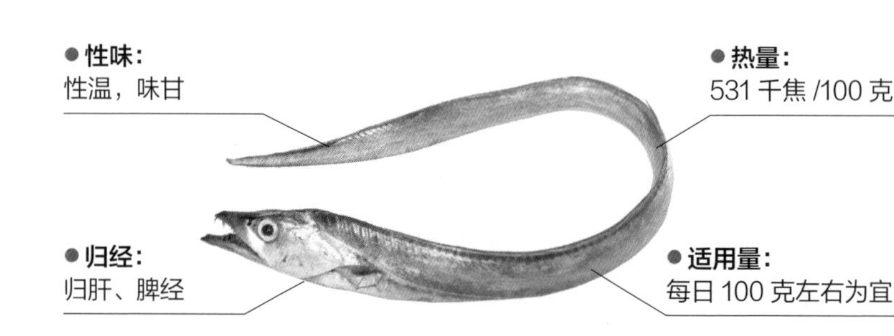

带鱼的脂肪含量高于一般鱼类，且多为不饱和脂肪酸，这种脂肪酸的碳链较长，具有降低胆固醇的作用。

食疗功效

带鱼全身的鳞和银白色油脂层中还含有一种抗癌成分 6－硫代鸟嘌呤，对辅助治疗白血病、胃癌等有益；带鱼含有丰富的镁元素，对心血管系统有很好的保护作用，可预防高血压、心肌梗死等心血管疾病。

食用建议

老人、儿童、孕产妇宜常食带鱼；气短乏力、久病体虚、血虚头晕、营养不良、皮肤干燥者及高脂血症患者宜常食带鱼。有疥疮、湿疹等皮肤病及有皮肤过敏、癌症、红斑狼疮、痈疖疔毒、淋巴结核、支气管哮喘等病症者，肥胖者应忌食带鱼。

选购保存

新鲜带鱼为银灰色，有光泽；将带鱼清洗干净，擦干，剁成大块，抹上一些盐和料酒，再放到冰箱冷冻。

☺ 最佳搭配

带鱼 ＋ 苦瓜 ＝保护肝脏，补气养血

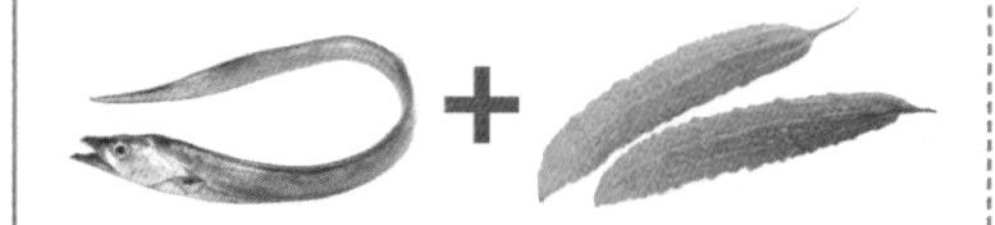

带鱼 ＋ 木瓜 ＝预防心血管疾病

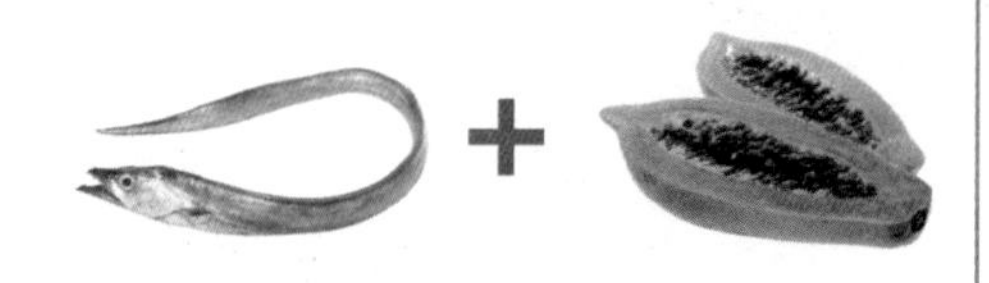

专家这样讲

补充大脑营养可多食带鱼

带鱼中的 DHA 和 EPA 含量较高，其中 DHA 是大脑所需的营养物质，对提高记忆力和思考能力十分重要。EPA 则俗称“血管清道夫”，对降低血脂很有帮助。另外，带鱼还含有丰富的卵磷脂，使其较一般的淡水鱼补脑作用更显著。

带鱼萝卜圆白菜粥

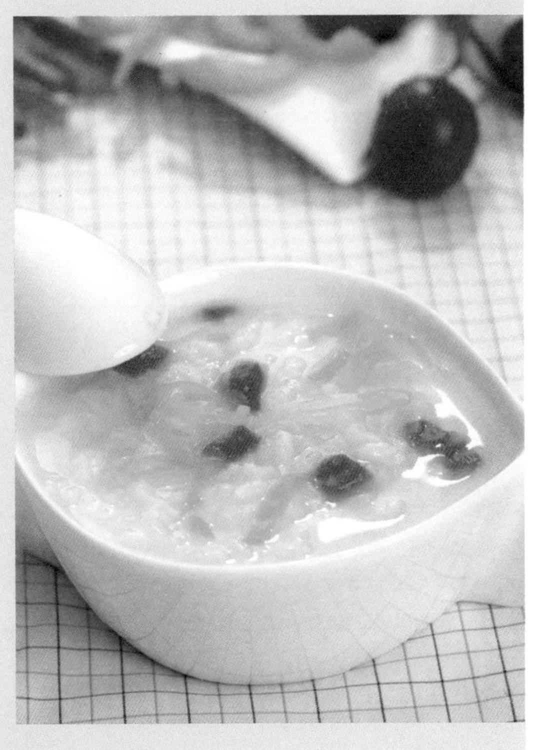

原料 带鱼、胡萝卜、圆白菜各20克，酸奶10毫升，大米50克，盐3克。

做法

1. 带鱼蒸熟后，剔除鱼刺，捣成鱼泥。
2. 大米泡发洗净；胡萝卜去皮洗净，切小块；圆白菜洗净，切丝。
3. 锅置火上，注入清水，放入大米，用大火熬煮，待水开后，转小火，下鱼泥。
4. 待米粒绽开后，放入圆白菜、胡萝卜，调入酸奶，用小火煮至粥成，加盐调味即可。

功效解读 用带鱼、胡萝卜、圆白菜、酸奶、大米混合熬煮的粥，营养十分丰富，其富含优质蛋白质、不饱和脂肪酸、钙、磷、镁及多种维生素，有调节血脂、滋补强壮、和中开胃的功效。

带鱼萝卜木瓜粥

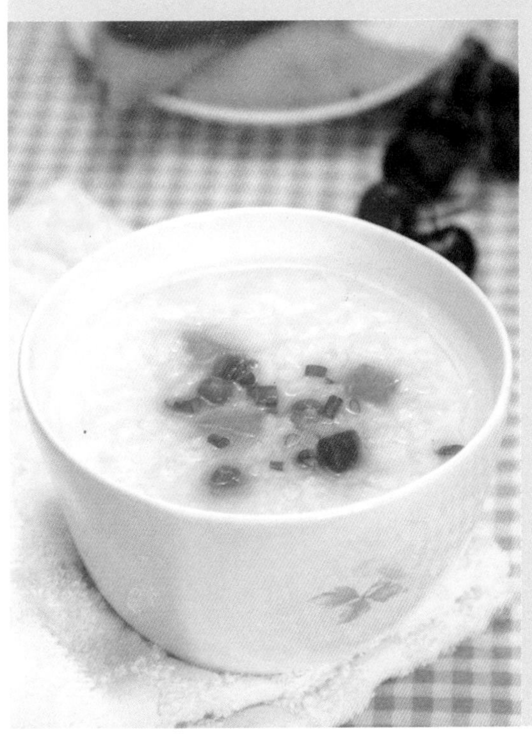

原料 带鱼20克，木瓜30克，胡萝卜10克，大米50克，盐3克，葱花10克。

做法

1. 带鱼蒸熟后，剔除鱼刺，捣成鱼泥。
2. 大米泡发洗净；木瓜去皮洗净，切小块；胡萝卜去皮洗净，切小块。
3. 锅置火上，注水烧开后，放入大米，大火煮至水开后，将鱼泥、木瓜和胡萝卜入锅。
4. 煮至粥浓稠时，加入盐调味，撒上葱花。

功效解读 带鱼含有较丰富的钙、磷及多种维生素，可为大脑提供丰富的营养成分。木瓜中含有的木瓜蛋白酶有助于促进消化和吸收，有健脾消食的功效。

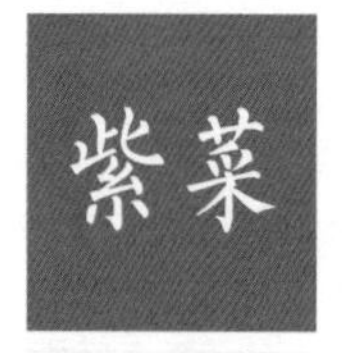

紫菜

软坚散结 清热化痰

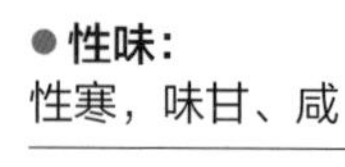

● **性味：**
性寒，味甘、咸

● **归经：**
归肺经

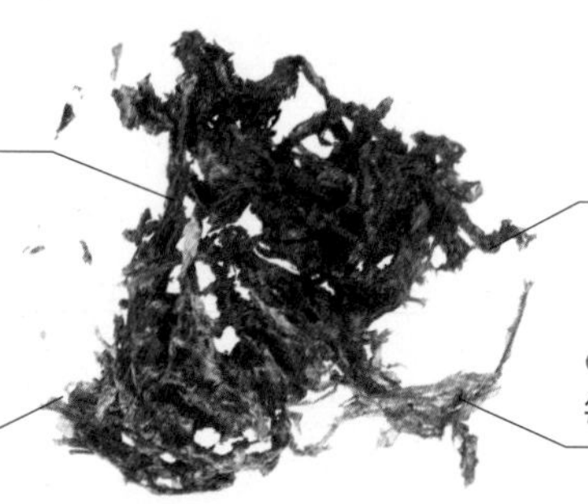

● **热量：**
1030 千焦 /100 克（干品）

● **适用量：**
每日 15 克左右为宜

紫菜中的镁元素含量比其他食物都多，能够有效降低血清胆固醇的含量。紫菜含有的牛磺酸成分能够降低对人体有害的低密度胆固醇，从而预防高脂血症。

食疗功效

紫菜不含胆固醇，且脂肪含量很低，尤其适合中老年人食用。紫菜含有丰富的甘露醇，有利水消肿的作用，有利于保护肝脏。紫菜还富含碘，可以预防缺碘性甲状腺肿大，又可使头发润泽。紫菜中含丰富的钙、铁元素，不仅是治疗女性、儿童贫血的优良食物，而且对儿童、老年人的骨骼、牙齿有保健作用。紫菜有软坚散结、清热化痰的功效。

食用建议

缺碘性甲状腺肿大、贫血、高血压、胃溃疡、高脂血症、淋巴结核、淋病、头皮屑增多等患者可经常食用紫菜。甲状腺功能亢进患者则不宜食用紫菜。

选购保存

以色泽紫红、表面光滑、无泥沙杂质、有紫菜特有的清香、干燥的紫菜为佳。装入黑色塑料袋中，存放于干燥、通风、避光处即可。

最佳搭配

紫菜 + 猪瘦肉 = 化痰软坚，滋阴润燥

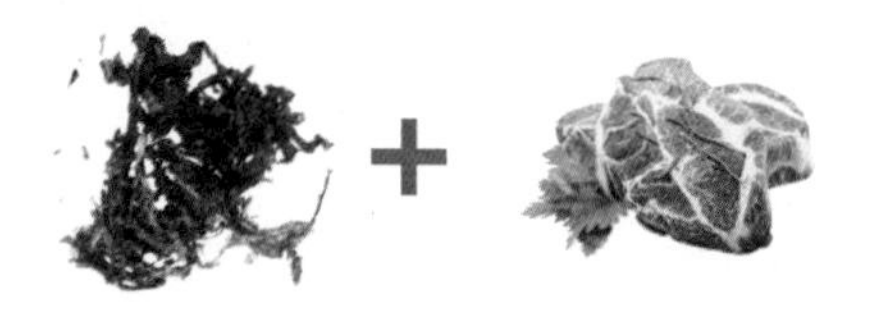

紫菜 + 鸡蛋 = 可补充维生素 B_{12} 和钙质

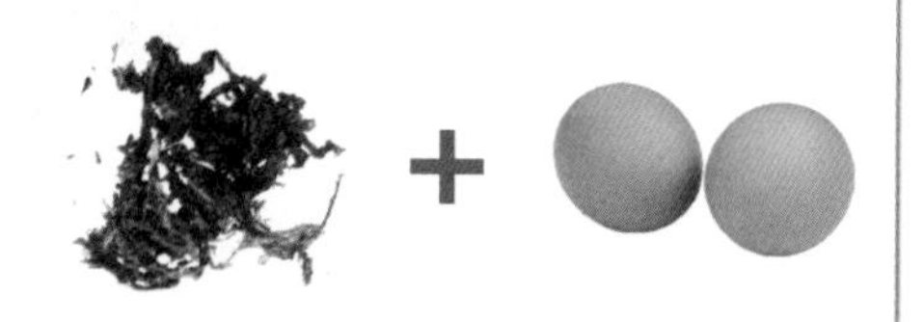

专家这样讲

紫菜的烹饪方法

紫菜质嫩味鲜，适于做汤。紫菜做汤，先将水烧沸，下配料或调料，最后才撒入紫菜并立即起锅，以免紫菜烧煮时间过长后损失营养。为清除污染物，使用前应用清水泡发，并换 1 ~ 2 次水。若紫菜在凉水中浸泡后呈蓝紫色，说明曾被有毒物质污染，不可食用。

茭白紫菜粥

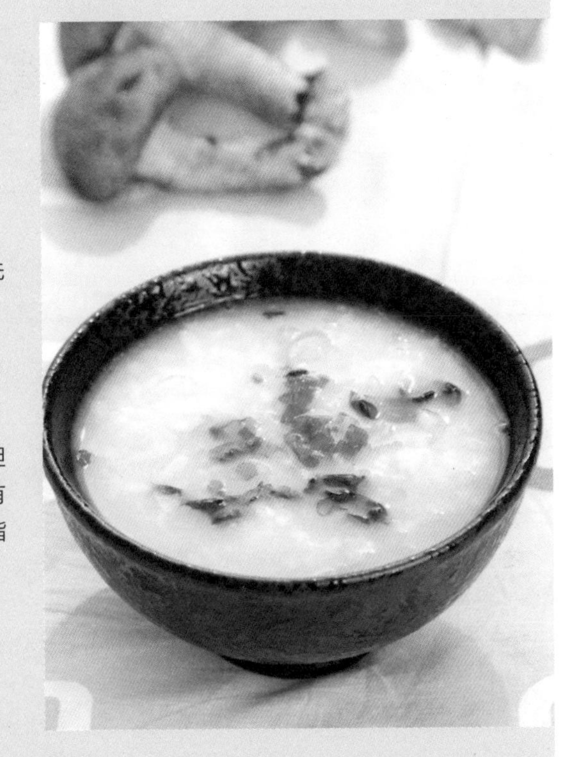

原料 大米100克，茭白、紫菜各15克，盐3克，五香粉3克，香油5毫升，葱、姜末各少许。

做法

1. 茭白、紫菜洗净；大米泡发洗净；葱洗净切花。
2. 锅置火上注水，入大米，大火煮开。
3. 入茭白、紫菜、姜末，用小火煮至粥成，加入盐、五香粉、香油，撒上葱花即可。

功效解读 紫菜脂肪含量很低，且不含胆固醇，其所含的镁元素非常丰富，能够有效降低血清胆固醇的含量，从而防治高脂血症。

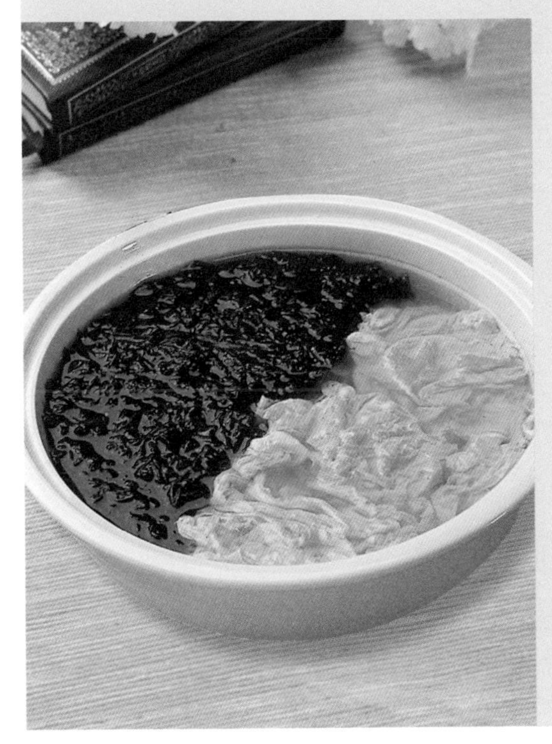

蛋花西红柿紫菜汤

原料 紫菜100克，西红柿、鸡蛋各50克，盐3克，食用油适量。

做法

1. 紫菜泡发，洗净；西红柿洗净，切块；鸡蛋打散。
2. 锅置火上，加入油，注入适量清水烧至沸时，放入鸡蛋、西红柿煮开，最后放入紫菜。
3. 煮沸后加盐调味即可。

功效解读 紫菜中的镁元素含量比其他食物都多，且脂肪含量很低，不含胆固醇，能够有效降低血清胆固醇的含量，从而防治高脂血症。西红柿也具有降低血液中胆固醇、保护心脑血管的作用。

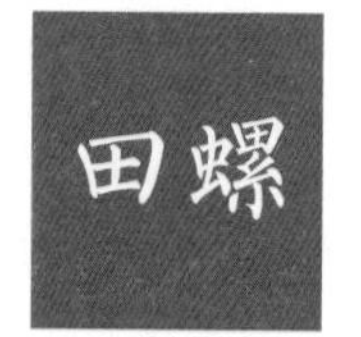

田螺

清热利水 解毒祛湿

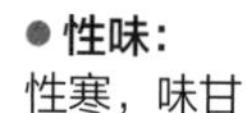

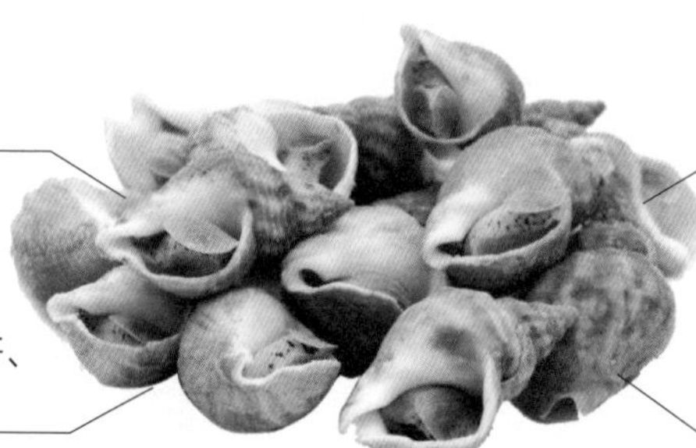

● 性味：
性寒，味甘

● 归经：
归脾、胃、肝、大肠经

● 热量：
247 千焦 /100 克

● 适用量：
每日 80 克左右为宜

田螺所含的脂肪量极低，能有效降低血脂和血压，预防心脑血管疾病的发生，有预防“三高”的作用，适合高脂血症、高血压、动脉硬化患者食用。

食疗功效

田螺肉无毒，可入药，具有清热解毒、解暑止渴、利尿通淋、醒酒等功效，对细菌性痢疾、痔疮、风湿性关节炎、肾炎性水肿、尿赤热痛、黄疸、佝偻病、脱肛、狐臭、胃痛、女性子宫下垂等多种疾病有辅助治疗作用。

食用建议

肥胖症、高脂血症、冠心病、动脉硬化、脂肪肝、黄疸、水肿、糖尿病、癌症、干燥综合征、小便不通、痔疮便血、风热目赤肿痛等病症患者以及醉酒之人可经常食用田螺。脾胃虚寒、风寒感冒、便溏腹泻、胃寒、高胆固醇血症等病症患者以及产妇和经期中的女性不宜食用田螺。

选购保存

新鲜田螺个大、体圆、壳薄、掩盖完整收缩的。挑选时用小指尖往盖上轻轻压一下，有弹性的就是活田螺。保存宜将田螺煮熟，用保鲜膜密封，放入冰箱冷藏。

☺ 最佳搭配

田螺 + 白菜 = 补肝肾，清热毒

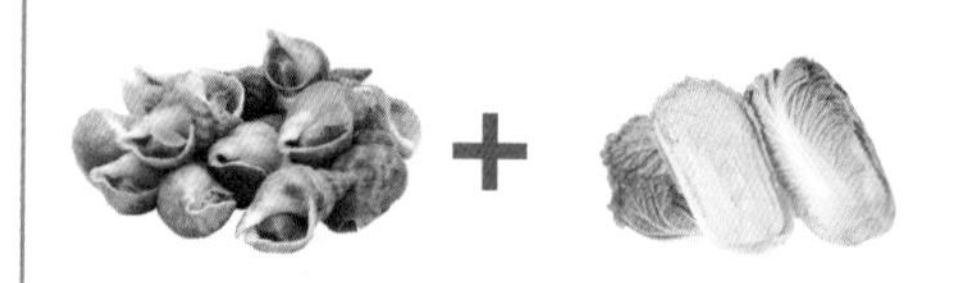

田螺 + 葡萄酒 = 解毒祛湿

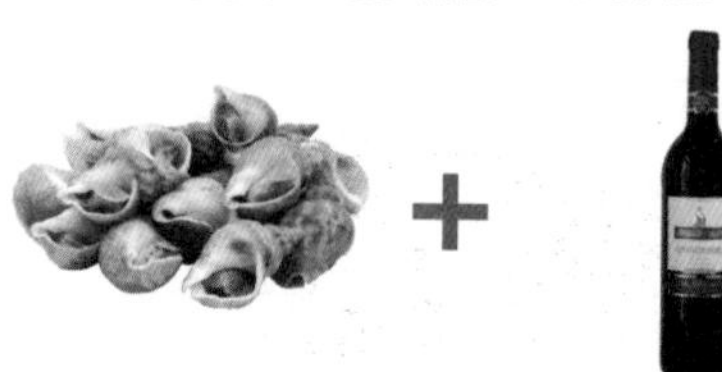

专家这样讲

食用田螺的注意事项

螺类属于发物，有过敏史患者及疮疡患者忌食，胃寒者忌食。为防止病菌和寄生虫感染，食用螺类时一定要煮透，一般煮 10 分钟以上再食用为佳。死螺不能吃。田螺脑神经分泌的物质会引起食物中毒，症状为恶心、呕吐、头晕，所以在烹制前要把田螺的头部去掉。

螺肉煲西葫芦

原料 田螺肉300克，西葫芦125克，高汤、枸杞子、盐各适量。

做法

1. 田螺肉洗净；西葫芦去皮洗净，切方块，备用。
2. 净锅上火倒入高汤，下入西葫芦、田螺肉、枸杞子煲至熟，加盐调味即可。

功效解读 本品具有解毒祛湿、利尿消肿、开胃消食、降脂减肥等功效，适合高脂血症、高血压、糖尿病以及消化性溃疡患者食用。

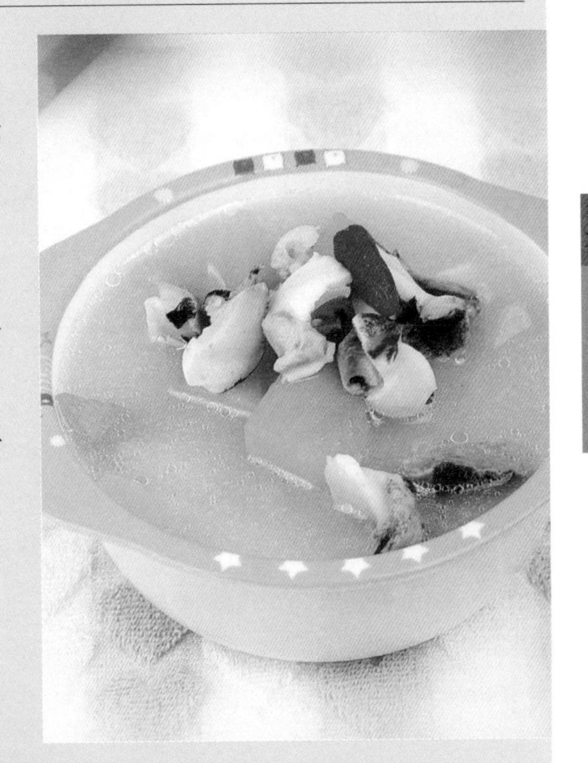

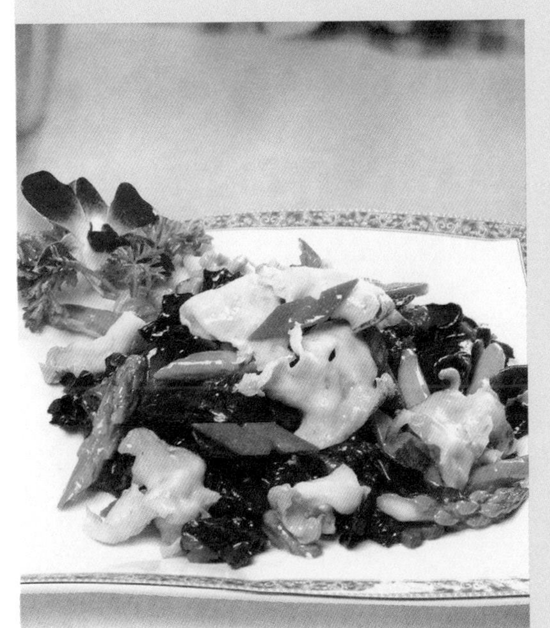

芦笋黑木耳炒螺片

原料 田螺肉250克，芦笋、黑木耳各200克，胡萝卜100克，料酒5毫升，盐、味精各2克，高汤、食用油各适量。

做法

1. 田螺肉洗净切成薄片；芦笋洗净切成小段，入沸水焯烫；黑木耳洗净撕成小片；胡萝卜洗净切成菱形片状。
2. 锅倒油烧热，放入田螺片滑炒，然后加入芦笋、黑木耳、胡萝卜煸炒，再烹入高汤继续翻炒至熟。
3. 加入盐、味精、料酒调味即成。

功效解读 本品具有清热解毒、利尿通淋、美容养颜等功效，适合阴虚燥咳、高脂血症、高血压等患者食用。

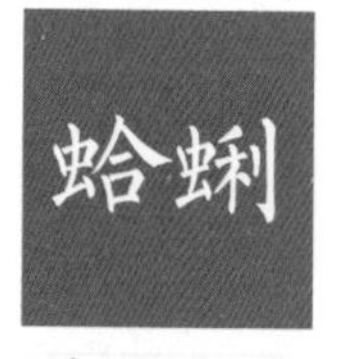

蛤蜊

滋阴利水
化痰软坚

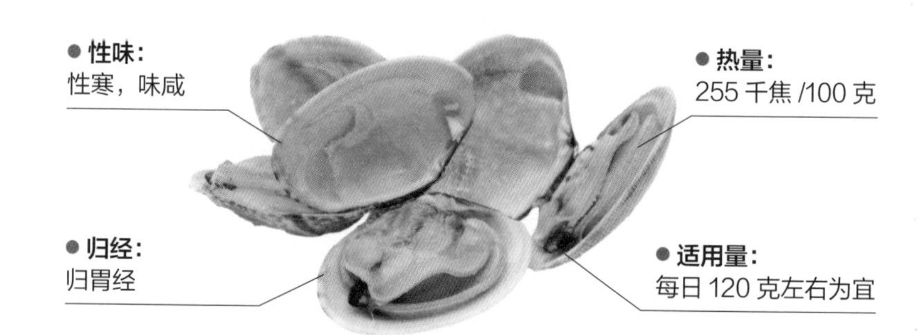

● **性味：**
性寒，味咸

● **热量：**
255 千焦 /100 克

● **归经：**
归胃经

● **适用量：**
每日 120 克左右为宜

蛤蜊肉含有两种降低血清胆固醇的成分，它们兼有抑制胆固醇在肝脏合成和加速胆固醇排泄的独特作用，从而使体内胆固醇水平下降，对高脂血症及高脂血症合并脂肪肝患者有不错的调理作用。

食疗功效

蛤蜊有滋阴、软坚、利水、化痰的作用，可滋阴润燥，能用于五脏阴虚消渴、盗汗、干咳、失眠、目干等病症的调理和治疗，对淋巴结肿大、甲状腺肿大也有较好疗效。蛤蜊含蛋白质多而含脂肪少，适合血脂偏高或高胆固醇血症患者食用。

食用建议

体质虚弱、营养不良、阴虚盗汗、肺结核咳嗽咯血、高脂血症、冠心病、动脉硬化、淋巴结肿大患者可经常食用蛤蜊。受凉感冒、阳虚体质、脾胃虚寒、腹泻便溏、寒性胃痛腹痛等病症患者及经期中的女性、产妇不宜食用蛤蜊。

选购保存

检查一下蛤蜊的壳，要选壳紧闭的，否则有可能是死蛤蜊。蛤蜊要放在水里养着保存。

☺ 最佳搭配

蛤蜊 + 豆腐 = 清热解毒，美容养颜

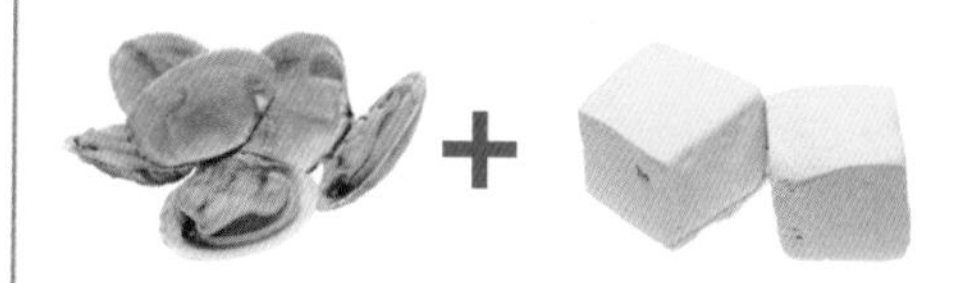

蛤蜊 + 绿豆芽 = 清热解暑，利水消肿

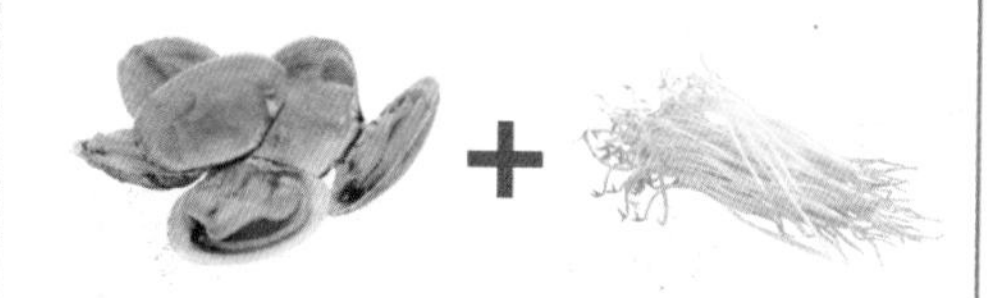

专家这样讲

蛤蜊的烹饪方法

蛤蜊可以蒸煮、烧烤，也可做汤、做羹，还可以与其他原料共同配菜。只要在冷水中放入蛤蜊，以中小火煮至汤汁略为泛白，蛤蜊的鲜味就完全释放出来了。蛤蜊本身极富鲜味，烹制时千万不要再加味精，也不宜多放盐，以免鲜味受损。

姜葱炒蛤蜊

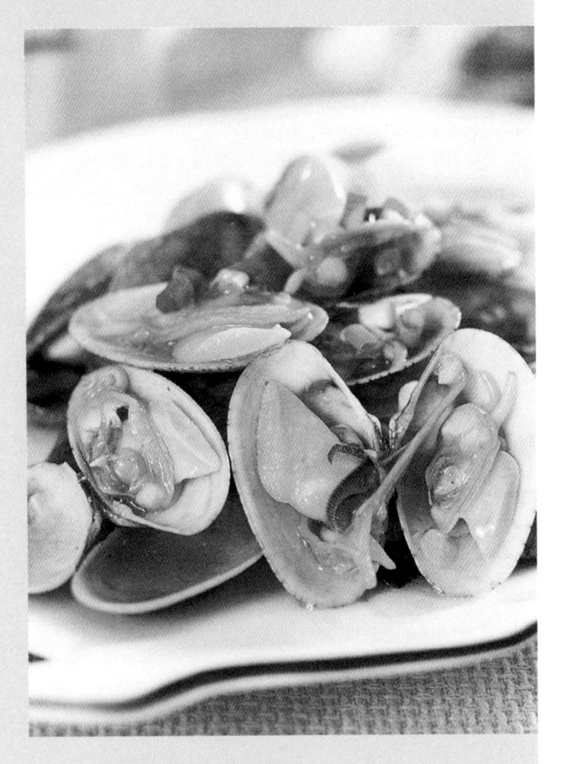

原料 蛤蜊400克，姜8克，葱10克，料酒6毫升，香油8毫升，盐3克，蚝油5毫升，水淀粉、食用油各适量。

做法

1. 蛤蜊用清水养1个小时，待其吐沙，洗净，再将其汆水。
2. 姜洗净切片；葱洗净切花。
3. 锅中注油烧热，爆香姜，下蛤蜊爆炒，再下葱花、料酒、香油、盐、蚝油调味，用水淀粉勾芡即可。

功效解读 蛤蜊是一种高蛋白、低脂肪的食物，常食有助于降血压、降胆固醇，有效预防心脑血管疾病的发生。本品适合糖尿病、高脂血症、甲状腺肿大、干咳口燥等患者食用。

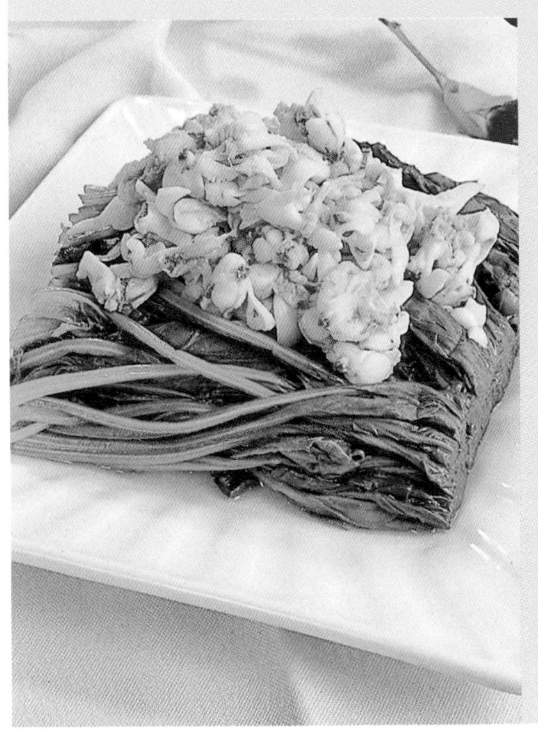

蛤蜊菠菜

原料 菠菜400克，蛤蜊200克，料酒15毫升，盐4克，食用油适量。

做法

1. 将菠菜洗净，切成长度相等的段，焯水，沥干装盘待用。
2. 蛤蜊清理干净，加盐和料酒腌渍，入油锅中翻炒至熟。
3. 加盐调味，起锅倒在菠菜上即可。

功效解读 菠菜富含膳食纤维和钾元素，可有效降低胆固醇和血压；蛤蜊富含蛋白质，而脂肪含量较少，具有滋阴润燥、降脂减肥的功效，适合血脂偏高或高胆固醇血症的患者食用。

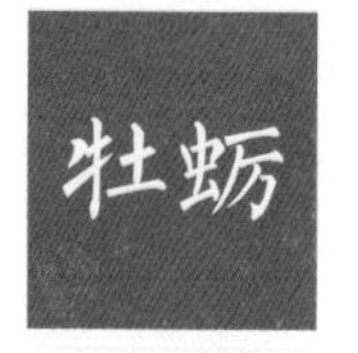

平肝潜阳
软坚散结

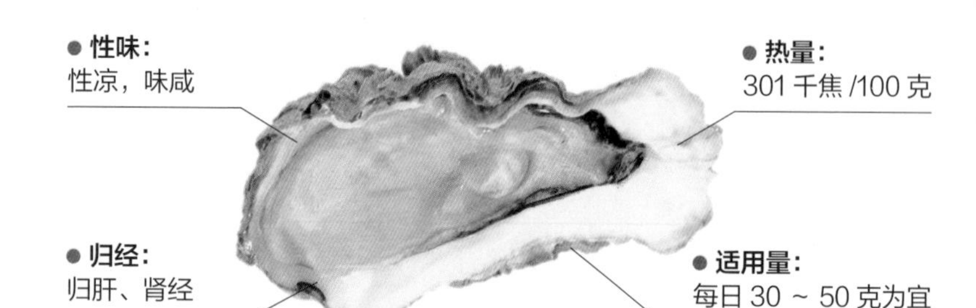

牡蛎富含维生素、矿物质，所含牛磺酸能够降低人体血压和血清胆固醇。牡蛎中的氨基乙磺酸也有降低血胆固醇浓度的作用，因此，多食用牡蛎可预防动脉硬化，是高脂血症患者宜食的佳品。

食疗功效

牡蛎具有平肝潜阳、镇惊安神、软坚散结、收敛固涩的功效；主治眩晕耳鸣、手足震颤、心悸失眠、烦躁不安、惊痫癫狂、瘰疬瘿瘤、乳房结块、自汗盗汗、遗精尿频、崩漏带下、吞酸胃痛等症。

食用建议

牡蛎一般人群均可食用，尤其适宜糖尿病、干燥综合征、高血压、动脉硬化、高脂血症患者食用，也适合肺门淋巴结核、颈淋巴结核、阴虚烦热失眠、心神不安等患者、体质虚弱的儿童以及放疗、化疗后的癌症患者食用。但脾胃虚寒的人不宜食用牡蛎。

选购保存

买牡蛎时，要购买外壳完全封闭的牡蛎，不要挑选外壳已经张开的；新鲜的牡蛎在温度很低的环境中，如 0℃以下，可以多存活 5 ~ 10 天，但是其肉质会变少，所以尽量不要存放过久。

☺ 最佳搭配

牡蛎 + 百合 = 润肺滋阴，降低血压

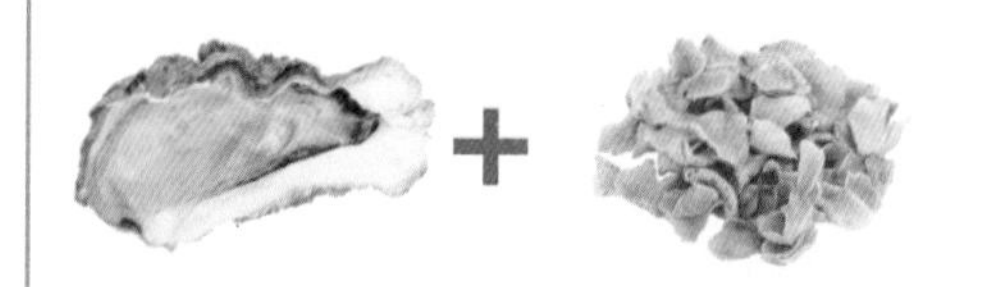

牡蛎 + 鸡蛋 = 补钙，壮筋骨

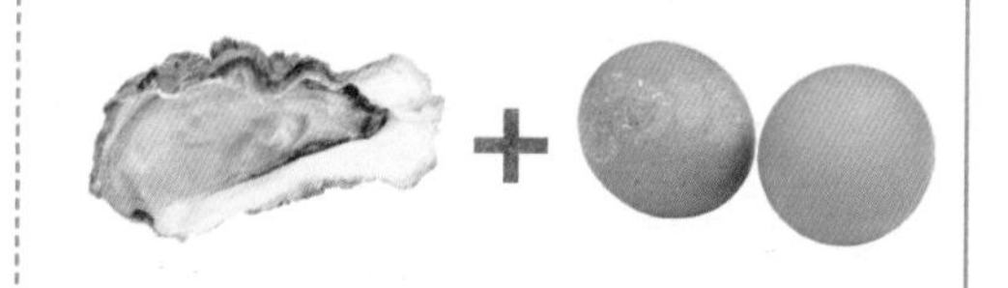

专家这样讲

特别适合食用牡蛎的人群

牡蛎是老少皆宜的保健佳品，特别适合身体虚弱、营养不良的人食用，尤其适合儿童食用，以补充人体所需的锌元素。牡蛎含有丰富的核酸，核酸在蛋白质合成中起着重要的作用，所以，常食牡蛎，可以延缓皮肤的衰老，减少皱纹的形成，也特别适合爱美的女性食用。

牡蛎豆腐羹

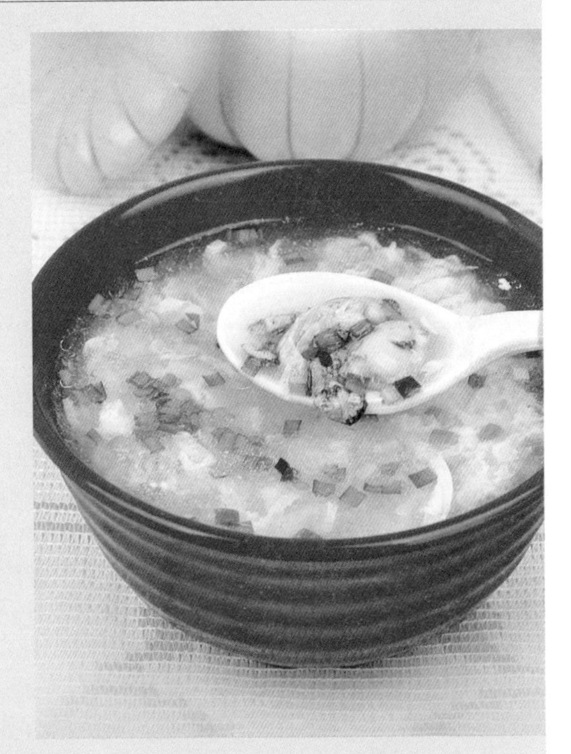

原料 牡蛎肉150克，豆腐100克，鸡蛋1个，韭菜50克，食用油20毫升，盐少许，葱花2克，香油2毫升，高汤适量。

做法

1. 将牡蛎肉洗净泥沙；豆腐均匀切成细丝；韭菜洗净，切末；鸡蛋打入碗中，拌匀备用。
2. 净锅上火倒入食用油，将葱花炝香。
3. 倒入高汤，下入牡蛎肉、豆腐丝，调入盐煲至入味。
4. 下韭菜末、鸡蛋，淋入香油即可。

功效解读 本品中牡蛎含有的氨基乙牛磺酸能够降低人体血压和血液中的胆固醇含量，可预防动脉硬化。韭菜具有软化血管、降低血脂、通利肠道的功效。

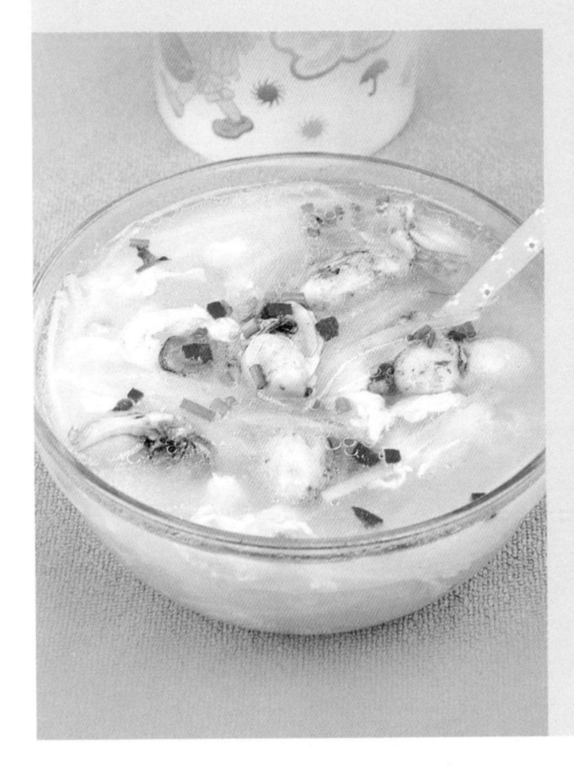

牡蛎白萝卜蛋汤

原料 牡蛎肉300克，白萝卜100克，鸡蛋1个，盐5克，葱花少许。

做法

1. 将牡蛎肉洗净；白萝卜洗净切丝；鸡蛋打入盛器搅匀备用。
2. 汤锅上火倒入水，下入牡蛎肉、白萝卜烧沸。
3. 加盐，淋入鸡蛋，撒上葱花即可。

功效解读 牡蛎富含牛磺酸，能够降低人体血压和血清胆固醇；白萝卜含有丰富的钾元素，能有效降低血压、软化血管；鸡蛋能益气补虚，增强高脂血症患者的体质。常食本品还可镇静安神、平肝潜阳、收敛固涩，改善肝阳上亢型眩晕、头痛、失眠以及肾虚遗精等症。

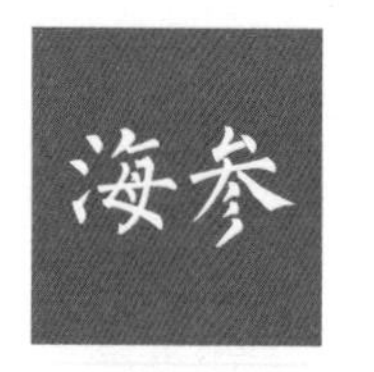

补肾益精 养血润燥

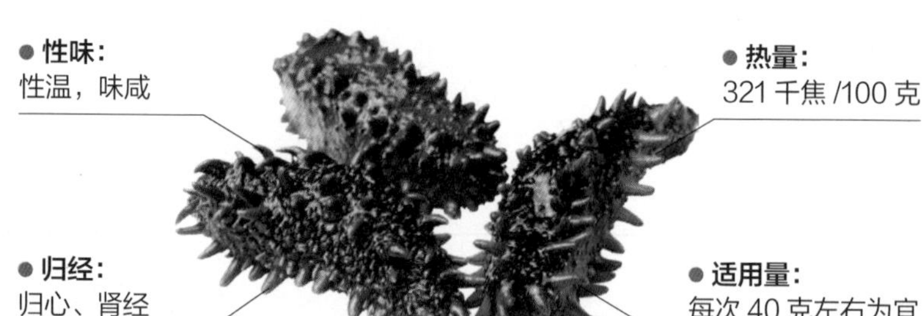

● **性味：**
性温，味咸

● **归经：**
归心、肾经

● **热量：**
321 千焦 /100 克

● **适用量：**
每次 40 克左右为宜

海参含胆固醇低，脂肪含量相对少，是典型的高蛋白、低脂肪、低胆固醇食物，而且其含有丰富的钙和镁，有降低胆固醇水平、减少脂肪堆积、保护心血管的作用，适合“三高”人群及中老年人食用。

食疗功效

海参具有补肾益精、养血润燥、止血的功效，主治精血亏损、虚弱劳怯、阳痿、梦遗、肠燥便秘、肺虚咳嗽咯血、肠风便血、外伤出血。海参中的烟酸、牛磺酸、钾、镍等营养素都具有快速消除疲劳，调节神经系统的功能。海参还能抑制多种霉菌及某些癌细胞的生长和转移，起到杀菌、抗癌的作用。

食用建议

高血压、冠心病、肝炎、再生障碍性贫血、糖尿病、胃溃疡、肾虚阳痿、腰膝酸软、骨质疏松症等患者可经常食用海参。急性肠炎、细菌性痢疾、感冒、支气管哮喘及大便溏薄、出血兼有湿邪阻滞的患者忌食海参。

选购保存

以体大、皮薄、个头整齐，肉肥厚，形体完整，肉刺多、齐全无损伤，光泽洁净，颜色纯正，无虫蛀斑且有香味的为上乘之品。宜放水中活养保存。

☺ 最佳搭配

海参 + 豆腐 = 健脑益智，降压降糖

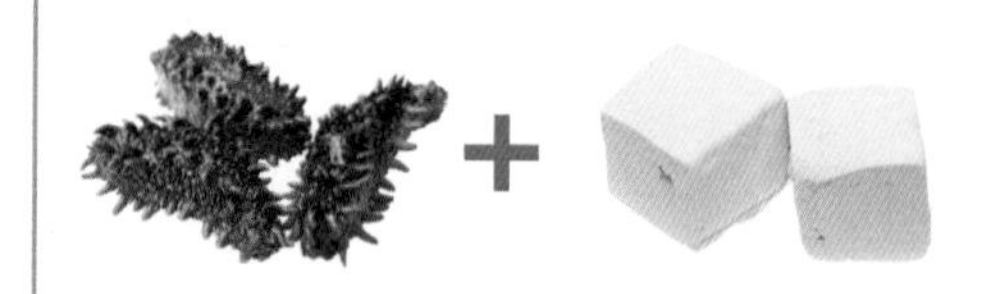

海参 + 菠菜 = 补血补铁，生津润燥

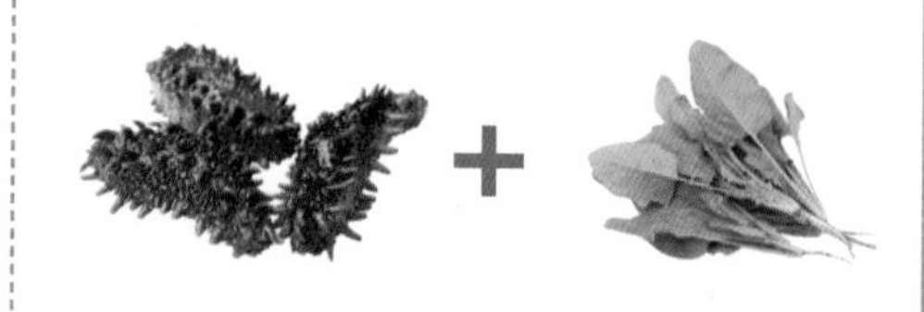

专家这样讲

食用海参的注意事项

海参性滑利，脾胃虚弱、痰多便稀薄者勿食。买回涨发好的海参后，应反复过水冲洗，以免残留的化学成分有害健康。干海参涨发率较高，质量好的可涨发至干品的 8 倍左右。还要注意海参不宜与甘草同食，二者相克。

蒜薹炒海参

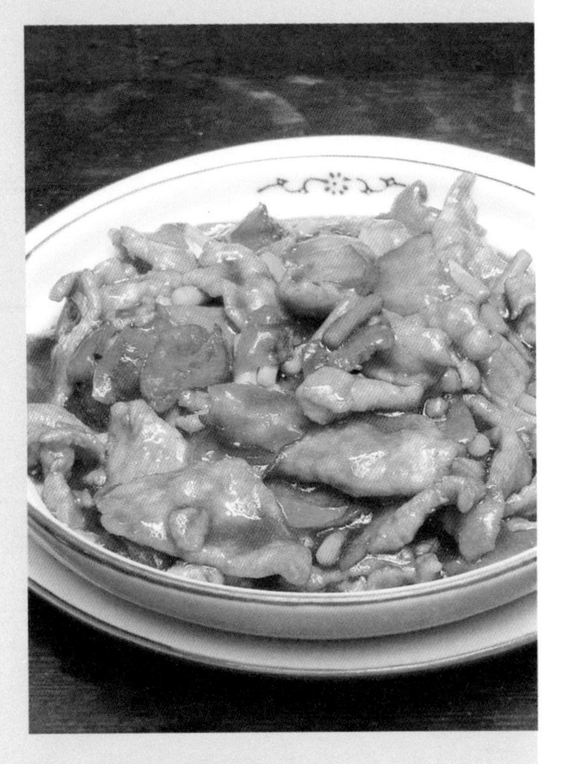

原料 猪瘦肉、海参各 250 克，蒜薹 100 克，盐 3 克，酱油、水淀粉、食用油各适量。

做法

1. 猪瘦肉洗净，切块；海参洗净，切块；蒜薹洗净，切段。
2. 起油锅，放入猪瘦肉、海参翻炒一会儿，再加入蒜薹同炒，然后加入盐、酱油炒至入味。
3. 起锅前，用水淀粉勾芡即可。

功效解读 海参具有补肾壮阳、调节血管张力的作用；蒜薹中含有丰富的维生素 C，有舒张小血管、促进血液循环的作用，有助于防治血脂升高所致的头痛、头晕。

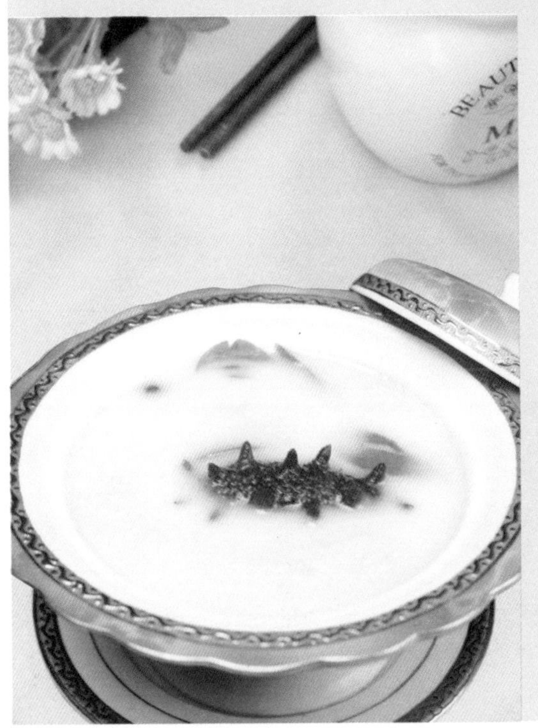

海参汤

原料 水发海参 200 克，胡萝卜、青菜各少许，高汤适量，盐 3 克，姜 1 片。

做法

1. 海参洗净；胡萝卜洗净，去皮切片；青菜洗摘干净。
2. 将高汤倒入锅内烧沸，放入海参、姜用中火煲 40 分钟。
3. 加入胡萝卜、青菜煮熟，加入盐调味即可。

功效解读 本品有改善血管功能、增强新陈代谢及免疫功能的功效，还含有膳食纤维，可通利大肠，防止便秘。

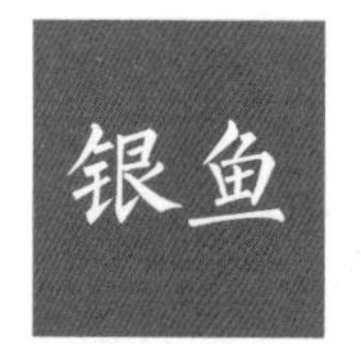

银鱼

补虚健胃
健脾利水

● 性味：
性平，味甘
● 热量：
432 千焦 /100 克
● 归经：
归脾、胃经
● 适用量：
每次 40 克左右为宜

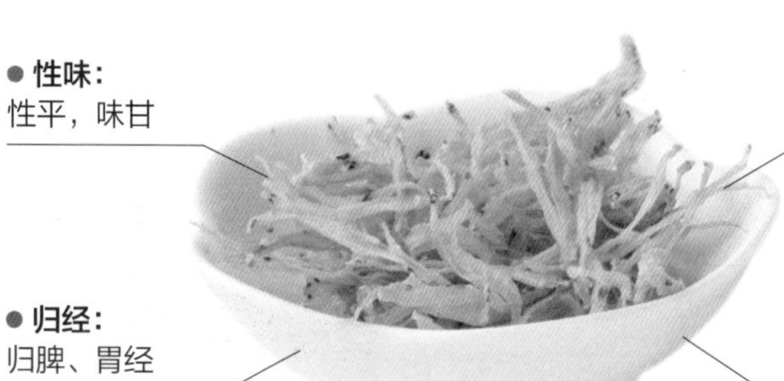

银鱼富含优质蛋白质，易于被人体消化和吸收，且脂肪含量极低，对降低胆固醇和血液黏稠度，预防高脂血症、心脑血管疾病有明显的作用。一般人群食用银鱼有预防“三高”的作用。

食疗功效

银鱼无论干品还是鲜品，都具有益脾、润肺、健胃、补虚、利水等特点，是上等滋补品。银鱼属高蛋白、低脂肪食品，高脂血症患者食之亦宜，可治脾胃虚弱、肺虚咳嗽、虚劳诸疾。银鱼还有很好的抗癌作用，对食管癌、结肠癌皆有很好的食疗作用，是结肠癌患者的首选辅助治疗食品。

食用建议

一般人群皆可食用银鱼，尤其适合体质虚弱、营养不足、消化不良、高脂血症、高血压、癌症、糖尿病、肺虚咳嗽等患者食用。因银鱼富含嘌呤成分，所以痛风患者不宜食用。

选购保存

新鲜银鱼以洁白如银且透明为佳，体长 2.5 ~ 4 厘米为宜，手从水中操起银鱼后，将鱼放在手指上，鱼体软且下垂，略显挺拔，鱼体无黏液。银鱼不适合放在冰箱长时间保存，最好用清水盛放。

最佳搭配

银鱼 + 蕨菜 = 减肥降压，补虚健胃

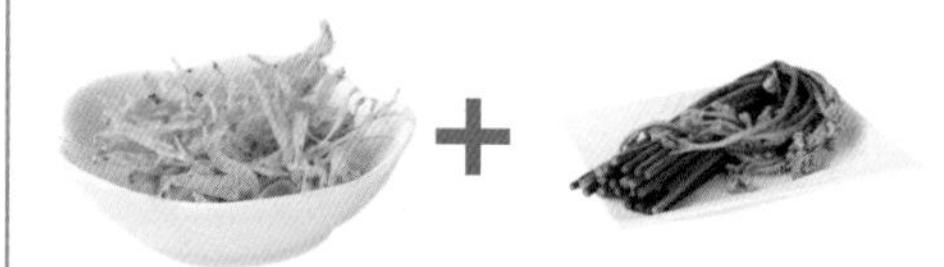

银鱼 + 冬瓜 = 降压降脂，清热利尿

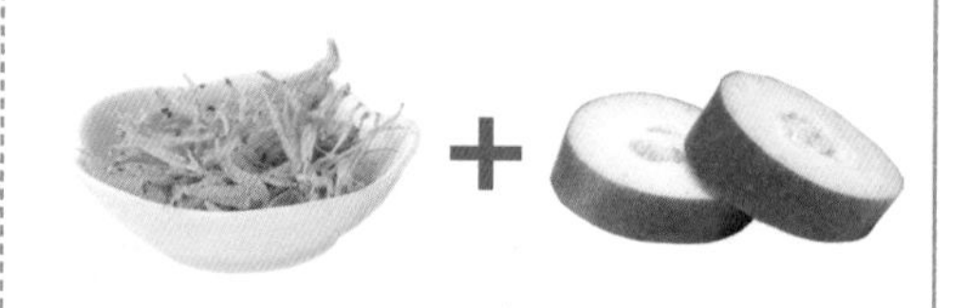

专家这样讲

银鱼的食用宜忌

银鱼是高蛋白、低脂肪的鱼类，特别适宜儿童食用。将银鱼与蕨菜搭配食用，可以减肥、补虚、健胃；与鸡蛋搭配，可以补充优质蛋白质，增强免疫力；与苦瓜搭配，可以清热解毒、消暑祛湿。但银鱼与甘草相克，二者不宜共食。

花生仁炒银鱼

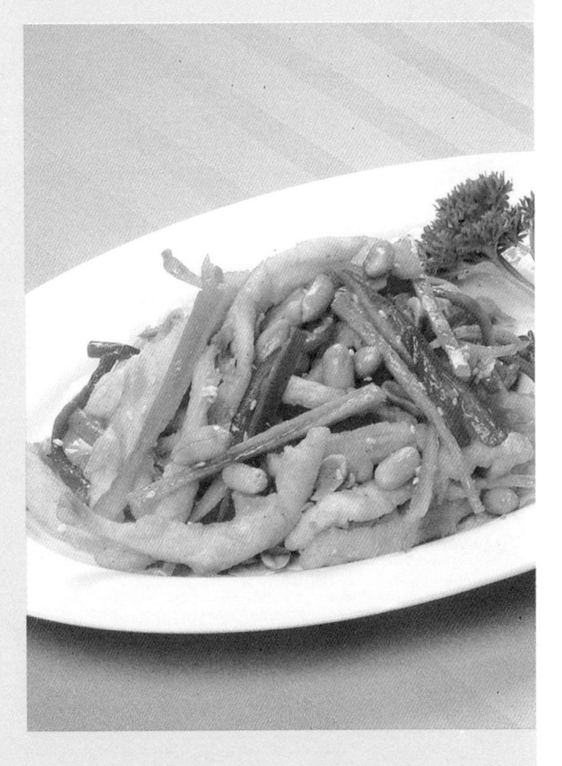

原料 银鱼、花生仁各100克，青椒、红甜椒各1个，料酒、水淀粉各10毫升，熟白芝麻10克，盐、味精各3克，食用油适量。

做法

1. 银鱼清理干净，加盐、料酒浸渍，再以水淀粉上浆。
2. 油锅烧热，下银鱼炒至金黄色，再入花生仁、青椒、红甜椒同炒片刻。
3. 调入味精炒匀，淋入香油，撒上熟白芝麻即可。

功效解读 花生中的不饱和脂肪酸可降低胆固醇，有助于防治高脂血症、高血压、动脉硬化和冠心病；银鱼属高蛋白、低脂肪食品，常食可预防高脂血症的发生。

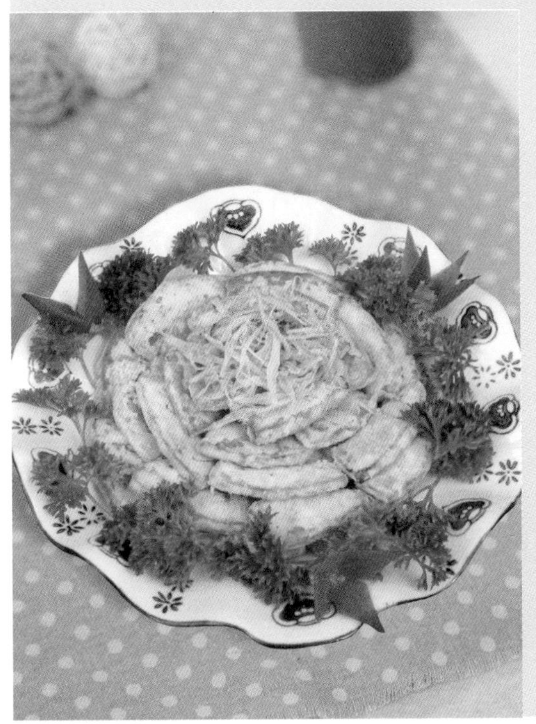

银鱼干炒南瓜

原料 南瓜350克，银鱼干150克，盐、姜末、蒜末、葱末、食用油各适量。

做法

1. 银鱼干冲洗干净，用水泡发；南瓜去皮去瓤，洗净切块，摊平放入微波炉中，高火5分钟煮熟，备用。
2. 热锅入油，倒入发好的银鱼干，加入姜末、蒜末，轻轻翻炒2分钟。
3. 加入微波好的南瓜块，大火翻炒2分钟，加盐、葱末调味出锅，摆盘。

功效解读 银鱼属于高蛋白、低脂肪食品，且富含多种氨基酸，可有效降低血压、血脂，扩张动脉血管；南瓜中的果胶能和体内多余的胆固醇结合，减少胆固醇吸收，从而使血清胆固醇浓度下降，有“降脂佳品”之誉。

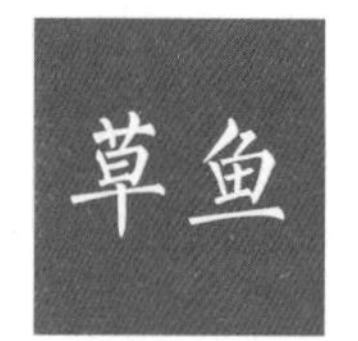

草鱼

调节血脂
温中补虚

● 性味：
性温，味甘
● 热量：
473 千焦 /100 克
● 归经：
归肝、胃经
● 适用量：
每日 100 克左右为宜

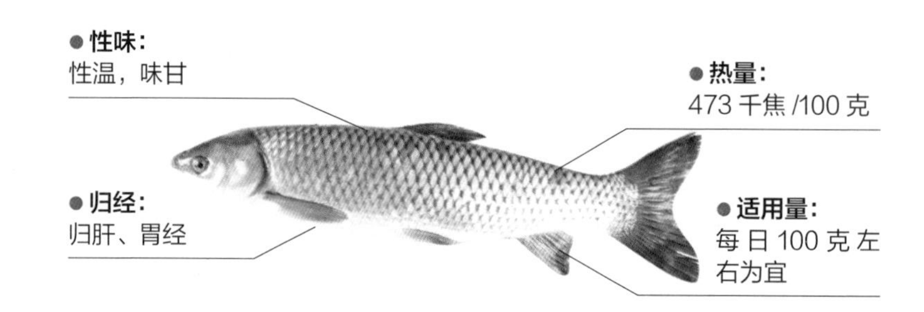

草鱼中含有丰富的不饱和脂肪酸，可以降低血液中的胆固醇和甘油三酯含量，能有效地控制人体血脂的浓度，预防心血管疾病。

食疗功效

草鱼具有暖胃、平肝、祛风、活痹、截疟、降压、祛痰及轻度镇咳等功能，是温中补虚的养生食品。草鱼中含有丰富的硒元素，硒元素是很好的抗氧化物质，能够延缓衰老。硒元素还能够调节蛋白质的合成，增强人体的免疫力，预防多种疾病。而且，经常食用草鱼还可预防乳腺癌。

食用建议

一般人群均可食用，尤其适合虚劳、风虚头痛、肝阳上亢型高血压、久疟、冠心病、糖尿病、高脂血症、脑卒中、小儿发育不良、水肿、肺结核、产后乳少等患者。

选购保存

应购买鲜活的草鱼。将草鱼放在水中，游在水底层，且鳃盖起伏均匀在呼吸的为鲜活草鱼。将鲜活草鱼宰杀洗净放入冰箱内保存。

最佳搭配

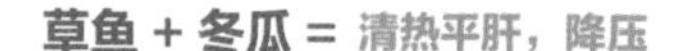

草鱼 + 冬瓜 = 清热平肝，降压

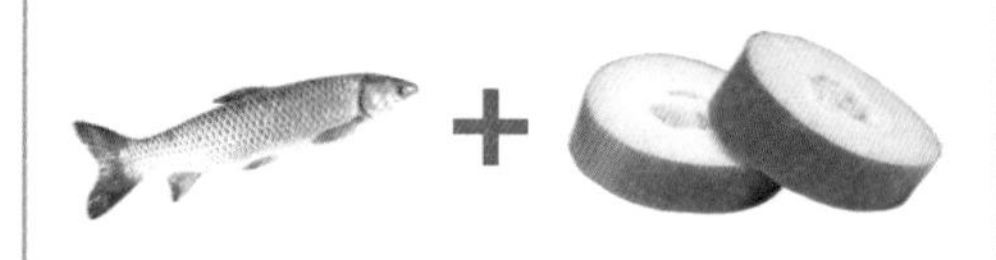

草鱼 + 黑木耳 = 促进血液循环

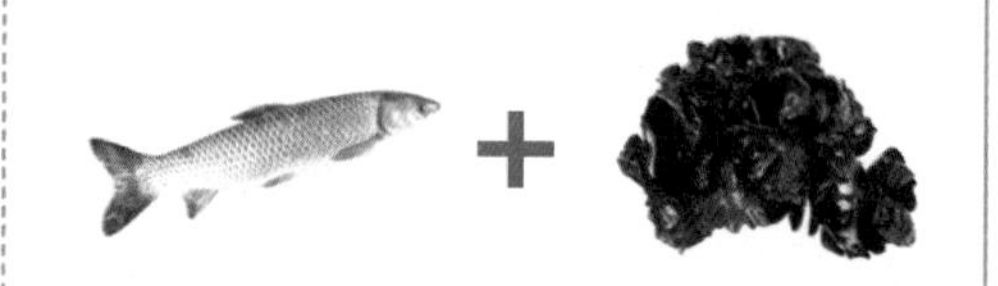

专家这样讲

食欲不佳者可多食草鱼

草鱼中含有维生素 B_1、维生素 B_2、烟酸，以及钙、磷、铁、锌、硒等营养素，具有延缓衰老、美容养颜、暖胃和中等功效；对于身体瘦弱、胃口不佳的人来说，草鱼肉嫩而不腻，可以增进食欲、滋补身体。

枸杞子黄芪草鱼汤

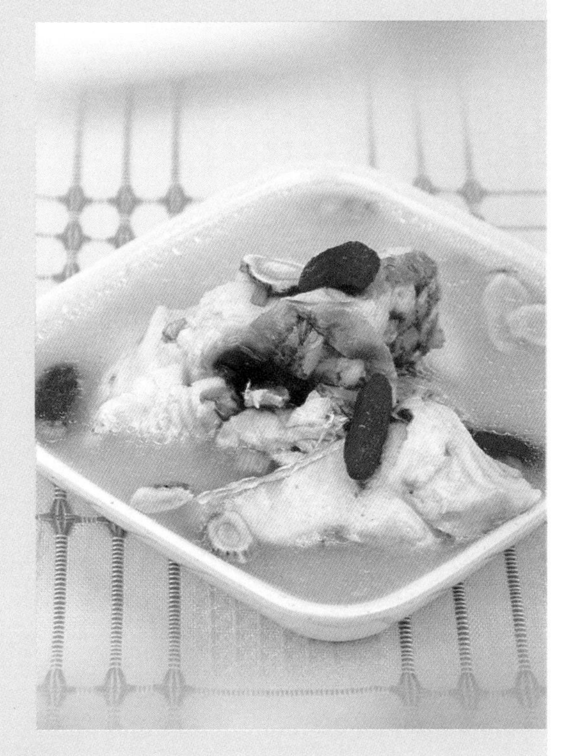

原料 草鱼肉300克，枸杞子8克，黄芪3克，盐3克，姜片2克，葱花适量。

做法

1. 将草鱼肉处理干净斩块；枸杞子、黄芪用温水洗净备用。
2. 净锅上火倒入水，下入草鱼肉、枸杞子、姜片、黄芪煲至熟，调入盐，撒上葱花即可。

功效解读 草鱼非常适合高脂血症、高血压等患者食用，与枸杞子、黄芪同食，食疗功效更好。

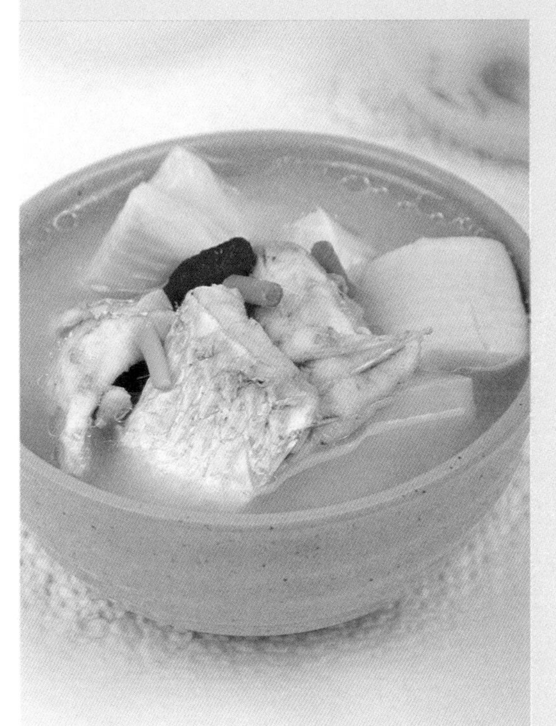

冬笋煲鱼块

原料 草鱼肉300克，冬笋100克，盐少许，鸡精2克。

做法

1. 草鱼处理干净斩块，冬笋洗净切块备用。
2. 净锅上火倒入水，下入鱼块、冬笋煲至熟，调入盐、鸡精即可。

功效解读 草鱼含有丰富的不饱和脂肪酸，能够促进血液循环，对心血管疾病患者非常有益。本品具有降血压、血脂的功效，适合高血压、高脂血症患者食用。

苹果

软化血管
生津止渴

●性味：
性平，味甘、微酸
●热量：
202 千焦 /100 克
●归经：
归脾、肺经
●适用量：
每日 1 个为宜

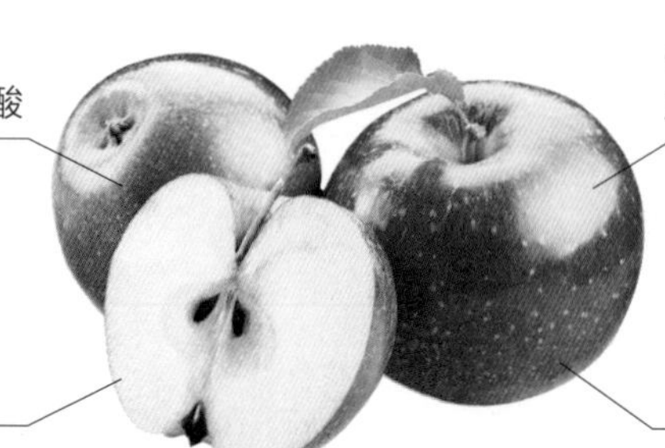

苹果含有大量的果胶，这种可溶性纤维质可以降低胆固醇及坏胆固醇的含量。还富含维生素 C，维生素 C 通过参与氨基酸等物质代谢，可降低人体内的胆固醇；维生素 C 还有助于软化血管，预防动脉硬化。

食疗功效

苹果具有润肺、健胃、生津、止渴、止泻、消食、顺气、醒酒的功能，而且对癌症有良好的食疗作用。苹果含有大量的膳食纤维，常吃可以使肠道内胆固醇堆积减少，缩短排便时间，能够减少直肠癌的发生。苹果中所含的苹果酸、柠檬酸、酒石酸等有机酸，它们与为身体提供能量的果糖及葡萄糖互相作用，可消除疲劳、稳定精神。苹果中富含钾，能促进钠从尿液排出，预防水钠潴留的发生，因此，高血压患者也适宜常吃苹果。

食用建议

慢性胃炎、消化不良、气滞、慢性腹泻、神经性结肠炎、便秘、高血压、高脂血症和肥胖、癌症、贫血患者和维生素 C 缺乏者可经常食用苹果。脾胃虚寒者、糖尿病患者不宜常食苹果。

选购保存

苹果应挑表面光洁无伤痕、色泽艳丽、个头适中、肉质细密、酸甜适度、气味芳香的。放在阴凉处可以保存 7 ~ 10 天，如果装入塑料袋放入冰箱可以保存更长时间。

☺ 最佳搭配

苹果 + 洋葱 = 降压降脂，保护心脏

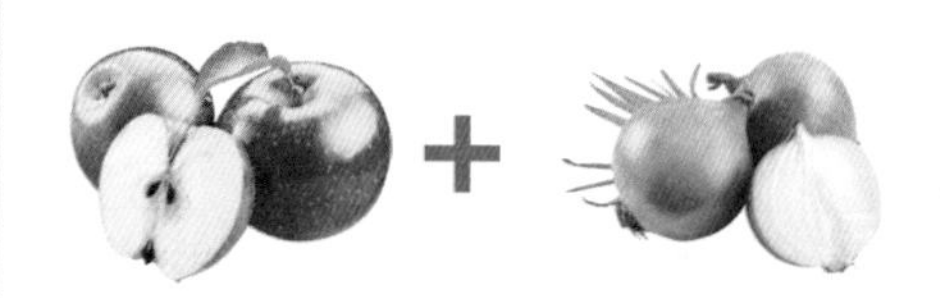

苹果 + 银耳 = 润肺止咳，降压降脂

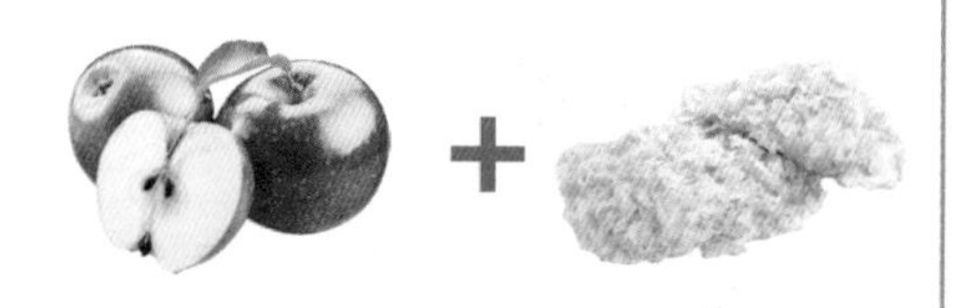

专家这样讲

什么时候吃苹果才科学

虽然苹果含有丰富的营养，但也要在合适的时候食用才能发挥其最大价值。由于上午是人体脾胃活动最旺盛的时候，这时候吃苹果更有利于吸收。还要注意不要饭后立马吃苹果，否则不利于消化，应该饭前或饭后半小时再吃。

苹果柠檬汁

原料 苹果100克，柠檬半个，冷开水500毫升。

做法

1. 苹果去核切块。
2. 柠檬洗净，榨汁备用。
3. 将冷开水、苹果一同放入榨汁机中榨汁，最后加入柠檬汁调味即可。

功效解读 柠檬可有效改善微血管循环，降低血脂，增加冠状动脉血流量，具有降压、抗衰老等作用。苹果也富含膳食纤维，可降低血脂，预防便秘。

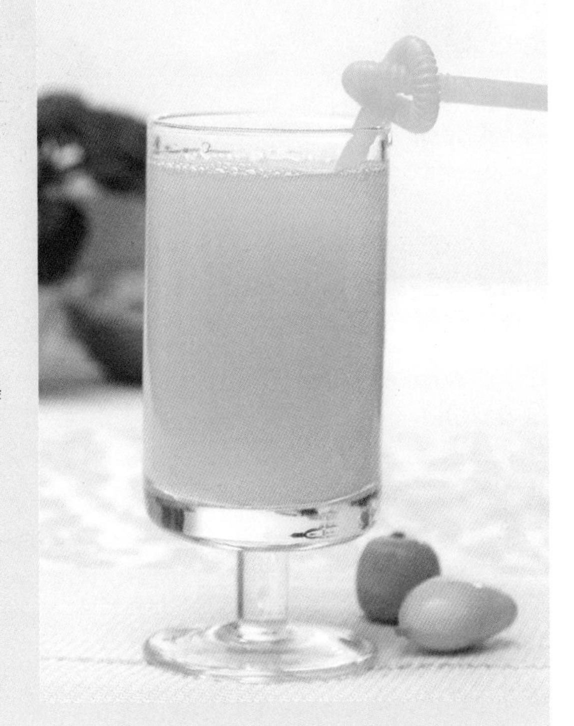

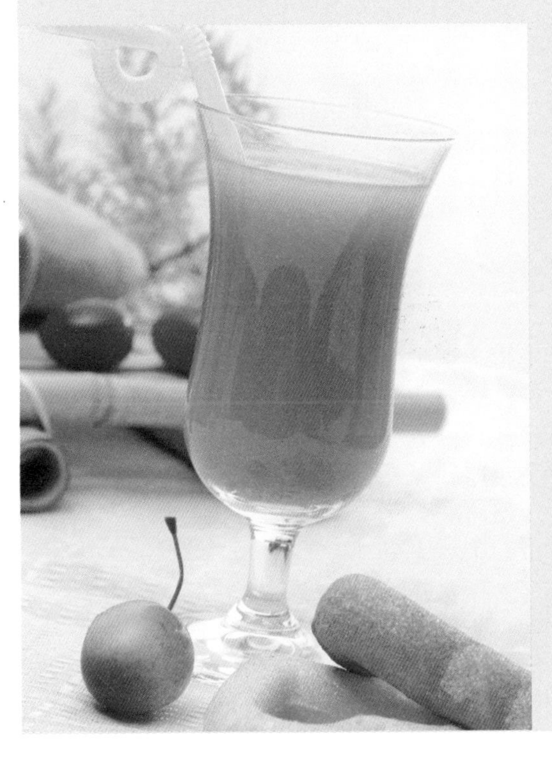

苹果优酪乳

原料 优酪乳250毫升，生菜50克，芹菜30克，西红柿1个，苹果1个。

做法

1. 将生菜洗净，撕成小片；芹菜洗净，切成段。
2. 将西红柿洗净，切成小块；苹果洗净，去皮、核，切成块。
3. 将所有材料倒入榨汁机内，搅打成汁即可饮用。

功效解读 本品具有降脂降压、软化血管、润肠通便、利尿通淋的功效，适合高脂血症、高血压、便秘、少尿等患者饮用。

葡萄

补益气血
生津除烦

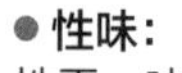

● **性味：**
性平，味甘、酸

● **热量：**
181 千焦 /100 克

● **归经：**
归肺、脾、肾经

● **适用量：**
每日 100 克左右为宜

葡萄富含钾，能有效降低血压，研究证明葡萄能阻止血栓的形成，并且能降低人体血清胆固醇水平，降低血小板的凝集力，对预防高脂血症引起的心脑血管疾病有一定食疗作用。

食疗功效

葡萄具有滋补肝肾、养血益气、生津除烦、健脑养神的功效。葡萄中含有较多酒石酸，有助消化。葡萄中所含天然聚合苯酚，能与细菌及病毒中的蛋白质结合，对于脊髓灰质炎病毒及其他一些病毒有杀灭作用。葡萄中含有的白藜芦醇可以阻止健康的细胞癌变，并能抑制癌细胞的扩散。

食用建议

高血压、高脂血症、冠心病、脂肪肝、癌症、肾炎性水肿、神经衰弱、风湿性关节炎、贫血患者及过度疲劳、体倦乏力、形体羸瘦、肺虚咳嗽、盗汗、儿童、孕妇可经常食用葡萄。但糖尿病者、肥胖人群、脾胃虚寒者不宜多食葡萄。

选购保存

购买时可以摘底部一颗尝尝，如果果粒甜美，则整串都很甜。葡萄保存时间很短，最好购买后尽快吃完。剩余的可用保鲜袋密封好，放入冰箱内保存 4 ~ 5 天。

☺ 最佳搭配

葡萄 + 薏米 = 健脾利湿

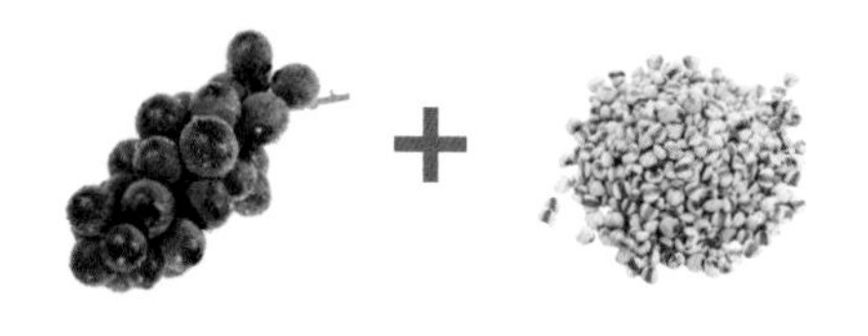

葡萄 + 枸杞子 = 降低血压，补血养颜

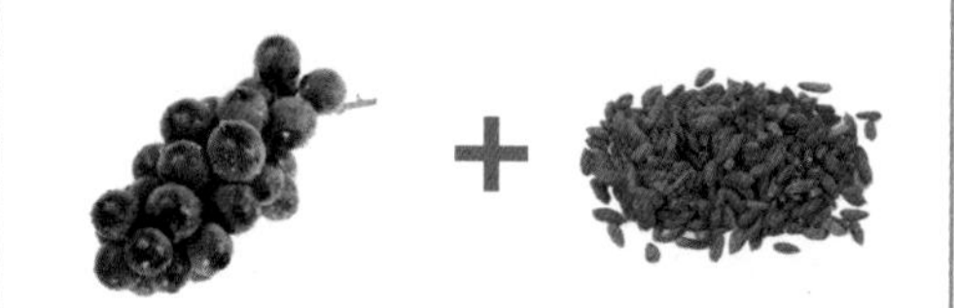

专家这样讲

食用葡萄的注意事项

吃葡萄后不能立刻喝水，否则容易发生腹泻。食用葡萄后应间隔 4 个小时再吃水产品，以免葡萄中的鞣酸与水产品中的钙质形成难以被人体吸收的物质，影响健康。吃葡萄应尽量连皮一起吃，因为葡萄的很多营养成分都存在于皮中，所以，“吃葡萄不吐葡萄皮”是有一定道理的。

李子葡萄汁

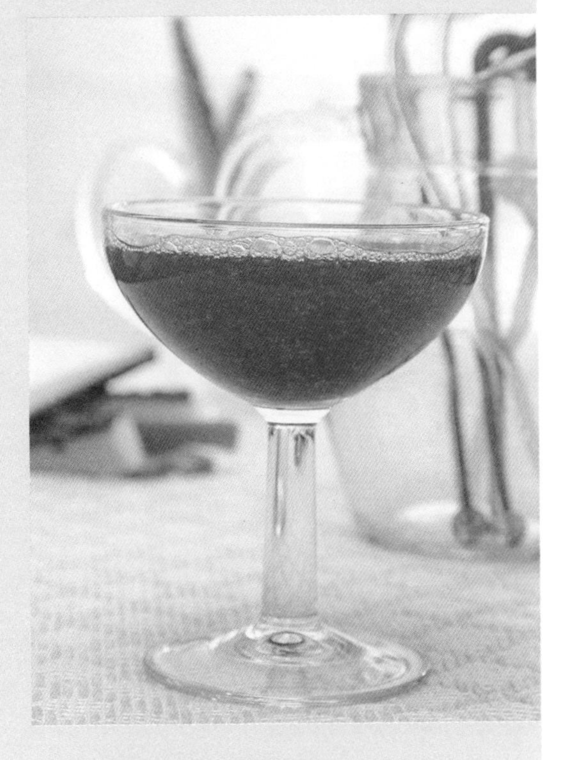

原料 李子1个，葡萄200克，碎冰适量。

做法

1. 葡萄洗净。
2. 李子洗净，去皮去核，切块。
3. 把以上材料放入榨汁机中打成汁，倒入杯中，加碎冰即可。

功效解读 葡萄可滋阴血、补肝肾、降血压、健脑安神，对高血压、贫血以及肝火旺盛引起头晕、失眠的患者有很好的食疗作用；李子可滋阴生津、润肺止咳。因此，高脂血症患者常饮本品大有益处。

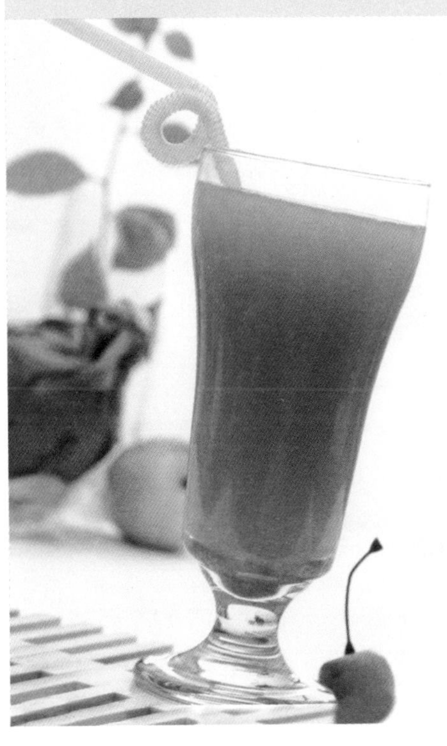

葡萄苹果汁

原料 葡萄150克，红色去皮的苹果1个，碎冰适量。

做法

1. 葡萄洗净；苹果洗净。
2. 把苹果切块，与葡萄一起放入榨汁机中榨汁。
3. 加入碎冰即可饮用。

功效解读 本品中葡萄与苹果均能降低人体血清胆固醇水平，并且富含能保护心血管的维生素C，不仅可以降低血脂，还有助于预防冠心病、动脉硬化等。

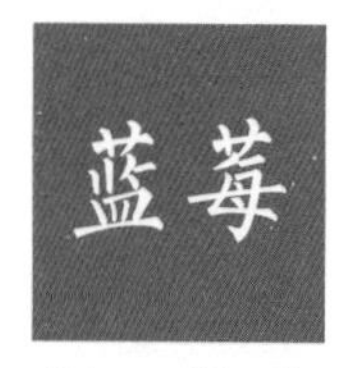

强心抗癌
降胆固醇

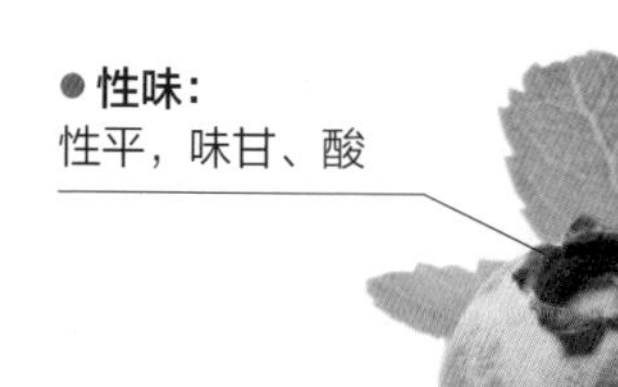

● 性味：
性平，味甘、酸

● 热量：
235 千焦 /100 克

● 归经：
归心、肝经

● 适用量：
每日 50 克为宜

蓝莓中含有丰富的花青素，有很好的抗动脉硬化和血栓形成的作用，对于预防高脂血症所引起的心脑血管并发症有积极的意义。因此，高脂血症、冠心病、动脉硬化患者及肥胖人群适宜食用蓝莓。

食疗功效

蓝莓能有效降低胆固醇，防止动脉粥样硬化，促进心血管健康，有增强心脏功能、预防癌症和心脏病的功效，能延缓脑神经衰老、增强脑力；可以减轻视力疲劳。蓝莓中含有的果胶能够清除人体内未消化的食糜和肠道内的有害物质，对调节肠道菌群平衡有帮助作用。蓝莓中含有的花青素是纯天然的抗衰老营养补充剂，也是人类迄今为止发现的最有效的抗氧化剂。

食用建议

患有心脏病、白内障、夜盲症、高脂血症的人，长时间注视电脑、电视的人，经常驾驶汽车的人，经常日晒的人，皮肤粗糙、有细纹或长斑的人，均可经常食用蓝莓。脾虚腹泻者要慎食蓝莓。

选购保存

选择颜色从淡蓝到紫黑而完整的，并有均匀果粉的蓝莓。蓝莓耐贮性较强，在室内 18 ~ 26℃常温条件下，采用小包装（小食品盒）鲜果可保存 2 周不改变原来风味。

☺ 最佳搭配

蓝莓 + 山楂 = 降压降脂，消食健胃

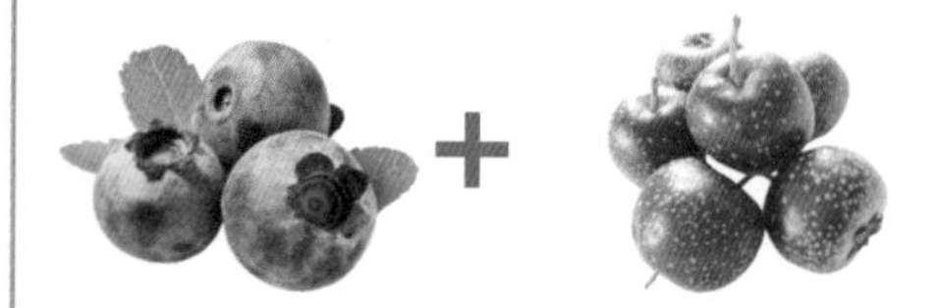

蓝莓 + 牛奶 = 提高免疫力

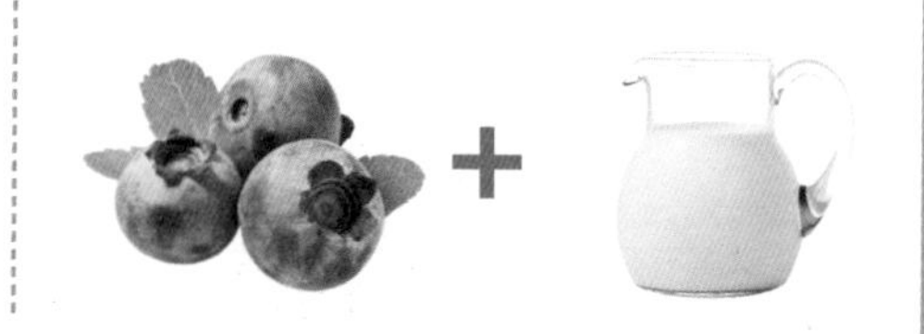

专家这样讲

怎样制作蓝莓酱才科学

蓝莓酱放在蛋糕里，酸甜清香，很多人都爱吃。在制作蓝莓酱的时候，可以加入少许柠檬汁，既可增加一些酸甜的口感，又能起到防腐的作用。而且柠檬中维生素 C 含量丰富，同样具有很强的抗氧化功能，二者搭配，有助于延长蓝莓酱的保质期，还有助于保养皮肤。

蓝莓酸奶

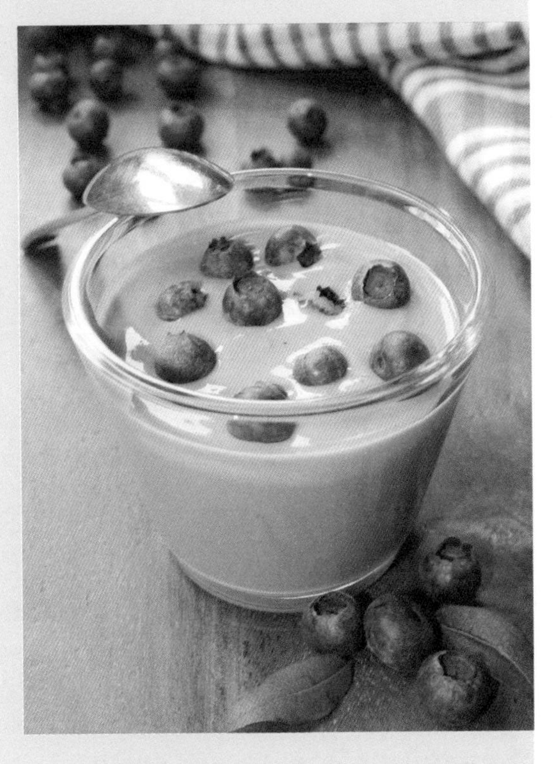

原料 蓝莓200克，酸奶200毫升，冰块适量。

做法

1. 蓝莓洗净，对半切开。
2. 将蓝莓、酸奶放入搅拌机中，搅打均匀。
3. 最后加入冰块即可。

功效解读 本品具有益胃润肠、养肝明目、降低血脂的功效，常食可促进胃肠蠕动，预防便秘，还可养肝明目，能防治各种眼部疾病，对视网膜病变有良好的食疗作用。此外，还具有防止脑神经衰老、软化血管、强心、抗癌、增强人体免疫功能等作用。

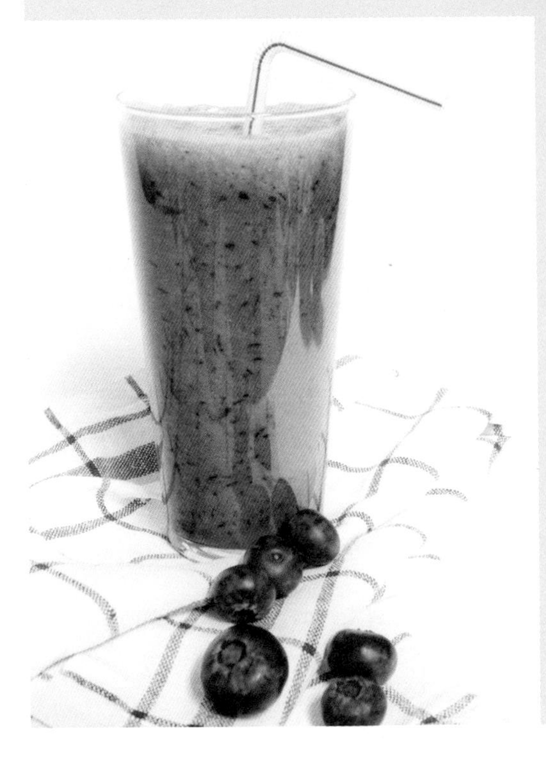

蓝莓汁

原料 蓝莓300克，蜂蜜10毫升，白糖、冷开水各适量。

做法

1. 蓝莓洗净，对半切开
2. 将蓝莓放入搅拌机中，倒入适量冷开水，搅打均匀。
3. 倒入杯中，加入白糖、蜂蜜拌匀即可。

功效解读 本品具有降低胆固醇、防止动脉粥样硬化、促进心血管健康、增强心脏功能、预防癌症和心脏病的作用，适合高脂血症患者饮用。此外，本品还具有抗衰老、抗氧化的作用。

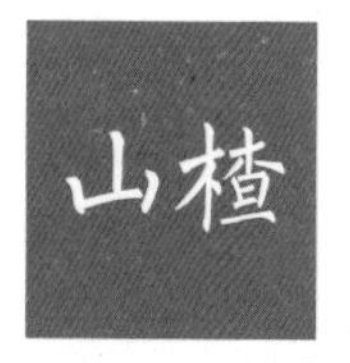

健胃消食
活血化淤

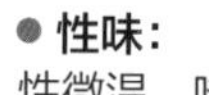

● **性味：**
性微温，味酸、甘

● **归经：**
归脾、胃、肝经

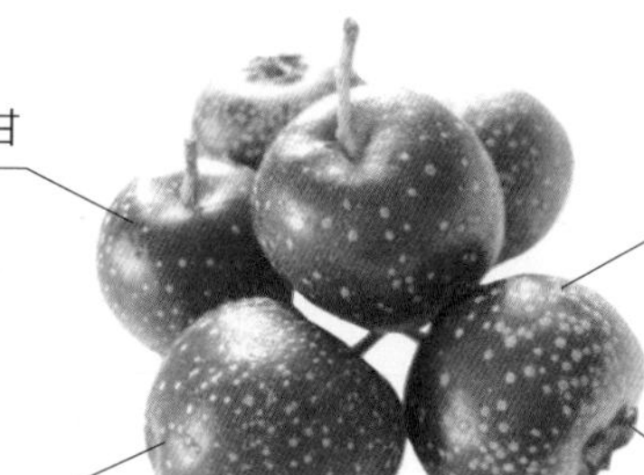

● **热量：**
420 千焦 /100 克（鲜品）

● **适用量：**
每天 3 ~ 4 个

山楂所含的三萜类及黄酮类等成分，具有显著的扩张血管及降压作用，有增强心肌收缩力、抗心律不齐、调节血脂及胆固醇的功能，尤适合肥胖人群及高脂血症、冠心病、动脉硬化等患者食用。

食疗功效

山楂含有多种有机酸及维生素 C，具有消食健胃、活血化淤、收敛止泻的功效，同时，它含有的山楂黄酮和胡萝卜素等物质能够阻断并减少自由基的生成，增强人体的免疫力，有延缓衰老、防癌抗癌的作用。除此之外，适量食用山楂还可降低血糖、血压、血脂，可预防高血压、高脂血症以及糖尿病。

食用建议

一般人群皆可食用山楂，尤其适合食后腹满饱胀、上腹疼痛者，肠炎、高血压、高脂血症、阵发性心动过速及癌症患者，女性月经延后或产后淤血腹痛、恶露不尽者食用。但消化性溃疡及胃酸过多者及孕妇不能食用。

选购保存

宜选购外表呈深红色，鲜亮而有光泽，果实丰满、圆鼓并且叶梗新鲜的成熟山楂，山楂较易保存，放在常温处即可。

☺ 最佳搭配

山楂 + 芹菜 = 健胃消食

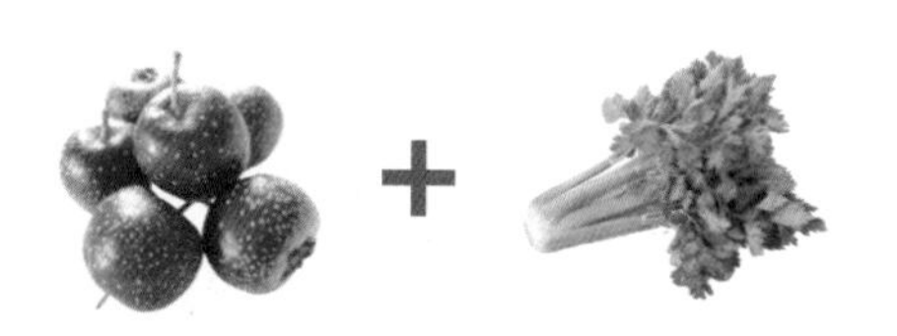

山楂 + 菊花 = 降压降脂，清肝明目

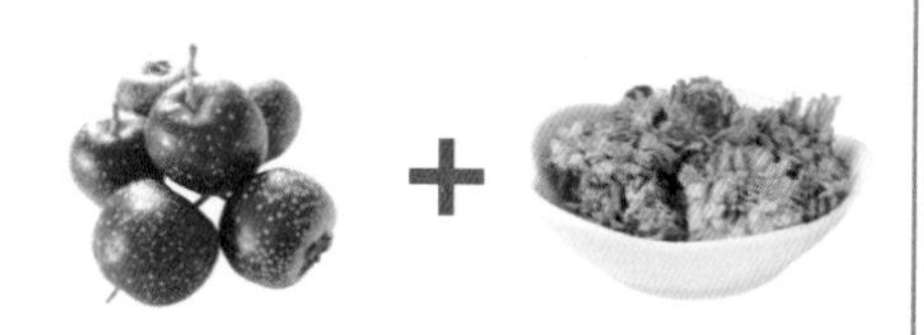

专家这样讲

为什么中老年人要多吃山楂

山楂可以扩张血管，增加冠脉血流量，改善心脏活力，兴奋中枢神经系统，软化血管，并有活血、镇静作用。此外它还有强心作用，对老年性心脏病也很有益。山楂有活血化淤的功效，有助于解除局部淤血状态，预防血栓的形成，因此很适合中老年人食用。

山楂排骨汤

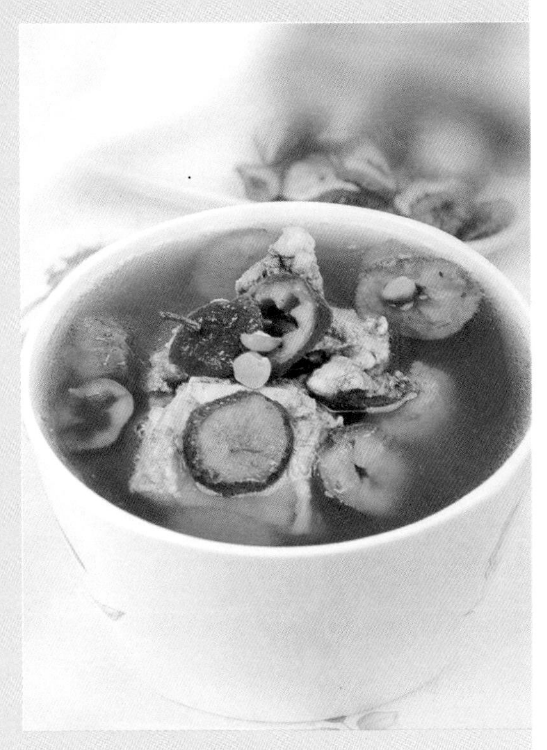

原料 山楂 100 克，排骨 250 克，黄精 10 克，清汤适量，盐 4 克，姜片 3 克，白糖 2 克。

做法

1. 将山楂洗净去核；排骨洗净斩块，汆水洗净备用；黄精洗净备用。
2. 净锅上火倒入清汤，调入盐、姜片、黄精烧沸后续煮 30 分钟。
3. 再下入排骨、山楂煲至熟，调入白糖搅匀即可。

功效解读 本品具有滋阴补肾、健脾消食、疏肝理气等功效，适合肝肾亏虚型高脂血症患者食用，可改善头晕目眩、两目干涩、腰膝酸软等症。

山楂苹果粥

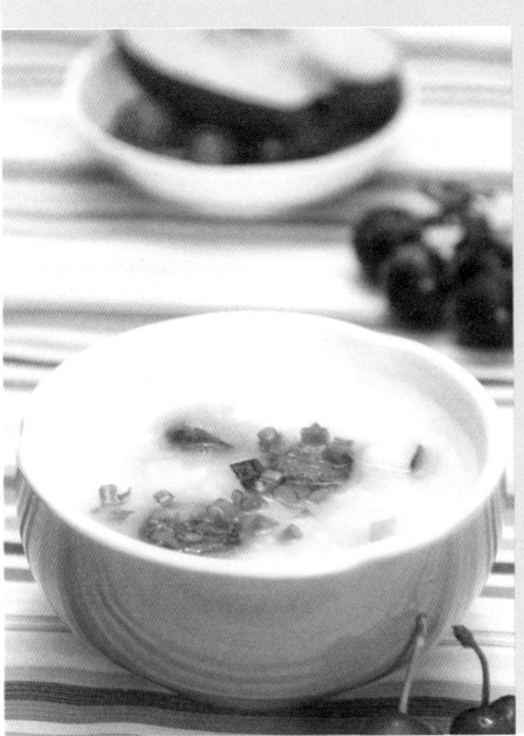

原料 粳米 100 克，苹果 50 克，山楂干 20 克，冰糖 5 克，葱花少许。

做法

1. 粳米淘洗干净，用清水浸泡 2 个小时；苹果洗净切小块；山楂干用温水稍泡后洗净。
2. 锅置火上，放入粳米，加水煮至八成熟。
3. 再放入苹果、山楂干煮至米烂，放入冰糖熬融后调匀，撒上葱花便可。

功效解读 本品具有健脾消食、涩肠止泻、美白养颜、降压降脂等功效，适合胃肠胀气、脾虚泄泻、高脂血症、肥胖等患者食用。

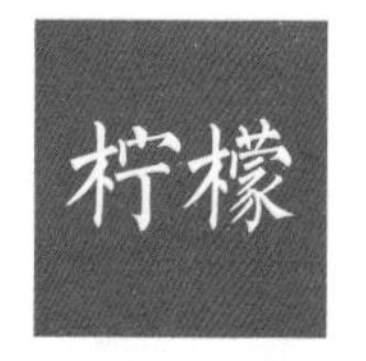

柠檬

保护血管
延缓衰老

● 性味：
性凉，味甘、酸
● 热量：
152 千焦 /100 克
● 归经：
归肺、胃经
● 适用量：
每日 50 克为宜

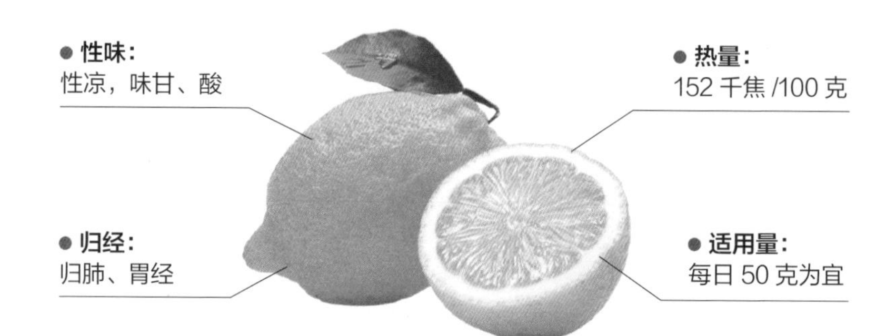

柠檬富含维生素C和维生素P，有抗氧化的作用，有效降低血脂和血压，增强血管的弹性和韧性，预防和治疗动脉硬化以及心肌梗死等心血管疾病。另外，柠檬还有很好的抗衰老作用。

食疗功效

柠檬具有生津祛暑、化痰止咳、健脾消食之功效，可用于暑天烦渴、孕妇食少、胎动不安、高脂血症。柠檬中含大量柠檬酸盐，能够抑制钙盐结晶，从而阻止肾结石形成，甚至对已形成的结石有溶解的效果。柠檬还可用于治疗坏血病。

食用建议

口干烦渴、消化不良、维生素 C 缺乏者及肾结石、高血压、高脂血症、心肌梗死等患者可经常食用柠檬；牙痛者、胃及十二指肠溃疡或胃酸过多患者不宜食用柠檬。此外，餐后喝点柠檬水，有益于消化；而且柠檬汁的酸度较强，能快速杀灭海产品中的细菌，很适宜与海产品同吃。

选购保存

选购柠檬一定要选手感硬实，表皮看起来紧绷绷、很亮丽，掂一掂分量很够，这种发育良好的果实，才会芳香多汁又不致很酸，宜购买。切开后一次吃不完的柠檬，可以切片放在蜂蜜中腌渍，日后拿出来泡水喝。完整的柠檬在常温下可以保存 1 个月左右。

☺ 最佳搭配

柠檬 + 香菇 = 降压降脂

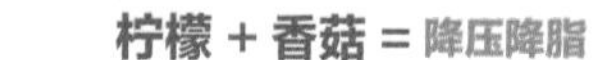

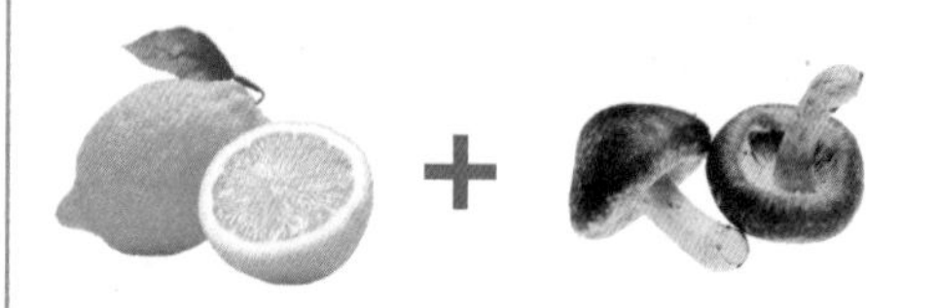

柠檬 + 荸荠 = 生津解渴，利尿通淋

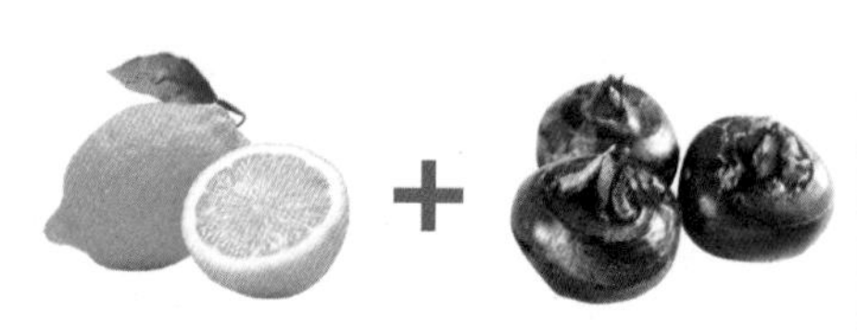

专家这样讲

为什么中老年人要常吃柠檬

柠檬含糖量很低，且有生津止渴的作用，对高脂血症合并糖尿病的患者大有益处。此外，柠檬中含有一种成分为枸橼酸苷，可减少脏器功能障碍、白内障等并发症的发病率。而中老年人容易罹患心脑血管疾病、白内障，因此适宜常吃柠檬。

菠菜柠檬橘汁

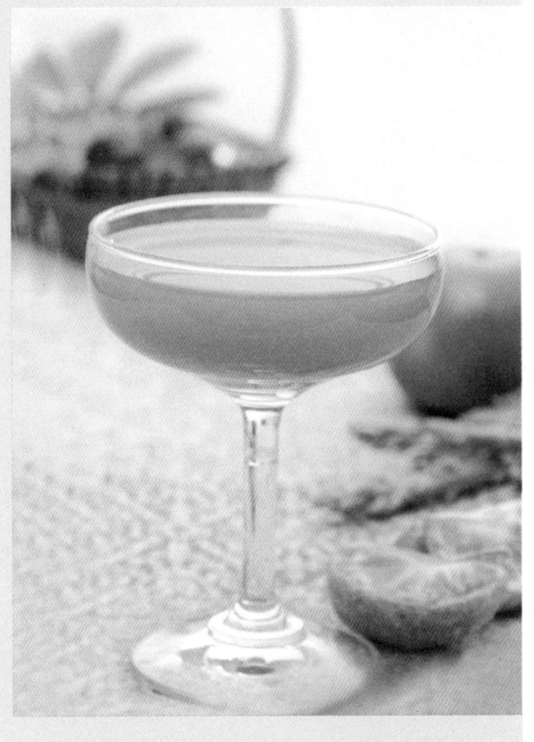

原料 菠菜200克，橘子1个，苹果20克，柠檬半个，蜂蜜2大匙。

做法

1. 将菠菜洗净，择去黄叶，切小段。
2. 橘子剥皮，撕成瓣；苹果去皮去核，切成小块；柠檬去皮，切小块。
3. 将以上材料放入榨汁机内搅打2分钟，加入蜂蜜拌匀即可饮用。

功效解读 柠檬和橘子富含维生素C和维生素P，能增强血管弹性和韧性，可缓解高血压和心肌梗死症状；菠菜和苹果都具有降低血压、软化血管、预防便秘的作用。本品非常适合高血压、高脂血症患者饮用。

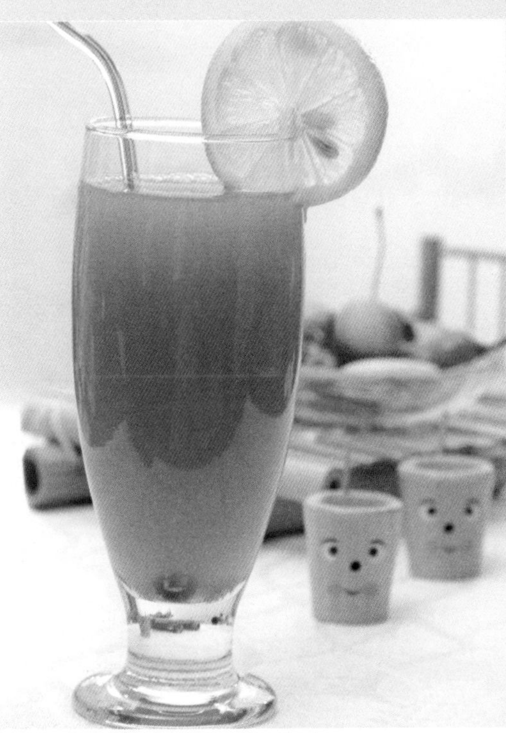

李子生菜柠檬汁

原料 生菜150克，李子、柠檬各1个。

做法

1. 将生菜洗净，菜叶卷成卷。
2. 将李子洗净，去核；柠檬连皮切3片，余下的柠檬用保鲜膜包好，放入冰箱保存，以备下次用。
3. 将生菜、李子、柠檬一起放入榨汁机中榨成汁即可。

功效解读 本品具有清热、降压、杀菌、润肠、养颜等功效，非常适合高血压、高脂血症、便秘、内火旺盛以及皮肤粗糙、脸部有雀斑等患者饮用。

草莓

润肺生津 健脾开胃

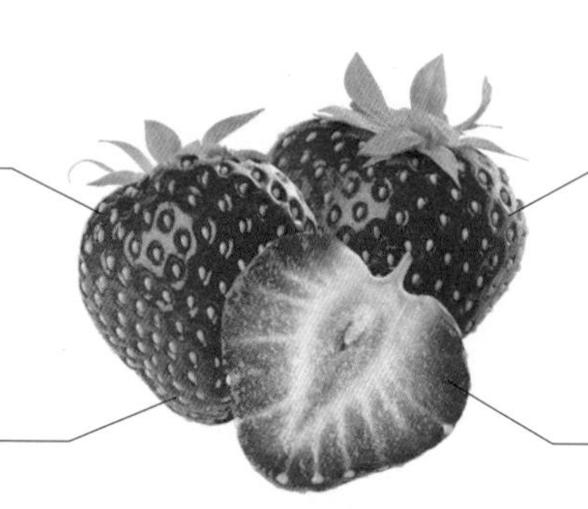

● **性味：** 性凉，味甘、酸

● **归经：** 归肺、脾经

● **热量：** 132 千焦 /100 克

● **适用量：** 每日 80 ~ 100 克为宜

草莓中富含果胶及膳食纤维，可加强胃肠蠕动，加速肠道内胆固醇的排泄，还能改善便秘，对防治高脂血症、高血压、动脉硬化以及冠心病均有较好的疗效。草莓中的维生素 C 还能通过参与氨基酸等物质代谢，降低人体内的胆固醇。

食疗功效

草莓具有生津润肺、滋阴润燥、健脾开胃、解酒的功效，可以用于干咳无痰、烦热干渴、食积腹胀、小便不利、醉酒等。而且，草莓中还含有一种胺类物质，对白血病、再生障碍性贫血等血液病也有辅助治疗作用。草莓能促进肌肤的新陈代谢，是改善黑斑、雀斑、粉刺等肌肤问题的良药。另外，还有预防牙龈发炎的作用。

食用建议

风热咳嗽、咽喉肿痛、声音嘶哑、夏季烦热口干者及鼻咽癌、肺癌、喉癌、坏血病、高血压、动脉硬化、冠心病患者可经常食用草莓。草莓中含有的草酸钙较多，尿路结石患者不宜吃得过多。

选购保存

挑选草莓的时候应该挑选色泽鲜亮、有光泽，结实、手感较硬者，太大、过于水灵的草莓不宜购买。保存宜放置冰箱内冷藏，不宜保存太久。

最佳搭配

草莓 + 蜂蜜 = 补虚养血

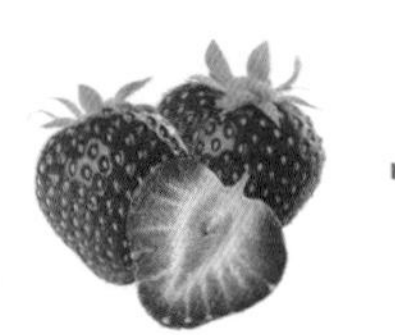

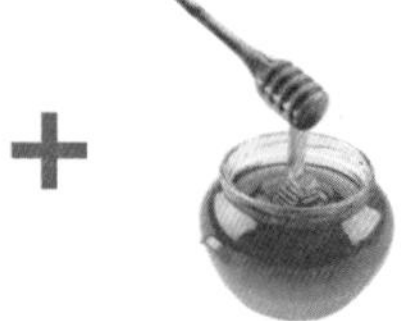

草莓 + 牛奶 = 增强免疫力

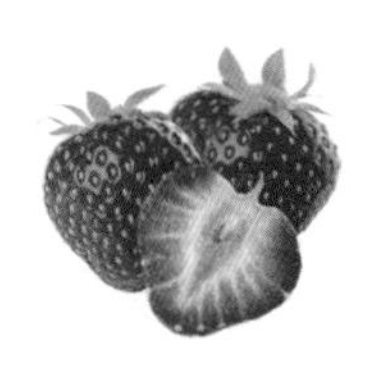

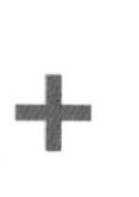

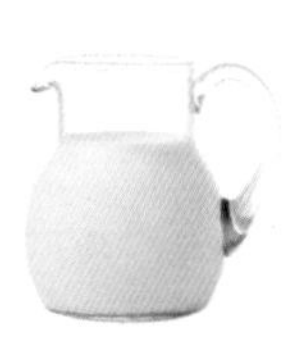

专家这样讲

怎样将草莓洗干净

草莓表面粗糙，不易洗净。用淡盐水浸泡 10 分钟，既可杀菌又较易洗净。还可先用清水冲洗草莓，然后将其放入盐水里浸泡 5 分钟，再用清水冲去咸味即可食用，这样洗既可杀菌，又可保鲜。

草莓蜂蜜豆浆

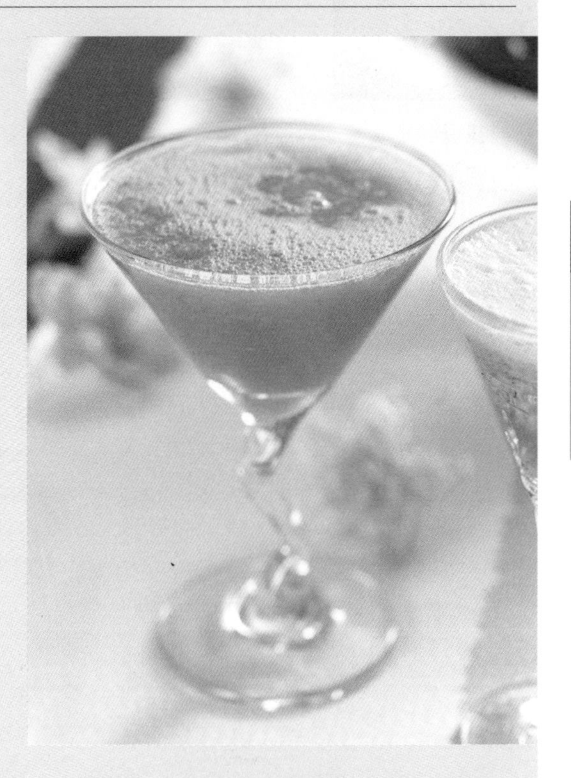

原料 草莓180克，豆浆180毫升，蜂蜜适量，冰块少许。

做法

1. 将草莓洗净，去蒂。
2. 在果汁机内放入豆浆、蜂蜜和冰块，搅拌20秒。
3. 待冰块完全融化后，将草莓放入，搅拌30秒即可。

功效解读 本品对高血压、高脂血症、动脉硬化、冠心病者有较好的食疗作用。除此之外，还有提高人体免疫力、延缓衰老等功效。

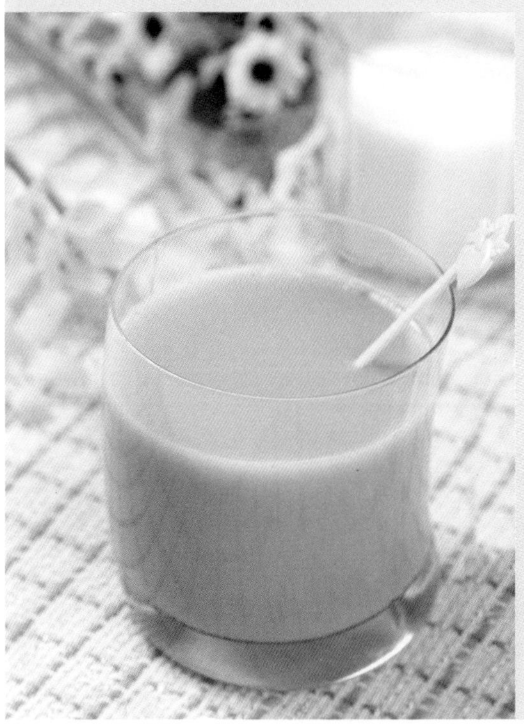

草莓柳橙汁

原料 鲜奶90毫升，草莓10颗，柳橙1个，蜂蜜30毫升，碎冰适量。

做法

1. 草莓洗净，去蒂，切成块。
2. 柳橙洗净，对切压汁。
3. 将除碎冰外的材料放入搅拌机内，快速搅30秒，最后加入碎冰。

功效解读 草莓富含果胶和膳食纤维，能有效降低血脂；柳橙富含维生素C，能有效软化血管，预防心脑血管疾病。本品具有清热利尿、润肠通便、开胃健脾、降脂降压、美容养颜等功效，适合小便短赤、大便干燥、胃阴亏虚以及高脂血症、高血压等患者饮用。

猕猴桃

调中下气
生津润燥

● **性味：**
性寒，味甘、酸

● **归经：**
归胃、膀胱经

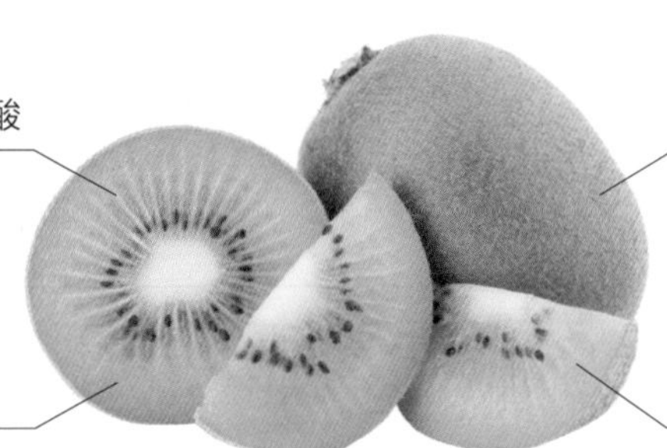

● **热量：**
251 千焦 /100 克

● **适用量：**
每天1～2个为宜

猕猴桃含有丰富果胶和维生素 C，可降低血中胆固醇浓度，常食还能预防高脂血症以及心脑血管疾病。猕猴桃还含有一种天然糖醇类物质——肌醇，对调节脂肪代谢、降低血脂有较好的疗效。

食疗功效

猕猴桃有生津润燥、调中下气、止渴利尿、滋补强身之功效。猕猴桃还含有硫醇蛋白的水解酶和超氧化物歧化酶，具有养颜、提高免疫力、抗癌、抗衰老、消炎的功能，含有的血清促进素还具有稳定情绪的作用。猕猴桃还含有良好的可溶性膳食纤维、蛋白水解酶及多种微量元素。

食用建议

胃癌、食管癌、肺癌、黄疸型肝炎、乳腺癌、高血压、冠心病、关节炎、尿路结石患者；食欲不振、消化不良者；情绪不佳、常吃烧烤类食物的人可经常食用猕猴桃。脾胃虚寒者、腹泻便溏者、糖尿病患者、先兆性流产和妊娠的女性不宜食用猕猴桃。

选购保存

选购猕猴桃时选择那些无破裂、无霉烂、无皱缩、稍有柔软感、气味清香的猕猴桃为好，通常果实越大，质量越好。还未成熟的猕猴桃可以和苹果放在一起，有催熟作用，保存时间不宜太长。

☺ 最佳搭配

猕猴桃 + 橙子 = 保护血管

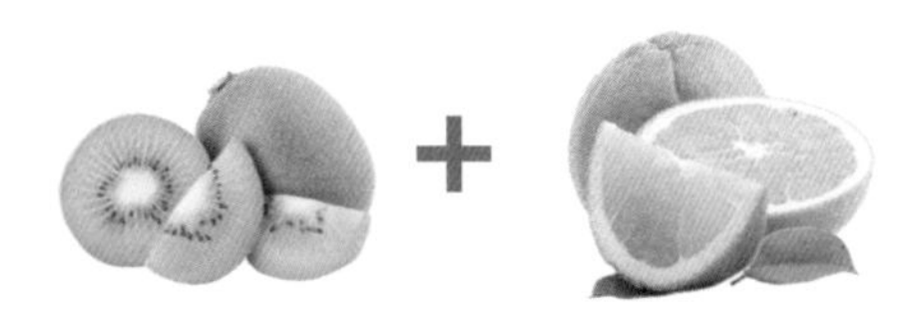

猕猴桃 + 薏米 = 利尿、抗癌

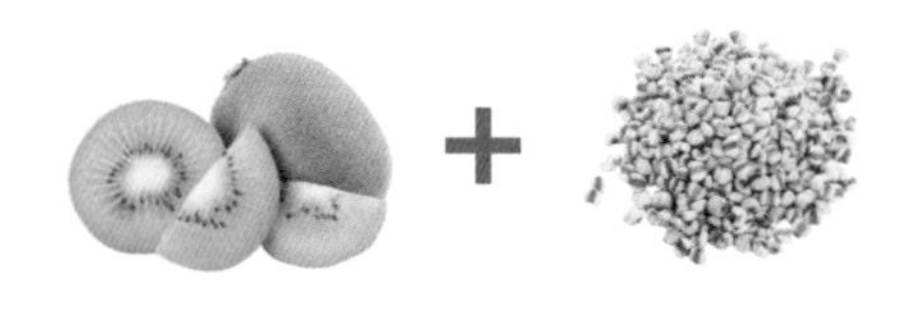

专家这样讲

食用猕猴桃的注意事项

食用猕猴桃后，一定不要马上喝牛奶或吃其他乳制品。这是因为猕猴桃中维生素 C 含量颇高，易与奶制品中的蛋白质凝结成块，不但影响消化吸收，还会使人出现腹胀、腹痛、腹泻等症状。

胡萝卜猕猴桃汁

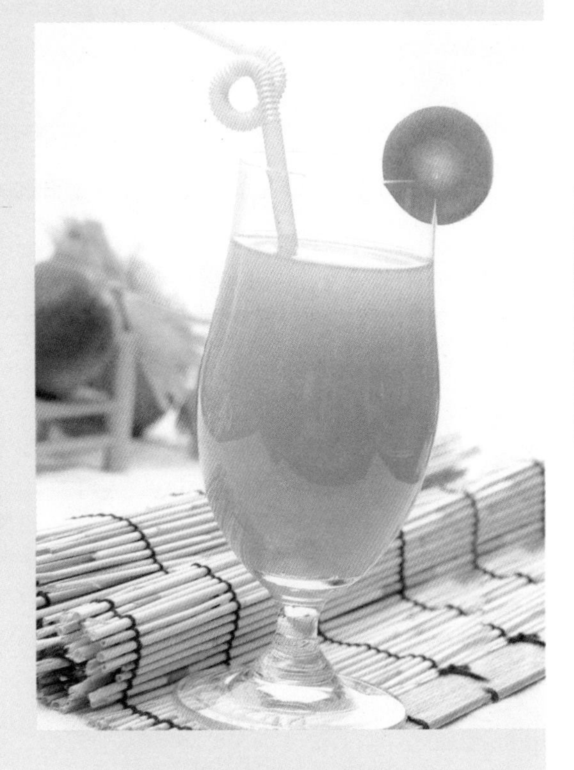

原料 胡萝卜80克，猕猴桃1个，柠檬适量。

做法

1. 将胡萝卜洗净，切块；猕猴桃去皮后对切；将柠檬洗净后连皮切成三块。
2. 将柠檬、胡萝卜、猕猴桃放入榨汁机中榨汁，倒入杯中即可。

功效解读 富含果胶和维生素C的猕猴桃，与富含胡萝卜素的胡萝卜搭配榨汁，具有软化血管、抗肿消炎的作用，还可抑制胆固醇在动脉内壁的沉积，从而有助于防治动脉硬化，还可改善心肌功能，对于防治心脏病等也有一定的食疗作用。

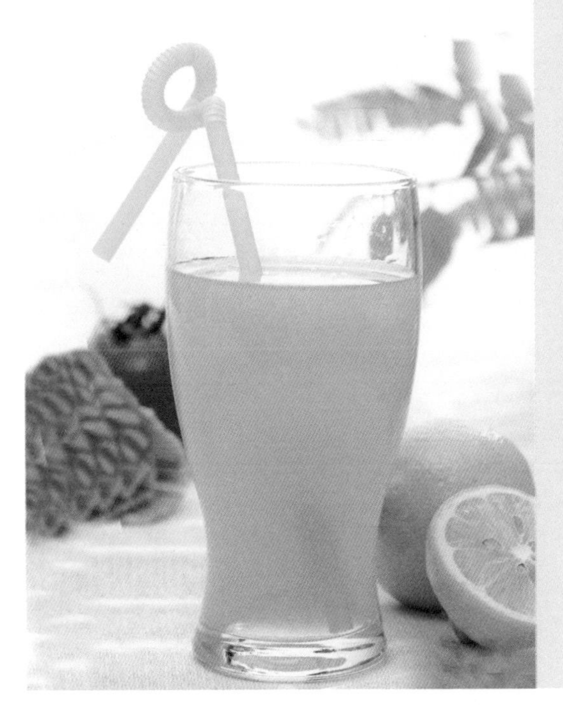

猕猴桃柠檬汁

原料 圆白菜150克，猕猴桃2个，柠檬半个。

做法

1. 将圆白菜放进清水中洗净，卷成卷。
2. 猕猴桃洗净，去皮，切成块；柠檬洗净，切片。
3. 将所有材料放入榨汁机中搅打成汁即可。

功效解读 猕猴桃富含维生素C和果胶，能有效降低血中胆固醇浓度，预防心脑血管疾病；圆白菜中含有一定的降压成分，有明显的降压作用；柠檬富含维生素C和维生素P，可有效降低血脂和血压，预防心脑血管疾病的发生。

橙子

保护血管
增强免疫

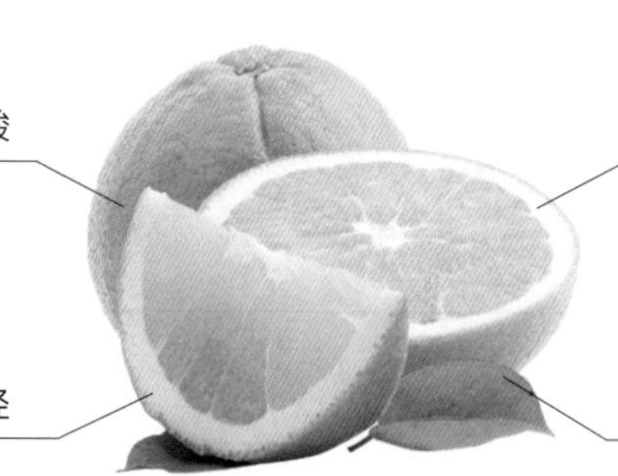

● **性味：** 性凉，味甘、酸

● **归经：** 归肺、脾、胃经

● **热量：** 198 千焦 /100 克

● **适用量：** 每日 1 ~ 2 个为宜

橙子含有大量维生素 C，维生素 C 通过参与氨基酸等物质代谢，可降低人体内的胆固醇。橙子还富含胡萝卜素，可以抑制致癌物质的形成，还能软化和保护血管，促进血液循环。

食疗功效

橙子有化痰、健脾、助消化、增食欲、增强毛细血管弹性、降低血脂等功效。经常食用能保持皮肤湿润，强化免疫系统，有效阻止病毒的侵入。橙子有止咳化痰的功效，是辅助治疗感冒咳嗽、食欲不振、胸腹胀痛的良药。常吃橙子有助于维持大脑活力、提高免疫力。橙子还含有类黄酮和柠檬素，可以增加高密度脂蛋白的含量，减少低密度脂蛋白的含量，有效预防心脑血管疾病。

食用建议

高血压、高脂血症、流行性感冒等患者，以及胸膈满闷、恶心欲吐、瘿瘤之人及饮酒过多、宿醉未消之人可经常食用橙子；但糖尿病患者不宜食用橙子。

选购保存

橙子要选正常成色，看表皮的皮孔，好橙子表皮皮孔较多，摸起来比较粗糙。置于阴凉干燥处可保存 1 ~ 2 周，置于冰箱可保存更长时间。

☺ 最佳搭配

橙子 + 蜂蜜 = 可治胃气不和、呕逆少食

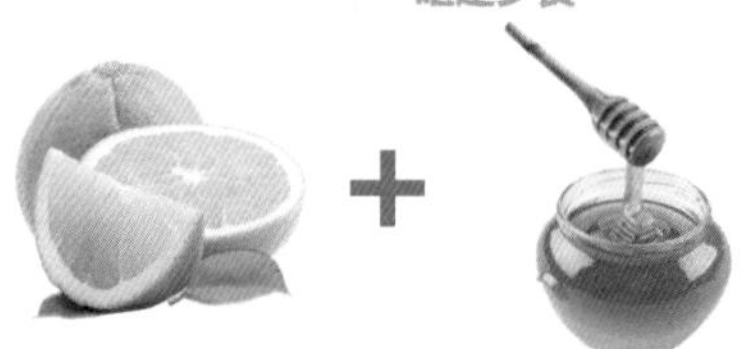

橙子 + 玉米 = 促进维生素的吸收，降低血压

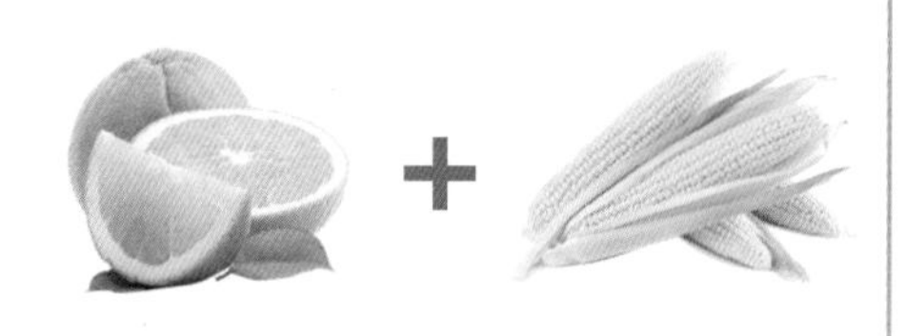

专家这样讲

食用橙子的注意事项

吃橙子前后 1 个小时内不要喝牛奶，因为牛奶中的蛋白质遇到果酸会凝固，影响消化吸收。橙子不宜与白萝卜一起吃，以免诱发甲状腺肿大。饭前或空腹时不宜食用，否则橙子所含的有机酸会刺激胃黏膜。橙子味美，但不要吃得太多。

韭菜香瓜柳橙汁

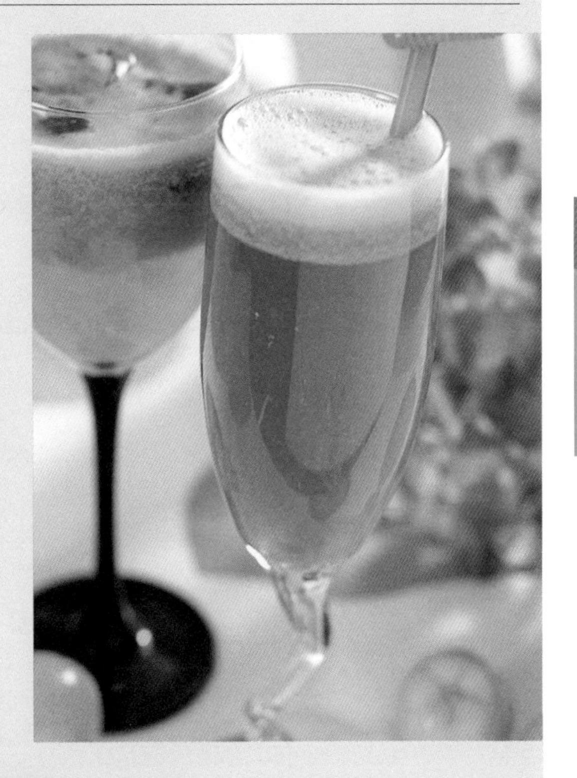

原料 韭菜100克，香瓜80克，柳橙1个，柠檬半个。

做法

1. 柠檬洗净，切块；柳橙去皮和籽切块；香瓜去皮和籽，切块。
2. 韭菜折弯曲后备用。
3. 将柠檬、柳橙、韭菜和香瓜交错放入榨汁机里榨成汁即可。

功效解读 橙子能增强人体抵抗力，增强毛细血管的弹性，降低血中胆固醇和血压。香瓜富含钾和膳食纤维，可降低血中胆固醇，有效降低血压；柠檬也可降压降脂。所以高脂血症、高血压、动脉硬化者常饮本品可改善全身症状。

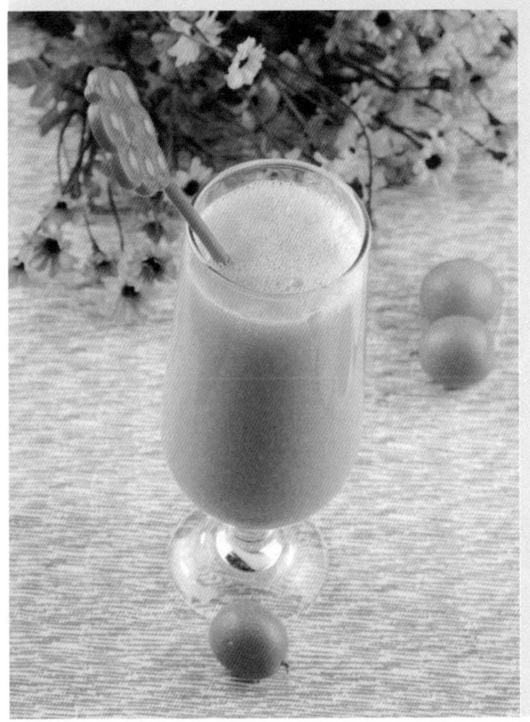

柳橙汁

原料 柳橙2个。

做法

1. 将柳橙用水洗净，切成两半。
2. 用榨汁机挤压出柳橙汁，将榨出的浓果汁倒入杯中。
3. 加入适量冷开水稀释后即可饮用。

功效解读 本品含有丰富的维生素C以及类黄酮和柠檬素等有效成分，这些营养素对降低和调节血压很有帮助，其中所含有的橙皮苷对周围血管具有明显的扩张作用，能起到降压效果，因此尤其适合高血压、高脂血症患者饮用。

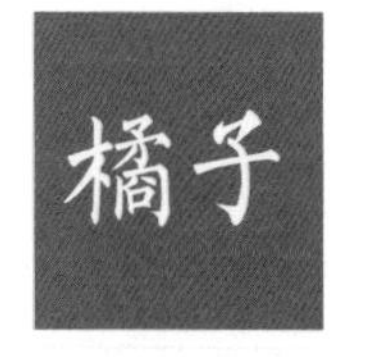

橘子

理气化痰
生津止渴

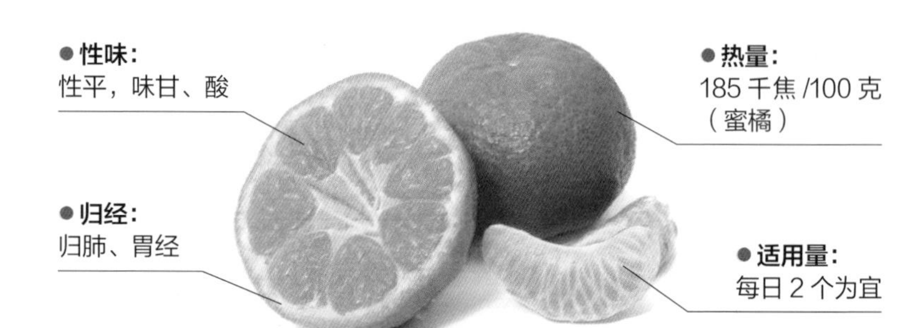

- **性味：** 性平，味甘、酸
- **归经：** 归肺、胃经
- **热量：** 185 千焦 /100 克（蜜橘）
- **适用量：** 每日 2 个为宜

食用橘子可以减少沉积在动脉血管壁上的胆固醇和甘油三酯，有助于缓解动脉粥样硬化。橘子中含有的维生素 C 十分丰富，维生素 C 通过参与氨基酸等物质代谢，可降低人体内的胆固醇。

食疗功效

橘子具有开胃理气、生津润肺、止渴、化痰止咳等功效，可用于脾胃气滞、胸腹胀闷、呃逆少食、肺热咳嗽等症。橘子富含维生素 C 和柠檬酸，具有消除疲劳和美容的作用。在鲜橘汁中，有一种抗癌活性很强的物质——“诺米灵”，它能将有的致癌化学物质分解，抑制和阻断癌细胞的生长，阻止致癌物对细胞核的损伤，保护基因的完好。橘子内的薄皮还可促进通便，减肥瘦身。

食用建议

心脑血管疾病、慢性支气管炎患者以及爱美人士均可经常食用橘子。风寒咳嗽、痰多、糖尿病、口疮患者应慎食橘子。

选购保存

挑选表面平滑光亮、皮薄、果实比较成熟的，果蒂不干枯、不发皱的才是新鲜的。储存时装在有洞的网袋中，放置通风处即可。如果要长期储存，放进冰箱保鲜，可以保存 1 个月不变质。

☺ 最佳搭配

橘子 + 姜 = 预防感冒

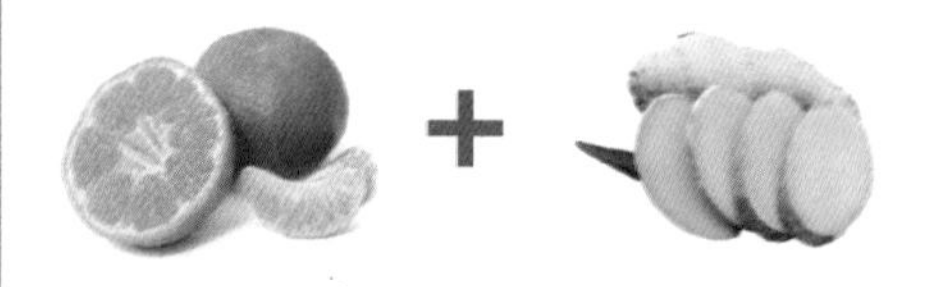

橘子 + 玉米 = 有利于维生素的吸收，并可降低血脂

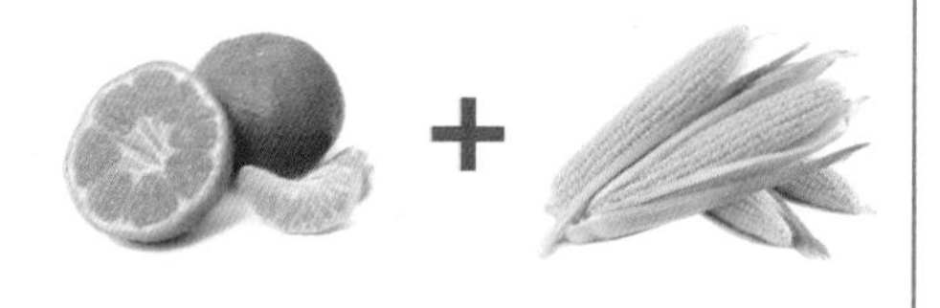

专家这样讲

食用橘子的注意事项

吃橘子前后 1 个小时内不要喝牛奶，因为牛奶中的蛋白质遇到果酸会凝固，影响消化吸收。肠胃功能欠佳者，吃太多橘子，容易发生胃结石。橘子不宜多吃，否则会引起“橘子病”，出现皮肤变黄等症状。

苹果橘子上海青汁

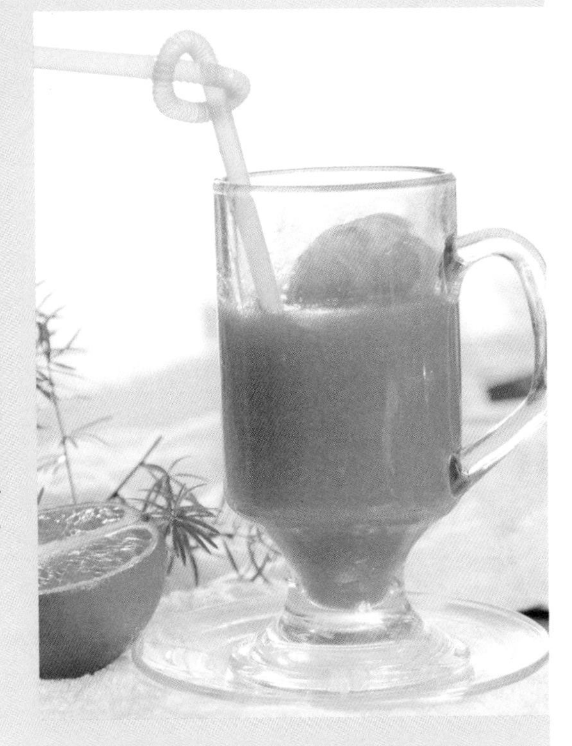

原料 冰水200毫升，苹果半个，橘子1个，菠萝50克，上海青30克。

做法

1. 将上海青洗净，橘子、菠萝去皮；苹果去皮去籽，水果切成适当大小的块。
2. 将所有材料放入榨汁机中一起搅打成汁。
3. 最后滤出果肉即可。

功效解读 苹果富含果胶，可以降低血中胆固醇的含量；还富含维生素C，可软化血管，预防动脉硬化。上海青富含膳食纤维，可促进胃肠道蠕动，减少肠道对脂肪和胆固醇的吸收。菠萝有利尿、生津止渴的功效。所以，本品适合高脂血症患者饮用。

芹菜橘子哈密瓜汁

原料 芹菜30克，哈密瓜200克，橘子100克，西红柿50克，蜂蜜、冷开水各少许。

做法

1. 将哈密瓜、橘子去皮、籽，切块；西红柿洗净，切薄片备用；芹菜洗净，切小段。
2. 将所有材料放入榨汁机中，加入冷开水榨汁。
3. 最后加入蜂蜜调味即可。

功效解读 芹菜中含有丰富的挥发油、甘露醇等，能减少人体对脂肪的吸收，从而降低血脂。橘子、西红柿均富含维生素C，可软化血管，对高脂血症以及心脑血管疾病的患者大有益处。

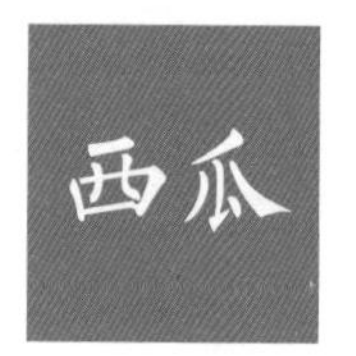

清热解暑
利尿除烦

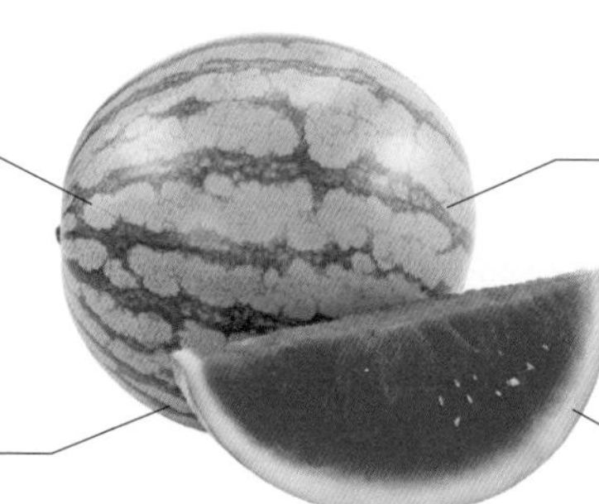

● 性味：
性寒，味甘

● 归经：
归心、胃、膀胱经

● 热量：
107 千焦 /100 克

● 适用量：
每天 150 ~ 200 克为宜

西瓜营养丰富，但不含胆固醇和脂肪，所以不会导致血中胆固醇的升高。西瓜富含钾以及多种可降脂降压的成分，具有调节血脂、血压，调节心脏功能的作用，有效预防冠心病、动脉硬化等症。

食疗功效

西瓜具有清热解暑、除烦止渴、降压美容、利水消肿等功效。西瓜富含多种维生素，具有平衡血压、调节心脏功能、预防癌症的作用，可以促进新陈代谢，有软化及扩张血管的功能。西瓜所含的瓜氨酸和精氨酸能够利尿，减少体内胆色素的含量。西瓜能利尿并有助于缓解肾脏炎症，所含的蛋白酶能把不溶性蛋白质转化为可溶的蛋白质，并增加肾炎患者的营养。

食用建议

高血压、黄疸型肝炎、胆囊炎、膀胱炎、水肿、发热烦渴或急性病高热不退、口干多汗、口疮等患者可经常食用西瓜。但脾胃虚寒、寒积腹痛、慢性肠炎、胃及十二指肠溃疡等患者要慎食。

选购保存

宜选购瓜皮表面光滑、花纹清晰，用手指弹瓜可听到“嘭嘭”声的熟瓜。未切开时放入冰箱可保存 5 天左右，切开后用保鲜膜裹住，放入冰箱可保存 2 天左右。

☺ 最佳搭配

西瓜 + 冬瓜 = 降压，清热，利尿

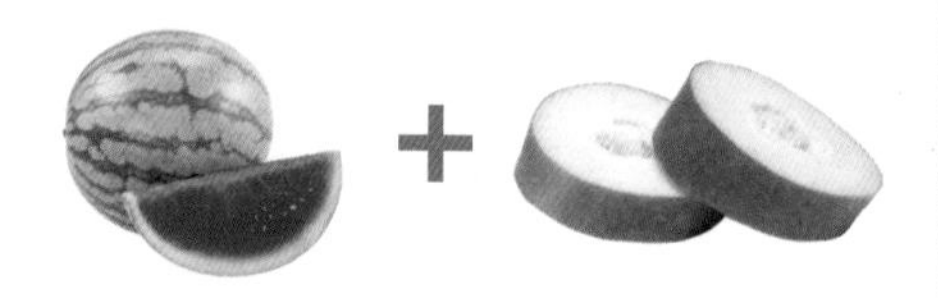

西瓜 + 鳝鱼 = 清热利尿，祛风湿

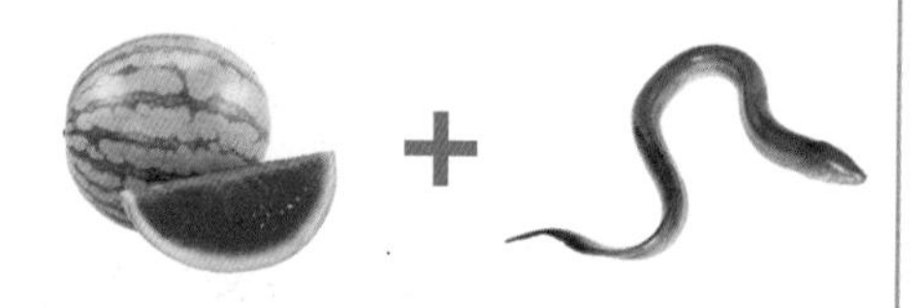

专家这样讲

食用西瓜的注意事项

西瓜是夏令瓜果，冬季不宜多吃，也不要吃刚从冰箱里拿出来的西瓜。西瓜性寒凉，过分的寒凉刺激会减弱正常的胃蠕动，影响胃功能。西瓜也不宜一次吃得太多，否则会使大量水分进入胃中，冲淡胃液，造成消化不良。

胡萝卜西瓜汁

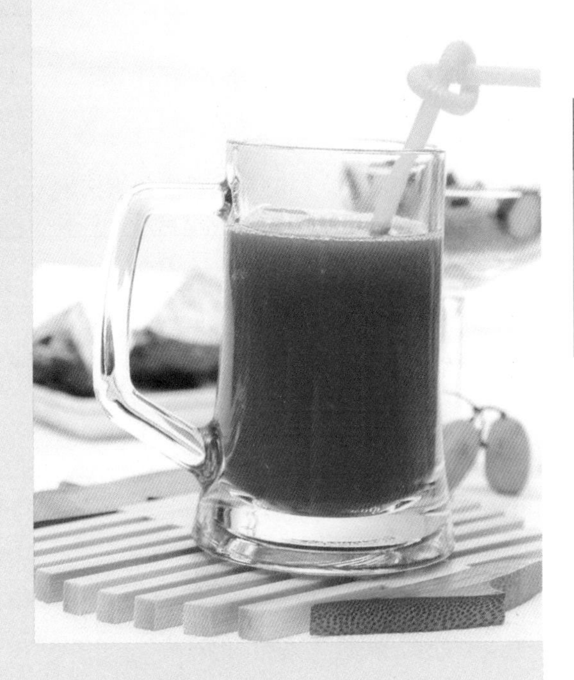

原料 西瓜300克，胡萝卜200克，蜂蜜、柠檬汁各适量。

做法

1. 将西瓜去皮、籽；将胡萝卜洗净，切块。
2. 将西瓜和胡萝卜一起放入榨汁机中，榨成汁。
3. 加入蜂蜜与柠檬汁（也可根据自己口味加入适量白糖），拌匀即可。

功效解读 本品可清热消暑、利尿降脂，常饮本品可有效降低血脂、血压，尤其适合内火旺盛的高脂血症患者饮用。

苹果西瓜汤

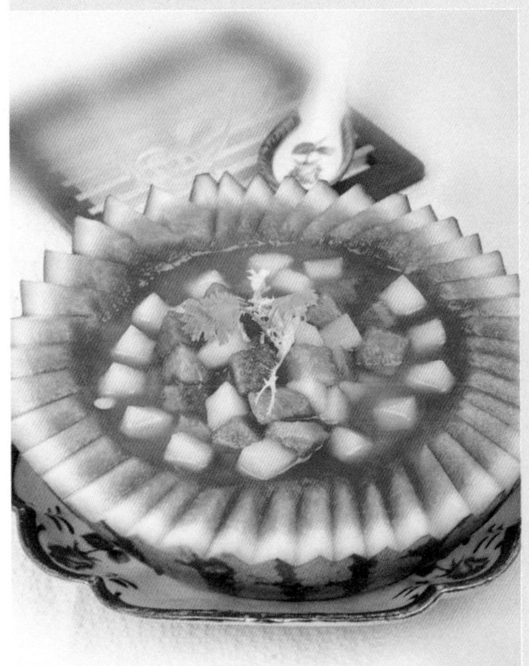

原料 西瓜250克，苹果100克，白糖3克，水淀粉10克。

做法

1. 将西瓜、苹果洗净，去皮切成丁。
2. 净锅上火倒入水，调入白糖烧沸。
3. 加入西瓜、苹果，用水淀粉勾芡后倒入备用的西瓜盅。

功效解读 西瓜几乎不含胆固醇和脂肪，并具有清热利尿、降脂降压的功效；苹果富含果胶和膳食纤维，可以减少肠道内脂肪和胆固醇的堆积。本品非常适合尿道涩痛、湿热泻痢、高脂血症、高血压等患者食用。

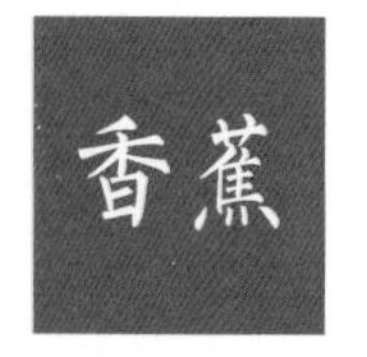

香蕉

润肠通便
健脑除烦

● 性味：
性寒，味甘
● 热量：
383 千焦 /100 克
● 归经：
归脾、胃、大肠经
● 适用量：
每日 1 ~ 2 根为宜

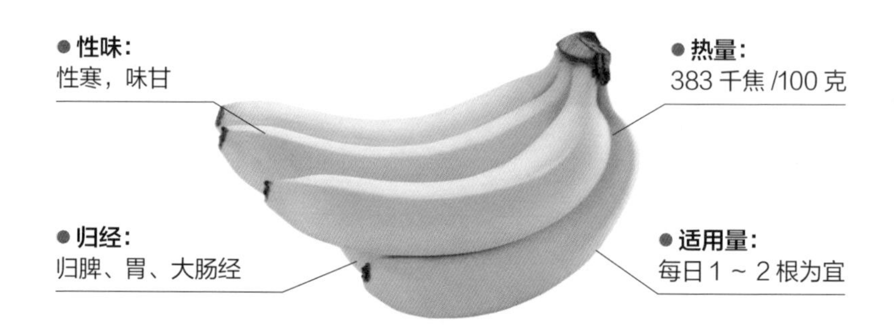

香蕉中富含大量的膳食纤维和维生素 C，可促进胃肠蠕动，减少肠道对胆固醇的吸收，有效防治便秘，还富含钾，有利水减肥、降压的作用，适合高脂血症、高血压以及肥胖的患者食用。

食疗功效

香蕉具有润肠、通便、解酒、健脑、除烦、降血压、抗癌之功效。香蕉富含膳食纤维，可润肠通便，对便秘、痔疮患者大有益处，所含的维生素 C 是天然的免疫强化剂，可抵抗多类感染。香蕉中含有的钾能排除体内多余的盐分，而且具有利尿作用，有助于水分的新陈代谢，因此可以辅助治疗水肿。香蕉中的钾还能降低人体对钠盐的吸收，故其有降血压的作用，香蕉中还含有血管紧张素转化酶抑制物质，可抑制血压升高。

食用建议

口干烦渴、大便干燥难解、痔疮、肛裂、大便带血、癌症、上消化道溃疡、肺结核、顽固性干咳、高血压、冠心病、动脉硬化患者和消化不良者可经常食用；但慢性肠炎、虚寒腹泻、糖尿病、胃酸过多者不宜食用。

选购保存

果皮稍带黑斑，表皮有皱纹的香蕉风味最佳。香蕉买回来后，最好用绳子串起来，挂在通风处。

☺ 最佳搭配

香蕉 + 黑芝麻 = 补益心脾，养心安神

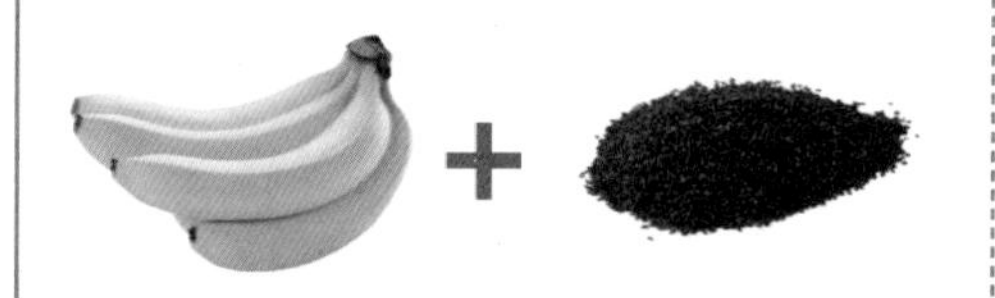

香蕉 + 牛奶 = 滋阴润燥，治疗高血压

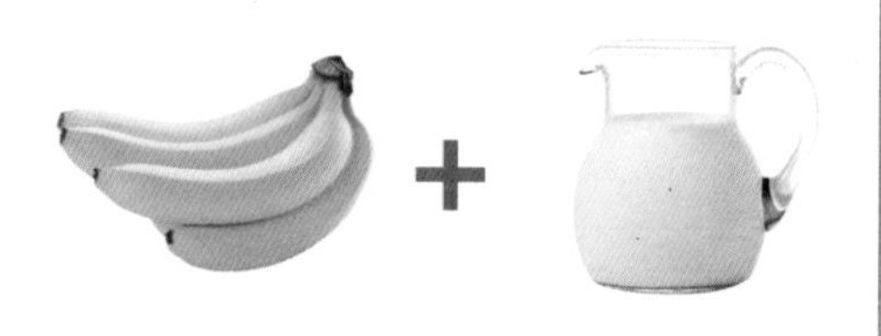

专家这样讲

食用香蕉的注意事项

香蕉不宜放在冰箱内存放，在 12 ~ 13℃即能保鲜，温度太低，反而会使它“感冒”。香蕉容易因碰撞、挤压、受冻而发黑，在室温下很容易滋生细菌，最好丢弃。

香蕉苦瓜苹果汁

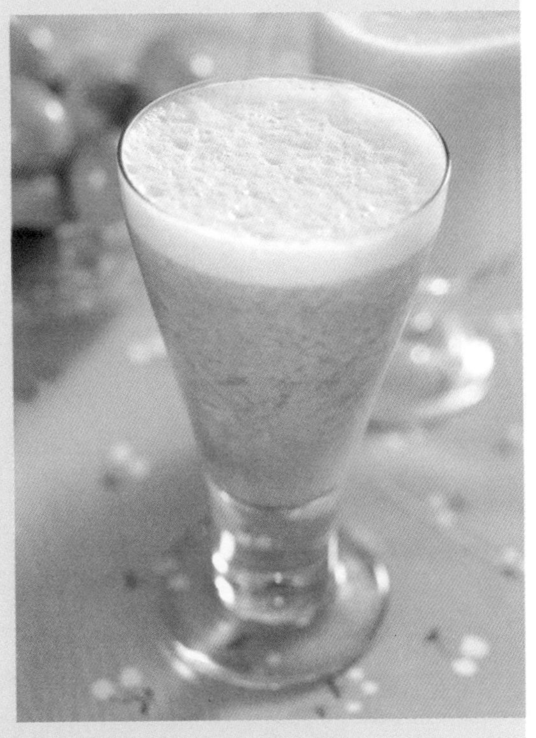

原料 香蕉1根，苦瓜100克，苹果50克。

做法

1. 香蕉去皮，切成小块；苹果洗净，去皮，去核，切小块。
2. 将苦瓜洗净去籽，切块。
3. 将全部材料和适量水放入搅拌机内搅打成汁即可。

功效解读 香蕉中富含大量的膳食纤维和维生素C，可促进胃肠蠕动，预防便秘。苦瓜富含维生素C，可减少低密度脂蛋白及甘油三酯含量，增加高密度脂蛋白含量。苹果富含钾和膳食纤维，可有效降低血中胆固醇和血压。

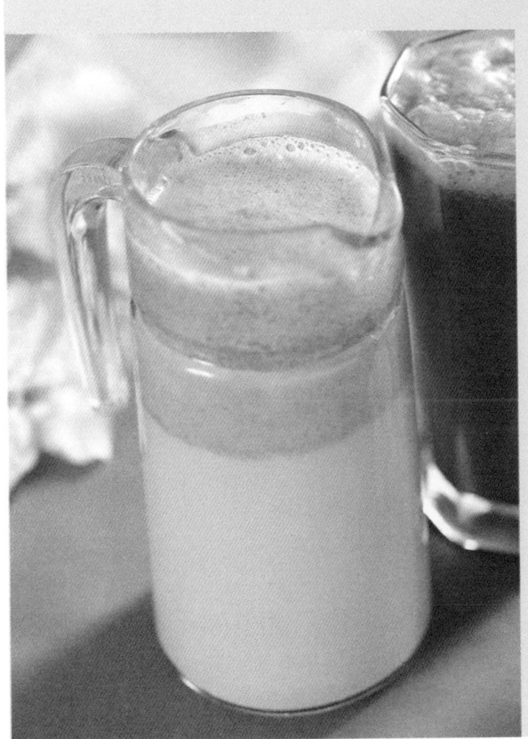

香蕉燕麦牛奶

原料 牛奶200毫升，香蕉1根，燕麦片80克。

做法

1. 将香蕉去皮，切成小段。
2. 将香蕉、燕麦片、牛奶放入榨汁机内，搅打成汁即可。

功效解读 本品中香蕉有抑制血压升高的作用，燕麦片有降低血中胆固醇、甘油三酯的作用，牛奶可滋阴润燥、补益中气。常饮本品有助于防治高血压、高脂血症。

无花果

健胃润肠
消肿解毒

● 性味：
性平，味甘
● 归经：
归胃、大肠经
● 热量：
268 千焦 /100 克
● 适用量：
每日 50 克左右为宜

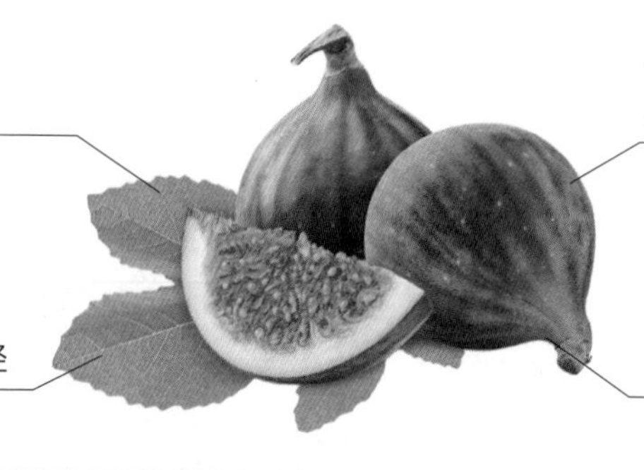

无花果所含的脂肪酶、水解酶等有降低血脂和分解血脂的功能，可减少脂肪在血管内的沉积，从而起到降血压、预防冠心病和高脂血症的作用，尤适合肥胖人群食用。

食疗功效

无花果有健胃、润肠、利咽、防癌、滋阴、消肿解毒、催乳的功效。口服无花果液，能提高细胞的活力，提高人体免疫功能，具有抗衰防老、减轻肿瘤患者化疗毒副作用的功效，可以预防多种癌症的发生。未成熟和成熟的果实中分别含有补骨脂素、佛柑内酯等活性成分和一种芳香物质——苯甲醛，它们都具有增强人体抗病能力、防癌抗癌的作用，还可延缓移植性腺癌、淋巴肉瘤的发展，并不会对正常细胞产生毒害作用。

食用建议

消化不良、食欲不振、慢性便秘、痔疮肿痛、急慢性咽喉炎、肺热声哑、孕妇产后乳汁缺乏及癌症、高血压、高脂血症、冠心病、动脉硬化患者可经常食用无花果；但脾胃虚寒、腹痛便溏、糖尿病患者不宜食用。

选购保存

以呈紫红色、触感稍软且无损伤的为佳。而干品以咖啡色、皮厚者为好。新鲜的无花果果实宜即食，干品应隔绝空气密封干燥保存。

☺ 最佳搭配

无花果 + 梨 = 润肺止咳，降低血脂

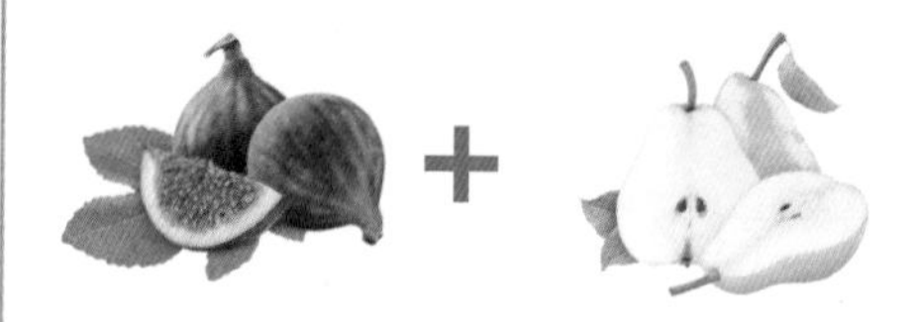

无花果 + 板栗 = 强腰健骨，消除疲劳

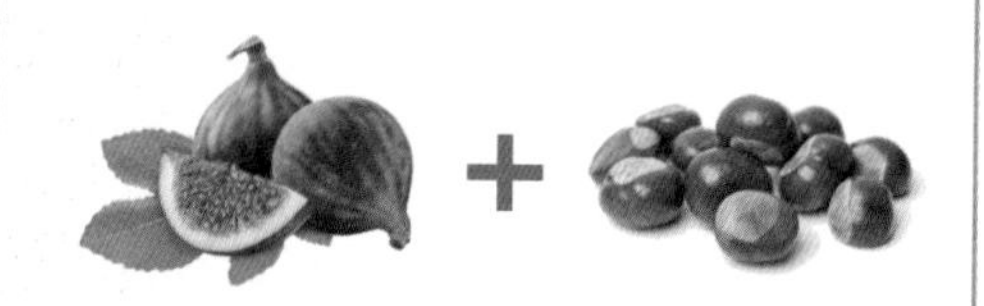

专家这样讲

为什么中老年人适宜常吃无花果

无花果中的果胶和半纤维素吸水膨胀后能吸附多种化学物质，排出肠道内各种有害物质，净化肠道，促进有益菌在肠道的繁殖，起到维持正常胆固醇含量，排出致癌物质的作用。中老年人容易面临“三高”的问题，因此宜常吃无花果。

芦笋百合炒瓜果

原料 无花果、百合各50克，芦笋、冬瓜各200克，胡萝卜片20克，香油、盐、食用油各适量。

做法

1. 芦笋洗净切斜段，下入开水锅内焯熟，捞出控水备用。
2. 百合洗净掰片；冬瓜去皮洗净切片；无花果洗净。
3. 油锅烧热，放芦笋、冬瓜煸炒，下入百合、无花果、胡萝卜片炒片刻，下盐，淋入香油装盘即可。

功效解读 本品具有清热解毒、养心益气、利尿通淋等功效，适合高脂血症及体质虚弱患者食用。

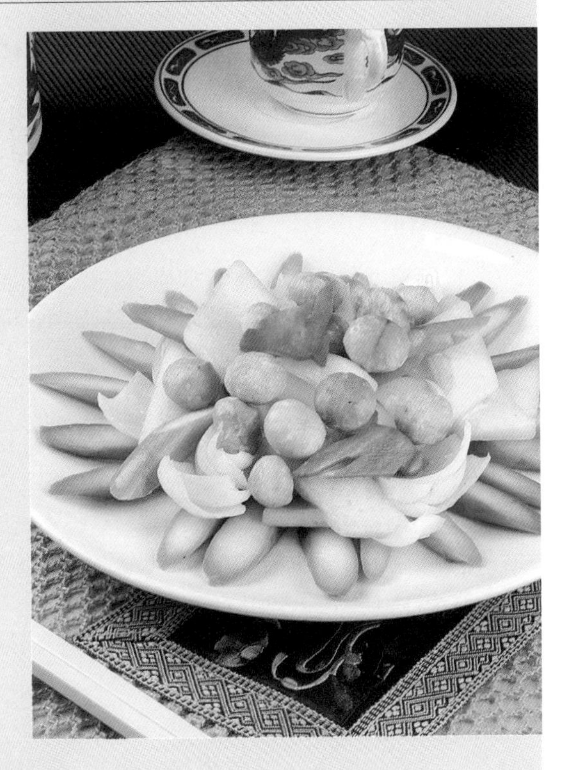

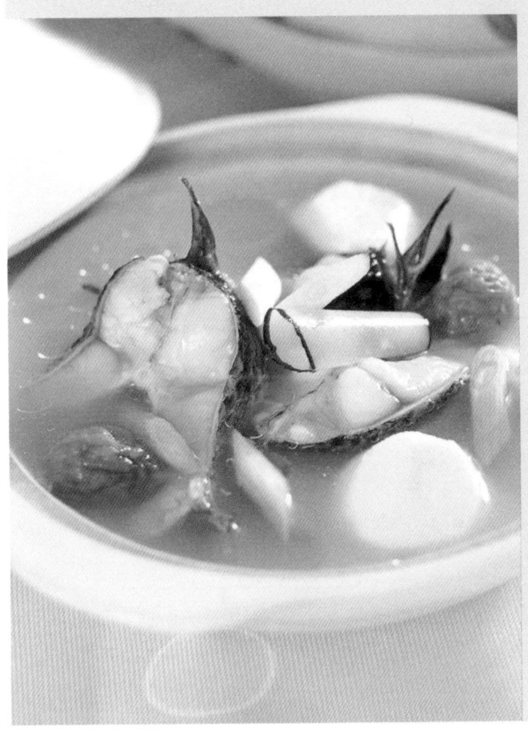

无花果生鱼汤

原料 生鱼1条，荸荠50克，海底椰、无花果各10克，盐4克，味精2克，食用油适量。

做法

1. 海底椰、无花果、荸荠洗净，荸荠去皮；生鱼宰杀洗净后切成小段。
2. 煎锅置火上，下油烧热，再下入生鱼段煎熟。
3. 下入无花果、荸荠和海底椰，加适量清水炖40分钟，调入盐和味精即可。

功效解读 本品具有滋阴利咽、利尿通淋、解毒消肿、降脂减肥等功效，适合咽喉干痛、小便短赤、高脂血症、肥胖等患者食用。

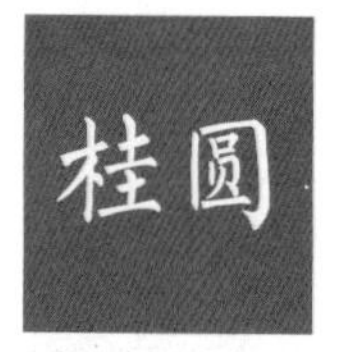

桂圆

补益气血
健脾养心

● 性味：
性温，味甘
● 热量：
292 千焦 /100 克
● 归经：
归心、脾经
● 适用量：
每日 40 克左右为宜

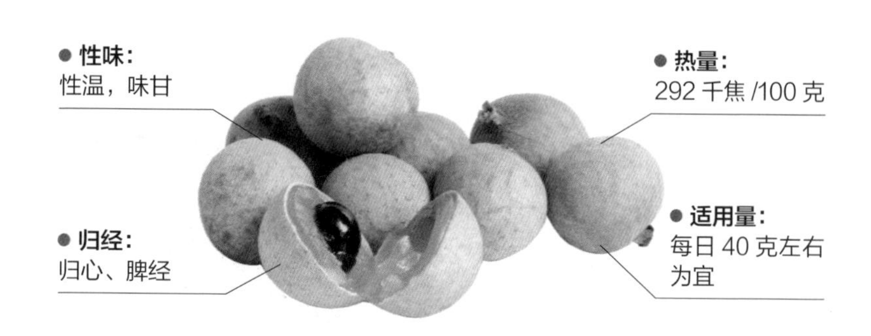

桂圆富含维生素 C，可促进胃肠蠕动，减少肠道对胆固醇的吸收，有效防治便秘，还富含钾，有利水减肥、降压的作用，适合高脂血症、高血压、肥胖患者以及中老年人食用。

食疗功效

桂圆含有多种营养物质，有补血安神、补益气血、健脑益智、补养心脾的功效，是健脾益智的佳品，对失眠、心悸、神经衰弱、记忆力减退、贫血有较好的滋补作用，对病后需要调养及体质虚弱的人有良好的食疗作用。

食用建议

心慌、头晕失眠、神经衰弱、健忘和记忆力减退者，年老气血不足、产后体虚、贫血患者，更年期女性可经常食用桂圆。有上火发炎症状、内有痰火或阴虚火旺以及湿滞饮停者，糖尿病患者，痤疮、外科痈疽疔疮、女性盆腔炎、尿道炎、月经过多者，应忌食。

选购保存

挑选新鲜桂圆要注意，三个手指捏果粒，若果壳坚硬，则表明果实较生未熟；若感觉柔软而有弹性，则是成熟的特征；若软而无弹性，是成熟过度，即将变质。市售的干桂圆肉以色金黄、肉厚、质细软、个大、半透明、气香、味甜、嚼之口感“起砂”者为佳，生晒桂圆肉为好。宜放干燥密闭的容器里保存。

☺ 最佳搭配

桂圆 + 莲子 = 养心安神，降低血脂

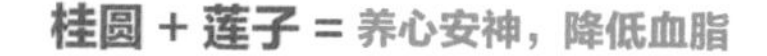

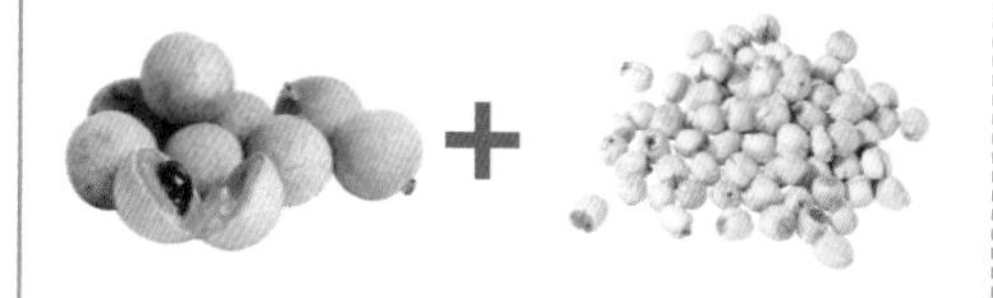

桂圆 + 山药 = 健脾胃，益心肺

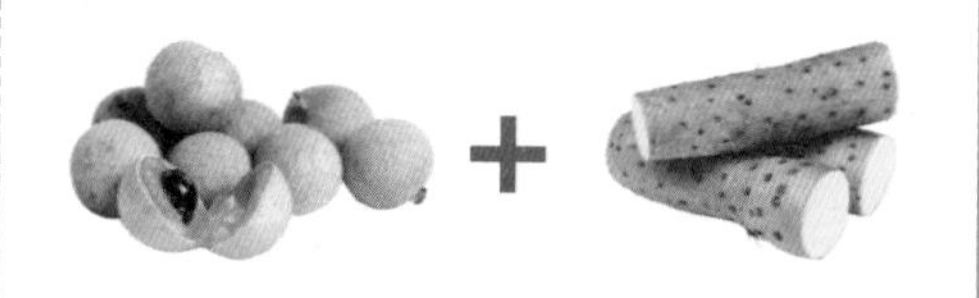

专家这样讲

桂圆的食用方法

桂圆可以搭配红枣、蜂蜜等煮汤饮用，也可以搭配其他食材煮粥食用。桂圆也可直接食用。在每天临睡前吃上几颗桂圆，有助于快速进入梦乡，提高睡眠质量。

桂圆黑枣汤

原料 桂圆100克，黑枣30克，冰糖适量。

做法

1. 桂圆去壳，去核备用；黑枣用清水洗净，备用。
2. 锅中加水烧沸，下入黑枣煮5分钟，加入桂圆一起煮25分钟，再下冰糖煮至溶化即可。

功效解读 桂圆肉营养丰富，具有增强红细胞及血红蛋白活性、改善毛细血管脆性、降低血脂、增加冠状动脉血流量的作用，对心血管疾病有防治作用。黑枣具有补气养血的功效。所以，本品适合高脂血症、高血压、冠心病、贫血等患者食用。

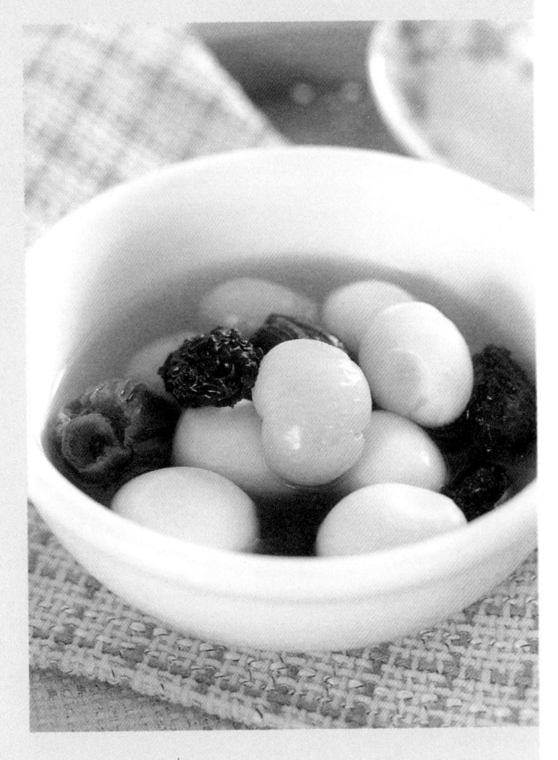

桂圆山药红枣汤

原料 桂圆肉100克，新鲜山药150克，红枣6颗，冰糖适量。

做法

1. 山药削皮洗净，切小块；红枣洗净；煮锅内加3碗水煮开，加入山药块煮沸，再下红枣。
2. 待山药熟透、红枣松软，将桂圆肉剥散加入，待桂圆之香甜味渗入汤中就可熄火，加冰糖提味即成。

功效解读 桂圆肉有降低血脂、增加冠状动脉血流量的作用，对心脑血管疾病有防治作用。山药可有效降低血脂、血压和血糖，是高血压、糖尿病、高脂血症患者的食疗佳品。

榛子

健脾补肾
益气明目

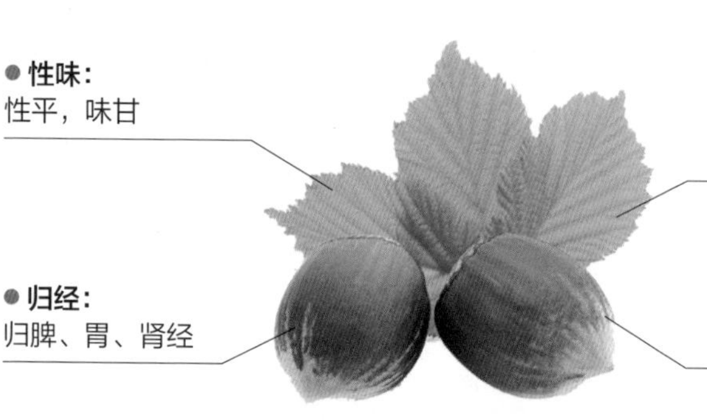

- **性味：** 性平，味甘
- **归经：** 归脾、胃、肾经
- **热量：** 2311 千焦 /100 克（干榛子）
- **适用量：** 每日 30 克左右为宜

榛子中含有丰富的不饱和脂肪酸，具有降低胆固醇、软化血管的作用，避免了肉类中饱和脂肪酸对身体的危害，能够有效地防止心脑血管疾病的发生，适合高脂血症、糖尿病、冠心病等患者食用。

食疗功效

榛子还有补脾胃、益气、补肾、明目的功效，并对消渴、盗汗、夜尿频多等肺肾功能不足之症颇有益处。榛子本身富含油脂，使脂溶性维生素更易为人体所吸收，有益于体弱、病后虚弱、易饥饿者的补养，还能有效延缓衰老、润泽肌肤。榛子富含的维生素 E，能够促进胰岛素的分泌，有效控制血糖上升过快，还富含钙、磷、铁等多种矿物质成分，糖尿病患者经常食用有助于降低血糖，控制病情。

食用建议

榛子富含油脂，且大部分是不饱和脂肪酸，使其所含的脂溶性维生素更容易被吸收，有很好的补虚作用。饮食减少、体倦乏力、眼花、形体消瘦、癌症、糖尿病、高脂血症患者可经常食用；但胆囊功能严重不良者、便溏泄泻者不宜食用。

选购保存

宜选购颗粒饱满、果仁肥白而圆，闻之味香的榛子。贮藏要求低温，低氧，干燥，避光，适宜气温 15℃以下，相对湿度 60% 以下。

☺ 最佳搭配

榛子 + 丝瓜 = 降低血脂

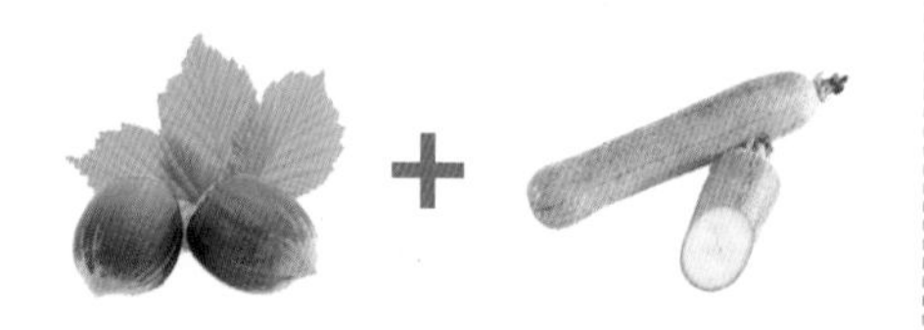

榛子 + 粳米 = 健脾开胃，增强免疫力

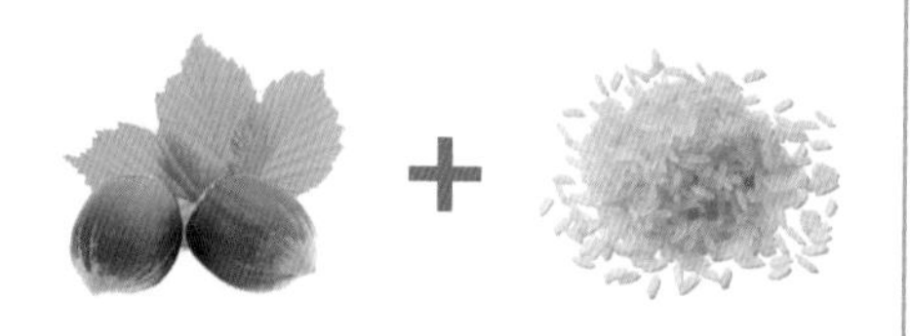

专家这样讲

榛子的食用方法

榛子炒熟之后可当日常零食食用，具有明目、健脾等功效。榛子有天然香气，在口中越嚼越香，有开胃之功效。每天在电脑前工作的人群宜多吃点榛子，对视力有一定的保健作用。

胡萝卜榛子粥

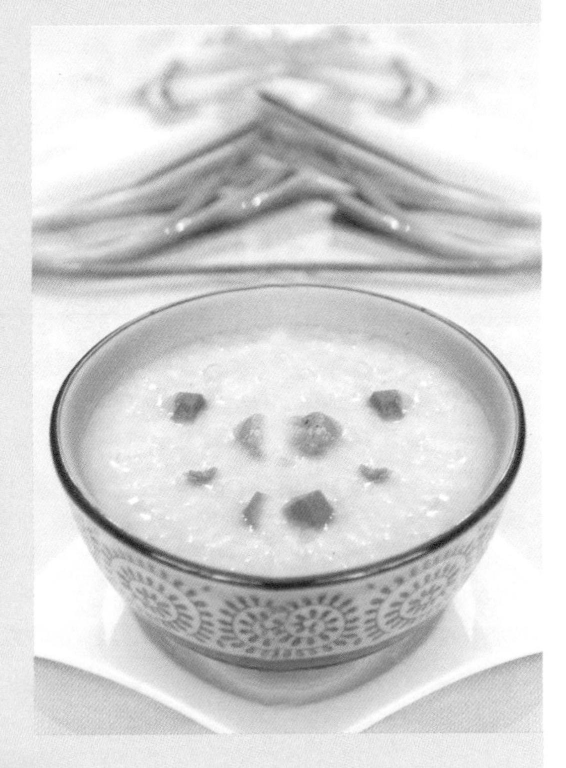

原料 桂圆肉、榛子肉、胡萝卜各适量，粳米100克，白糖3克。

做法

1. 粳米泡发洗净；胡萝卜去皮洗净，切丁；桂圆肉、榛子肉洗净。
2. 锅置火上，注入清水，放入粳米用大火煮至米粒绽开。
3. 放入桂圆肉、榛子肉、胡萝卜，改用小火煮至粥成，调入白糖即可食用。

功效解读 桂圆可降低胆固醇含量，增加冠脉血流量；榛子含有β－谷甾醇，能够抑制人体对胆固醇的吸收，促进胆固醇降解代谢。本品具有补气健脾、养血补虚、降脂护心等功效，适合脾胃虚弱者、贫血者、高脂血症患者食用。

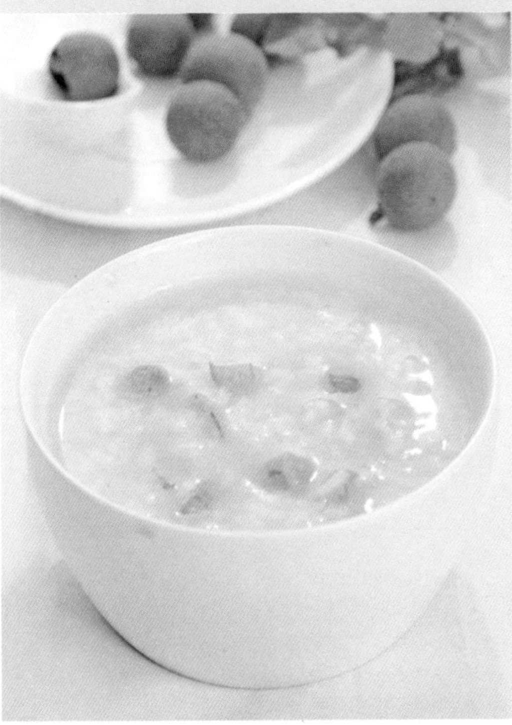

桂圆榛子粥

原料 粳米90克，榛子、桂圆肉、玉竹各20克，白糖3克。

做法

1. 榛子去壳去皮，洗净，切碎；桂圆肉、玉竹洗净；粳米泡发洗净。
2. 锅置火上，注入清水，放入粳米，用大火煮至米粒开花。
3. 放入榛子、桂圆肉、玉竹，用中火煮至熟，放入白糖调味即可。

功效解读 玉竹具有扩张动脉血管的作用，可预防冠心病和动脉硬化。此粥具有补肾益气、补益心脾、养血安神、润肤美容等多种功效，适合高脂血症患者及血虚津亏者食用。

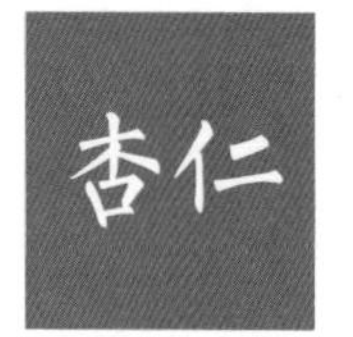

杏仁

止咳平喘
润肠通便

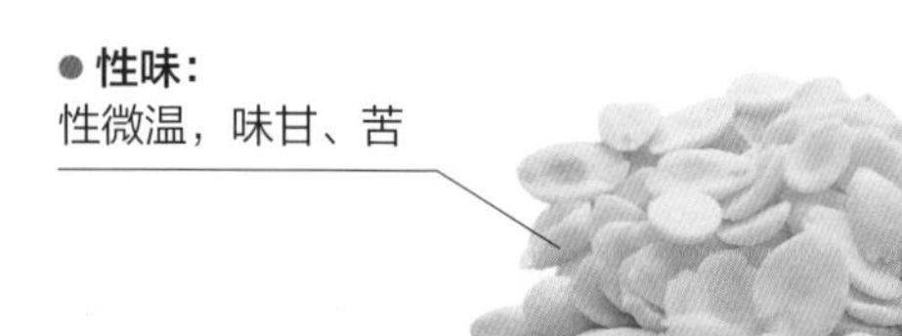

● **性味：**
性微温，味甘、苦

● **热量：**
2381 千焦 /100 克

● **归经：**
归肺经

● **适用量：**
每日 10 ~ 20 克（甜杏仁）为宜

杏仁不含胆固醇，但含有丰富的黄酮类和多酚类等成分，这种成分不但能够降低人体内胆固醇的含量，还能显著降低高血压等心脑血管疾病发病概率。

食疗功效

杏仁有生津止渴、润肺定喘、润肠通便的功效，可用于治疗热病伤津、口渴咽干、肺燥喘咳等症。此外，苦杏仁经酶水解后产生氢氰酸，对呼吸中枢有镇静作用，是一味可止咳化痰的中药材。杏仁中含有丰富的脂肪油，可以促使皮肤角质层软化，减慢皮肤衰老的速度，还可以促进皮肤微循环，达到润泽肌肤的效果。杏仁富含蛋白质、钙、铁、磷、不饱和脂肪酸和维生素 E，有降低胆固醇的作用。

食用建议

干咳无痰、肺虚久咳及便秘、高血压、高脂血症、动脉粥样硬化等患者可经常食用杏仁；但产妇、婴儿、糖尿病患者不宜食用杏仁。此外，杏仁有苦甜之分，甜杏仁可以作为休闲小吃；苦杏仁一般用来入药，并有小毒，不能多吃。

选购保存

不宜选购壳分裂、发霉或染色的杏仁，购买的杏仁颜色要均匀统一。此外，优质新鲜的杏仁气味香甜。杏仁宜放在密封的盒子里保存。

☺ 最佳搭配

杏仁 + 菊花 = 疏风散热，润肺止咳

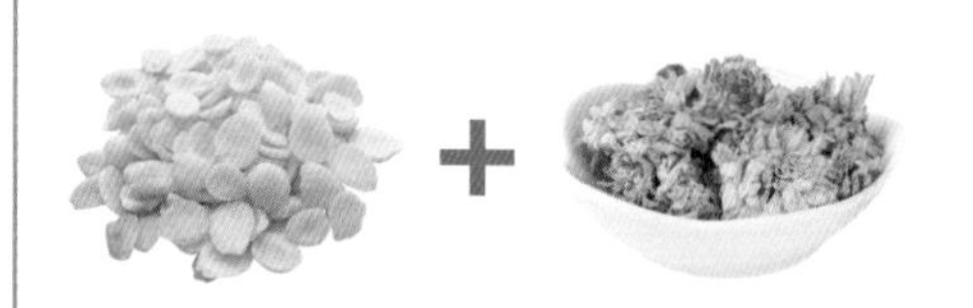

杏仁 + 桑叶 = 宣肺止咳

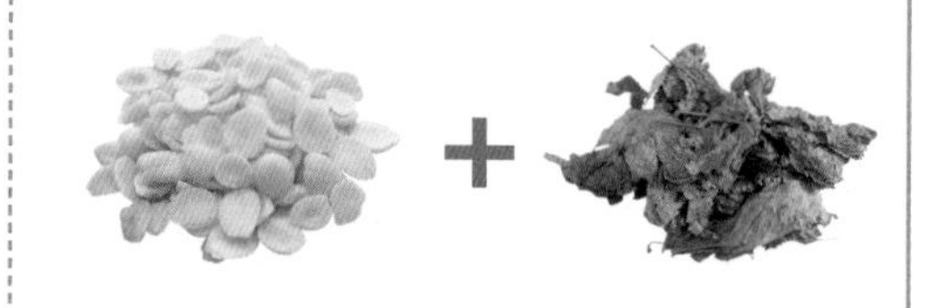

专家这样讲

杏仁怎样食用才科学

杏仁中的苦杏仁苷的代谢产物会导致组织细胞窒息，严重者会抑制中枢神经，导致呼吸麻痹，甚至死亡。将杏仁制成饮料或浸泡水中数次后再吃，不但安全还有益健康。

杏仁哈密瓜汁

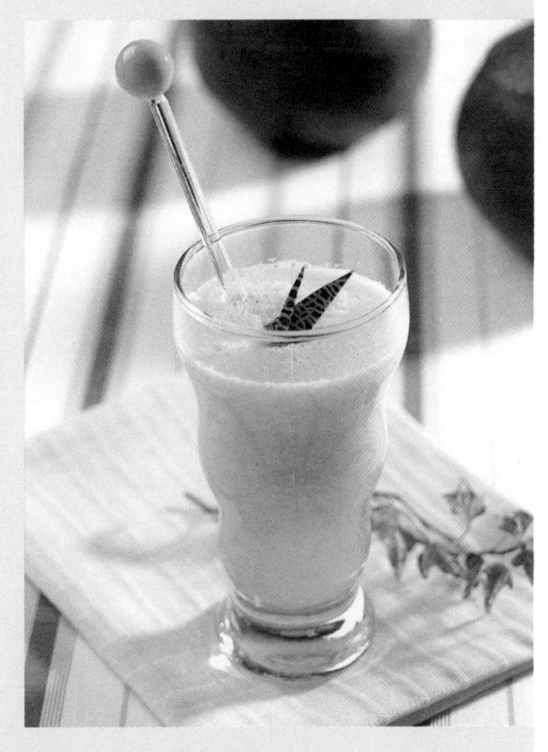

原料 哈密瓜 300 克，杏仁 30 克。

做法

1. 哈密瓜用水洗净，削去皮，切成小块备用。
2. 将杏仁、哈密瓜倒入榨汁机，加少量开水榨出汁。
3. 把汁倒入杯中即可饮用。

功效解读 本品具有润肺止咳、生津止渴、润肠降脂的功效，适合肺虚咳嗽、暑热烦渴、口干咽燥的患者以及高脂血症、便秘等患者饮用。

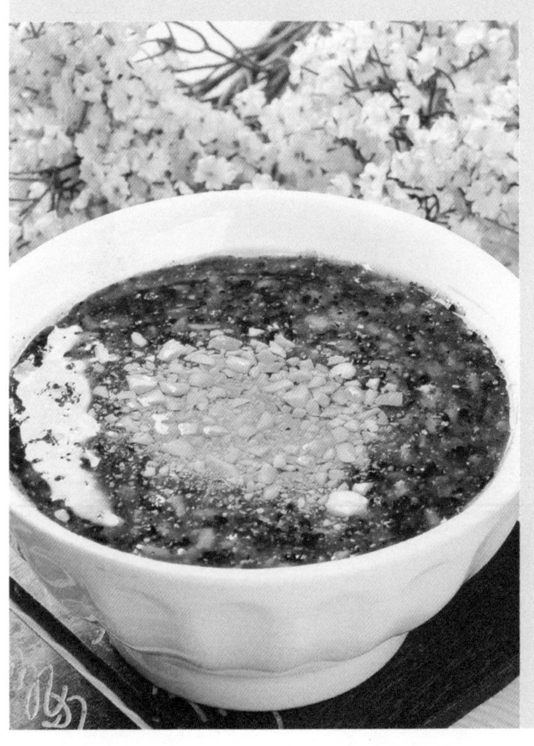

杏仁芝麻羹

原料 大米 100 克，黑芝麻 50 克，杏仁 30 克，冰糖适量。

做法

1. 大米、杏仁均泡发洗净；将黑芝麻下锅用小火炒香，然后碾碎。
2. 将大米冷水下锅用大火熬 10 分钟，之后放黑芝麻、杏仁。
3. 慢慢搅拌，20 分钟后放冰糖即可。

功效解读 本品具有润肺止咳、润肠通便、排毒降脂等功效，适合咳嗽痰多、便秘、高脂血症、阿尔茨海默病等患者食用。

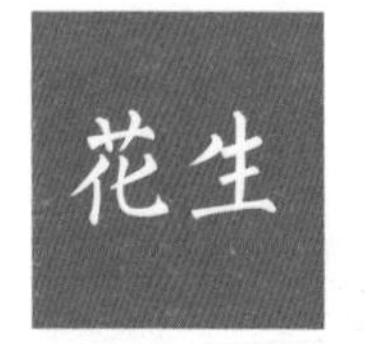

凝血止血
增强记忆

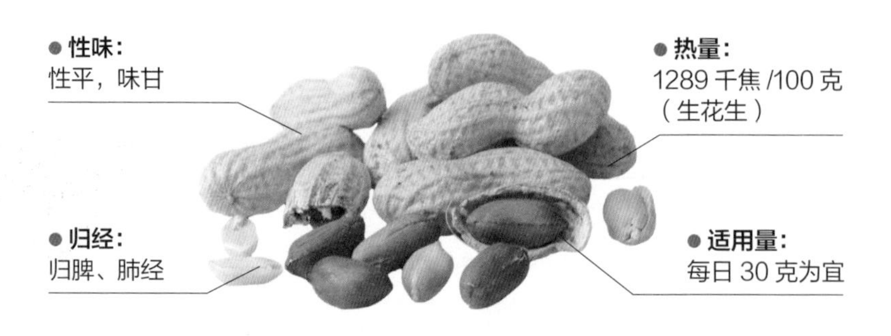

● **性味：**
性平，味甘

● **热量：**
1289 千焦 /100 克（生花生）

● **归经：**
归脾、肺经

● **适用量：**
每日 30 克为宜

花生中某些维生素和微量元素成分有很好的降低血压、软化血管的作用，对保护血管、防治高血压等心脑血管疾病大有益处，尤适合肥胖者和高脂血症、高血压、动脉硬化患者食用。

食疗功效

花生可以促进人体的新陈代谢、增强记忆力，可益智、抗衰老、延长寿命。此外，花生还具有止血功效，其外皮含有可对抗纤维蛋白溶解的成分，可改善血小板的质量。花生所含的油脂成分花生四烯酸能增强胰岛素的敏感性，有利于降低血糖。

食用建议

一般人皆可食用花生，尤其适合营养不良、脾胃失调、干咳、反胃、脚气病、咳嗽痰喘、乳汁缺乏、高血压、咯血、血尿、鼻出血、牙龈出血的患者食用。但胆囊炎、慢性胃炎、慢性肠炎、脾虚便溏患者不宜食用。

选购保存

选购时以果荚呈土黄色或白色、色泽分布均匀一致的为宜。果仁以颗粒饱满、形态完整、大小均匀、肥厚而有光泽、无杂质者为好。应晒干后放在低温、干燥的地方保存。

☺ 最佳搭配

花生 + 醋 = 增食欲，降血压

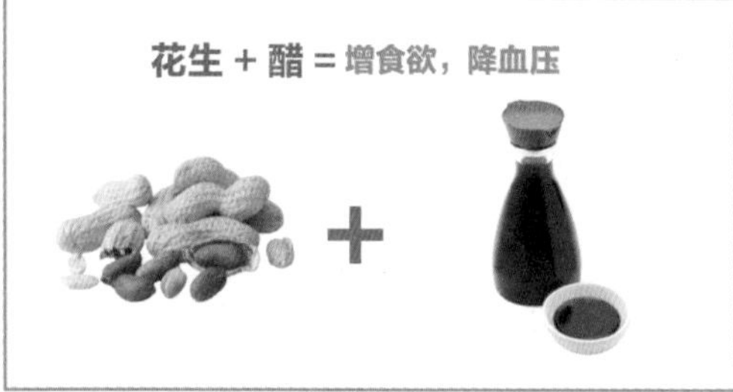

花生 + 葡萄酒 = 保护心脏，畅通血管

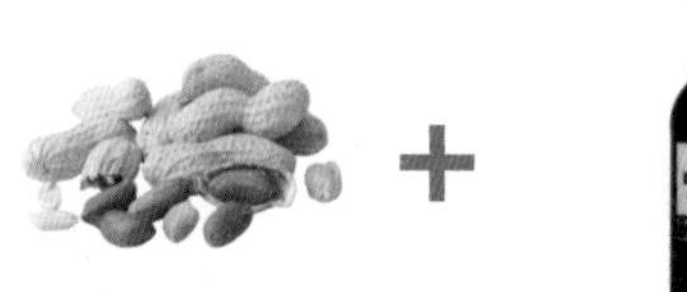

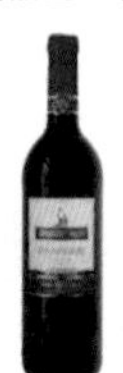

专家这样讲

食用花生的注意事项

花生仁炒熟或油炸后，性质热燥，不宜多食。风寒感冒、喉咙发炎患者更应少吃。花生霉变后含有大量致癌物质——黄曲霉毒素，所以霉变的花生及制品忌食。将花生连红衣一起与红枣配合食用，既可补虚，又能止血，最宜用于身体虚弱的出血患者。

莲子红枣花生仁汤

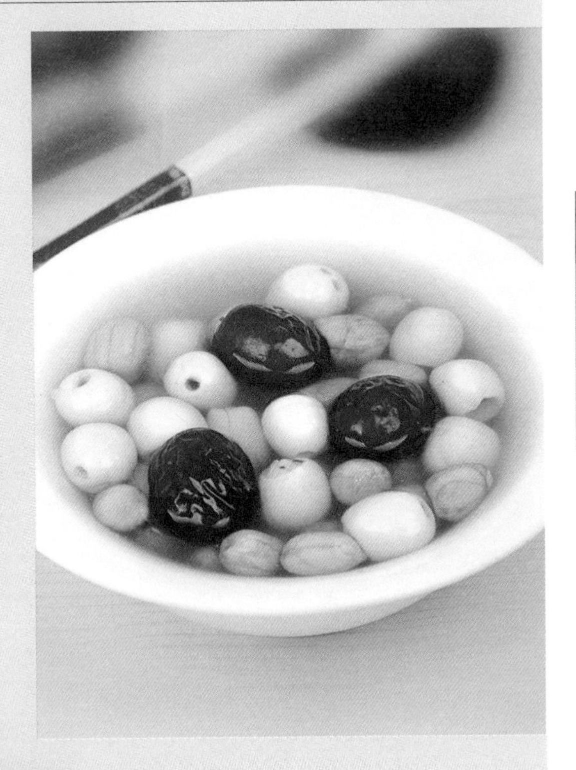

原料 莲子100克，花生仁50克，红枣5颗，冰糖10克。

做法

1. 将莲子、花生仁、红枣分别用清水洗净备用。
2. 锅上火倒入水，下入莲子、花生仁、红枣炖熟。
3. 撇去浮沫，调入冰糖即可。

功效解读 本品具有清心安神、益肾固精、降脂、润肠等功效，适合心烦失眠、遗精滑泄、便秘、高血压、高脂血症等患者食用。

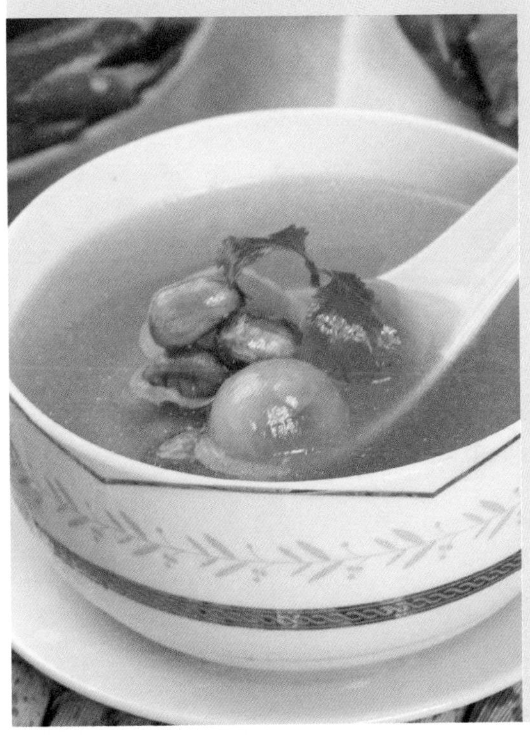

桂圆花生仁汤

原料 花生仁100克，桂圆10个，白糖适量。

做法

1. 将桂圆去壳，取肉备用。
2. 花生仁用清水洗净，再放入水中浸泡20分钟，捞起备用。
3. 锅置火上，入清水适量，将桂圆肉与花生仁一起下入，煮30分钟后加白糖调味即可。

功效解读 本品能养血健脾、益智补脑、安神助眠，适合高脂血症伴失眠健忘、面色无华、食少乏力、体虚便秘等患者食用。

松子

滑肠通便
延年益寿

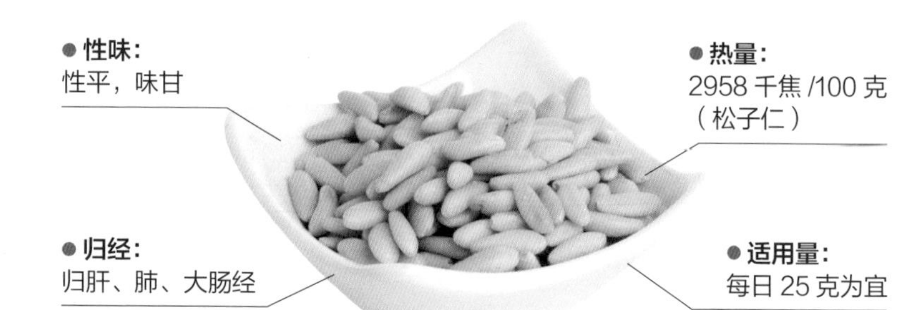

● **性味：**
性平，味甘

● **归经：**
归肝、肺、大肠经

● **热量：**
2958 千焦 /100 克（松子仁）

● **适用量：**
每日 25 克为宜

松子仁中的脂肪成分是油酸、亚油酸等不饱和脂肪酸，具有防治动脉硬化的作用，有防止胆固醇增高以及预防高脂血症等心脑血管疾病的功能，是高脂血症、冠心病、动脉硬化患者适宜的佳品。

食疗功效

松子具有补肾益气、补益气血、润燥滑肠之功效；可用于病后体虚、肌肤失润、肺燥咳嗽、口渴便秘、头晕目眩、自汗、心悸等病症。松子中所含的磷和锰等元素，有益于大脑和神经，是学生和脑力工作者的健脑佳品，同时也可预防阿尔茨海默病。松子富含维生素 E，可以有效软化血管、延缓衰老。松子所含脂肪大部分为亚油酸、亚麻酸等有益于健康的必需脂肪酸，钙、磷、铁等矿物质含量也很丰富，常吃可滋补强身。

食用建议

心脑血管疾病、体质虚弱、便秘、肺燥咳嗽、心悸、神经衰弱、阿尔茨海默病等患者以及脑力劳动者可经常食用松子；但腹泻患者以及痰湿重者不宜食用。

选购保存

以没有干枯或变色，闻起来比较清香，没有油脂变质气味的为佳。放入密闭干燥的容器里放阴凉干燥处保存，但不宜久存，以防变质。

最佳搭配

松子 + 核桃 = 补脑益智，润肺，通便

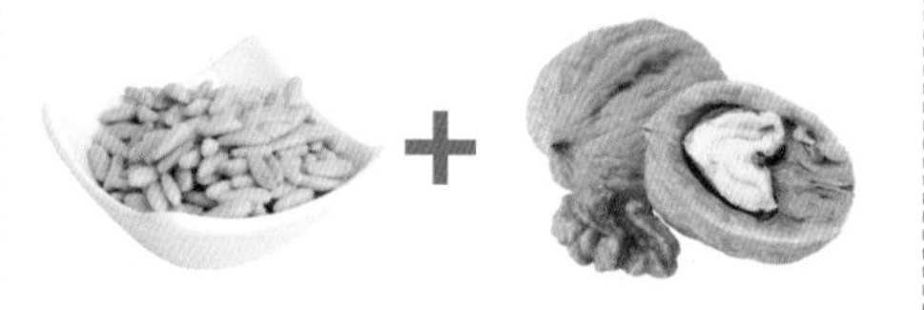

松子 + 兔肉 = 预防心脏病、脑卒中

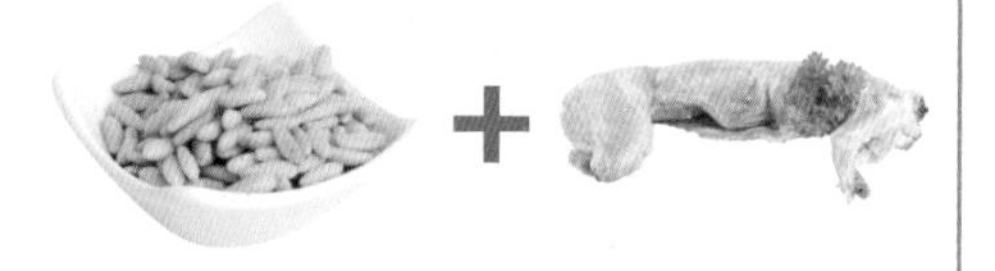

专家这样讲

松子的烹饪方法

将松子炒熟之后，可以作为小零食直接食用；也可以与其他一些食材合理搭配进行炒食，不仅味道鲜美，营养也十分丰富，是人们用来滋补身体的重要食物。用松子搭配其他食材或药材可以煮粥或者熬汤食用，还可以把松子加工制作成饼干和糕点等食品，这样吃起来更加方便。

花生松子粥

原料 大米80克，花生仁30克，松子20克，盐2克，葱8克。

做法

1. 大米泡发洗净；松子、花生仁均洗净；葱洗净，切花。
2. 锅置火上，倒入清水，放入大米煮开。
3. 加入松子、花生仁同煮至浓稠状，加入盐拌匀，撒上葱花即可。

功效解读 松子可润肠通便、补肾益气、养血、润肺止咳、美容养颜，还具有防治动脉硬化、高脂血症及冠心病的功能。

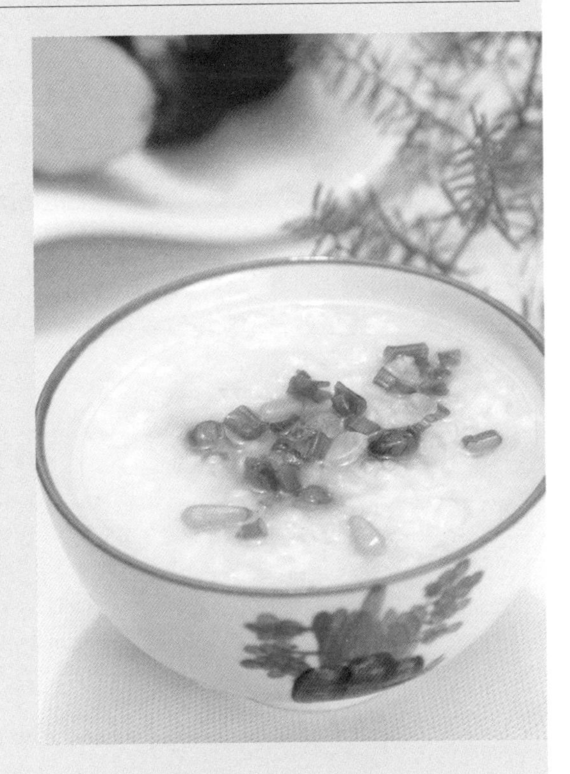

香蕉松子双米粥

原料 糙米、大米各50克，香蕉30克，低脂牛奶30毫升，松子10克，胡萝卜丁、豌豆各20克，红糖6克，葱少许。

做法

1. 糙米、大米、松子洗净，浸泡1个小时；香蕉去皮，切片；葱洗净，切花。
2. 将糙米、大米、豌豆、胡萝卜丁入锅煮至八成熟，加香蕉、松子同煮。
3. 再加入牛奶煮至粥成，调入红糖入味，撒上葱花即可。

功效解读 松子中的脂肪成分是油酸、亚油酸等不饱和脂肪酸，具有防治动脉硬化的作用。低脂牛奶富含钙，可有效降低血压，还能预防老年性骨质疏松症。

红枣

补中健脾 养血安神

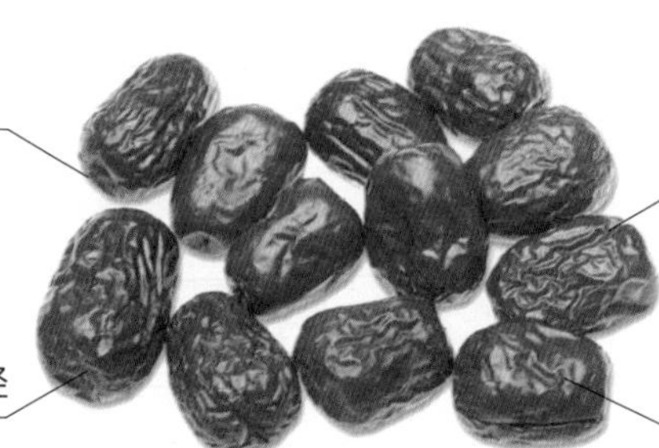

● **性味：**
性温，味甘

● **归经：**
归心、脾、肝经

● **热量：**
1137 千焦 /100 克（干红枣）

● **适用量：**
每日 3 ~ 5 个为宜

红枣中黄酮类、芦丁含量较高，黄酮可保护血管，降低胆固醇和血压；芦丁可使血管软化，保护血管，所以红枣也有预防“三高”的作用，是高脂血症、高血压、动脉硬化患者的保健食品。

食疗功效

红枣具有益气补血、健脾和胃、补中益气、养血安神之功效，对于治疗过敏性紫癜、贫血、高血压和肝硬化患者的血清转氨酶增高以及预防输血反应等有辅助作用。红枣富含钙和铁，对防治骨质疏松症及贫血有重要作用，对高血压伴贫血的患者大有益处，也适合中老年人以及更年期女性食用。鲜枣中丰富的维生素 C，能使体内多余的胆固醇转变为胆汁酸，可预防结石病。红枣中含有抗疲劳作用的物质，能增强人的耐力。

食用建议

中老年人、女性以及高血压、慢性肝病、过敏性紫癜、支气管哮喘、气血不足、营养不良、心慌失眠、贫血头晕、肿瘤患者及化疗而致骨髓抑制不良反应者可经常食用红枣；但湿热内盛、糖尿病以及痰湿偏盛、腹部胀满等患者应少食或忌食。

选购保存

红枣以光滑、油润、肉厚、味甜、无霉蛀者为佳；保存宜用木箱或麻袋装，置于干燥处。

最佳搭配

红枣 + 白菜 = 清热润燥，降低血压

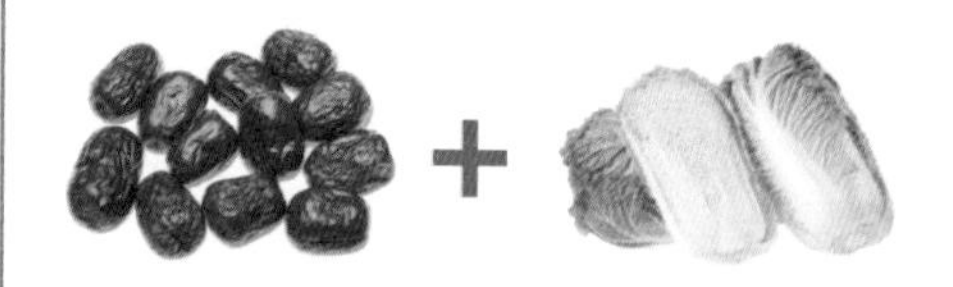

红枣 + 黑木耳 = 补血，降血脂

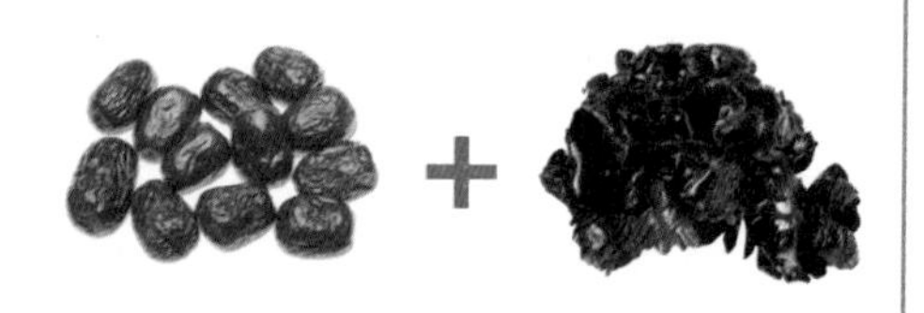

专家这样讲

红枣的烹饪方法

红枣习惯上被制成干枣，但也可炖汤。枣皮中含有丰富的营养素，炖汤时应连皮一起烹调。为防止农药残留毒害，食用前要用清水洗净果实表面的病菌和污物，再用淡盐水浸洗一次，对果实表面消毒后再食用。

红枣鸡汤

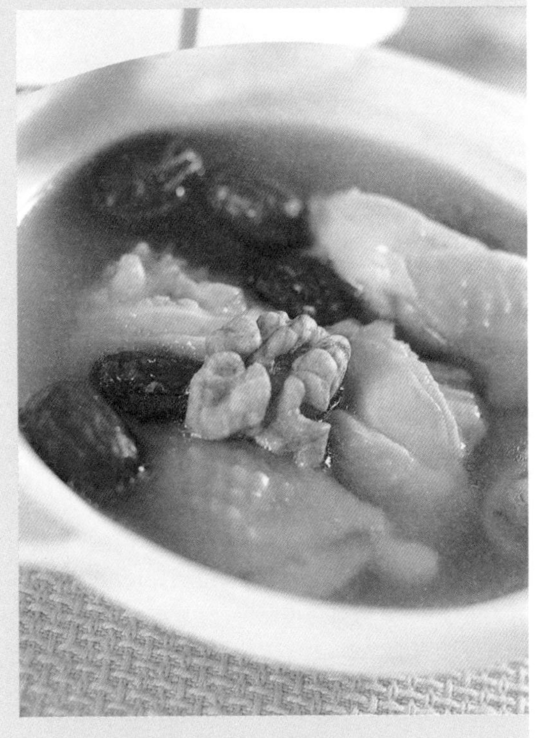

原料 鸡肉250克，核桃仁100克，红枣5颗，盐少许。

做法

1. 将红枣、核桃仁用清水洗净；鸡肉洗净，切成小块。
2. 将砂锅洗净，加适量清水，放入核桃仁、红枣、鸡肉，以大火烧沸。
3. 去浮沫，改用小火炖1个小时，放入盐调味即可。

功效解读 红枣富含维生素C，可有效降低血中胆固醇，软化血管。核桃仁富含不饱和脂肪酸，可防治动脉硬化和冠心病等。本品可补肾益智、益气养血、润肠通便，适合肾虚腰膝酸软、遗精早泄、贫血、高脂血症等患者食用。

葡萄干红枣汤

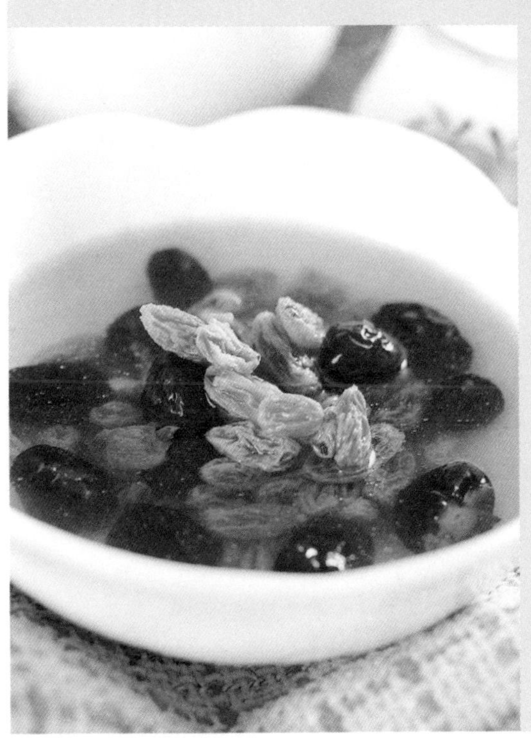

原料 葡萄干30克，红枣15克，冰糖适量。

做法

1. 葡萄干洗净。
2. 红枣去核，洗净。
3. 锅中加适量水，放入葡萄干、红枣和冰糖煮至枣烂即可。

功效解读 红枣中黄酮类、芦丁含量较高，有降血压、软化血管的作用。葡萄干可滋阴补血，促进血液循环，能预防动脉粥样硬化。本品具有补血益气、滋阴润燥、补血养颜等功效，适合气血两虚型高脂血症患者食用。

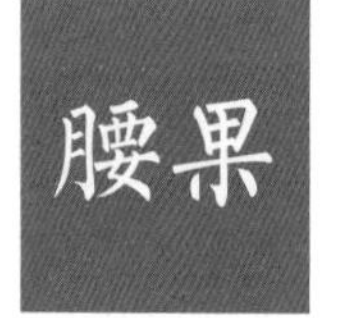

腰果

降低血压 软化血管

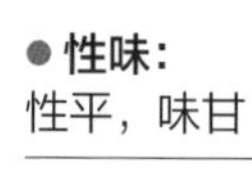

● 性味：
性平，味甘

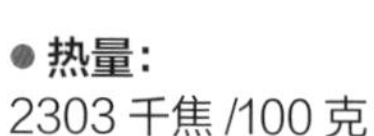

● 热量：
2303 千焦 /100 克

● 归经：
归脾、胃、肾经

● 适用量：
每日 30 克为宜

腰果中所含的脂肪多为不饱和脂肪酸，其中油酸占总脂肪酸的 67.4%，亚油酸占 19.8%，有降低血中胆固醇和血压的作用，是高脂血症、动脉硬化、冠心病患者的食疗佳果。

食疗功效

腰果中的某些维生素和微量元素成分有很好的降低血压、软化血管的作用，对保护血管、防治心脑血管疾病大有益处。腰果对食欲不振、下肢水肿及多种炎症有显著功效，尤其是有酒糟鼻的人更应多食。腰果对夜盲症、干眼症及皮肤角化有防治作用。

食用建议

一般人皆可食用腰果，尤其适合便秘、风湿性关节炎、高血压、高脂血症、尿结石等患者食用;腰果中含油脂丰富，不适合胆囊功能严重不良者、肠炎腹泻患者、痰多肥胖患者食用；其还含有多种过敏原，对于过敏体质的人来说，可能会造成一定的过敏反应。

选购保存

挑选外观呈完整月牙形，色泽白，饱满，气味香，油脂丰富，无蛀虫、斑点者为佳。腰果不宜久存。应存放于密封罐中，放入冰箱冷藏保存，或放在阴凉处、通风处，避免阳光直射。

☺ 最佳搭配

腰果 + 莲子 = 养心安神

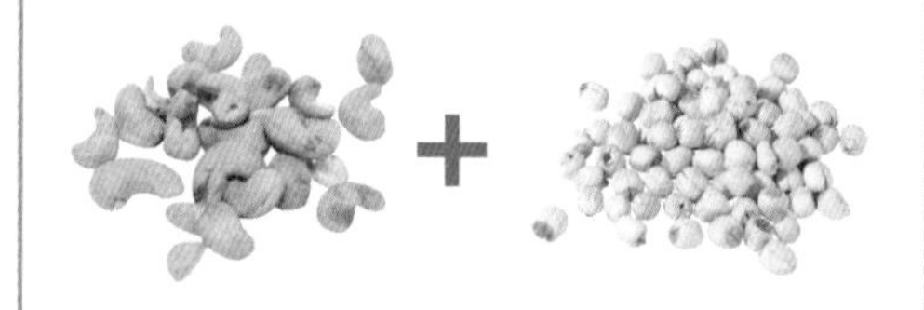

腰果 + 芡实 = 降压降糖

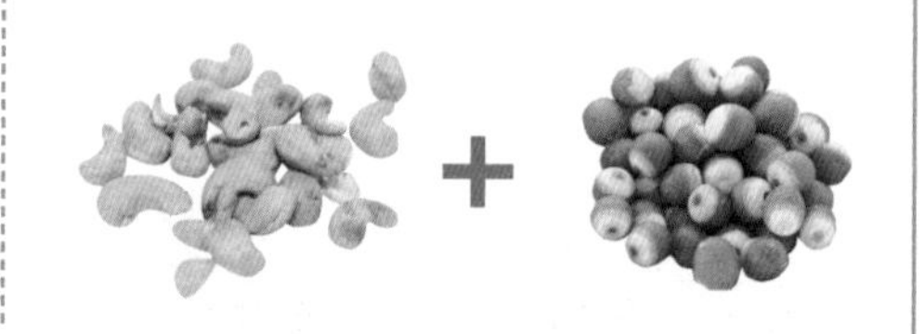

专家这样讲

食用腰果的注意事项

有的人对腰果特别是变质的腰果过敏，要引起注意。腰果果壳中含苛性油脂，如果不小心接触生的果壳油脂，会引起皮肤起疱，如误食则会造成嘴唇和脸部发炎。

腰果炒芹菜

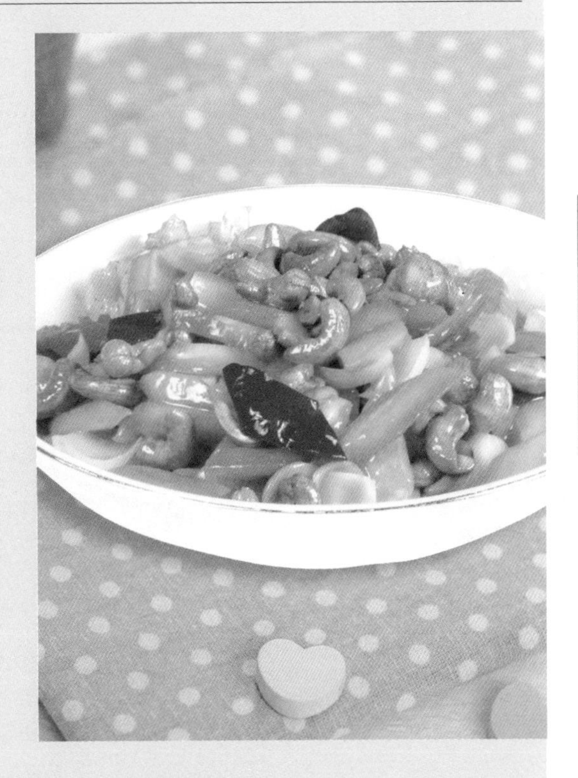

原料 芹菜200克，百合、腰果各100克，红辣椒、胡萝卜各50克，盐、糖各3克，鸡精2克，水淀粉、食用油各适量。

做法

1. 芹菜洗净，切段；百合洗净，剥片；红辣椒去蒂洗净，切片；胡萝卜洗净，切片；腰果洗净。
2. 锅下油烧热，放入腰果、芹菜、百合、红辣椒、胡萝卜一起炒，加盐、鸡精、糖炒匀。
3. 待熟用水淀粉勾芡，装盘即可。

功效解读 本品具有滋阴润肺、生津利尿、补肾养虚、降脂减肥等功效，适合阴虚干咳、水肿、小便不畅、高脂血症等患者食用。

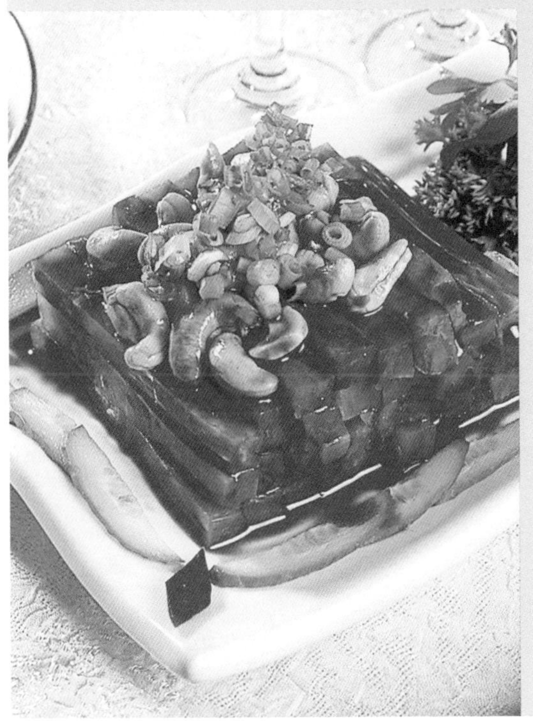

腰果蹄筋

原料 猪蹄筋200克，腰果50克，葱花15克，盐、味精各3克。

做法

1. 猪蹄筋洗净，切碎末，入开水锅中，加入盐、味精，煮至黏稠状取出，放入冰箱冷冻。
2. 将冷冻后的猪蹄筋切成条状，摆入盘中。
3. 最后撒上腰果、葱花即可。

功效解读 本品具有补脑益智、安神助眠、保护血管等作用，常食对神经衰弱、失眠头晕以及心脑血管疾病的患者大有益处。

核桃

温肺定喘
延缓衰老

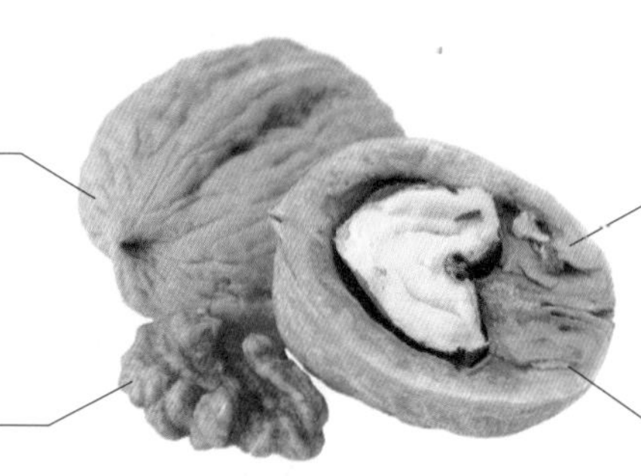

● **性味：**
性温，味甘

● **归经：**
归肺、肾经

● **热量：**
2661 千焦 /100 克
（干核桃）

● **适用量：**
每日 4 颗为宜

核桃中的 ω-3 不饱和脂肪酸能维持血液顺畅，所含的维生素 C 能软化血管，所含的膳食纤维可降低胆固醇，稳定血脂。

食疗功效

核桃具有温补肺肾、定喘止咳的作用，可用于治疗由于肝肾亏虚引起的腰腿酸软、筋骨疼痛、牙齿松动、须发早白、虚劳咳嗽、小便频数、女性月经和白带过多等。核桃中含有丰富的 B 族维生素和卵磷脂，可防止细胞老化，延缓衰老，提高记忆力，对大脑有很好的滋补作用。核桃仁含有较多的蛋白质及人体必需的不饱和脂肪酸，这些成分皆为大脑组织细胞代谢的重要物质，能滋养脑细胞，增强脑功能，预防阿尔茨海默病。

食用建议

肾亏腰痛、便秘、健忘倦怠、食欲不振、腰膝酸软、气管炎、便秘、神经系统发育不良、神经衰弱、高血压等心脑血管疾病患者可经常食用核桃；但肺脓肿、慢性肠炎患者不宜食用核桃。

选购保存

应选个大、外形圆整、干燥、壳薄、色泽白净、表面光洁、壳纹浅而少的核桃。核桃仁要用有盖的容器密封装好，放在阴凉、干燥处存放，避免潮湿。

☺ 最佳搭配

核桃 + 鳝鱼 = 补肾益气，强健筋骨

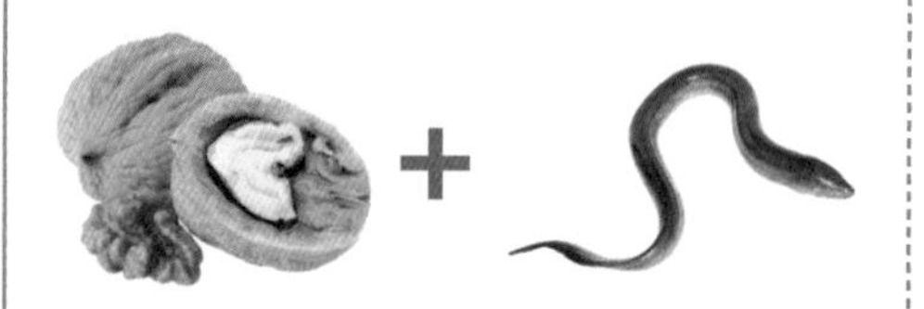

核桃 + 黑芝麻 = 补肝益肾，乌发润肤

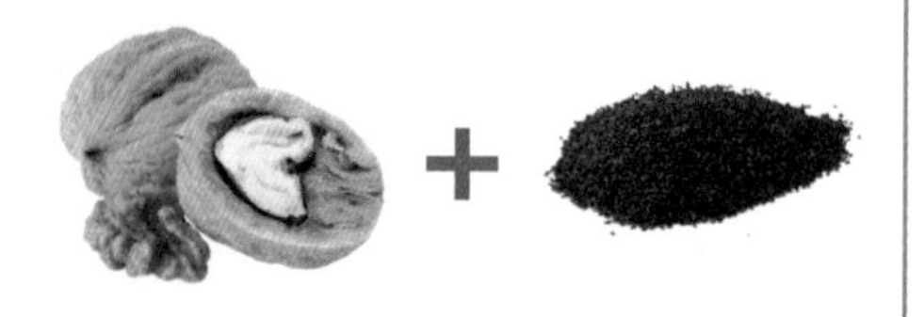

专家这样讲

食用核桃的注意事项

吃核桃时，如果将核桃仁用清水漂洗几次，去掉浮尘及不洁物，然后放入水中加盐煮沸后晾干，然后用微波炉烘烤，会变得松脆可口。有的人喜欢将核桃仁表面的褐色薄皮剥掉，这样会损失掉一部分营养，所以不要剥掉这层薄皮。

核桃仁烧冬瓜

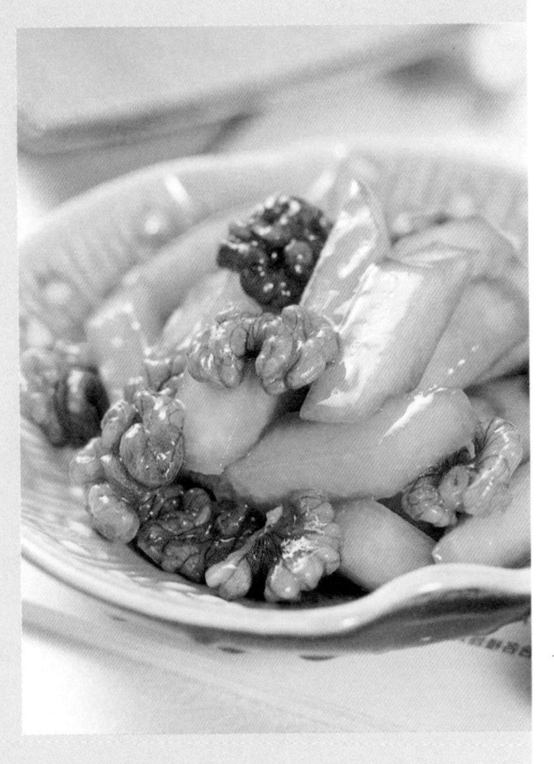

原料 冬瓜200克，核桃仁100克，盐、食用油、糖色各适量。

做法

1. 将冬瓜洗净，削皮去瓤，切菱形片；核桃仁切小块备用。
2. 油锅烧热后放入清水、盐、糖色烧沸，放入冬瓜片，用大火烧约10分钟，然后用小火慢慢收汁。
3. 待冬瓜呈琥珀色时，撒入核桃仁，装入盘内即可。

功效解读 本品具有润肠通便、利尿通淋、补肾益智、降脂减肥等功效，适合便秘、肥胖、高脂血症患者食用。

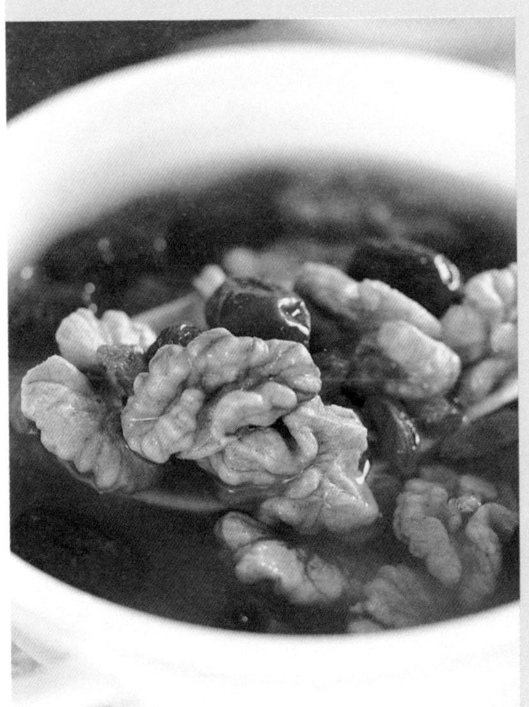

蜜枣核桃仁枸杞汤

原料 蜜枣125克，核桃仁100克，枸杞子20克，白糖3克。

做法

1. 将蜜枣去核洗净；核桃仁用开水泡开，捞出沥干水；枸杞子洗净备用。
2. 锅中加水烧沸，将蜜枣、核桃仁、枸杞子放入锅中煲20分钟。
3. 最后放入白糖即可。

功效解读 本品具有养肝补肾、降脂降压等功效，适合肾虚、两目干涩、耳鸣耳聋、高脂血症、高血压等患者食用。

葵花子

保护心脏
增强免疫

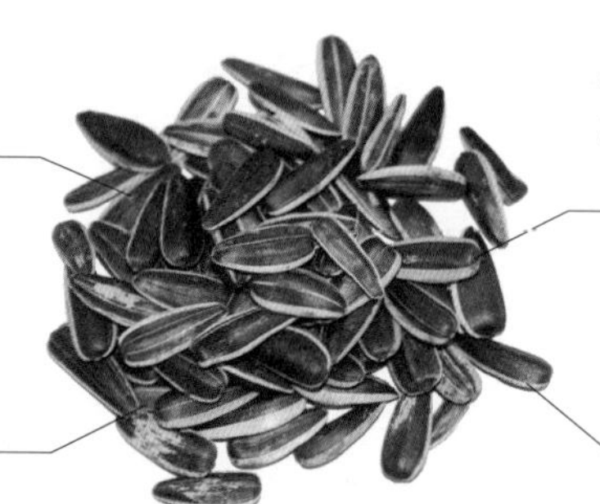

● **性味：**
性平，味甘

● **归经：**
归心、大肠经

● **热量：**
2509 千焦 /100 克
（生葵瓜子）

● **适用量：**
每日 40 克为宜

葵花子中所含的植物固醇和磷脂能够抑制人体内胆固醇的合成，防止血中胆固醇过多，可防止动脉硬化；其所含丰富的钾元素对保护心脏功能、预防高脂血症颇多裨益。

食疗功效

葵花子所含丰富的钾元素对保护心脏功能、预防高脂血症大有裨益。葵花子中的亚油酸含量可达 70%，不仅有助于降低人体的血液胆固醇水平，有益于保护心血管的健康，还可以有效地调节人体新陈代谢、保持血压稳定，并有预防“三高”的作用。葵花子还具有补虚损、降血脂、抗癌、防止衰老、提高免疫力、预防心脑血管疾病等作用，还有调节脑细胞代谢，改善其抑制功能的作用，故可用于催眠。常食还可润肠，防治便秘。

食用建议

一般人皆可食用葵花子，尤其适合血痢、痈肿、便秘、动脉粥样硬化、高脂血症、高血压、冠心病、脑梗死患者食用；但肝病、急性肠炎、慢性肠炎等患者不宜食用。

选购保存

宜选购片粒阔大、子仁饱满、壳面光洁、干燥、杂质少的葵花子。保存宜放入密闭的玻璃瓶或塑料盒里，防潮防虫蛀。葵花子不宜长时间保存，因其富含油脂，易变质。

☺ 最佳搭配

葵花子 + 芹菜 = 降低血脂，润肠通便

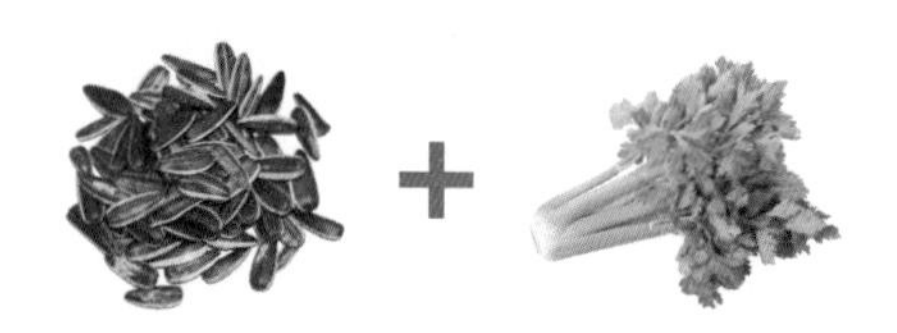

葵花子 + 鸡肉 = 补虚益气，养心安神

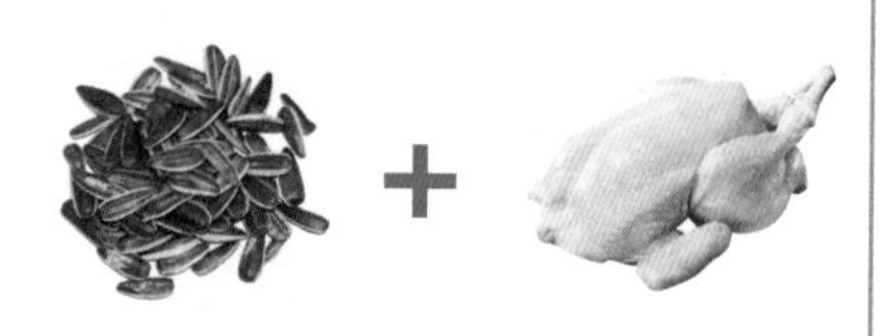

专家这样讲

食用葵花子的注意事项

葵花子尽量用手剥壳，或使用剥壳器，以免经常用牙齿嗑瓜子而损伤牙釉质。经常用嘴剥果壳，容易使舌头和口角糜烂，还会在吐壳时将大量津液带走，使味觉迟钝，切记不能一次吃得太多。大量嗑瓜子会严重耗费唾液，久而久之会影响人的口腔健康。

葵花子黑豆浆

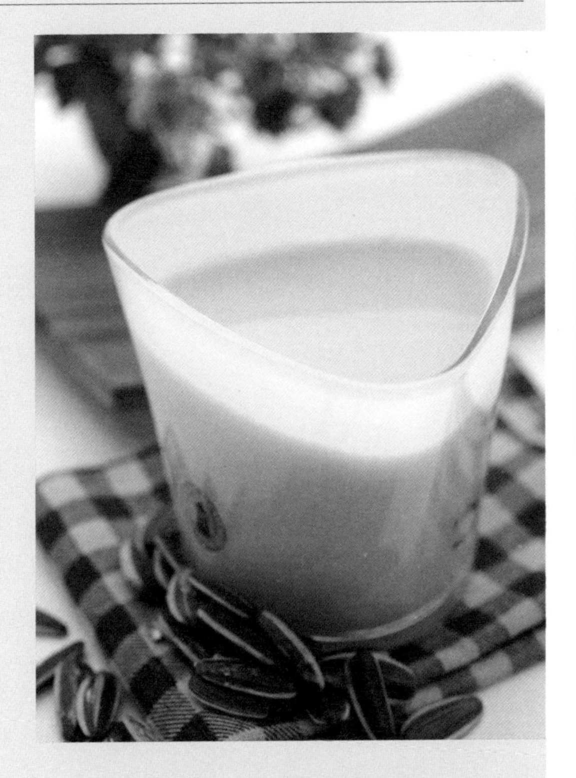

原料 葵花子25克，黑豆70克，白糖少许。

做法

1. 黑豆放清水中浸泡6～8个小时；葵花子取仁，浸泡半个小时。
2. 以上食材倒入豆浆机，加水至上、下水位线之间，按下“豆浆”键。
3. 豆浆做好后，倒出过滤，加少许白糖，即可饮用。

功效解读 葵花子富含不饱和脂肪酸，而且不含胆固醇，有助于降低人体的血液胆固醇水平。本品对高脂血症、动脉硬化、高血压都具有一定的防治作用。

胡萝卜葵花子饮

原料 胡萝卜100克，葵花子仁25克，白糖少许。

做法

1. 葵花子仁入锅中炒香后，捣碎。
2. 胡萝卜洗净，切成小粒状。
3. 胡萝卜粒与捣碎的葵花子仁加水倒入搅拌机中搅打成汁即可。

功效解读 胡萝卜中富含的槲皮素、山柰酚能有效改善微血管循环，降低血脂，增加冠状动脉血流量，具有降压、强心的作用。葵花子可降低人体的血液胆固醇水平，也有益于心脑血管健康。因此，高血压及冠心病等患者常饮本品可改善全身症状。

菜籽油

润燥杀虫
消肿散火

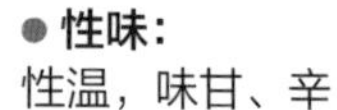
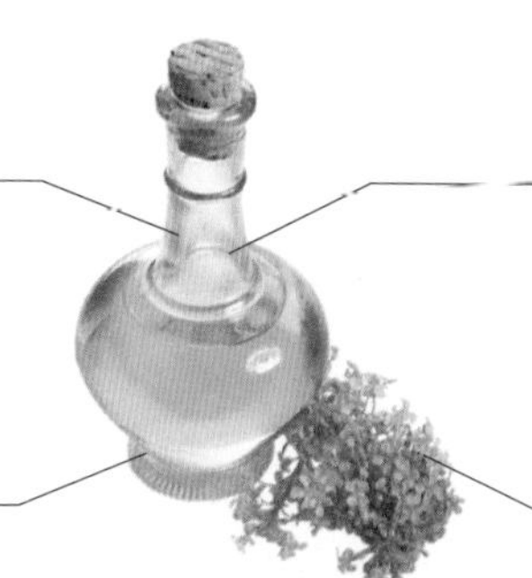

● **性味：**
性温，味甘、辛

● **热量：**
3704 千焦 /100 克

● **归经：**
归心、肝、大肠经

● **适用量：**
每日 10 毫升左右为宜

菜籽油几乎不含胆固醇，其所含的亚油酸等不饱和脂肪酸和维生素 E 等营养成分能很好地被机体吸收，具有一定的降低血压、降低血脂、软化血管、延缓衰老的功效。

食疗功效

中医认为，菜籽油具有润燥、杀虫、散火毒、消肿毒等作用，有助于预防肠道疾病。另外，菜籽油中富含卵磷脂，有助于血管、神经、大脑的健康。

食用建议

血管硬化、高血压、冠心病、高脂血症、胃酸增多、糖尿病、肝胆病等患者可经常食用菜籽油。急性胃肠炎、腹泻、泻痢等患者不宜食用菜籽油，否则会加重腹泻。需要注意的是，菜籽油中含有芥酸。动物实验表明，大量摄入芥酸会导致心肌纤维化，致使心肌病变，并可使动物增重迟缓、发育不良、生殖力下降，因此一次不宜食用过多菜籽油。

选购保存

优质的菜籽油是黄色至棕色的，清澈透明，无沉淀物或有微量杂质，具有菜籽油固有的气味，无其他异味。宜放在干燥、阴凉处保存，避免太阳照射。

☺ 最佳搭配

菜籽油 + 白菜 = 降压降糖

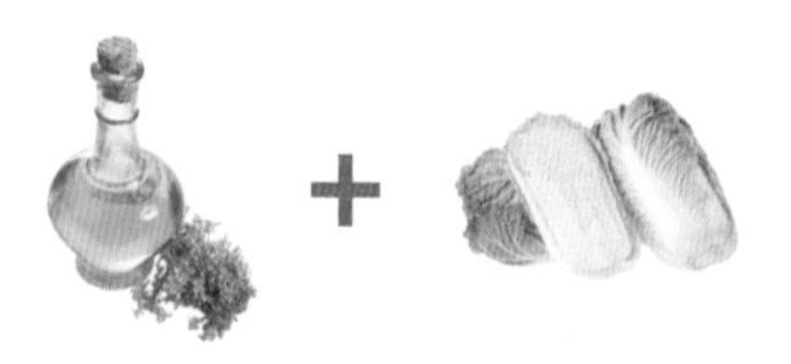

菜籽油 + 芹菜 = 润肠通便

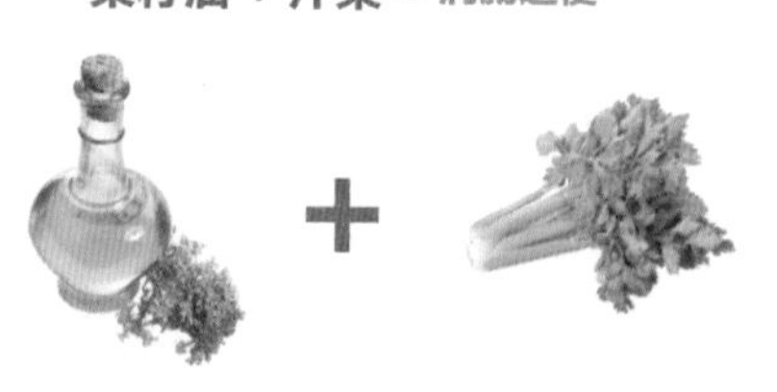

专家这样讲

食用菜籽油的注意事项

菜籽油色泽金黄或棕黄，有一定的刺激气味。这种气味是因为其含有一定量的芥子苷所致，但特优品种的菜籽油则不含这种物质。另外需要注意的是，因菜籽油中含有大量芥酸，不利于人体发育，所以生长发育期的儿童不宜过多食用。

菜籽油藕片

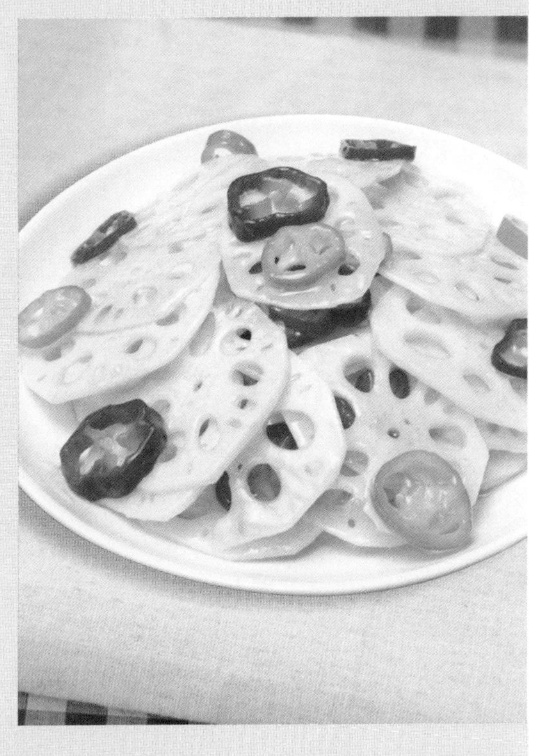

原料 莲藕300克，青椒、红辣椒各5克，盐3克，菜籽油5毫升，醋适量。

做法

1. 莲藕去皮洗净，切片；青椒、红辣椒均去蒂洗净，切圈。
2. 锅下油烧热，放入莲藕炒片刻。
3. 放入青椒、红辣椒，加盐、菜籽油、醋调味，炒至断生，装盘即可。

功效解读 菜籽油几乎不含胆固醇，且富含多种不饱和脂肪酸，能有效降低血压、降低血脂、软化血管、延缓衰老。莲藕中含有黏液蛋白和膳食纤维，能与人体内的胆酸盐和食物中的胆固醇及甘油三酯结合，使其从粪便中排出，从而减少对脂类的吸收，防治高脂血症。

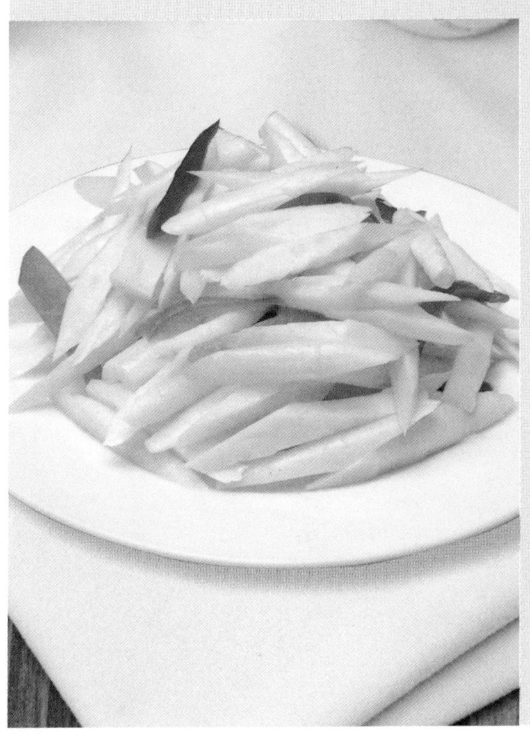

腌笋尖

原料 竹笋尖180克，醋10毫升，菜籽油5毫升，青椒、红辣椒各适量，盐3克。

做法

1. 竹笋尖去除老皮，洗净，切成段，放入沸水中焯至八成熟，捞出，沥干；青椒、红辣椒洗净，去籽，切成小片。
2. 盐、醋、菜籽油加清水调匀，放入竹笋尖腌4个小时，捞出，装盘。
3. 撒上青椒、红辣椒即可。

功效解读 竹笋含脂肪、淀粉很少，属天然低脂、低热量食品，是肥胖者减肥的佳品。菜籽油可降低血脂、软化血管，预防心脑血管疾病的发生。另外，本品还具有润燥、利尿、润肠通便等功效，适合阴虚咳嗽、咽干口渴、高脂血症、肥胖等患者食用。

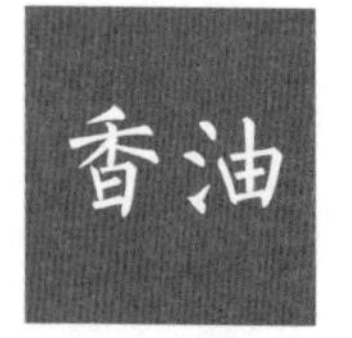

润肠通便
延缓衰老

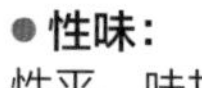

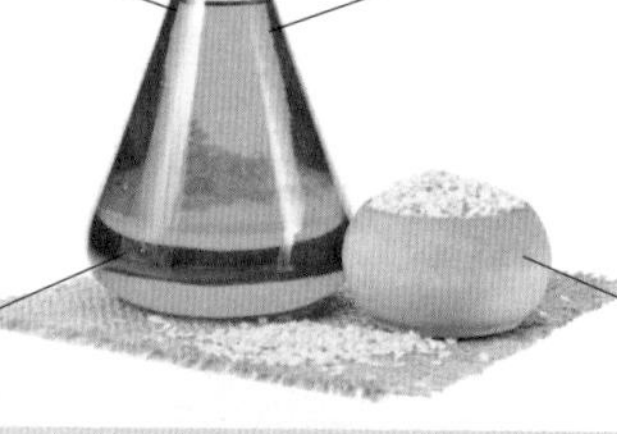

● **性味：**
性平，味甘

● **归经：**
归肝、肾、大肠经

● **热量：**
3700 千焦 /100 克

● **适用量：**
每日 20 ~ 30 毫升为宜

香油中含不饱和脂肪酸，能有效降低血压和胆固醇、软化血管、防治动脉粥样硬化，尤适合高脂血症、高血压、糖尿病、动脉硬化等患者食用，健康人经常食用，有助于预防“三高”。

食疗功效

香油具有补虚、润肠通便、利咽、促进消化、增强食欲等功效，对牙周炎、口臭、扁桃体炎、牙龈出血有较好的食疗作用。香油中还含有丰富的维生素 E，能够促进细胞分裂，抗衰老。香油的消化吸收率较高，可达 98%，中老年人常食还可预防脱发，避免过早出现白发。

食用建议

一般人皆可食用香油，尤其适合血管硬化、高血压、冠心病、高脂血症、糖尿病、大便干燥、蛔虫性肠梗阻等病症者食用；但患有泻痢、急性胃肠炎、腹泻等病症者应忌食。

选购保存

纯香油呈淡红色或红中带黄，如掺入其他油，色就不同；质量好的香油透明度好，无浑浊、无沉淀和悬浮物。保存可将新鲜的香油装入一个小口瓶内，按 500 毫升香油放 1 克盐的比例放入盐，盖紧瓶盖，不断摇动，待盐溶化后，放在暗处，避光保存。

☺ 最佳搭配

香油 + 冬瓜 = 降脂降压，利尿减肥

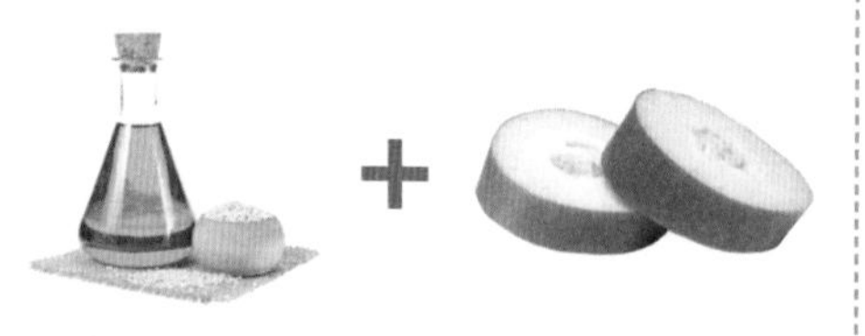

香油 + 白萝卜 = 润肺止咳

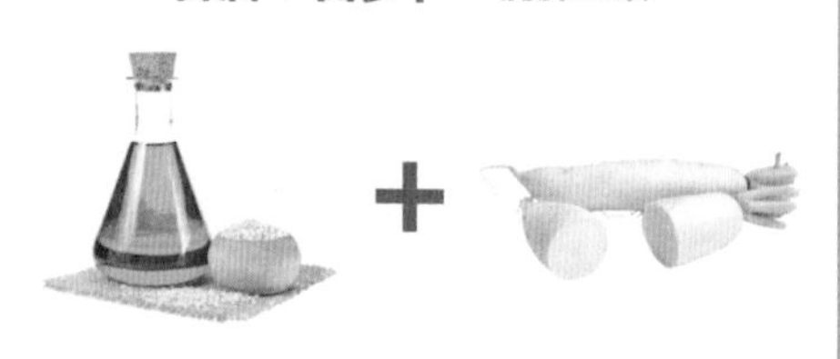

专家这样讲

怎样食用香油才科学

香油味纯正而耐回味，是日常生活中必不可少的调味佳品，无论凉菜、热菜还是做汤，香油都堪称“点睛之笔”。习惯性便秘者，早晚空腹喝一口香油，能润肠通便。习惯吸烟和嗜酒的人经常喝点儿香油，有助于减轻烟酒对身体的伤害。

香油莴笋丝

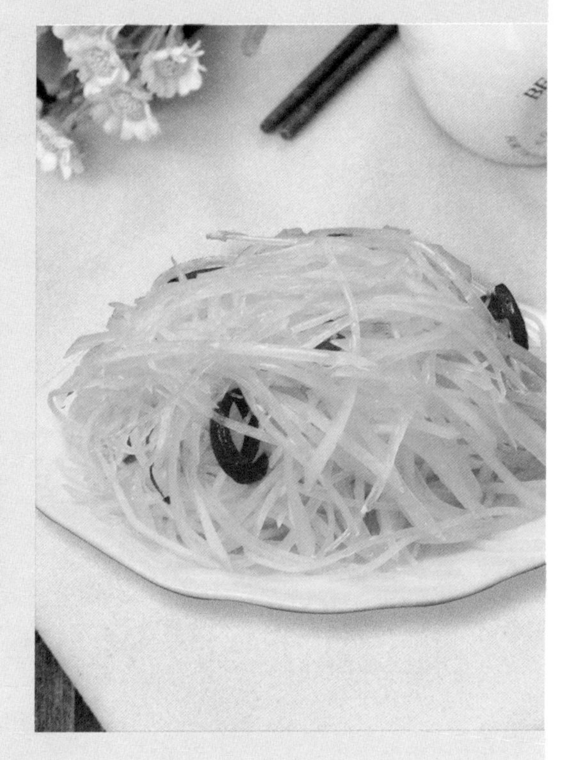

原料 莴笋200克，香油15毫升，生抽10毫升，红甜椒5克，盐3克。

做法

1. 莴笋洗净，去皮，切成丝，放入热水中焯熟。
2. 红甜椒洗净，去蒂、籽，切成丝，放入水中焯一下。
3. 将生抽、盐调成味汁，与莴笋、红甜椒一起拌匀，淋上香油即可。

功效解读 莴笋可利尿降压、降脂减肥，并可预防心律不齐。香油中富含不饱和脂肪酸，能有效降低血压和胆固醇、软化血管、防治动脉粥样硬化。此外，本品还可开胃消食、生津润燥，适合食欲不振、口干咽燥、小便不通等患者食用。

香油芹菜

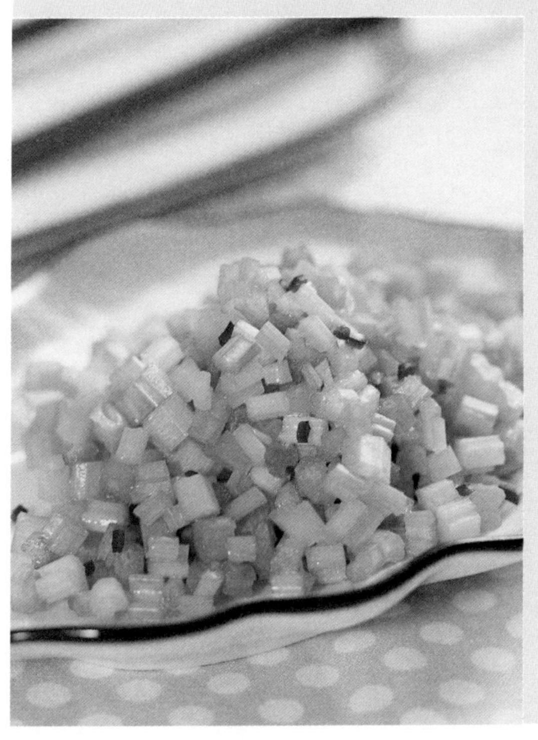

原料 芹菜400克，红辣椒粒20克，香油10毫升，盐3克，鸡精1克。

做法

1. 将芹菜摘去叶子，洗净，切碎，焯水，捞出沥干，装盘待用。
2. 往盘里加入适量香油、盐、鸡精以及红辣椒粒。
3. 搅拌均匀即可食用。

功效解读 芹菜中含有丰富的挥发油、甘露醇等，能促进肠道胆固醇的排泄，减少人体对脂肪的吸收，从而降低血脂。香油可有效降低血压和胆固醇、软化血管、防治动脉粥样硬化。本品具有利尿通淋、润肠通便、降压降脂、瘦身减肥等功效，适合便秘、小便不通、高脂血症、高血压、糖尿病等患者食用。

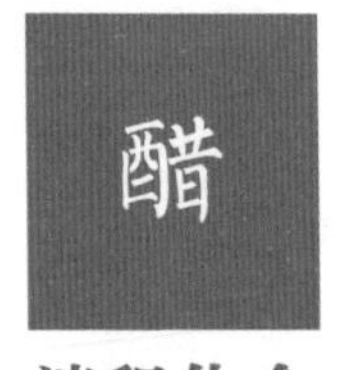

醋

消积化食
消毒杀菌

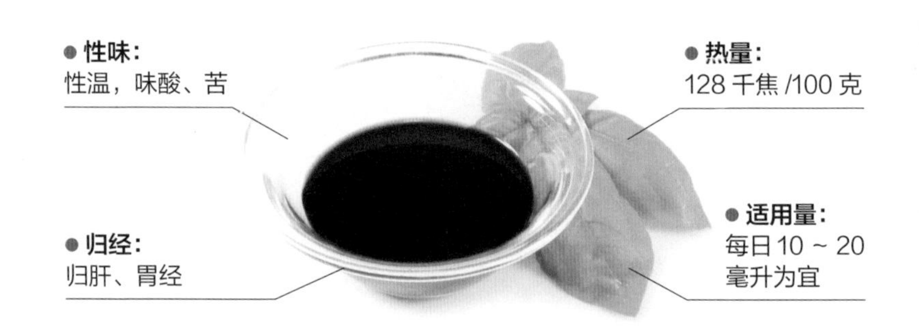

● 性味：
性温，味酸、苦

● 归经：
归肝、胃经

● 热量：
128 千焦 /100 克

● 适用量：
每日 10 ~ 20 毫升为宜

醋有助于调节人体血液的酸碱平衡，维持人体内环境的相对稳定；可软化血管、降低胆固醇和血压，有效防治高脂血症、高血压、动脉硬化以及冠心病等心脑血管疾病。

食疗功效

醋中含有多种有机酸成分，能促进糖尿病患者体内的糖类代谢，起到抑制血糖升高的作用。常食醋还可使体内过多的脂肪消耗，并促进糖和蛋白质的代谢，可防治肥胖。醋还具有行气散淤、消食化积、解毒的功效。用醋熏空气可以预防流感等上呼吸道感染。适当饮醋既可杀菌，又可促进胃肠消化功能，还可降低血压、防治动脉硬化。此外，食醋能滋润皮肤、改善皮肤的供血、对抗衰老。

食用建议

慢性萎缩性胃炎、胃酸缺乏、流感、流脑、肾结石、白喉、麻疹、输尿管结石、膀胱结石、癌症、高血压、小儿胆道蛔虫症、传染性肝炎等患者皆可食用。但胃及十二指肠溃疡患者要慎食。

选购保存

酿造食醋以琥珀色或红棕色、有光泽、体态澄清、浓度适当的为佳品。醋应尽量用密封的玻璃容器盛装，置于阴凉处贮存。开封的醋保存时，宜放于低温、避光处。

最佳搭配

醋 + 黑芝麻 = 可促进铁、钙吸收，还能降血压

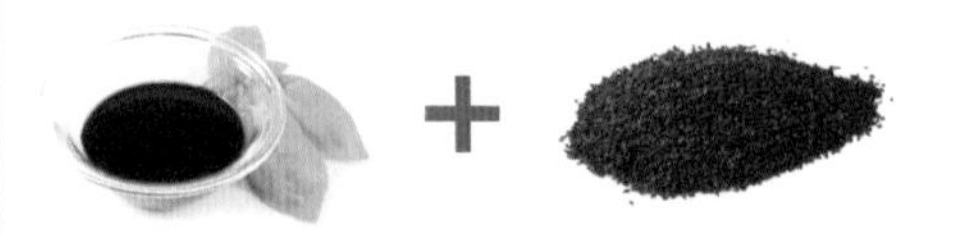

醋 + 排骨 = 有利于钙的吸收

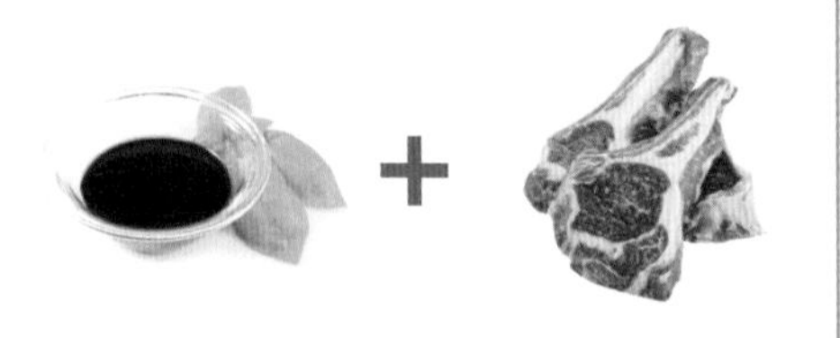

专家这样讲

食用醋的注意事项

醋不宜直接饮用，如果直接饮用，浓度太高，量太大，不但会影响人体酸碱平衡，还会损伤食管和胃黏膜。宜稀释后少量并间隔饮用。

糖醋白菜

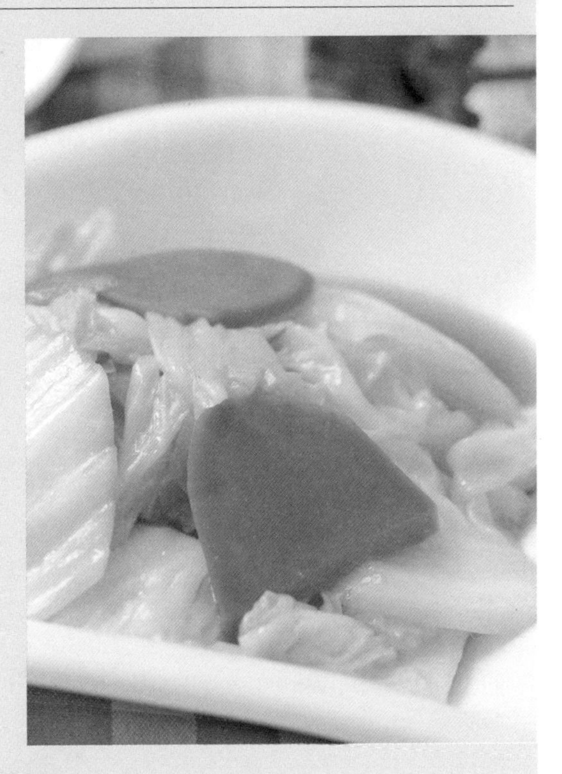

原料 白菜200克，胡萝卜50克，白糖3克，醋10毫升，酱油5毫升，淀粉3克，盐、食用油各适量。

做法

1. 将白菜洗好，切成斜片；胡萝卜洗净，也切成斜片；将白糖、醋、酱油、盐、淀粉混合在一起制成糖醋汁。
2. 锅置火上，放油烧热，放入白菜片煸炒，再放胡萝卜片，炒熟后，将糖醋汁倒入调匀即可。

功效解读 本品中白菜含有多种维生素和果胶，可降低胆固醇，胡萝卜可改善微血管循环，降低血脂，增加冠状动脉血流量，而且此菜酸甜可口，能醒脾开胃、增进食欲。

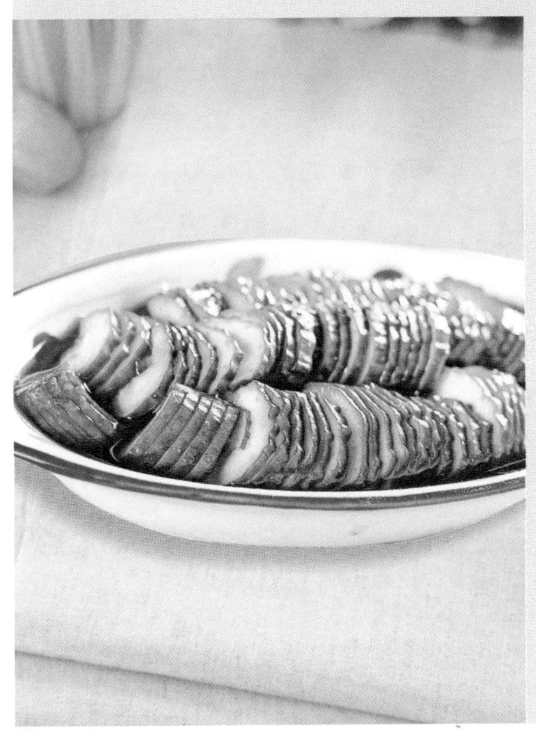

糖醋黄瓜

原料 黄瓜2根，米醋50毫升，白糖3克，盐3克。

做法

1. 将黄瓜洗净，切片备用。
2. 黄瓜内调入盐，腌渍七八分钟，使黄瓜入味。
3. 再将黄瓜片沥干，加入白糖、米醋拌匀即可食用。

功效解读 黄瓜低热量、低脂肪，其所含的维生素P有保护心血管的作用。此外，黄瓜与醋同食，还具有开胃消食、降脂减肥、清热解暑、软化血管等功效，适合暑热烦渴、高脂血症、肥胖、血管硬化等患者食用。

蜂胶

润肤生肌 消炎止痛

● **性味：**
性平，味甘

● **归经：**
归脾、胃、肺、大肠经

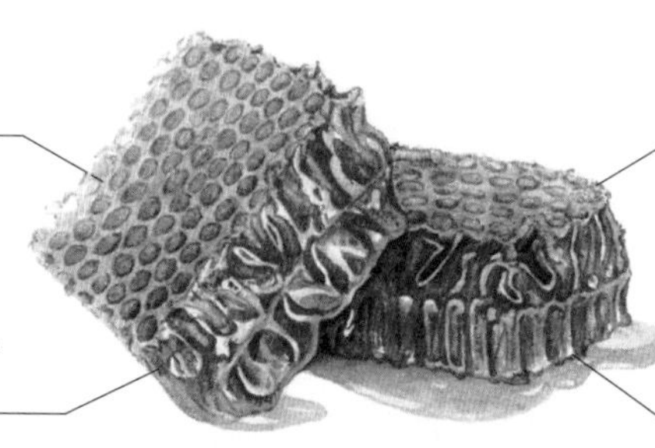

● **热量：**
1322 千焦 /100 克

● **适用量：**
每日 10 克左右为宜

蜂胶中富含槲皮素，有扩张冠状血管、降低甘油三酯的含量、降低血脂、降血压、抗血小板凝集等作用（血小板凝集会妨碍血液的流通，并形成血栓，以致容易引起心脏病、脑卒中等心脑血管疾病）。

食疗功效

蜂胶能改善血液的成分，促进心脑血管功能，对肝脏有保护作用，能促使肝细胞再生，对脂肪肝的形成有一定的抑制作用。蜂胶具有抗氧化和抗自由基的作用，能够延缓衰老和延年益寿。食用蜂胶还能迅速补充体力，消除疲劳，增强对疾病的抵抗力。蜂胶对胃肠功能有调节作用，可使胃酸分泌正常。另外，蜂胶还有润肤生肌，消炎止痛的功效，是女性美容养颜的佳品，能够分解色素、平复皱纹和延缓皮肤衰老，并可辅助治疗胃溃疡、口腔溃疡、烧烫伤等症。

食用建议

蜂胶适宜老年人、儿童及便秘、高脂血症、高血压、支气管哮喘患者食用。糖尿病、脾虚泄泻及湿阻中焦的脘腹胀满、舌苔厚腻者不宜食用蜂胶。

选购保存

首先需查看该产品是否有批准文号；其次应查看蜂胶有效成分“蜂胶黄酮”的含量，一般黄酮含量只要不低于 15 毫克 / 升，均属纯正蜂胶。宜放通风、阴凉干燥处密封保存。

☺ 最佳搭配

蜂胶 + 牛奶 = 生津润燥，通便降脂

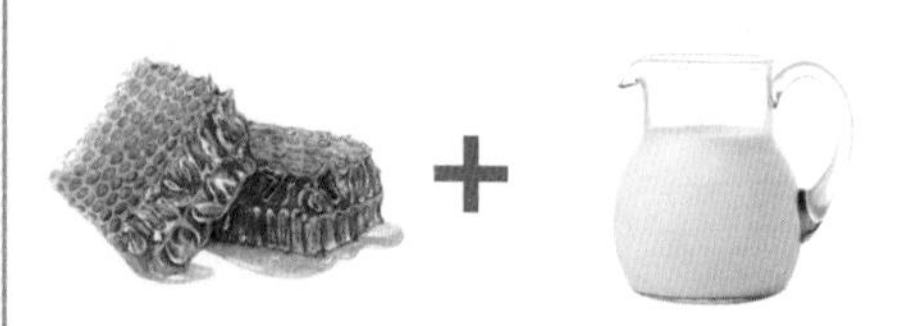

蜂胶 + 西红柿 = 养血滋阴，降脂减肥

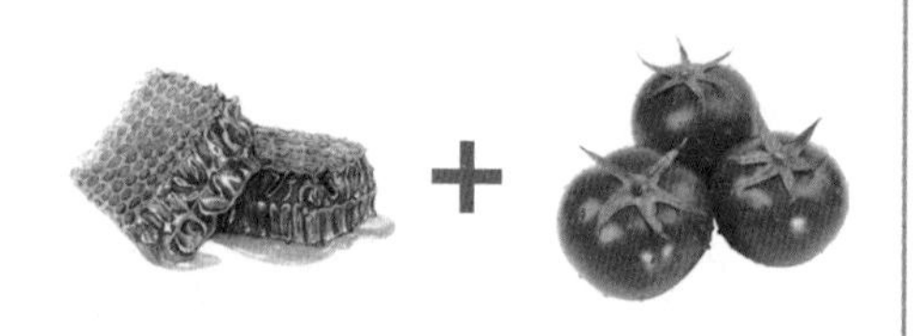

专家这样讲

食用蜂胶的注意事项

蜂胶的食用时间大有讲究，一般均在饭前 1 ~ 1.5 个小时或饭后 2 ~ 3 个小时食用比较适宜。另外，蜂胶虽然具有极高的营养价值，但研究发现有极少数人对蜂胶过敏，过敏症状表现为局部发痒、灼痛、出现湿疹样皮疹等，若出现过敏症状，应立即停止食用。

蜂胶红茶

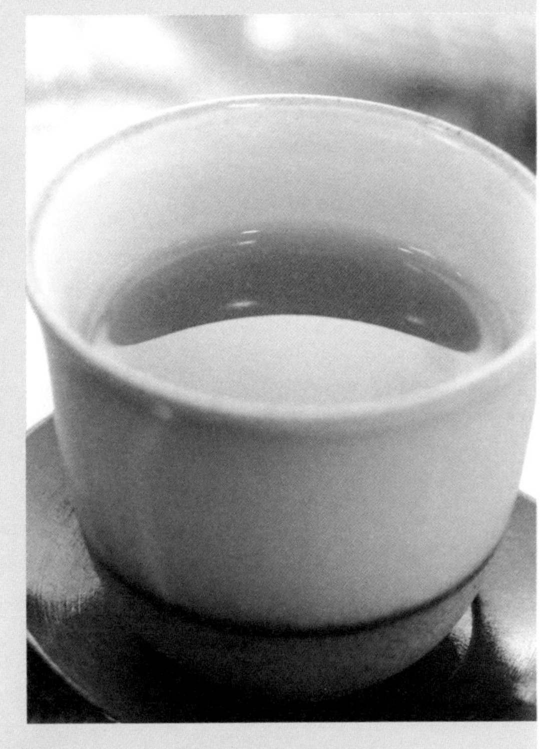

原料 红茶250毫升，蜂胶15克，冰块适量。

做法

1. 将冰块放入杯内大约2/3满，待红茶放凉，倒入杯内。
2. 加入蜂胶，最后将盖子盖上，摇匀即可饮用。

功效解读 蜂胶能降低血脂，促进心脑血管功能，对肝脏有保护作用，能促使肝细胞再生，对高脂血症引起的脂肪肝有一定的抑制作用。红茶也可以降低血糖和血压，所以本品非常适合高脂血症、高血压患者饮用。

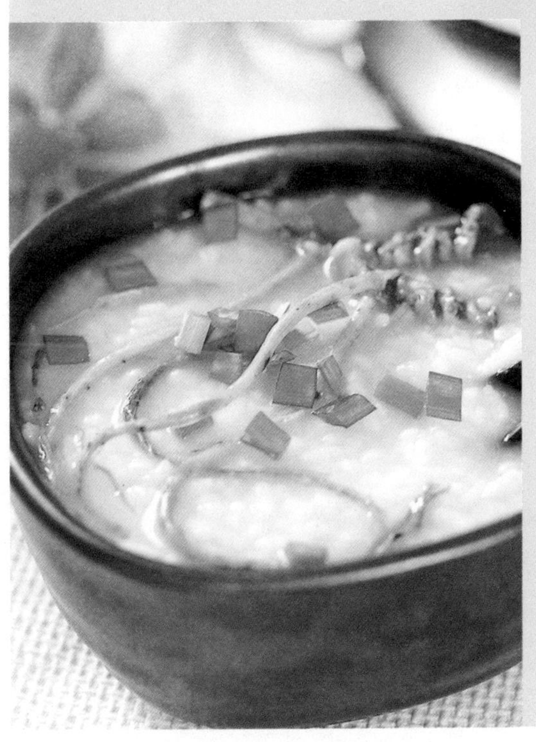

人参蜂胶粥

原料 粳米100克，蜂胶15克，韭菜末5克，人参15克，姜2片。

做法

1. 将人参置于清水中浸泡1夜。
2. 将泡好的人参连同泡参水与洗净的粳米一起放入砂锅中，小火煨粥，待粥将熟时放入蜂胶、姜片、韭菜末调匀，再煮片刻即成。

功效解读 人参大补元气，韭菜补肾壮阳、降脂降压，粳米健脾补虚，蜂胶补益五脏，并能降糖、降脂、降压，适合体质虚弱、元气虚衰的高脂血症和高血压患者食用。本品还有改善心脑血管功能、舒张血管、调节血压、降低胆固醇水平的作用，对于高血压等心脑血管疾病患者有一定的食疗作用。

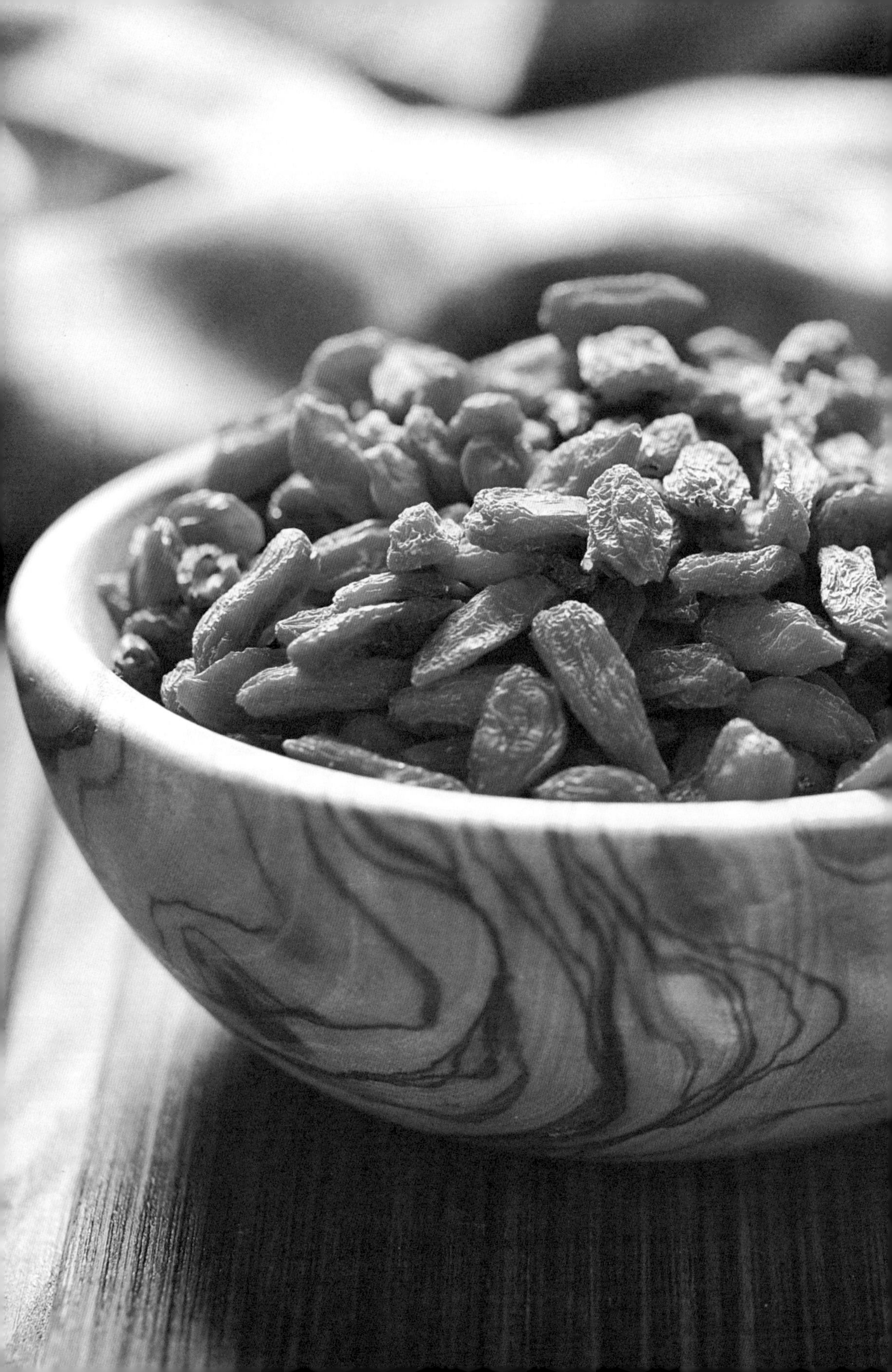

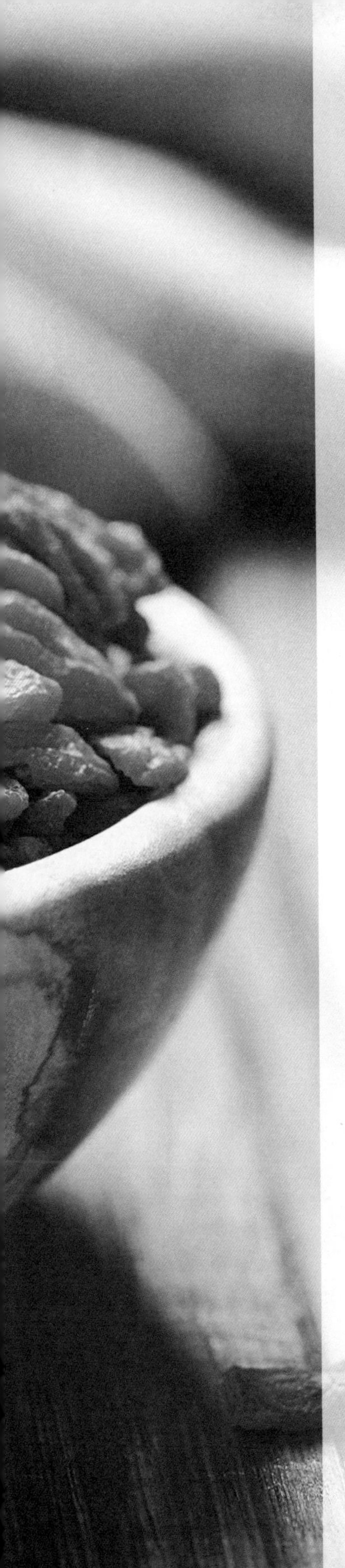

第三章

详解 16 种高效降脂中药材

现代药理学研究证明，部分中药材有良好的降脂作用，适用于高脂血症的预防和辅助治疗。例如菊花，其水煎剂能激活胆固醇 7-2- 羟化酶，起到加速胆固醇代谢的作用。再如人参，其所含的人参皂苷 Rb2 能改善血脂水平，降低血中胆固醇和甘油三酯，升高高密度脂蛋白胆固醇，降低动脉硬化风险，对于高脂血症、血栓形成和动脉硬化有较好的疗效。本章对 16 种高效降脂中草药进行详解，便于读者更好地防治高脂血症。

菊花

清肝明目 疏风解毒

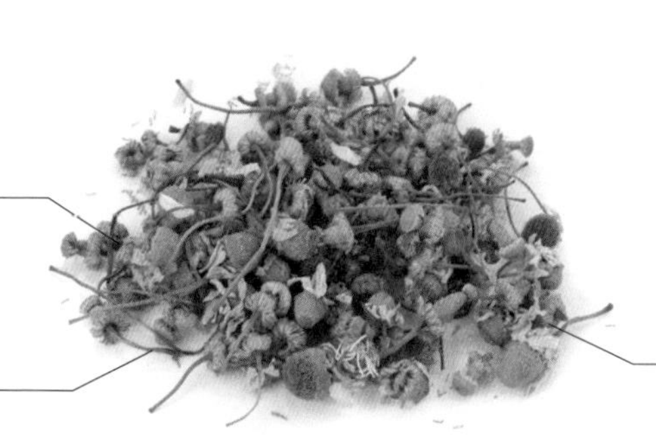

● 性味：
性微寒，味甘、苦

● 归经：
归肺、肝经

● 选购窍门：
以身干、色白（黄）、花朵完整、香气浓郁、无杂质者为佳

菊花水煎剂有加速胆固醇代谢的作用。提取物能调节血中总胆固醇水平，能提高高密度脂蛋白浓度，降低低密度脂蛋白浓度，抑制血中胆固醇和甘油三酯升高。

功效主治

菊花具有疏风、清热、明目、解毒、清肝、提高胆固醇代谢的功效，常用于治疗风热感冒、头痛、眩晕、目赤、心胸烦热、疔疮肿毒等病症。还具有预防高脂血症以及解热、消炎、利尿、抗菌、抗病毒、消肿等作用。

使用宜忌

疏散风热宜用黄菊花；平肝、清肝、降压、明目宜用白菊花。但气虚、胃寒、食少泄泻的患者，宜少用菊花。

☺ 最佳搭配

菊花 + 枸杞子 = 清肝明目，清热解毒

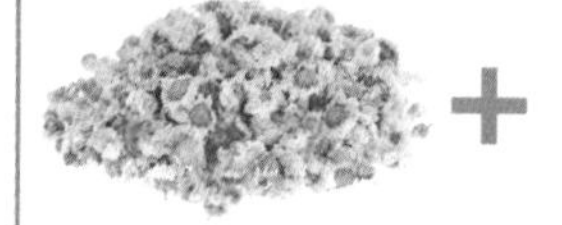
+
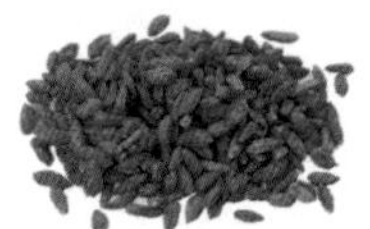

最优降脂食疗方

菊花决明子饮

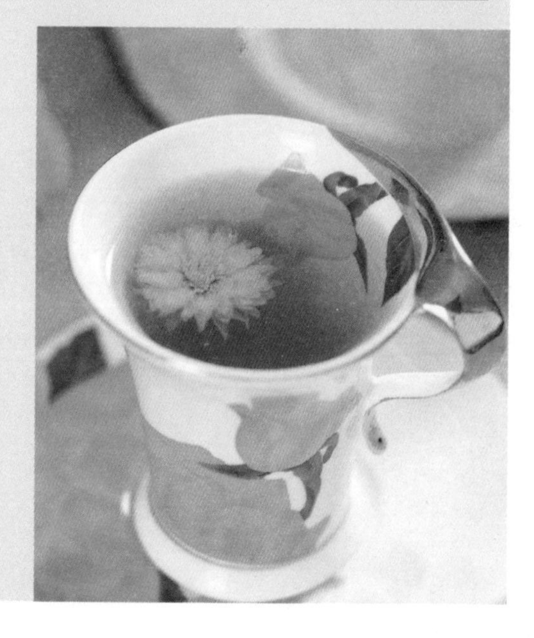

原料 决明子 15 克，菊花 10 克。

做法

1. 先将决明子洗净，打碎；菊花用清水洗净。
2. 将菊花和决明子一同放入锅中，加入适量清水煎煮。
3. 取汁饮用即可。

功效解读 本品具有清肝明目、清热解毒、润肠通便、降压降脂等功效，可用于肝火旺盛所致的目赤肿痛、便秘、高血压、高脂血症、肥胖等。

昆布

软坚散结
利水消肿

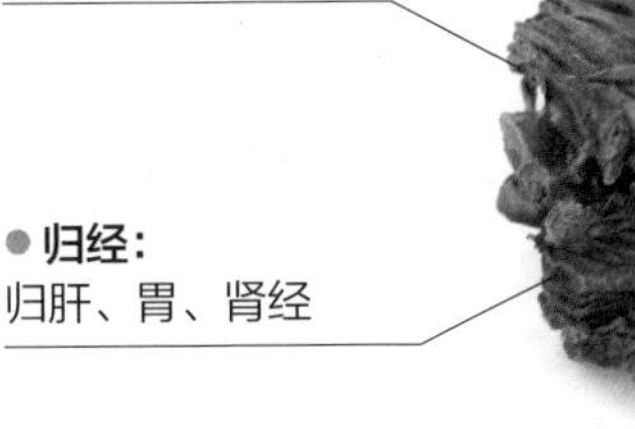

● **性味：**
性寒，味咸

● **归经：**
归肝、胃、肾经

● **选购窍门：**
选购昆布时应以整齐、质厚、无杂质的为佳

昆布中的海带多糖能抑制血中总胆固醇及甘油三酯的上升，并能减少动脉粥样斑块的形成，同时具有降血脂和抗凝血作用，适合动脉粥样硬化患者。

功效主治

昆布具有软坚散结、利水消肿的功效，可治瘰疬、瘿瘤、水肿、睾丸肿痛、带下过多等症。昆布还可用来改善由缺碘而引起的甲状腺功能不足，同时也可以暂时抑制甲状腺功能亢进的新陈代谢率而减轻症状，但不能持久。

使用宜忌

因昆布性寒，所以脾胃虚寒者不宜食用昆布，但暑热、高血压、高脂血症、缺碘性甲状腺肿大、食管癌、水肿等患者可经常食用。

最佳搭配

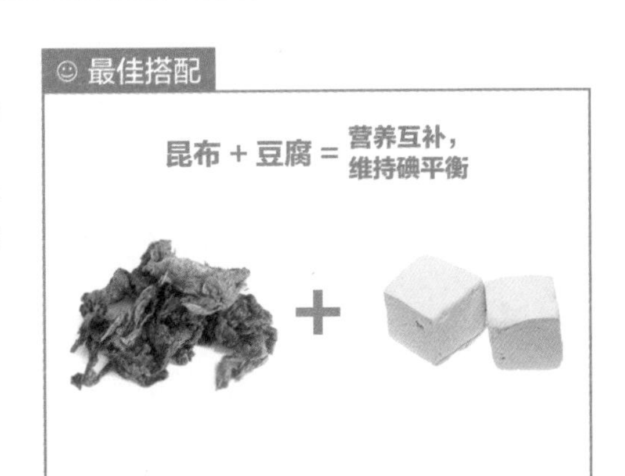

最优降脂食疗方

昆布姜汤

原料 干昆布1条，白果20克，白芥子10克，姜5片。

做法

1. 白果、白芥子、姜均洗净；昆布洗净后切段，加姜、白芥子、白果及水1500毫升。
2. 入锅中煮开，再转小火煮60分钟。
3. 宜温热饮用，勿喝冷汤。

功效解读 本品具有化痰软坚、清热散结的功效，可用于痰淤阻络型高脂血症、肥胖、肺热咳嗽痰多、缺碘性甲状腺肿大等症。但痛风患者、甲状腺亢进患者、尿毒症患者均不宜饮用。

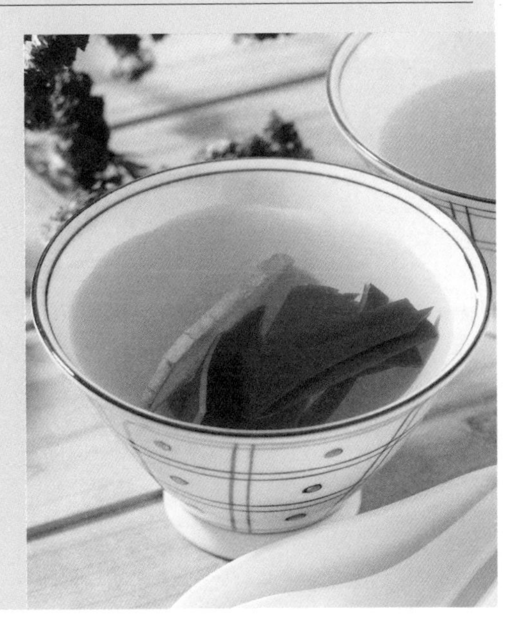

绞股蓝

消炎解毒
止咳祛痰

● 性味：
性寒，味苦

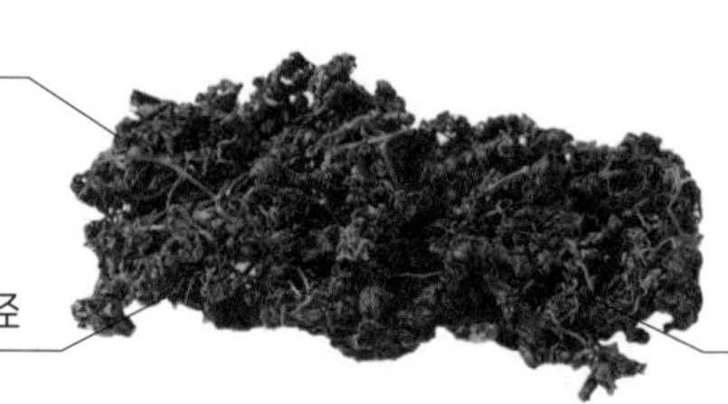

● 归经：
归肺、脾、肾经

● 选购窍门：
选购绞股蓝以全株完整、色绿、气微、味苦者为佳

绞股蓝具有升高高密度脂蛋白、保护血管内壁细胞、阻止脂质在血管壁沉积的作用，能有效降低血脂和抗动脉硬化，适合高脂血症、动脉硬化等患者食用。

功效主治

绞股蓝具有补气养血、安神促眠、消炎解毒、止咳祛痰等功效，用于气虚体弱、少气乏力、心烦失眠、头晕目眩、病毒性肝炎、消化道肿瘤、慢性支气管炎等。此外，绞股蓝还具有调节血压、延缓衰老、防癌抗癌的作用。

使用宜忌

绞股蓝与长白参有相似的功效，气血亏虚者以及高脂血症、高血压、糖尿病患者及血尿酸过高或异常者可常服绞股蓝，均有较好的改善作用。

☺ 最佳搭配

绞股蓝 + 灵芝 = 降压，降血脂，降血糖

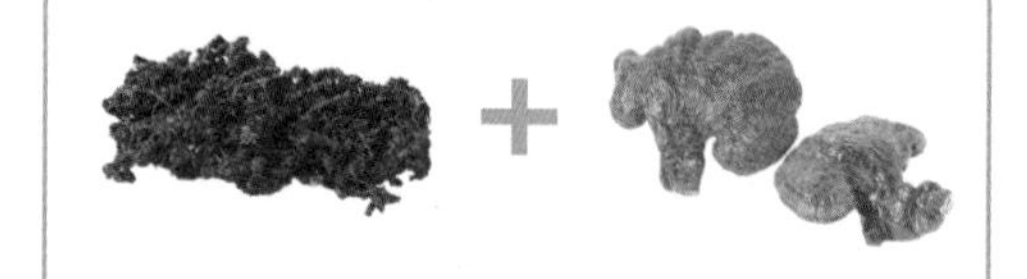

最优降脂食疗方

绞股蓝枸杞子茶

原料 绞股蓝、枸杞子各 10 克。

做法

1. 绞股蓝、枸杞子用清水洗净，一起放入壶中。
2. 加适量的水大火煮沸，关火后滤渣，然后闷 10 分钟。
3. 每天代茶饮用即可。

功效解读 本品具有益气养血、滋补肝肾、降低血脂的功效，可用于肝肾亏虚的高脂血症患者以及贫血患者。

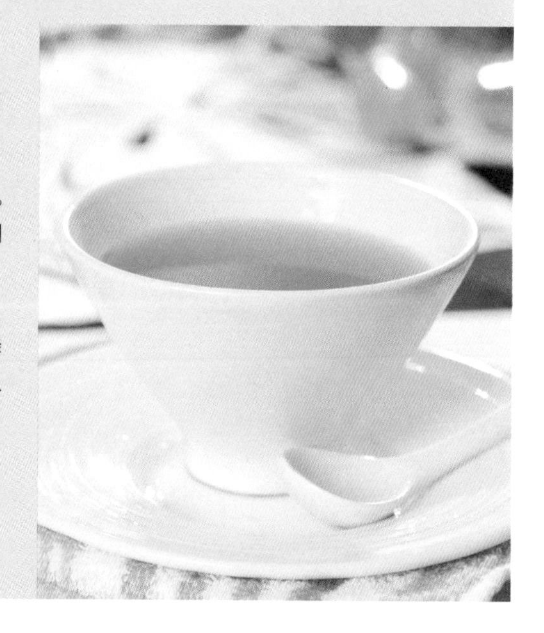

甘草

补脾益气
祛痰止咳

● 性味：
性平，味甘
● 归经：
归心、脾、肺、胃经
● 选购窍门：
选购以断面黄白色、皮细紧、色红棕、质坚实、粉性足、味甜的甘草为佳

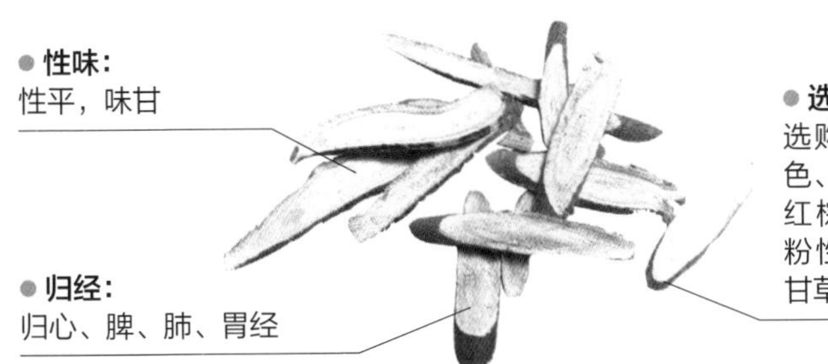

甘草酸具有降血脂与抗动脉粥样硬化作用，实验还表明，用甘草酸灌胃对血脂增高有明显的抑制作用。

功效主治

甘草具有补脾益气、祛痰止咳、缓急止痛、调和诸药的作用，可用于脾胃虚弱、倦怠乏力、心悸气短、咳嗽痰多、脘腹或四肢挛急疼痛、痈肿疮毒等症，还可缓解药物之毒性、烈性。

使用宜忌

甘草也可外用，可将甘草研成细末，煎成水汤后淋洗于患部，或与其他药材掺匀使用。湿热中满、呕吐、水肿及高血压患者忌服甘草。

最佳搭配

甘草 + 桑叶 = 降血糖

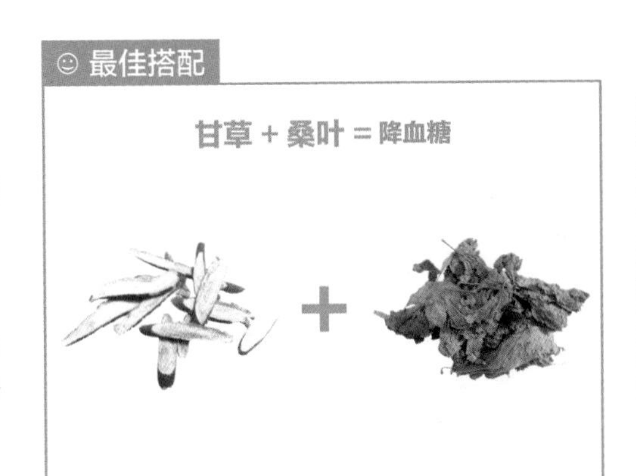

最优降脂食疗方

荷叶甘草茶

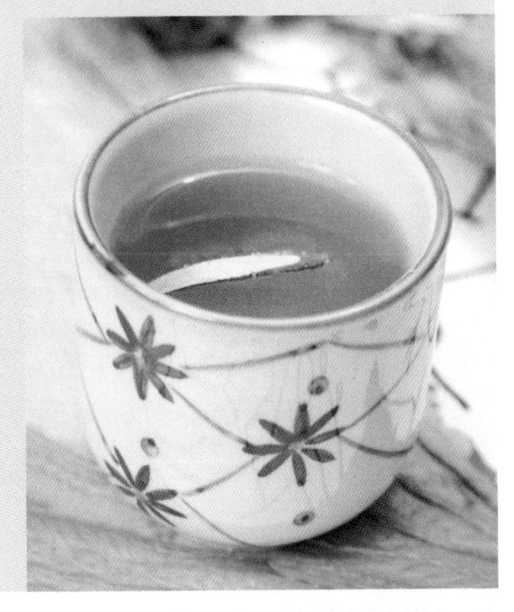

原料 新鲜荷叶 50 克，甘草 5 克，白糖少许。

做法

1. 将荷叶洗净切碎；甘草洗净。
2. 然后将荷叶和甘草放入水中煮 10 余分钟。
3. 加白糖即可饮用。

功效解读 本品具有消暑解渴、降压降脂、通便利尿的功效，可用于治疗心烦失眠、暑热、口干舌燥、高脂血症、肥胖等。

泽泻

利水渗湿 降低血脂

● **性味：**
性寒，味甘

● **归经：**
归肾、膀胱经

● **选购窍门：**
选购以个大、质坚、色黄白、粉性足的泽泻为佳

现代医学研究表明，泽泻可降低血中总胆固醇及甘油三酯含量，减缓动脉粥样硬化斑块的形成，有效降低血脂，抗脂肪肝，防治肥胖。

功效主治

泽泻具有利水、渗湿、泻热、降脂的功效，可治疗小便不利、水肿胀满、呕吐、遗精、腰脚酸软、泻痢、头晕目眩、脚气、心神不宁、尿血等症。此外，泽泻还具有保肝利胆的作用。

使用宜忌

泽泻能渗水利湿，常用于水湿内停所导致的小便不利、泄泻、水肿等症状。泽泻常与茯苓等同用，治疗水肿。但肾虚滑精者忌用。

☺ 最佳搭配

泽泻 + 熟地黄 = 降血压，降血糖

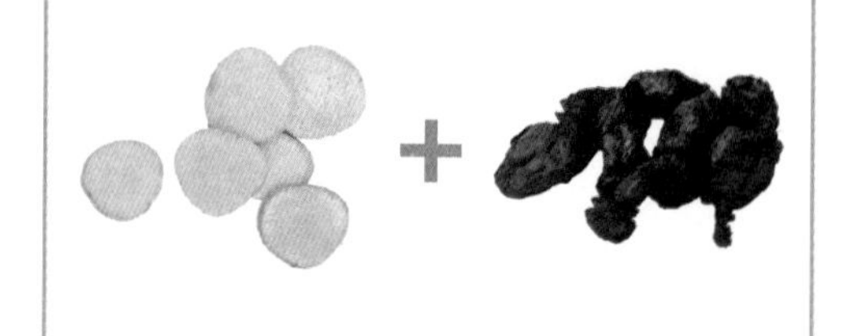

最优降脂食疗方

何首乌泽泻茶

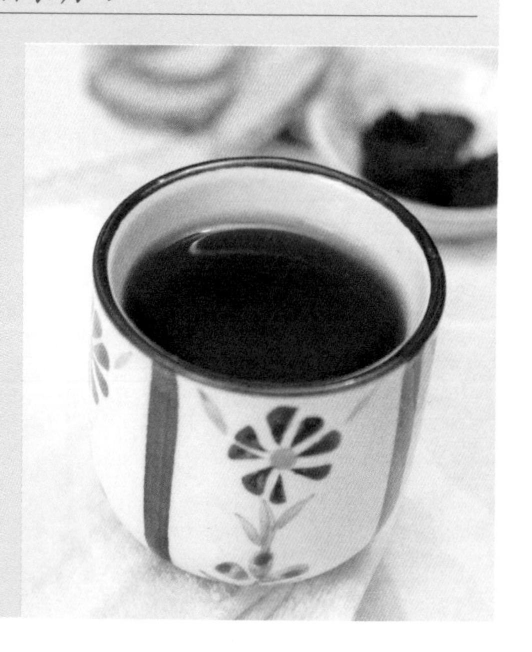

原料 何首乌、泽泻、丹参各10克，蜂蜜适量。

做法

1. 将丹参、泽泻、何首乌洗净用消毒纱布包起来，扎紧袋口。
2. 再把做好的药包放入锅内，加入800毫升水。
3. 水开后再煎煮5分钟后关火，去渣调入蜂蜜即可饮用。

功效解读 本品具有滋阴补肾、凉血活血、排毒瘦身等功效，可用于肝肾阴虚型高脂血症、高血压者。另外，此药茶还适合肥胖者饮用。

枸杞子

养肝明目
滋肝养肾

● 性味：
性平，味甘
● 归经：
归肝、肾经
● 选购窍门：
以粒大、肉厚、种子少、色红、质柔软者为佳

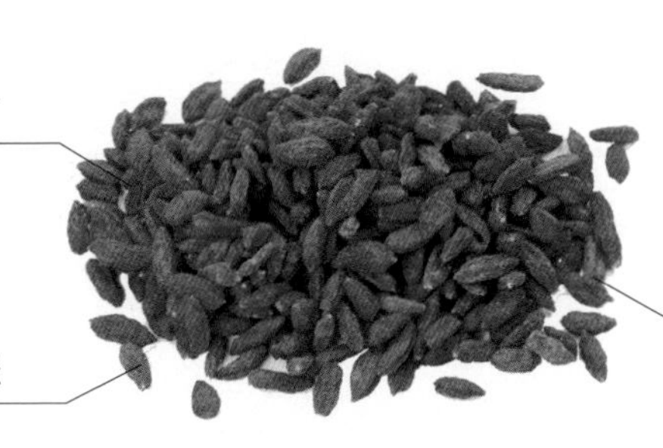

枸杞子具有降低血压、降低胆固醇和防止动脉硬化的作用，并能保护肝脏，改善肝功能，适合高脂血症、糖尿病及高血压等心脑血管疾病患者食用。

功效主治

枸杞子具有滋肾、补肝、明目的功效，可用于肝肾阴亏、腰膝酸软、头晕目眩、目昏多泪、虚劳咳嗽、消渴（糖尿病）、遗精等症。枸杞子还具有提高人体免疫力、延缓人体衰老的作用，多用于老年性虚损性疾病。

使用宜忌

一般人皆可食用枸杞子，尤其适合眼睛干涩、肝肾阴亏、腰膝酸软、消渴、遗精、高脂血症、高血压、虚劳者食用。

最佳搭配

枸杞子 + 红枣 = 保肝明目，健脾益胃

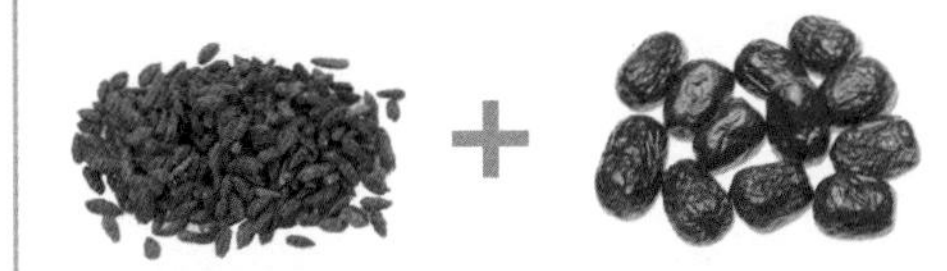

最优降脂食疗方

牛蒡子枸杞子茶

原料 牛蒡子 10 克，绿茶、枸杞子各 5 克，冰糖适量。

做法

1. 将枸杞子、牛蒡子洗净后一起放入锅中；绿茶加水泡开。
2. 加 500 毫升水用小火煮至沸腾。
3. 倒入杯中后，再加入冰糖、绿茶汁搅匀即可饮用。

功效解读 本品具有清热利咽、养肝明目、降低血糖、瘦身减脂等功效，可用于风热型感冒咳嗽、咽喉肿痛、糖尿病、高脂血症、肥胖等。

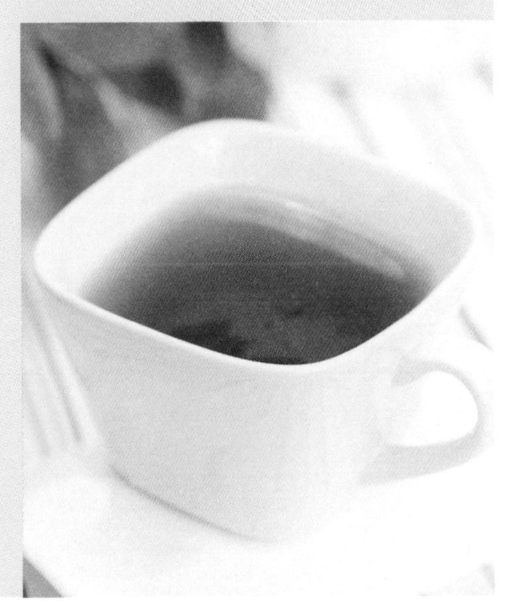

何首乌

安神养血
滋补肝肾

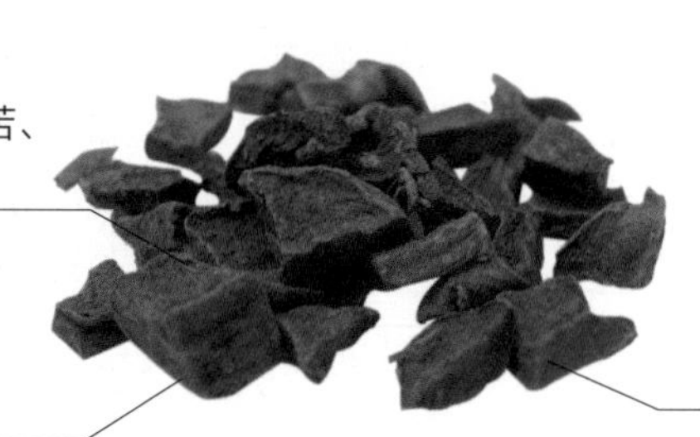

● **性味：**
性微温，味苦、甘、涩

● **归经：**
归肝、肾经

● **选购窍门：**
选购何首乌以质坚实、个大、体重、断面无裂隙、显粉性的为佳

何首乌能促进肠道蠕动，减少胆固醇的吸收，加快胆固醇排泄，从而起到降低血脂、抗血小板凝集和抗动脉粥样硬化的作用。

功效主治

何首乌是抗衰护发的滋补佳品，有补肝益肾、养血安神的功效，主要用于肝肾阴亏、须发早白、血虚头晕、腰膝软弱、筋骨酸痛、遗精、崩带、久疟久痢、慢性肝炎、痈肿、瘰疬等症。

使用宜忌

晒干的何首乌润肠通便效果好；新鲜何首乌的消肿作用更佳，而经黑豆、黄酒拌蒸熟制而成的何首乌长于补血，滋补强壮功效最佳。何首乌不宜与葱、蒜、萝卜同食。

☺ 最佳搭配

何首乌 + 红枣 = 补肾养血，健脾养心

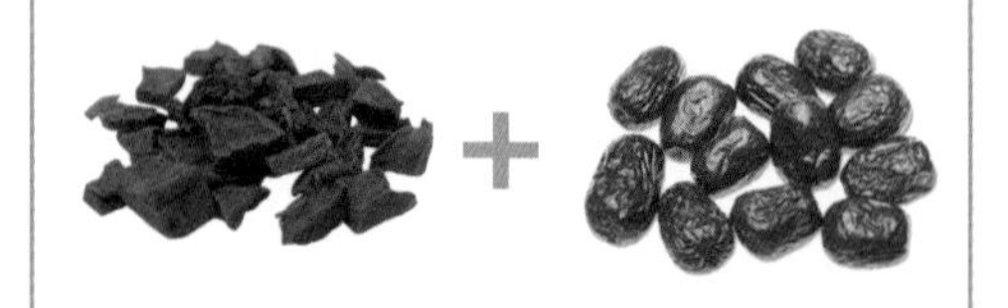

最优降脂食疗方

何首乌山楂茶

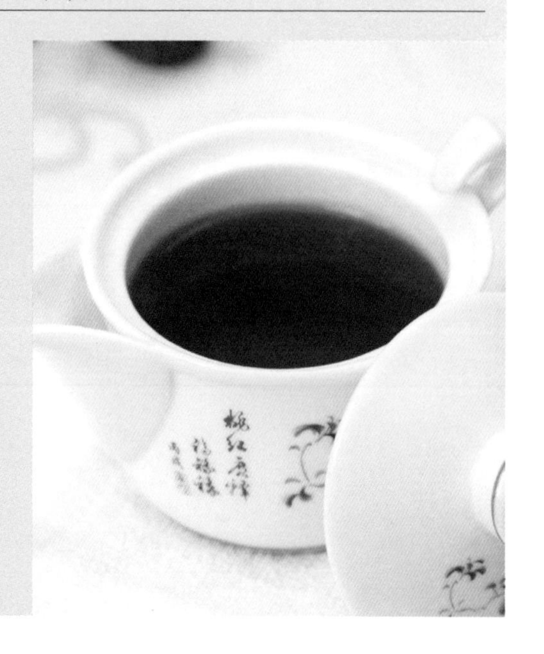

原料 何首乌15克，山楂10克，红茶叶3克。

做法

1. 将山楂、何首乌、红茶叶分别洗净、切碎。
2. 山楂、何首乌一同入锅，加入适量水，浸泡3个小时。
3. 再煎煮半个小时，然后去渣取汁，冲泡茶叶饮用。

功效解读 本品具有补肾滋阴、行气消食、降脂减肥的功效，适用于肝肾亏损而导致的高脂血症、肥胖、头发早白、脱发等。

灵芝

保护肝脏
补益气血

● 性味：
性温，味甘
● 归经：
归心、肺、肝、脾经
● 选购窍门：
宜选购菌盖半圆形、赤褐如漆、有环棱纹、边缘内卷、侧生柄的灵芝

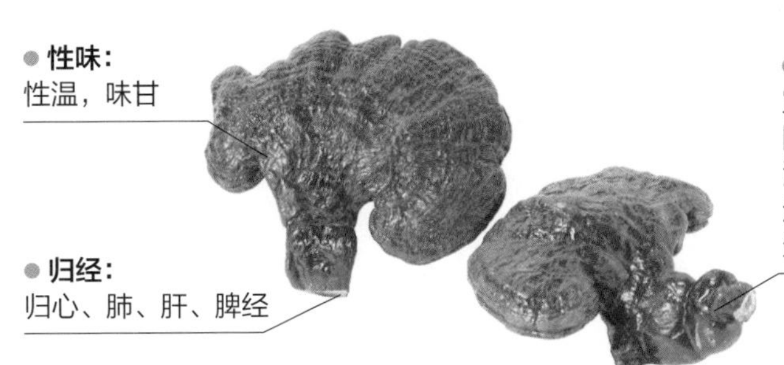

药理试验表明，灵芝孢子粉对肝脏有一定保护作用，可降低血脂，降低肝异常指标，减轻肝脏脂肪变性，对抗由四氯化碳引起的肝损伤，防止脂肪质变。

功效主治

灵芝具有益气血、安心神、健脾胃等功效，可用于治疗虚劳、心悸、失眠、头晕、神疲乏力、久咳气喘、冠心病、硅肺、肿瘤等病症。最新研究表明，灵芝还具有抗疲劳、美容养颜、延缓衰老、保护心脏、抗炎镇痛等功效。

使用宜忌

有少数患者在食用灵芝的时候会出现头晕、口鼻及咽部干燥、便秘等副作用，这种情况要咨询医师或停用一段时间，无不良反应后再服用。

最佳搭配

灵芝 + 红枣 = 补中益气，健脾养胃

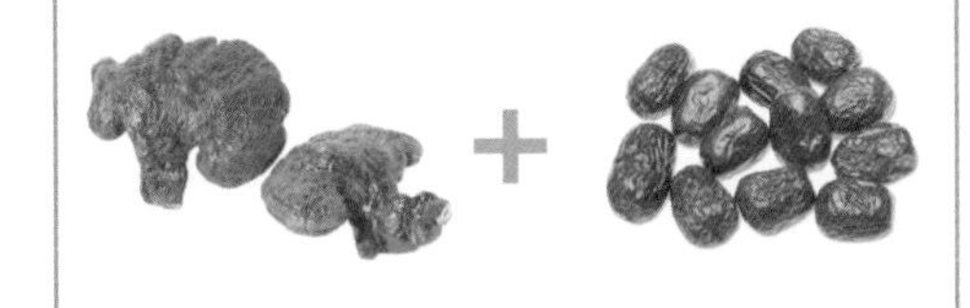

最优降脂食疗方

灵芝绿茶

原料 灵芝 6 克，绿茶 3 克。

做法

1. 将灵芝草洗净，切薄片。
2. 将灵芝和绿茶一起放入杯中，用沸水冲泡。
3. 加盖闷 15 分钟即可。

功效解读 本品具有益气补虚、增强免疫力、降脂减肥的功效，可用于高脂血症患病日久、体质虚弱的患者，一般人饮用后有助于强身健体，改善体质。

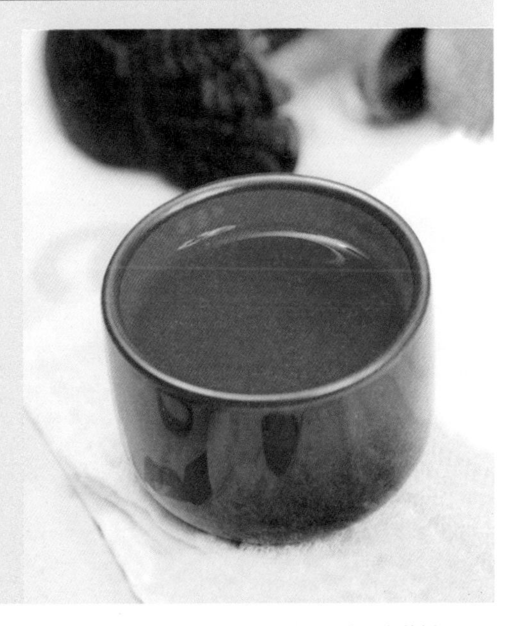

冬虫夏草

补益虚损
调节免疫

● 性味：
性温，味甘
● 归经：
归肾、肺经
● 选购窍门：
以完整、虫体丰满肥大、类白色、气微腥、味微苦者为佳

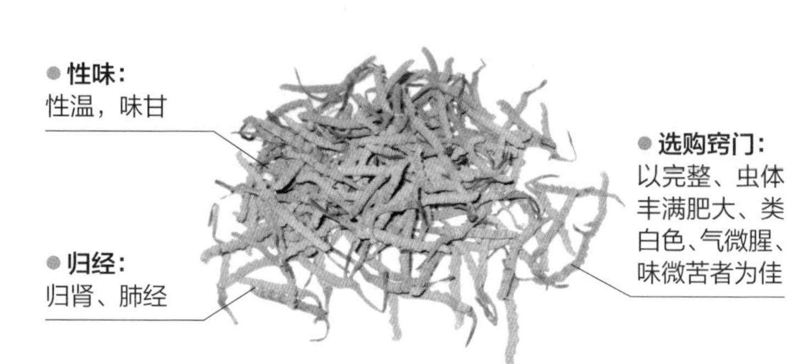

冬虫夏草具有调节心脑血管功能的作用，能促进人体的新陈代谢，改善人体的血液循环，有效降低血脂、血压；它还能软化血管，预防多种心脑血管疾病。

功效主治

冬虫夏草具有补虚损、益精气、止咳化痰、补肺益肾之功效，主治肺肾两虚、精气不足、阳痿遗精、咳嗽气短、自汗盗汗、腰膝酸软、劳嗽痰血、病后虚弱等症。冬虫夏草还有抗病原微生物、镇静解毒、调节免疫、抗肿瘤等作用。

使用宜忌

冬虫夏草所配的药膳最好选用狗、羊、鸡、牛等肉类，效果最佳。感冒风寒引起的咳嗽以及肺热咯血者不宜服用冬虫夏草。

最佳搭配

冬虫夏草 + 乌鸡 = 益气养血

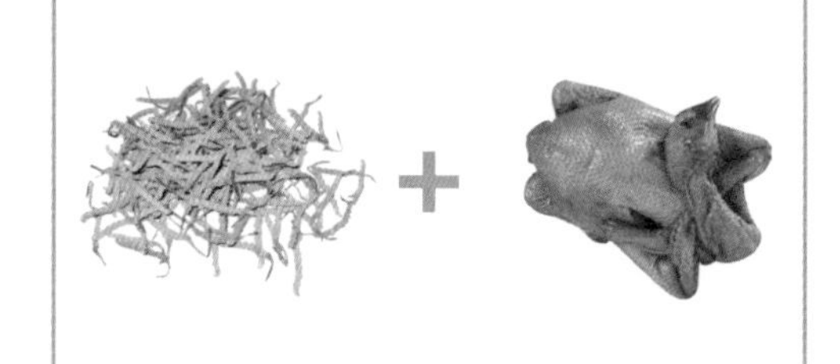

最优降脂食疗方

冬虫夏草茶

原料 冬虫夏草 3 克，蜂蜜适量。

做法

1. 将冬虫夏草放入砂锅内，加入适量水。
2. 置大火上烧沸，5 分钟后取茶液 1 次，再加水煎熬 1 次，取汁。
3. 将 2 次茶液合并，稍冷却，加蜂蜜搅匀即可。

功效解读 本品具有补虚损、益精气、止咳化痰、壮阳益肾、增强免疫力等作用，可用于调理肾阳虚型高脂血症、高血压。

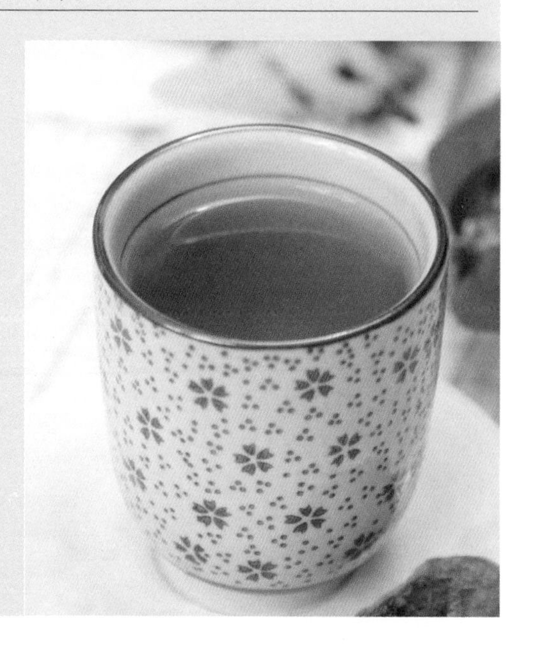

女贞子

补肝滋肾
明目乌发

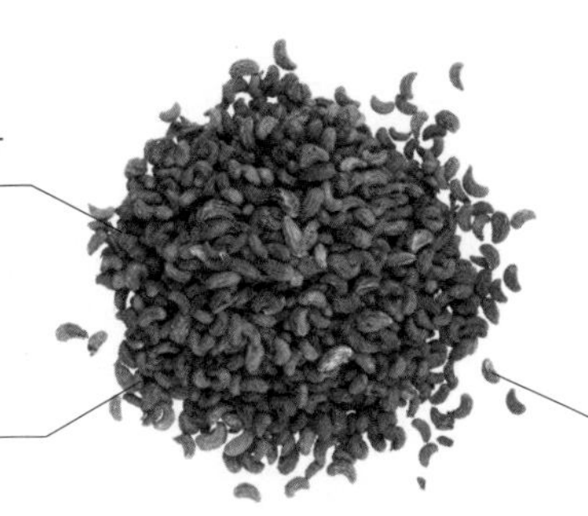

● **性味：**
性凉，味苦、甘

● **归经：**
归肝、肾经

● **选购窍门：**
以粒大、饱满、外表黑紫色或灰黑色、质坚实者为佳

女贞子有降低血脂，预防动脉粥样硬化的作用，可降低血中胆固醇，减少冠状动脉粥样硬化病变的风险和减轻其阻塞程度。女贞子还有改善肝脏脂质代谢的作用。

功效主治

女贞子具有补肝肾、强腰膝、明目乌发的作用，可用于治疗阴虚内热、头晕眼花、耳鸣、腰膝酸软、须发早白等病症。此外，女贞子还具有降血糖的作用。

使用宜忌

女贞子用黄酒拌后蒸制，可增强滋补肝肾的作用，并使苦凉之性减弱，避免滑肠泄泻。脾胃虚寒泄泻及阳虚者不宜服用女贞子。

最佳搭配

女贞子 + 当归 = 降压降脂

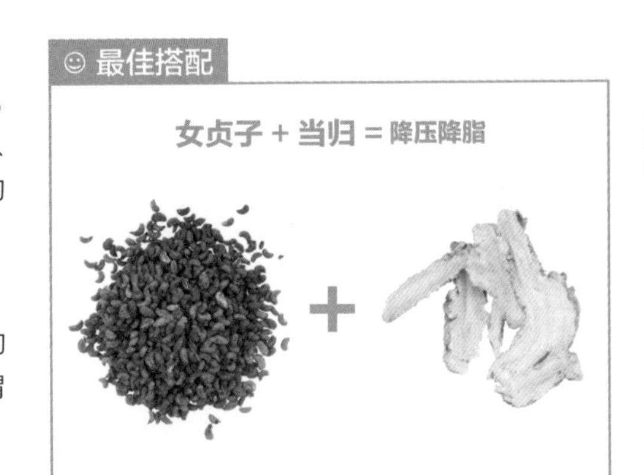

最优降脂食疗方

青叶胆女贞子茶

原料 女贞子 15 克，青叶胆 10 克。

做法

1. 将青叶胆和女贞子用清水洗净，去除浮渣，然后入锅加水煎汁，先用大火煮沸后再转小火续煮 10 分钟。
2. 去渣取汁，倒入保温瓶中。用时倒入杯中，可随时饮用，1 天内服完。

功效解读 本品中青叶胆有清除肝胆湿热的功效，女贞子有补肝益肾的功效，二者共煎汁，有助于防治高脂血症并发脂肪肝。

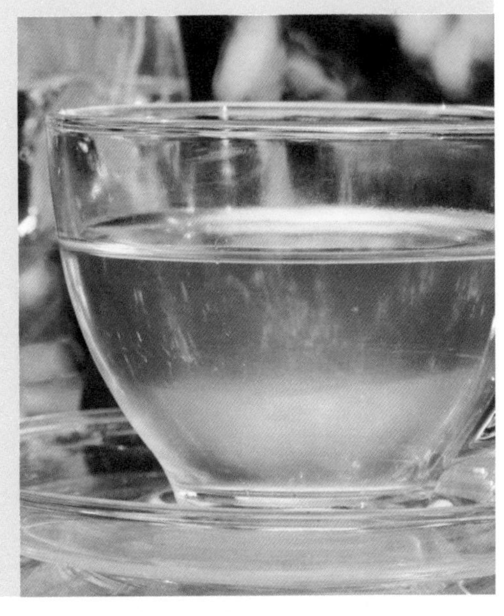

柴胡

和解表里
疏肝解郁

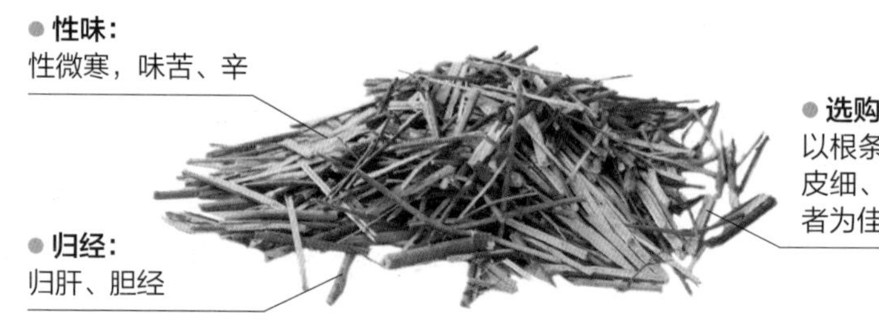

● **性味：**
性微寒，味苦、辛

● **归经：**
归肝、胆经

● **选购窍门：**
以根条粗长、皮细、支根少者为佳

柴胡有降低胆固醇及甘油三酯的作用，能有效预防高脂血症。高脂血症患者长期服用干柴胡和适量罗汉果的混合水煎液后，胆固醇、甘油三酯水平均可明显下降。

功效主治

柴胡具有和解表里、疏肝解郁、升阳举陷的功效，主治寒热往来、胸满胁痛、口苦耳聋、头晕目眩、疟疾、下利脱肛、月经不调、子宫下垂等病症。现代医学证明，柴胡还对流感病毒有强烈的抑制作用，可预防流感、流脑。

使用宜忌

柴胡和白芍常配伍同用，能加强疏肝镇痛的效果，白芍还可缓和柴胡对身体的刺激作用。凡阴虚所致的咳嗽、潮热者均不宜用柴胡。

最佳搭配

柴胡 + 白芍 = 疏肝升阳，镇痛

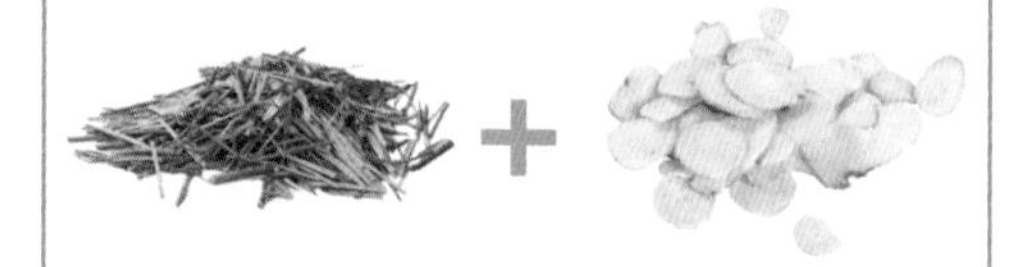

最优降脂食疗方

柴胡蜂蜜茶

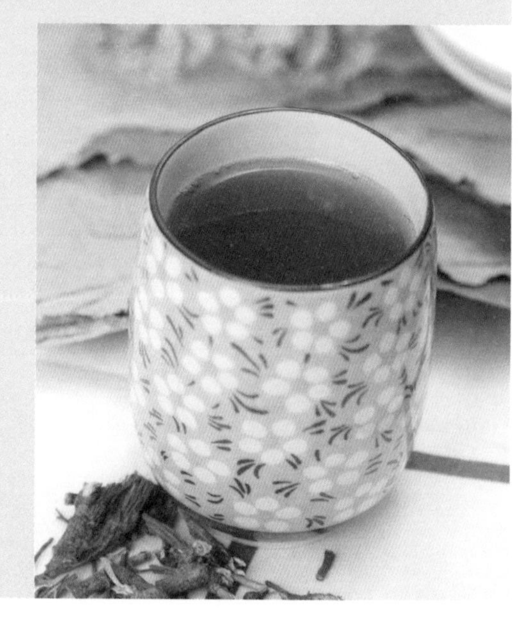

原料 柴胡、绿茶各 6 克，蜂蜜适量。

做法

1. 将柴胡、绿茶放入砂锅内，加入适量水。
2. 置大火上烧沸，5 分钟后取茶液 1 次，再加水煎熬 1 次，取汁。
3. 将 2 次茶液合并，稍冷却，加蜂蜜搅匀即可。

功效解读 本品具有疏散风热、排毒瘦身、降压降脂、疏肝解郁等功效，可用于风热感冒、流感、流脑、抑郁烦闷、高血压等。

决明子

清肝明目
润肠通便

● **性味：**
性凉，味甘、苦

● **归经：**
归肝、肾、大肠经

● **选购窍门：**
以颗粒均匀、饱满，气味清香，黄褐色者为佳

决明子有降低血中总胆固醇和甘油三酯的作用，亦有报告指出，决明子能明显改善体内胆固醇的分布状况，减少胆固醇在动脉管壁上的沉积。

功效主治

决明子具有清肝明目、润肠通便、利水消肿的功效，可用于目赤涩痛、畏光多泪、头痛眩晕、目暗不明、青光眼、夜盲症、大便秘结、肝炎、肝硬化腹水等症。

使用宜忌

脾虚泄泻及低血压的患者都不宜服用决明子。但炒决明子较不伤脾胃，因为炒过后降低了其苦凉之性。肝火旺盛、目赤肿痛、大便干结、高脂血症、高血压的患者可经常服用决明子。

☺ 最佳搭配

决明子 + 菊花 = 清热泻火，降低血脂

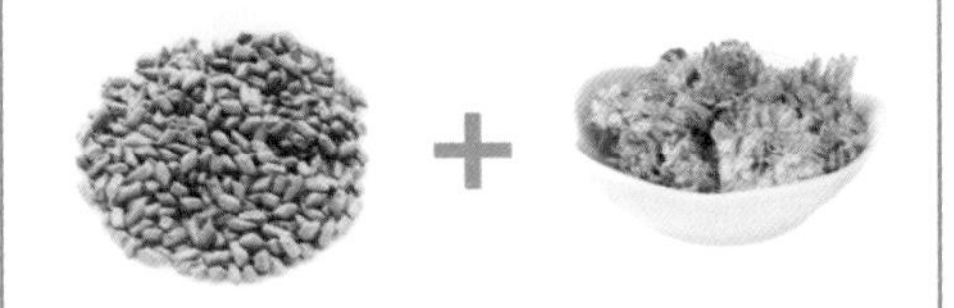

最优降脂食疗方

决明子苦丁茶

原料 炒决明子 5 克，苦丁茶 2 克，蜂蜜适量。

做法

1. 将决明子、苦丁茶洗净。
2. 决明子放入锅中，加入适量清水煮约 15 分钟。
3. 再放入苦丁茶后一起煮约 5 分钟，可加入蜂蜜后拌匀饮用。

功效解读 本品具有清热泻火、明目、通便、降低血脂的功效，可用于肝火旺盛所致的目赤肿痛、肠热便结、高脂血症等。

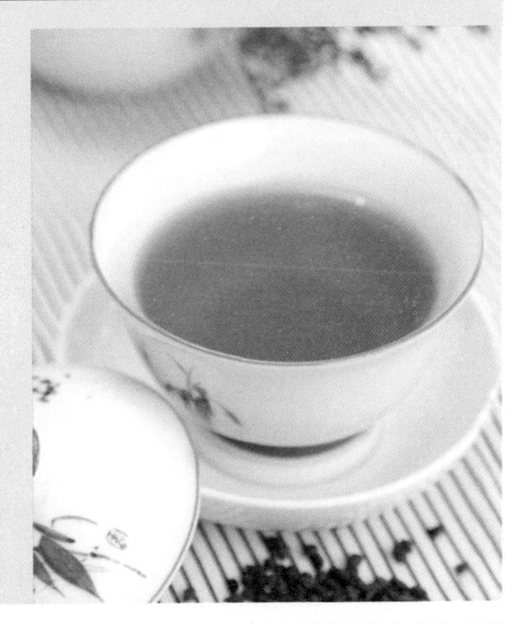

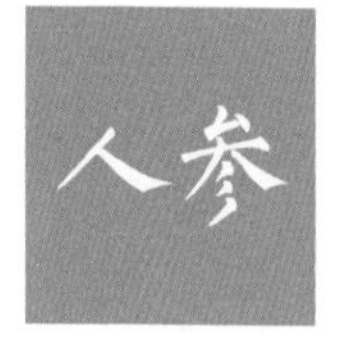

人参

大补元气 补脾益肺

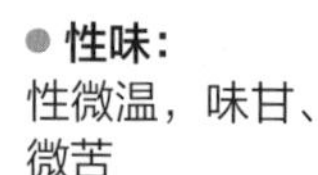

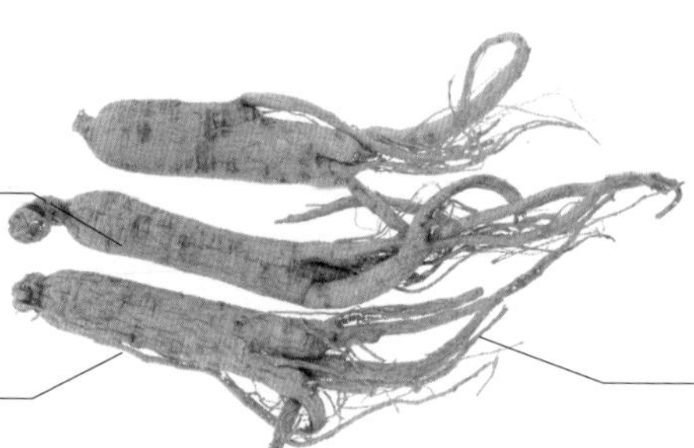

● **性味：**
性微温，味甘、微苦

● **归经：**
归脾、肺经

● **选购窍门：**
宜选用根茎粗壮、香气特异、颜色灰黄色或半透明的红棕色的人参

人参所含的人参皂苷 Rb2 能降低血中胆固醇和甘油三酯水平，升高血清高密度脂蛋白胆固醇，降低动脉硬化风险，对于高脂血症、血栓形成有较好的疗效。

功效主治

人参具有大补元气、复脉固脱、补脾益肺、生津安神的功效，可用于体虚欲脱、肢冷脉微、脾虚食少、肺虚喘咳、津伤口渴、内热消渴、久病虚羸、惊悸失眠、阳痿宫冷、心力衰竭、心源性休克等症。

使用宜忌

人参忌与藜芦、五灵脂、萝卜同食，否则会降低人参的药性。此外，不宜用铁质炊具煎煮人参，否则会降低人参的滋补力，可用砂锅煎煮。

☺ 最佳搭配

人参 + 核桃 = 补肾益气

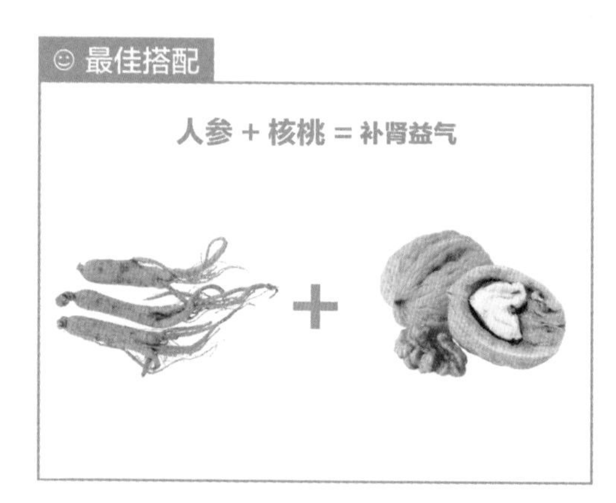

最优降脂食疗方

人参核桃仁茶

原料 人参 3 克，核桃仁 3 颗。

做法

1. 将人参洗干净备用。
2. 将人参、核桃仁一起放入锅中，加适量水。
3. 水沸后再煮 5 分钟，滤渣即可饮用。

功效解读 本品具有护心补肾、大补元气、安神益智的功效，适用于高脂血症及冠心病所引起的心悸气短、自汗盗汗、腰膝酸软等症。

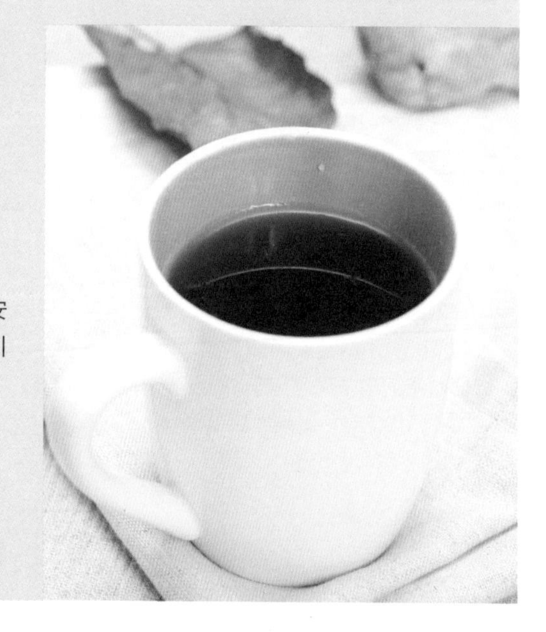

大黄

清热解毒 凉血祛淤

● 性味：
性寒，味苦
● 归经：
归胃、大肠、肝、脾经
● 选购窍门：
以外表黄棕色、锦纹明显、质坚实、有油性、气清香、嚼之发黏者为佳

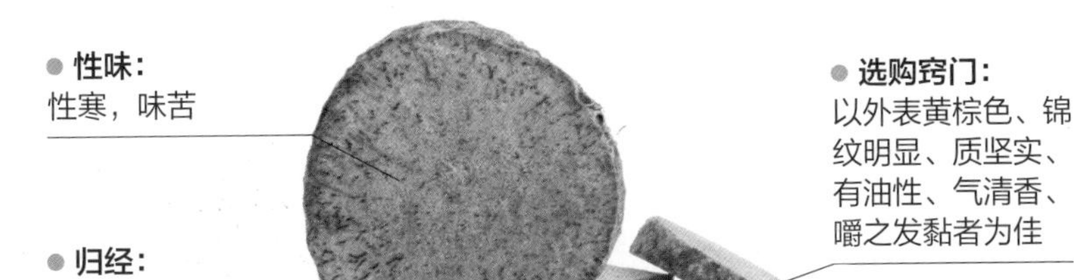

大黄能明显降低血中总胆固醇、甘油三酯、低密度脂蛋白、极低密度脂蛋白及过氧化脂质水平，可很好地防治高脂血症。

功效主治

大黄具有攻积滞、清湿热、泻火毒、凉血、祛淤、解毒的功效，可用于治疗实热便秘、热结胸痞、湿热泻痢、黄疸、淋病、水肿腹满、目赤、小便不利、咽喉肿痛、口舌生疮、胃热呕吐、咯血吐血、产后淤滞腹痛、跌打损伤、丹毒、烫伤等。

使用宜忌

表证未解、气血虚弱、脾胃虚寒、无实热淤结者及孕妇胎前、产后均应慎用或忌服大黄。

最佳搭配

大黄 + 绿豆 = 清热解暑

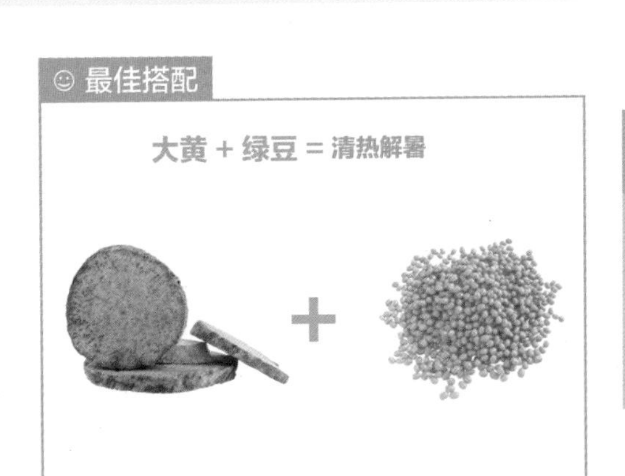

最优降脂食疗方

大黄绿茶

原料 绿茶 3 克，大黄 5 克。

做法

1. 先将绿茶、大黄冲洗干净。
2. 将绿茶、大黄放瓷杯或玻璃杯中，冲入适量开水。
3. 加上盖闷 5 分钟，去除药渣，取汁即可饮用。

功效解读 本品具有排毒瘦身、泻热通便、降脂降压的功效，适合高脂血症及高血压伴便秘的患者。

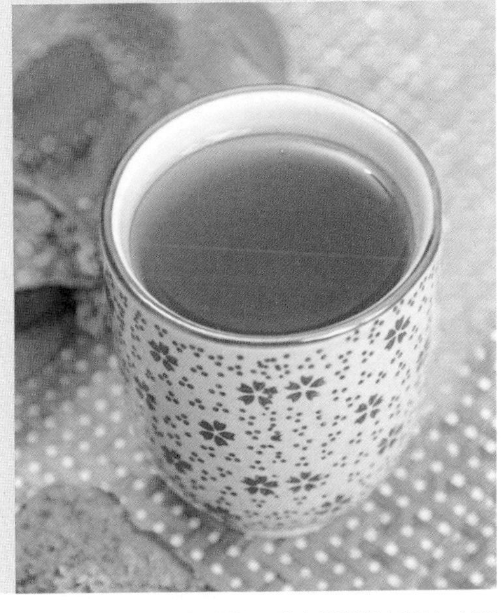

虎杖

祛风利湿 破淤通经

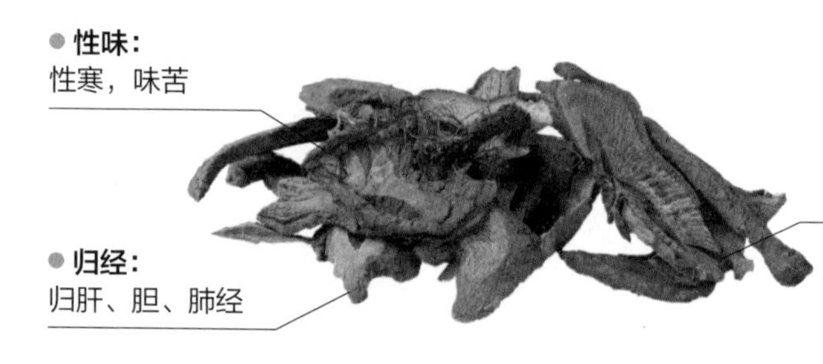

● **性味：**
性寒，味苦

● **归经：**
归肝、胆、肺经

● **选购窍门：**
以根条粗壮、质坚实、断面色黄者为佳

虎杖所含的白藜芦醇能减少肝脏中脂肪的生成，煎剂能明显降低血清胆红素量，并可降低血清谷丙转氨酶活力，以白藜芦醇苷灌胃能明显降低血清胆固醇。

功效主治

虎杖具有祛风利湿、破淤通经的功效，可用于治疗风湿筋骨疼痛、湿热黄疸、女性闭经、产后恶露不下、痔漏下血、跌打损伤、烫伤、恶疮癣疾等病症。

使用宜忌

孕妇忌用虎杖，否则会导致流产。此外，虎杖可引起白细胞减少，而且它所含鞣质可与维生素 B_1 结合，所以长期大量服用虎杖时，应酌情补充维生素 B_1。

最佳搭配

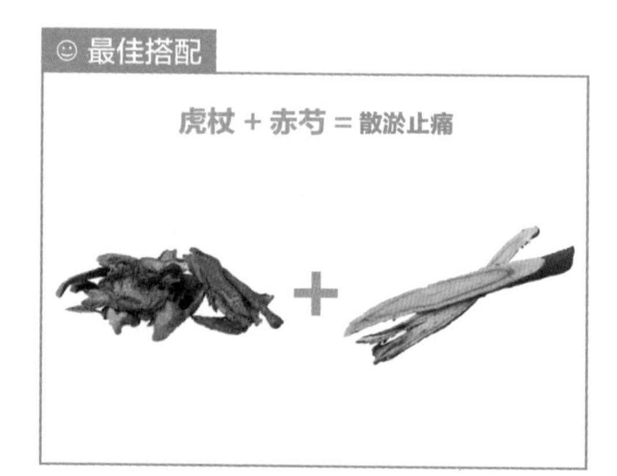

最优降脂食疗方

虎杖丹参茶

原料 丹参15克，虎杖、香附各5克，冰糖3克。

做法

1. 将丹参、虎杖、香附均洗净。
2. 将上述药材放入锅中，加1000毫升水，煎煮20分钟。
3. 去渣，加冰糖拌匀即可。

功效解读 本品具有疏肝解郁、活血化淤、通经止痛的功效，对高脂血症、高血压伴长期失眠的患者有安神作用；对冠心病及女性月经不调、肝炎、肝硬化等病均有一定的疗效。

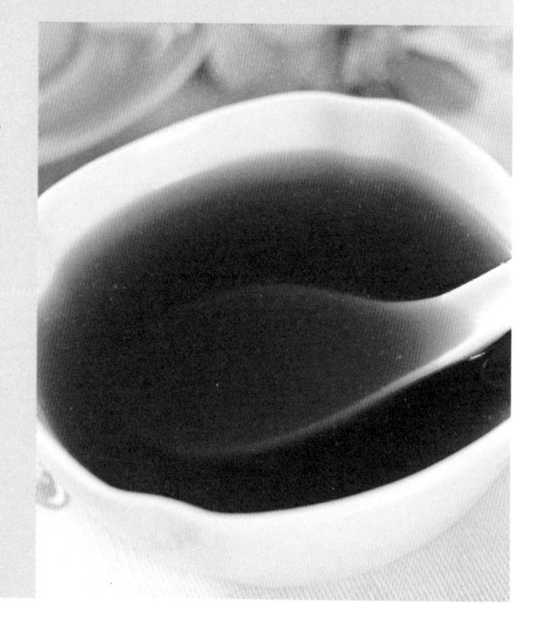

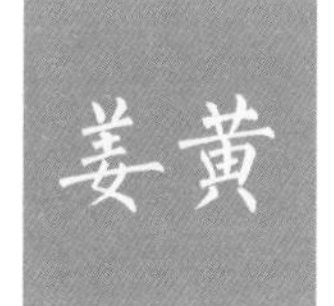

姜黄

行气破淤
通经止痛

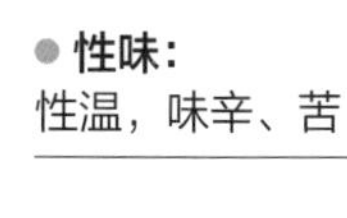

● 性味：
性温，味辛、苦

● 归经：
归脾、肝经

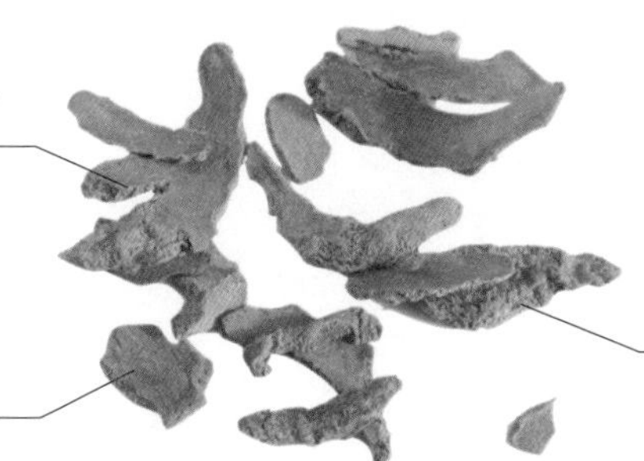

● 选购窍门：
选购姜黄以圆柱形、外皮有皱纹、断面棕黄色、质坚实者为佳

姜黄有明显的降血中总胆固醇和脂蛋白的作用，降甘油三酯的作用更为显著，能使血中甘油三酯降低至正常水平以下。

功效主治

姜黄具有破血、行气、通经、止痛的功效，可治心腹痞满胀痛、痹痛、癥瘕、女性血淤闭经、产后淤血腹痛、跌打损伤、痈肿，用于气滞血淤而致的胸腹痛、痛经及肢体疼痛，常配延胡索、香附同用。

使用宜忌

由于姜黄有终止妊娠的作用，所以孕妇忌服，否则会导致胎儿流产。此外，血虚而无气滞血淤者也不宜服用。

最佳搭配

姜黄 + 香附 = 行气，通经，止痛

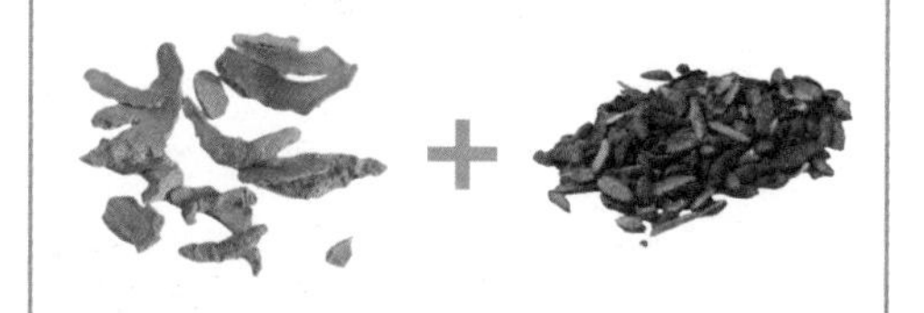

最优降脂食疗方

姜黄茶

原料 姜黄 10 克，蜂蜜 5 毫升。

做法

1. 先将姜黄洗净，打碎。
2. 将姜黄放入锅中，加入适量清水煎煮。
3. 过滤，取汁，加入蜂蜜拌匀饮用即可。

功效解读 本品具有活血化淤、降压降脂等功效，可用于淤血阻络所致的头晕胀痛、脘腹痞满、胸闷痛等症。

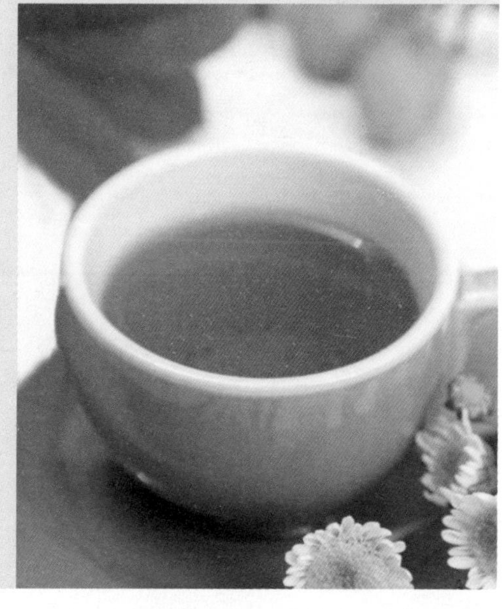

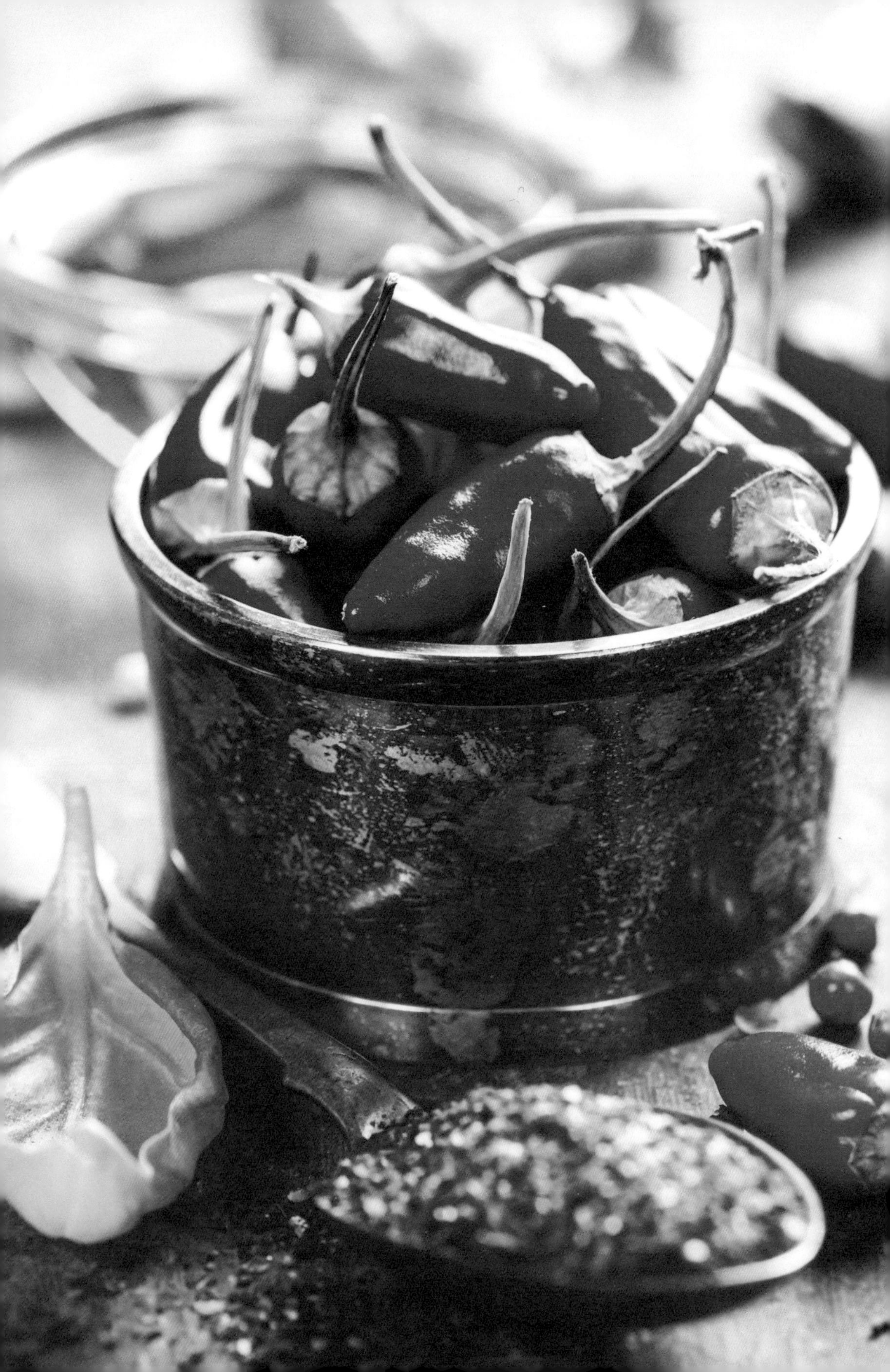

第四章

高脂血症患者应慎食的食材

高脂血症与饮食关系密切，读者有必要了解哪些食物不宜多吃。本章所罗列出来的应警戒的食材均说明了其不能吃的特殊原因，并将每种食物所含的营养物质含量在同类食物中作比较，确定每一种营养素的正常含量范围。若某种营养素的含量超出同类食物的正常含量范围，且对高脂血症或各种并发症的病情不利，即被视为超标。超标含量表中的正常范围为相对概念，实际含量均超出或未达到正常值范围，此数值为相对数值，仅供读者作参考用。

猪肝

猪肝中胆固醇含量较高，多食可使血液中的胆固醇水平升高。长期大量食用猪肝会使摄入维生素 A 过多，从而出现恶心、呕吐、头痛、嗜睡等中毒现象，久之还会损害肝脏，导致骨质疏松、毛发干枯、皮疹等。

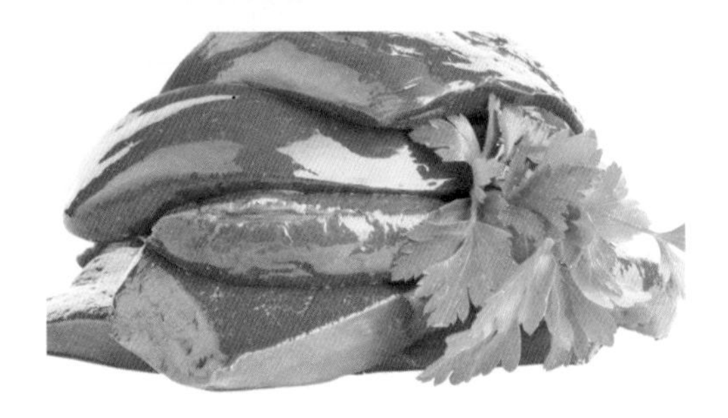

超标含量表（每 100 克）

营养素	正常范围	实际含量
胆固醇（毫克）	≤ 100	298
维生素 A（微克）	489 ~ 600	7972

小提示

高脂血症、高血压、肥胖、冠心病患者均不宜多食猪肝。

五花肉

五花肉中的肥肉含有大量的饱和脂肪酸，常吃会使人发胖，血中胆固醇升高；五花肉中的瘦肉含有较多蛋氨酸，蛋氨酸在一些酶类的催化作用下会产生直接损害动脉血管壁内皮细胞的物质，促使血脂沉积从而发生动脉粥样硬化。

超标含量表（每 100 克）

营养素	正常范围	实际含量
胆固醇（毫克）	≤ 100	109

小提示

肥胖、多痰、舌苔厚腻、冠心病、高血压、高脂血症者也应少食五花肉。

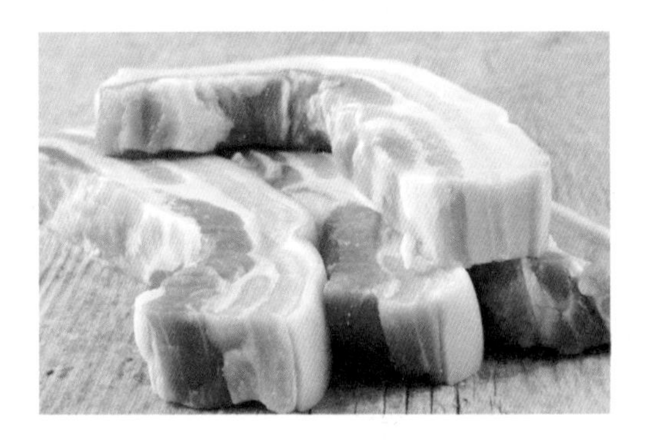

猪腰

猪腰属于高胆固醇食物，每 100 克猪腰中含有 380 毫克胆固醇，高脂血症患者不宜食用。高脂血症患者多为中老年人，代谢功能相对较弱，如进食过多，容易加重病情。

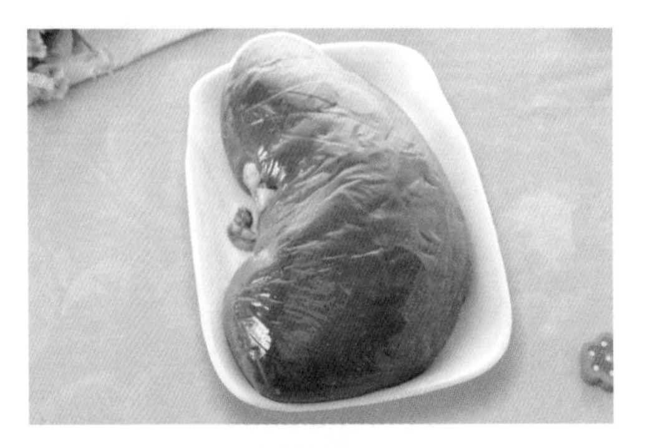

超标含量表（每 100 克）

营养素	正常范围	实际含量
胆固醇（毫克）	≤ 100	380

小提示

高血压、高脂血症、动脉硬化患者均不宜食用猪腰。

猪心

猪心虽然有补心安神的功效，但是它的胆固醇含量较高，食用后可使血中的胆固醇浓度增高。研究证明，长期大量食用猪心等动物内脏可大幅度地增加患心血管疾病的风险。

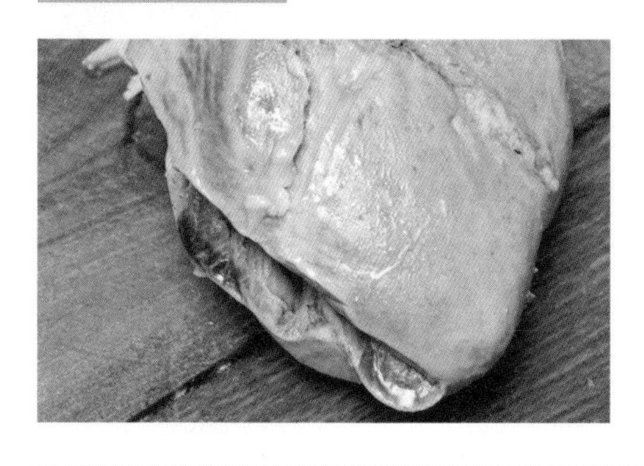

超标含量表（每 100 克）

营养素	正常范围	实际含量
胆固醇（毫克）	≤ 100	151

小提示

高胆固醇血症、冠心病、动脉硬化患者不宜多食；此外，猪心不能与吴茱萸合食。

猪皮

猪皮的脂肪含量很高，过多摄入会使多余的脂肪堆积在皮下组织，或是沉积在血管壁，阻塞血管，造成血液中的胆固醇过多，使得血脂升高，加重高脂血症患者的病情，还可引起动脉粥样硬化，导致冠心病、脑血管疾病等。

超标含量表（每 100 克）

营养素	正常范围	实际含量
脂肪（克）	≤ 3	28.1

小提示

高脂血症、肥胖、动脉硬化、脑血管疾病者不宜食用。

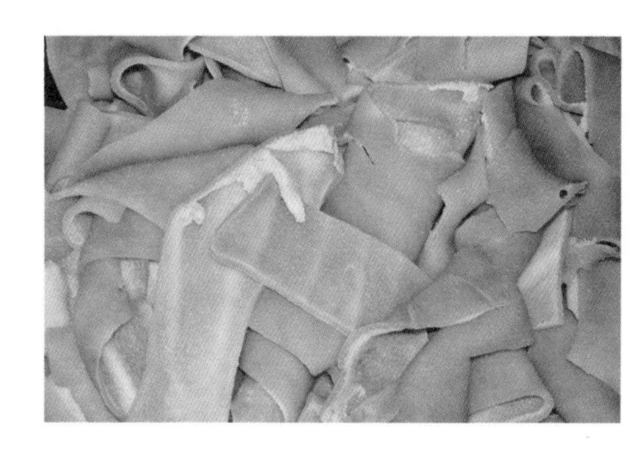

猪脑

猪脑中的胆固醇含量极高，食用后可使血液中的胆固醇水平升高，故高脂血症患者不宜食用。高血压患者如果长期食用猪脑可能引发冠心病、脑卒中。

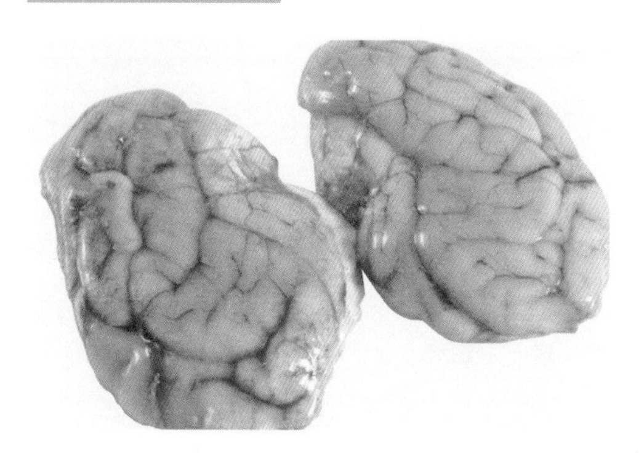

超标含量表（每 100 克）

营养素	正常范围	实际含量
胆固醇（毫克）	≤ 100	2571

小提示

高胆固醇血症患者、冠心病患者、高血压患者、动脉硬化所致的头晕头痛者、性功能障碍者均不宜多吃猪脑。

羊肝

羊肝属于高胆固醇食物，食用后可使血液中的胆固醇水平升高，不利于高脂血症患者的病情。羊肝中的维生素 A 含量极其丰富，长期大量食用容易导致维生素 A 过多症，出现头痛、恶心、呕吐、嗜睡、视物模糊等症状。

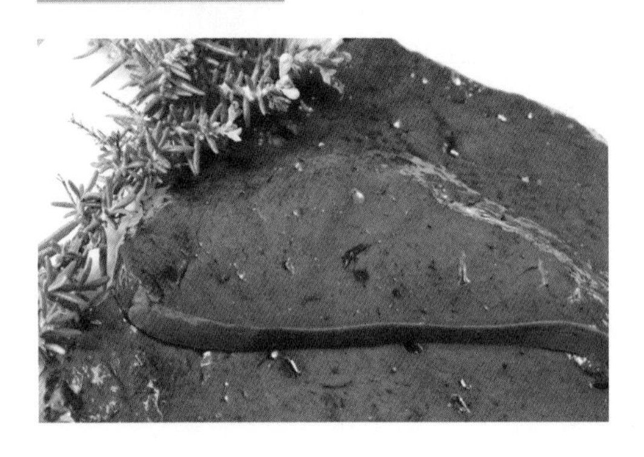

超标含量表（每 100 克）

营养素	正常范围	实际含量
胆固醇（毫克）	≤ 100	349
维生素 A（微克）	489 ~ 600	20972

♡ 小提示

眼干燥者、夜盲症患者、维生素 A 缺乏者、贫血者宜食羊肝。

羊骨髓

羊骨髓热量以及其中的胆固醇含量较多，过多食用可使血液中的胆固醇水平升高，加重高脂血症患者的病情，甚至引发高血压、动脉硬化、冠心病等心脑血管并发症，所以，高脂血症患者应尽量不吃羊骨髓。

超标含量表（每 100 克）

营养素	正常范围	实际含量
热量（千焦）	≤ 577	1483

♡ 小提示

羊骨髓适合虚劳羸瘦、腰膝无力、筋骨挛痛、消瘦者食用。

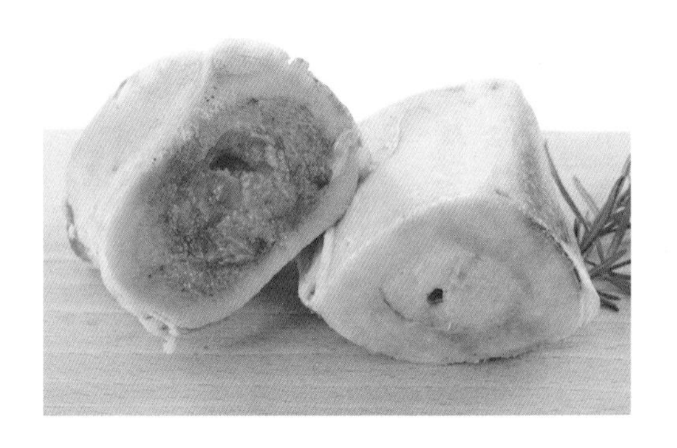

牛骨髓

动脉硬化、高血压、高脂血症患者应尽量不吃牛骨髓。中医认为，大多数的高脂血症是由于痰湿淤阻在中焦所致，而牛骨髓为滋腻之品，容易助湿生痰，高脂血症患者食用后会加重病情。

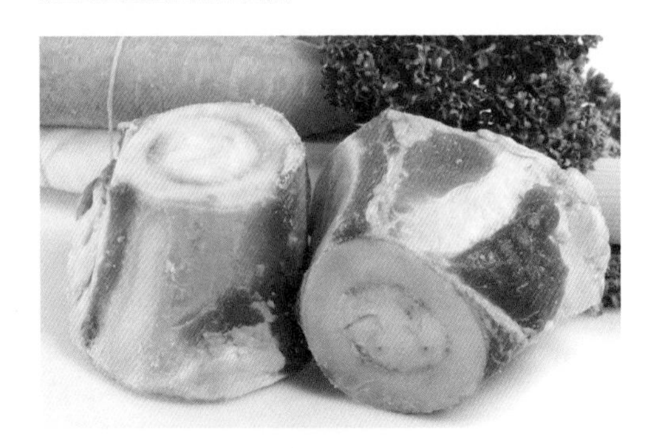

超标含量表（每 100 克）

营养素	正常范围	实际含量
脂肪（克）	≤ 3	95.8

♡ 小提示

关节炎、消瘦乏力、骨质疏松、筋骨无力患者可食用牛骨髓。

鸡肝

鸡肝属于高胆固醇食物，食用后容易使血中的胆固醇浓度升高，加重高脂血症患者的病情。鸡肝的维生素 A 含量极高，多食可致维生素 A 过多症，出现头痛、恶心、呕吐、视力模糊等中毒症状，久之还可能导致肝损害。

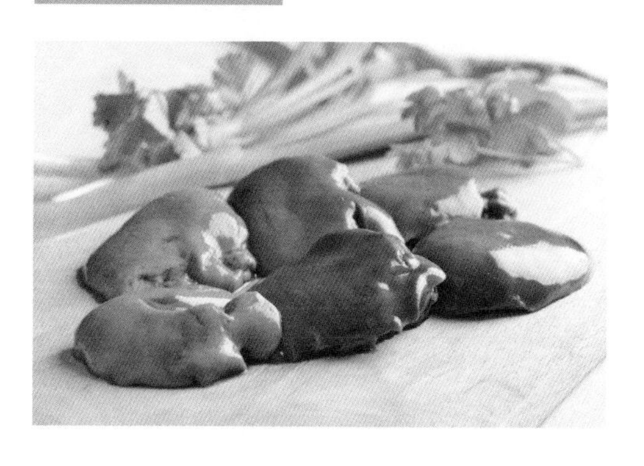

超标含量表（每 100 克）

营养素	正常范围	实际含量
胆固醇（毫克）	≤ 100	356
维生素 A（微克）	489 ~ 600	10414

♡ 小提示

肝虚目暗、视力下降、夜盲症、小儿痟眼、佝偻病患者可常食鸡肝。

扒鸡

扒鸡的胆固醇含量很高，可使血中的胆固醇水平升高，高脂血症患者应不吃或少吃。扒鸡中的含钠量极高，渗透压的改变易使水钠潴留，从而使血容量增加、回心血量增加，促使血压升高，诱发高血压，加重高脂血症患者的病情。

超标含量表（每 100 克）

营养素	正常范围	实际含量
胆固醇（毫克）	≤ 100	211
热量（千焦）	≤ 577	894

♡ 小提示

扒鸡的热量很高，高脂血症患者、肥胖者、高血压者不宜食用。

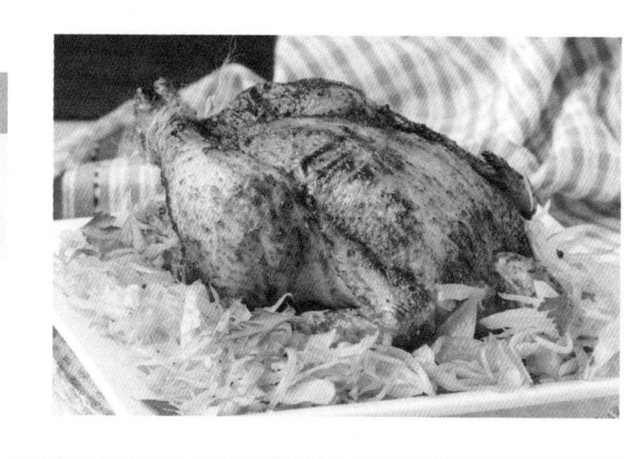

烤鸭

烤鸭中的热量和脂肪含量均很高，过量食用容易引起肥胖，不利于体重控制，同时也容易引发动脉硬化、冠心病等心血管并发症。有部分烤鸭在不规范制作过程中可能产生可致癌的亚硝酸盐物质，对高脂血症患者不利。

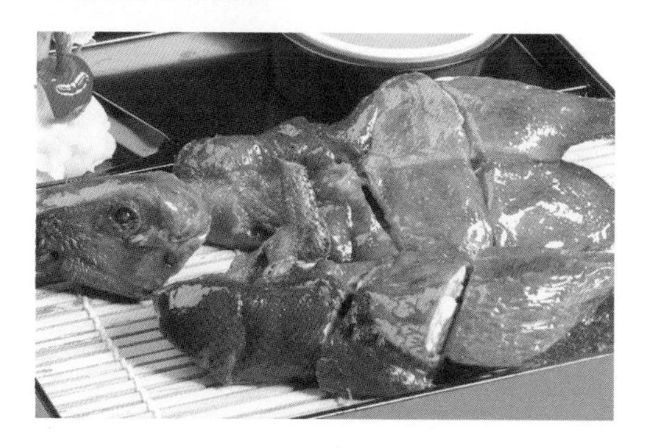

超标含量表（每 100 克）

营养素	正常范围	实际含量
热量（千焦）	≤ 577	1796
脂肪（克）	≤ 3	38.4

♡ 小提示

肥胖、动脉硬化、慢性肠炎、冠心病者应少食烤鸭，感冒者也应忌食。

鹅肉

鹅肉的热量较高，摄入过多容易引起肥胖，高脂血症患者需要控制体重，不适宜多吃。鹅肉的脂肪含量很高，特别是皮中含有的饱和脂肪酸，可使血液中的甘油三酯和胆固醇水平升高，故高脂血症患者应尽量不吃或少吃。

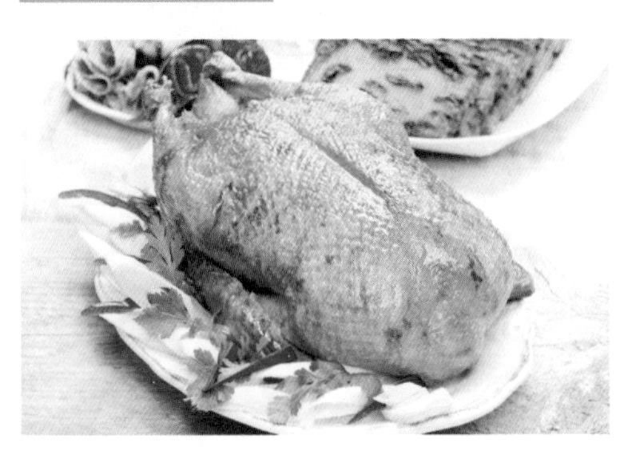

超标含量表（每100克）

营养素	正常范围	实际含量
热量（千焦）	≤577	1034
脂肪（克）	≤3	19.9

小提示

高血压、动脉硬化、舌苔黄厚而腻、顽固性皮肤病患者忌食鹅肉。

腊肉

食用腊肉后容易引起血脂升高、肥胖，导致动脉粥样硬化、冠心病等疾病。腊肉中的含钠量很高，易导致钠盐在体内滞留，使血压升高，使身体出现水肿等，长期食用还会诱发高血压。

超标含量表（每100克）

营养素	正常范围	实际含量
胆固醇（毫克）	≤100	123
钠（毫克）	≤200	763.9

小提示

腊肉在制作过程中可能产生致癌物亚硝酸盐，健康人也不宜多吃。

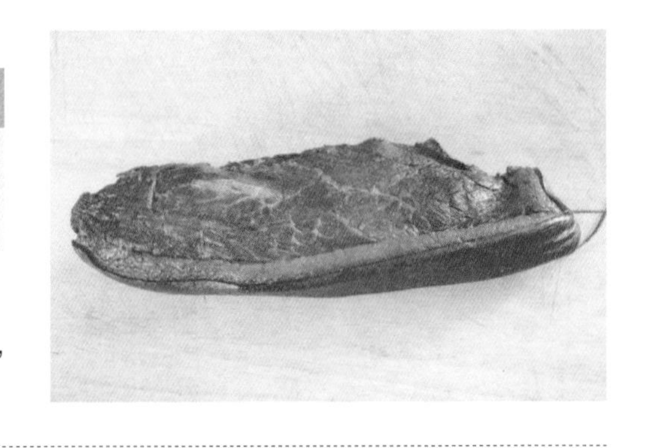

腊肠

腊肠中肥肉比例高达50%以上，热量极高，食用后不利于体重的控制，高脂血症患者尤其是合并有肥胖者不宜吃。腊肠中的脂肪含量很高，高脂血症患者过多食用容易导致肥胖，不利于病情的控制。

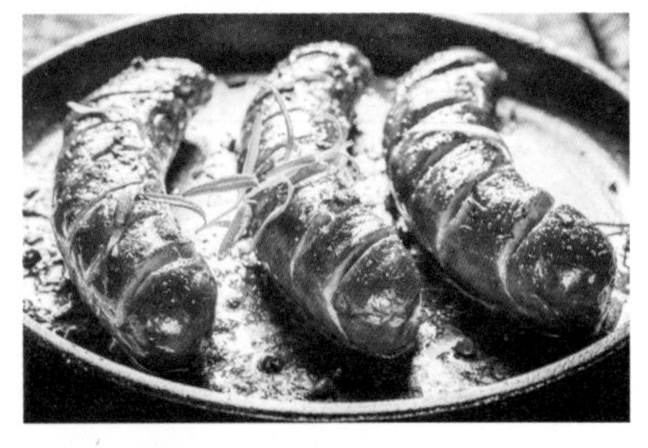

超标含量表（每100克）

营养素	正常范围	实际含量
热量（千焦）	≤577	2406
脂肪（克）	≤3	48.3

小提示

腊肠中或含有亚硝酸盐等致癌物质，健康人也不宜多食。

香肠

香肠中的脂肪含量很高，食用后可使血脂升高，引发肥胖，还有可能引发心血管并发症。香肠中的钠含量极高，对于高脂血症并发高血压的患者来说尤为不利，需忌食。

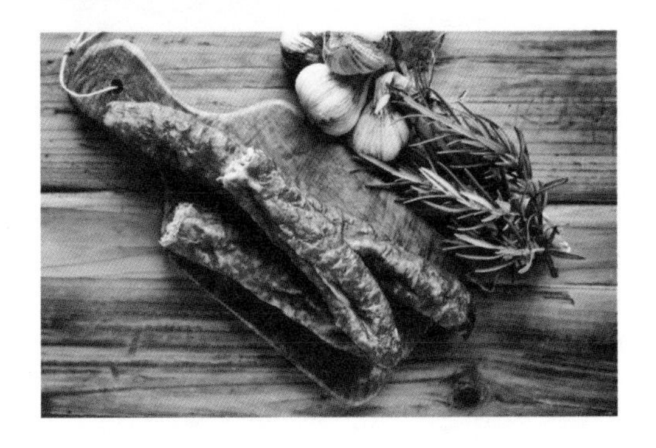

超标含量表（每100克）

营养素	正常范围	实际含量
脂肪（克）	≤ 3	40.7
钠（毫克）	≤ 200	2309.2

♡ 小提示

儿童、孕妇、老年人应少食或不食；肝肾功能不全者不适合食用。

午餐肉

午餐肉是以鸡肉或猪肉为原料，加入一定量的淀粉和辛香料加工制作而成的，脂肪含量较高，高脂血症患者不宜食用。午餐肉的含钠量较高，食用后容易引起血压升高，高脂血症合并有高血压患者尤其要谨慎。

超标含量表（每100克）

营养素	正常范围	实际含量
脂肪（克）	≤ 3	15.9
钠（毫克）	≤ 200	981.9

♡ 小提示

肥胖者、孕妇、儿童、糖尿病患者均不适宜食用午餐肉。

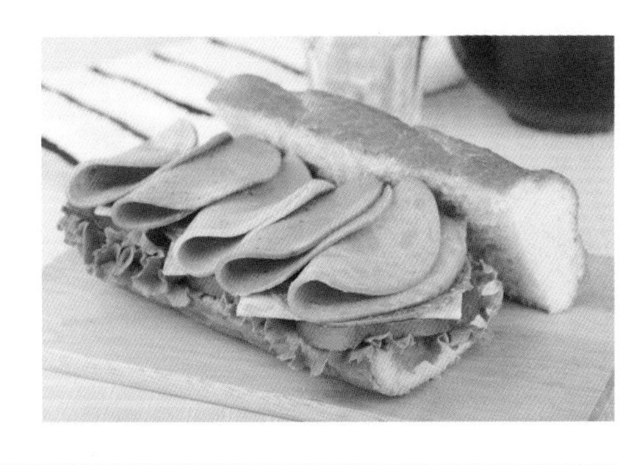

熏肉

熏肉的热量很高，脂肪含量丰富，食用后可引起肥胖，不利于体重的控制，高脂血症患者不宜吃。熏肉在制作过程中加入了很多盐腌渍，大量摄入可引起血压升高，对并发有高血压的高脂血症患者尤为不利。

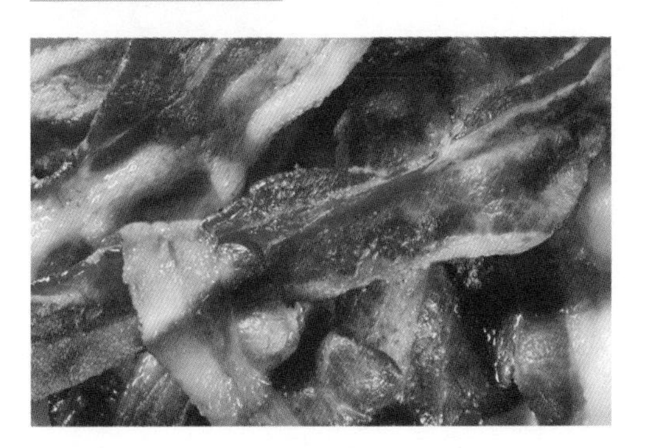

超标含量表（每100克）

营养素	正常范围	实际含量
热量（千焦）	≤ 577	2134
脂肪（克）	≤ 3	49.88

♡ 小提示

糖尿病、高血压患者均不适宜食用熏肉。

火腿

火腿的热量很高，不利于体重的控制，高脂血症患者尤其是合并有肥胖的患者应忌吃。火腿的脂肪含量很高，多食可引起肥胖，甚至引发高脂血症、动脉粥样硬化、脑卒中等。

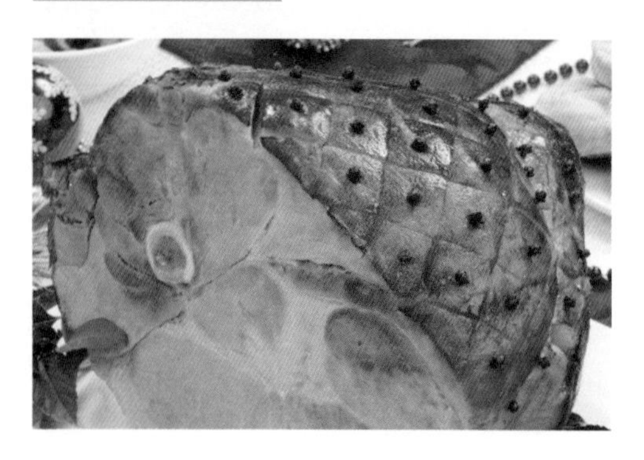

超标含量表（每100克）

营养素	正常范围	实际含量
脂肪（克）	≤3	28
热量（千焦）	≤577	1380

小提示

老年人、儿童、孕妇、胃肠溃疡患者应少吃或不食。

鸭蛋

鸭蛋中蛋黄的脂肪含量较高，高脂血症患者不宜多食，否则可引起血脂升高、体重增加。蛋黄中胆固醇含量很高，食用后容易使血中胆固醇水平升高，还可能诱发动脉硬化、冠心病等心血管并发症。

超标含量表（每100克）

营养素	正常范围	实际含量
胆固醇（毫克）	≤100	565
脂肪（克）	≤3	13

小提示

高血压、动脉硬化、脂肪肝患者以及肾炎患者不宜食用鸭蛋。

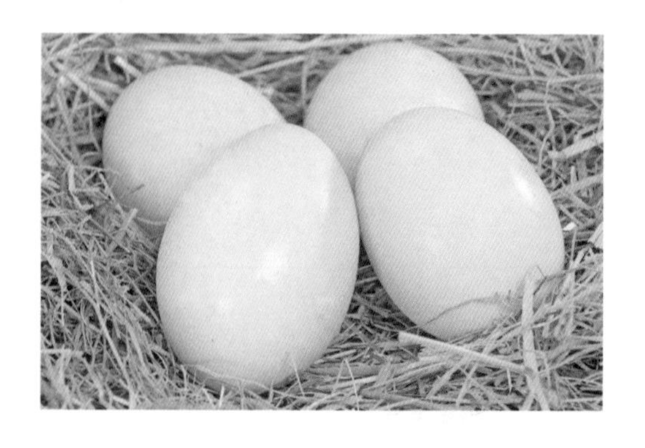

松花蛋

松花蛋中的胆固醇含量很高，食用后可使血中胆固醇水平升高，故高脂血症患者应忌吃。松花蛋在加工制作过程中加入了大量的盐腌渍，摄入过多对心血管不利，容易使血压升高，诱发高血压。

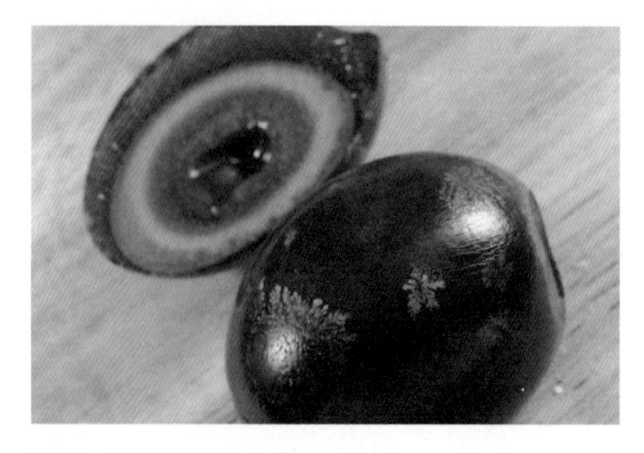

超标含量表（每100克）

营养素	正常范围	实际含量
胆固醇（毫克）	≤100	608

小提示

儿童、脾阳不足者、寒湿下痢者及心血管疾病、肝肾疾病患者忌食松花蛋。

鹅蛋

鹅蛋的脂肪含量高于其他蛋类，多食可引起肥胖和血脂升高，高脂血症患者应慎食。鹅蛋属于高胆固醇食物，每 100 克中含有 704 毫克胆固醇，容易使高脂血症患者的血中胆固醇水平升高，不利于其病情控制。

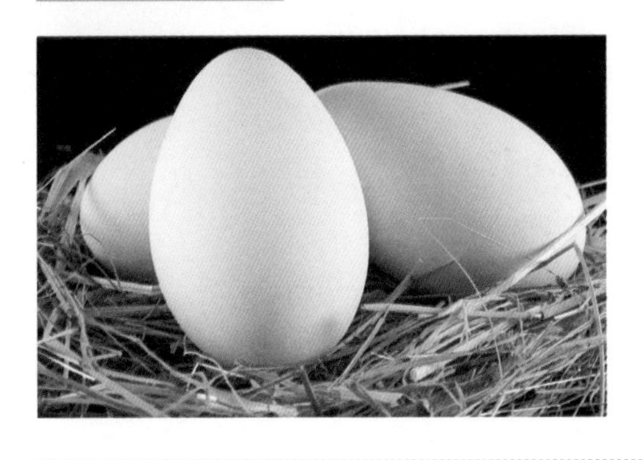

超标含量表（每 100 克）

营养素	正常范围	实际含量
胆固醇（毫克）	≤ 100	704
脂肪（克）	≤ 3	15.6

小提示

低热不退、动脉硬化、气滞、冠心病、肥胖者忌食鹅蛋。

鹌鹑蛋

鹌鹑蛋属于高胆固醇食物，每 100 克中含有胆固醇的量为 515 毫克，食用后容易使血中胆固醇水平升高，不利于高脂血症患者的病情。鹌鹑蛋的脂肪含量较高，食用过多容易引起血脂升高、体重增加，故高脂血症患者应慎食。

超标含量表（每 100 克）

营养素	正常范围	实际含量
胆固醇（毫克）	≤ 100	515
脂肪（克）	≤ 3	11.1

小提示

心脑血管疾病患者也不宜食用鹌鹑蛋。

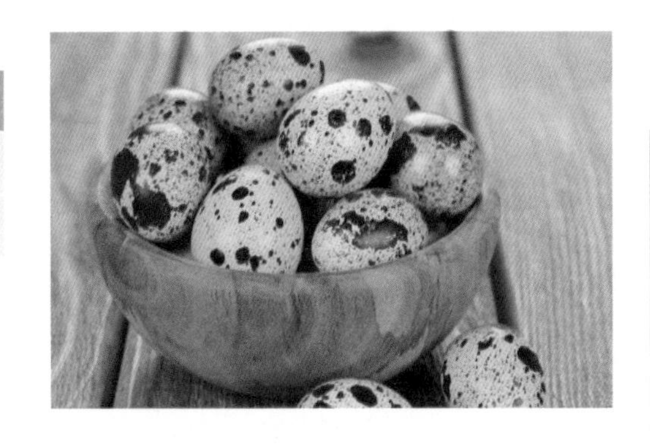

糯米

糯米的热量较高，过多食用容易引起肥胖，不利于高脂血症患者体重的控制。糯米，特别是冷的糯米制品的黏度较高，不易被磨成“食糜”而被人体消化吸收，所以胃肠功能不好的高脂血症患者要慎食。

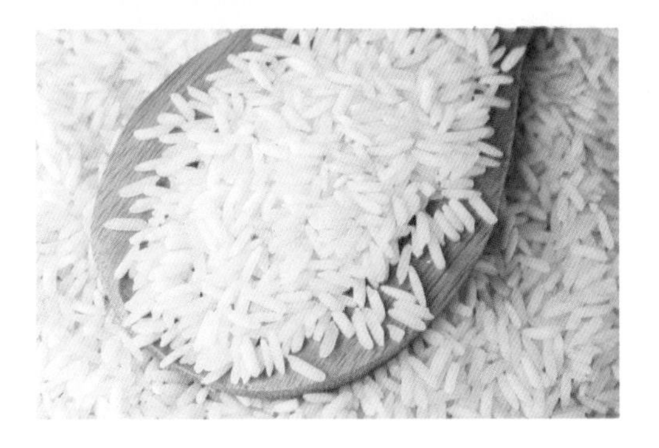

超标含量表（每 100 克）

营养素	正常范围	实际含量
热量（千焦）	≤ 577	1433
碳水化合物(克)	≤ 10	78.3

小提示

老年人、糖尿病患者、消化不良者、肾病患者忌食糯米。

鸡蛋黄

对于健康成年人而言，每天吃1个鸡蛋黄，对健康并无害处。但对于高血压、高血糖、高脂血症患者来说，就会增加血液中胆固醇的含量，还是少吃或不吃为好。

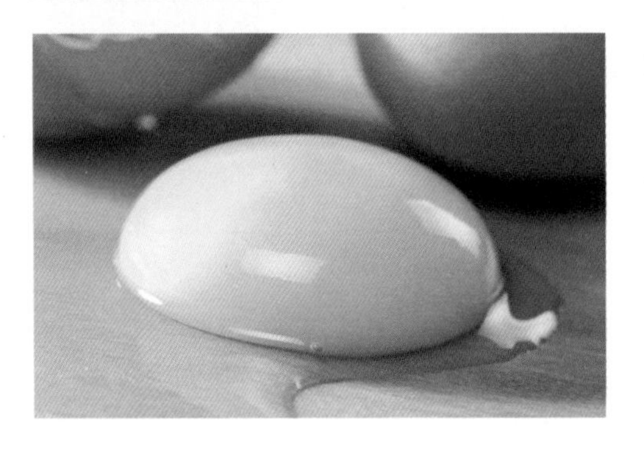

超标含量表（每100克）

营养素	正常范围	实际含量
胆固醇（毫克）	≤100	1855

小提示

没有“三高”的中老年人可以3～4天吃1个鸡蛋黄，既能补充营养，又可避免高胆固醇的摄入。

辣椒

辣椒含有过多的辣椒素，会促使循环血量增加，心跳加快，短期内大量服用，可致回心血量增加，促使血压升高，诱发高血压，高脂血症合并高血压者应忌食。

超标含量表（每100克）

营养素	正常范围	实际含量
热量（千焦）	≤577	1215

小提示

高血压、慢性胃炎、胃溃疡、肺结核、痔疮患者不宜食辣椒。

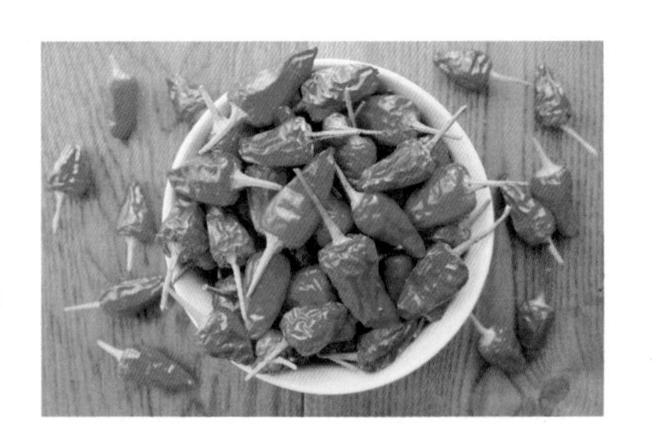

鲍鱼

鲍鱼中胆固醇含量较高，高脂血症患者不宜食之。鲍鱼含钠量极高，食用后易造成血压升高，引发心脑血管并发症，并发有高血压的高脂血症患者尤其要注意。鲍鱼肉难消化，胃肠功能较弱的高脂血症患者应慎食。

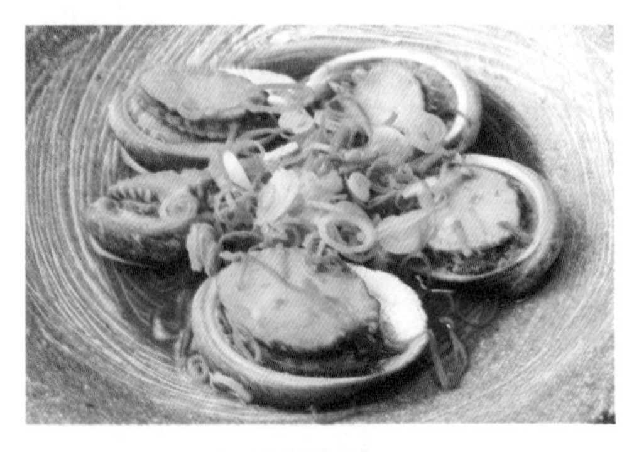

超标含量表（每100克）

营养素	正常范围	实际含量
胆固醇（毫克）	≤100	242
钠（毫克）	≤200	2011.7

小提示

痛风、感冒、发热、喉咙痛的患者忌食鲍鱼。

鱿鱼干

鱿鱼干的热量较高，高脂血症患者不宜过多食用，否则过多的热量摄入会在体内转化成脂肪，使血液中的脂肪含量升高。鱿鱼干的胆固醇含量极高，食用后容易使血中胆固醇水平升高，不利于高脂血症患者的病情。

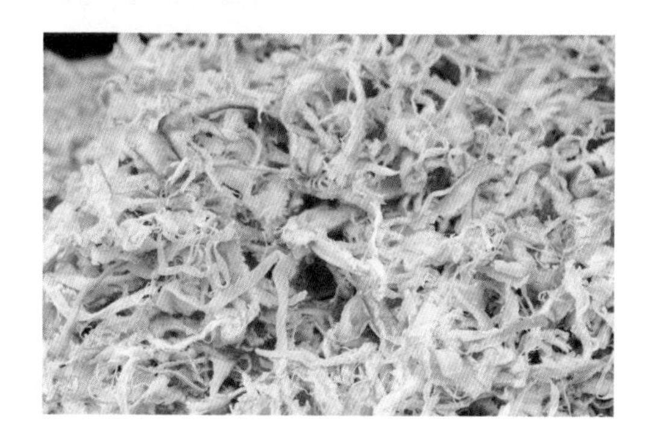

超标含量表（每 100 克）

营养素	正常范围	实际含量
胆固醇（毫克）	≤ 100	1170
热量（千焦）	≤ 577	1322

小提示

内分泌失调、甲亢、皮肤病、肥胖、脾胃虚寒患者及过敏性体质者不宜多食鱿鱼及其制品。

鲱鱼

鲱鱼的热量较高，过多的热量摄入可在体内转化为脂肪，使血脂升高。鲱鱼富含油脂，食用后容易使血脂升高，使体重增加。市售的鲱鱼多经过腌渍加工，含钠量很高，合并有高血压的高脂血症患者要慎食。

超标含量表（每 100 克）

营养素	正常范围	实际含量
热量（千焦）	≤ 577	910

小提示

鲱鱼富含油脂，心脑血管疾病患者应忌食。

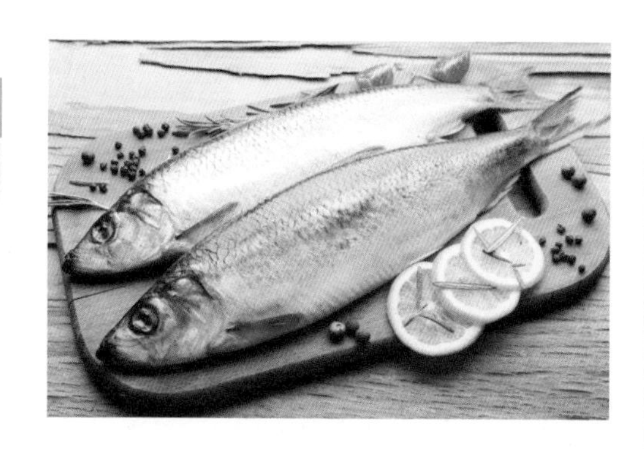

蟹黄

蟹黄中含胆固醇的量非常高，可使血中胆固醇水平升高，过量的胆固醇堆积在血管内皮下，还可形成脂斑，甚至引发冠状动脉粥样硬化等，对高脂血症患者十分不利，所以高脂血症患者应慎食。

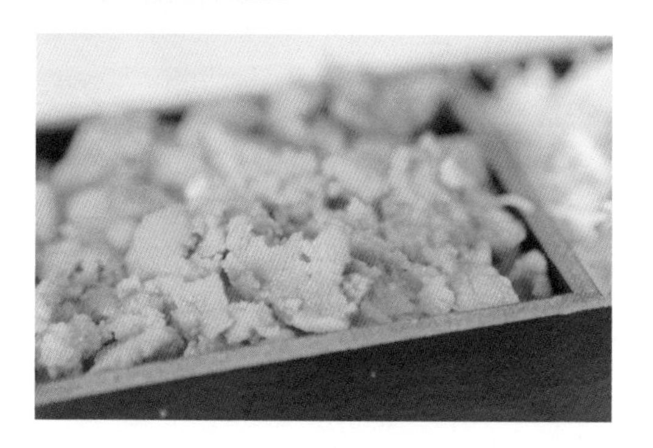

超标含量表（每 100 克）

营养素	正常范围	实际含量
胆固醇（毫克）	≤ 100	267

小提示

冠心病、高血压、动脉硬化、高脂血症、肥胖者，应不吃蟹黄。

虾皮

虾皮属于高胆固醇食物，食用后容易升高血中胆固醇水平，高脂血症患者不宜食用。虾皮中的含钠量极高，达到5%以上，容易发生水钠潴留，引起水肿、血压升高，对合并有高血压的高脂血症患者尤其不适宜。

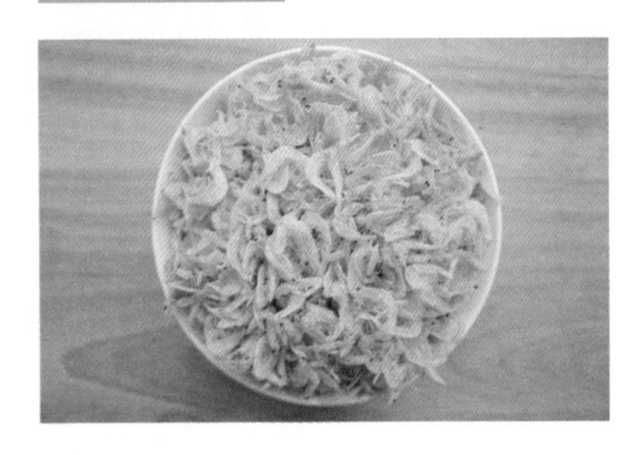

超标含量表（每100克）

营养素	正常范围	实际含量
胆固醇（毫克）	≤100	428
钠（毫克）	≤200	5057.7

♡ 小提示

上火者、有宿疾、皮肤疾病者不宜食用虾皮。

鱼子

鱼子胆固醇含量很高，不但可使血中胆固醇水平升高，而且低密度胆固醇在血管内皮的堆积还可诱发动脉硬化、冠心病等心血管并发症。鱼子很难煮透，食用后也很难消化，胃肠功能不好的高脂血症患者要忌吃。

超标含量表（每100克）

营养素	正常范围	实际含量
胆固醇（毫克）	≤100	460

♡ 小提示

老年人、肥胖者、痛风患者要忌吃鱼子。

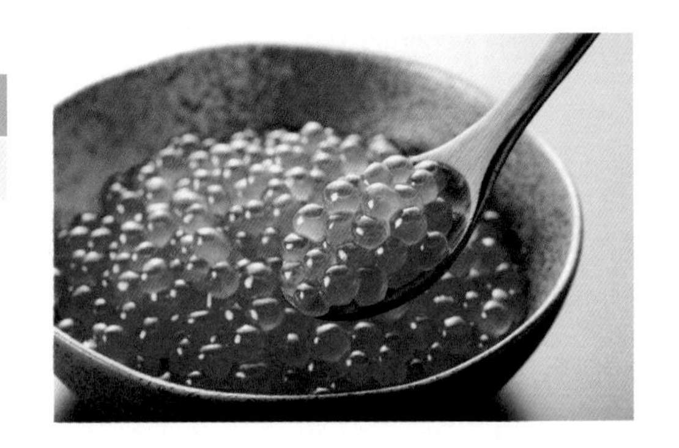

榴莲

榴莲的含糖量很高，过量的糖分摄入会在体内转化为内源性甘油三酯，使血中甘油三酯浓度升高。榴莲还属于高脂水果，含有大量的饱和脂肪酸，多吃会加重高脂血症患者的病情，易导致血管栓塞、血压升高。

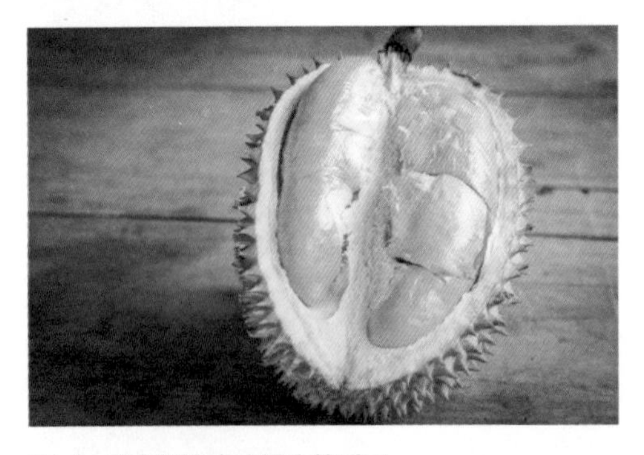

超标含量表（每100克）

营养素	正常范围	实际含量
碳水化合物（克）	≤10	28.3
脂肪（克）	≤3	4.1

♡ 小提示

糖尿病患者、有痔疮的人、肾病及心脏病患者不宜食用榴莲。

椰子

椰子是热量较高的几种水果之一，高脂血症患者多食不利于体重的控制。椰子含糖量很高，过量的糖分摄入会在体内转化为内源性甘油三酯。椰子中还含有大量的饱和脂肪酸，可使血中胆固醇水平升高，高脂血症患者慎食。

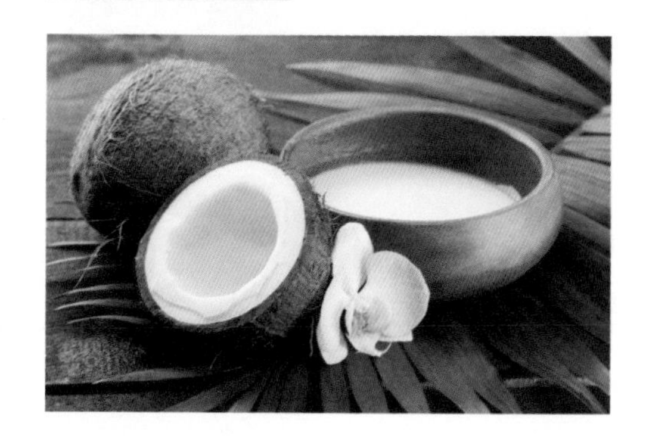

超标含量表（每 100 克）

营养素	正常范围	实际含量
热量（千焦）	≤ 577	952
碳水化合物（克）	≤ 10	31.3

小提示

椰子汁内含葡萄糖、蔗糖、果糖等，糖尿病患者忌食。

开心果

开心果的热量极高，若食用过多，多余的热量会在体内转化为脂肪堆积，容易引起肥胖，不利于高脂血症患者体重的控制。开心果的脂肪含量很高，高达 53%，多食可使血脂升高，加重高脂血症患者的病情。

超标含量表（每 100 克）

营养素	正常范围	实际含量
热量（千焦）	≤ 577	2530
脂肪（克）	≤ 3	53

小提示

糖尿病患者及肥胖者不宜多食用开心果。

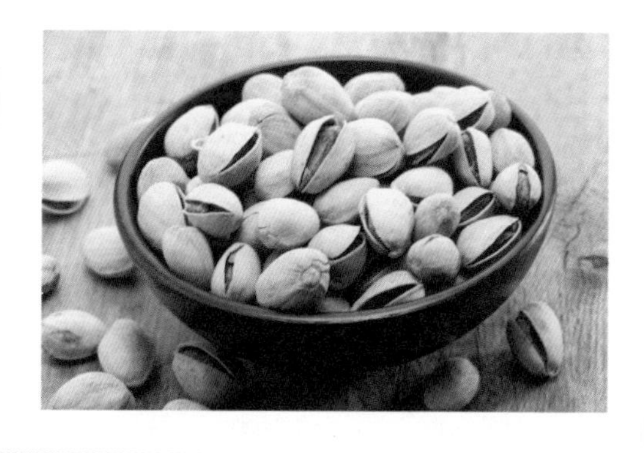

白酒

白酒的热量很高，是导致肥胖的重要饮食因素。酒精的最大损害是损害肝脏，导致脂肪肝，严重者还会造成酒精性肝硬化。酒精可抑制脂蛋白脂肪酶，从而使甘油三酯浓度升高，加速动脉粥样硬化，引发心脑血管并发症。

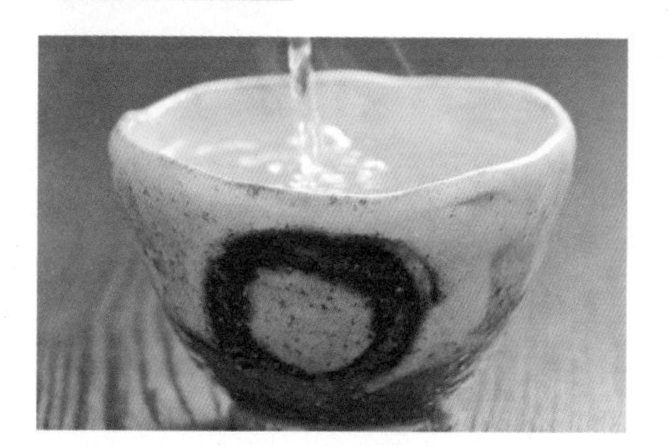

超标含量表（每 100 克）

营养素	正常范围	实际含量
热量（千焦）	≤ 577	1228

小提示

高血压、痛风、血管硬化、冠心病、心动过速、癌症、肝炎、糖尿病、食管炎、溃疡等病症者忌饮白酒。

黄油

黄油的热量极高，多食不利于体重的控制，尤其是肥胖的高脂血症患者要慎食。黄油中饱和脂肪酸和胆固醇的含量很高，容易引发动脉硬化等并发症，高脂血症患者不宜食用。

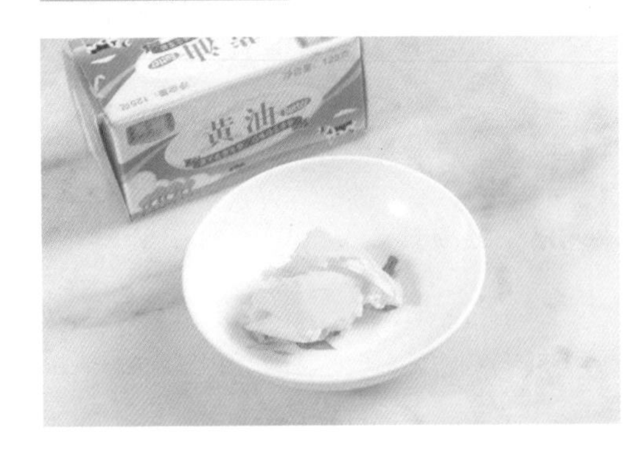

超标含量表（每100克）

营养素	正常范围	实际含量
胆固醇（毫克）	≤100	296
热量（千焦）	≤577	3659

小提示

孕妇、肥胖者、糖尿病患者等不宜食用，男性也不宜多食。

猪油

猪油的热量极高，容易使人发胖，不利于高脂血症患者体重的控制，肥胖的高脂血症患者尤其要注意。猪油中的饱和脂肪酸和胆固醇的含量均很高，高脂血症患者食用后，会增加患动脉硬化等心脑血管并发症的风险。

超标含量表（每100克）

营养素	正常范围	实际含量
胆固醇（毫克）	≤100	110
脂肪（克）	≤3	88.7

小提示

老年人、肥胖者和心脑血管疾病患者都不宜食用。

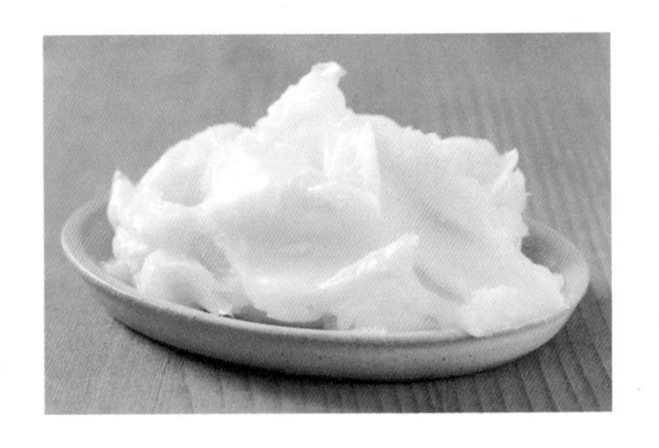

牛油

牛油中含有大量的脂肪，而且热量极高，高脂血症患者过多食用容易引发肥胖，不利于体重的控制。牛油中含有大量的胆固醇和饱和脂肪酸，二者可结合沉积在血管内皮，形成脂斑，引发冠心病。

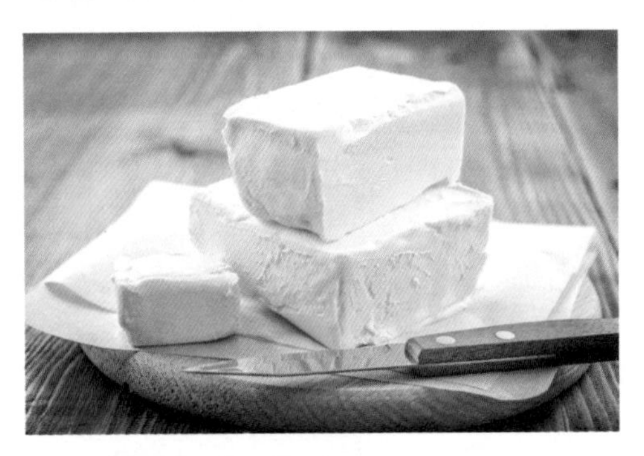

超标含量表（每100克）

营养素	正常范围	实际含量
胆固醇（毫克）	≤100	153
脂肪（克）	≤3	92
热量（千焦）	≤577	3494

小提示

牛油性温，不可多食，多食可促使旧病复发。

奶油

奶油的热量和脂肪含量极高，容易引起肥胖，不利于高脂血症患者的病情控制。奶油中含有大量的胆固醇和饱和脂肪酸，容易结合沉积于血管壁，引发动脉硬化、冠心病等心脑血管并发症。

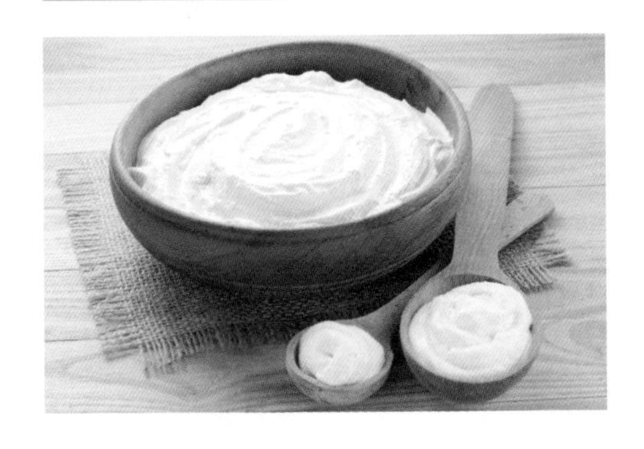

超标含量表（每 100 克）

营养素	正常范围	实际含量
胆固醇（毫克）	≤ 100	209
脂肪（克）	≤ 3	97
热量（千焦）	≤ 577	3678

冠心病、高血压、糖尿病、动脉硬化患者忌食。

咖啡

添加了牛奶和伴侣的咖啡热量和脂肪含量均较高，长期饮用大量的咖啡，可导致血中总胆固醇、低密度脂蛋白胆固醇以及甘油三酯水平升高，从而使血脂过高，高血压、高脂血症等慢性疾病患者不宜饮用。

超标含量表（每 100 克）

营养素	正常范围	实际含量
热量（千焦）	≤ 577	1421
脂肪（克）	≤ 3	16

小提示

老年人不宜喝咖啡，以免钙质流失，引起骨质疏松症。

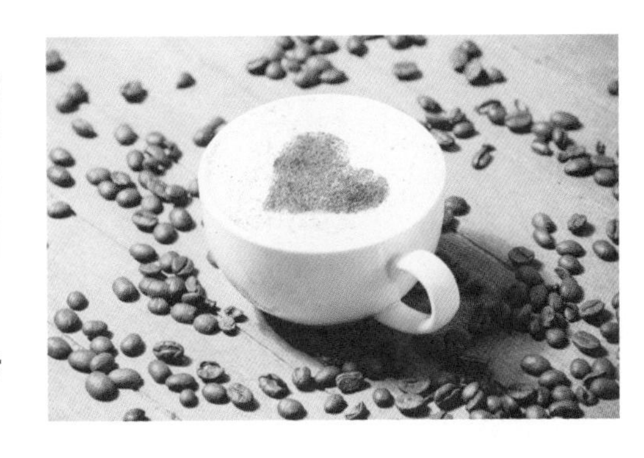

奶茶

奶茶含有大量的脂肪和热量，奶茶不只是红茶里加了奶精，也加了许多糖，不少奶茶还会加粉圆，如此热量更高，对于肥胖的高脂血症患者来说，危害非常大。

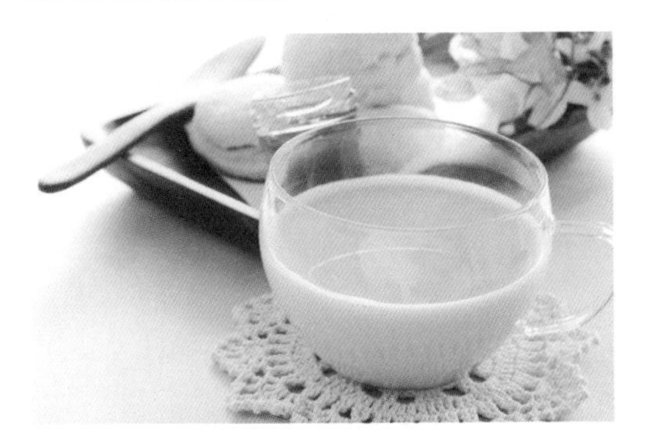

超标含量表（每 100 克）

营养素	正常范围	实际含量
热量（千焦）	≤ 577	1673
脂肪（克）	≤ 3	6.67

小提示

一般市售的奶茶几乎都是由奶精、香精、色素兑成的，不宜过量饮用。

巧克力

巧克力是高糖、高油、高热量的食物，经常食用容易导致饱和脂肪酸和胆固醇堆积，引起血液中的脂肪与胆固醇水平上升，从而导致高脂血症，严重的还会引发心脑血管疾病。

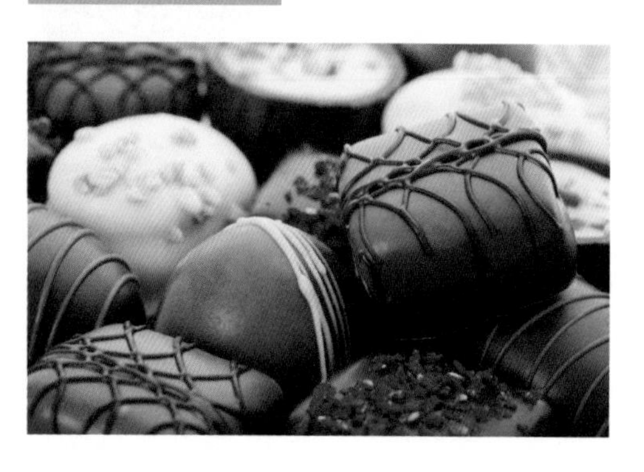

超标含量表（每 100 克）

营养素	正常范围	实际含量
热量（千焦）	≤ 577	2414
脂肪（克）	≤ 3	40.1

小提示

一般人也不宜多食巧克力。

白糖

白糖中的热量很高，而且几乎没有其他营养成分，多食容易使人肥胖，且白糖的含糖量极高，且极易为人体吸收，过量的糖类摄入会在体内转化为脂肪，使血脂水平升高。

超标含量表（每 100 克）

营养素	正常范围	实际含量
热量（千焦）	≤ 577	1648
碳水化合物(克)	≤ 10	99.9

小提示

冠心病、肥胖以及动脉硬化等患者不宜多食白糖。

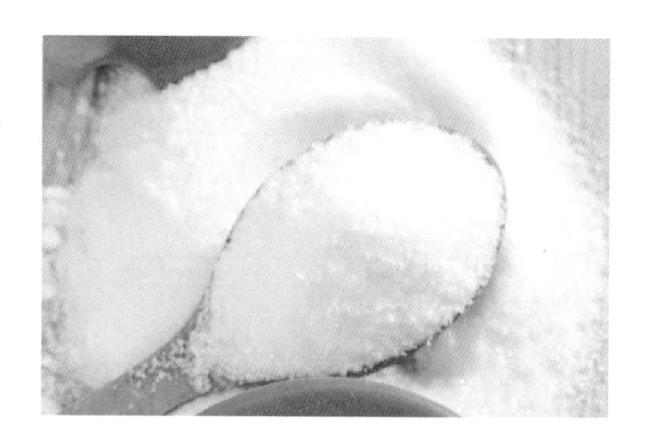

薯片

薯片的热量和脂肪含量均较高，食用后容易使人发胖，不利于高脂血症患者的体重控制。薯片中可能含有致癌物丙烯酰胺，过量食用使丙烯酰胺在体内大量堆积，加大了高脂血症患者患癌症的风险。

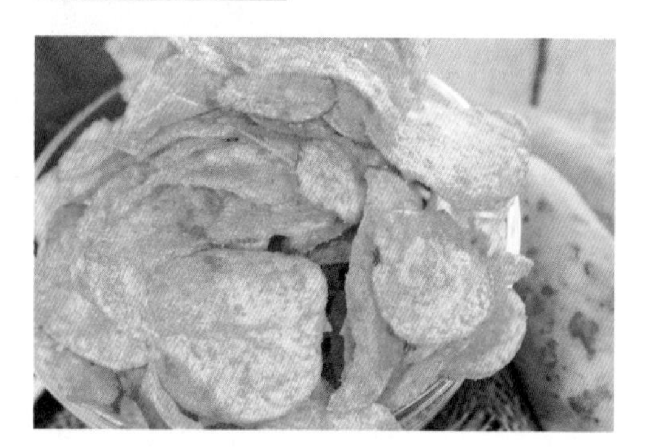

超标含量表（每 100 克）

营养素	正常范围	实际含量
热量（千焦）	≤ 577	2258
脂肪（克）	≤ 3	37.6

小提示

薯片是高油、高盐食物，长期食用对健康不利。

方便面

方便面是一种高热量、高脂肪的食物，高脂血症患者不宜食用。方便面在制作过程中大量使用棕榈油，其含有的饱和脂肪酸可加速动脉硬化的形成。方便面中含钠量极高，食用后可升高血压，引发心脑血管并发症。

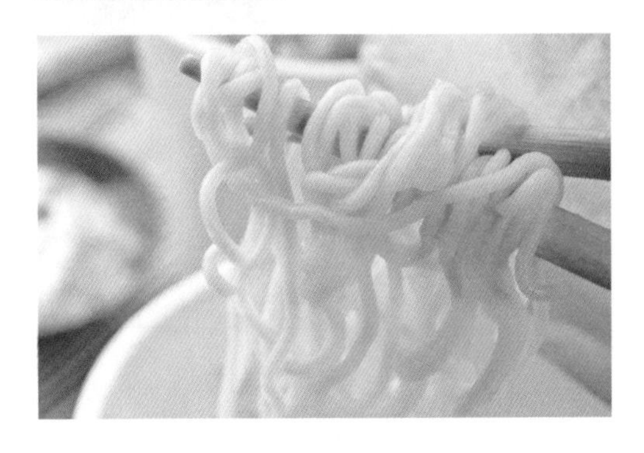

超标含量表（每100克）

营养素	正常范围	实际含量
钠（毫克）	≤200	1144
热量（千焦）	≤577	1979
脂肪（克）	≤3	21.1

小提示

肥胖者、孕妇、儿童、高血压、糖尿病患者均不适宜食用方便面。

比萨

比萨的原料中多有黄油、奶酪等，这些物质都含有大量的饱和脂肪酸，不仅不利于高脂血症患者的体重控制，高脂血症患者食用后还可使血脂升高，诱发动脉硬化等并发症。

超标含量表（每100克）

营养素	正常范围	实际含量
脂肪（克）	≤3	6.8

小提示

比萨是用番茄酱、奶酪和其他配料烤制而成，孕妇、儿童和老年人均不宜多食。

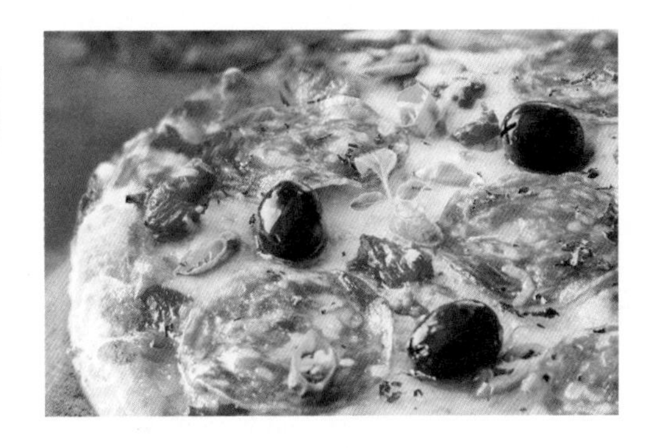

酸菜

酸菜有增进食欲的功能，不利于高脂血症患者体重的控制。酸菜在腌渍的过程中，维生素C被大量破坏，长期食用容易造成营养失衡，对高脂血症患者的病情不利。

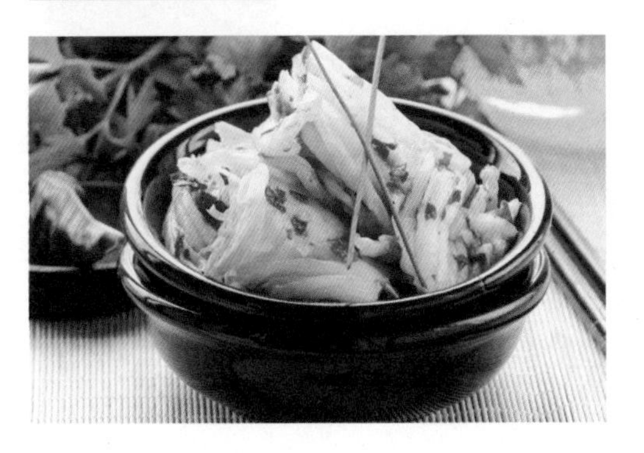

超标含量表（每100克）

营养素	正常范围	实际含量
维生素C（毫克）	>18	2

小提示

霉变的酸菜有明显的致癌性，应忌食。喜欢吃酸菜的人也只能偶尔吃，不宜长期食用。

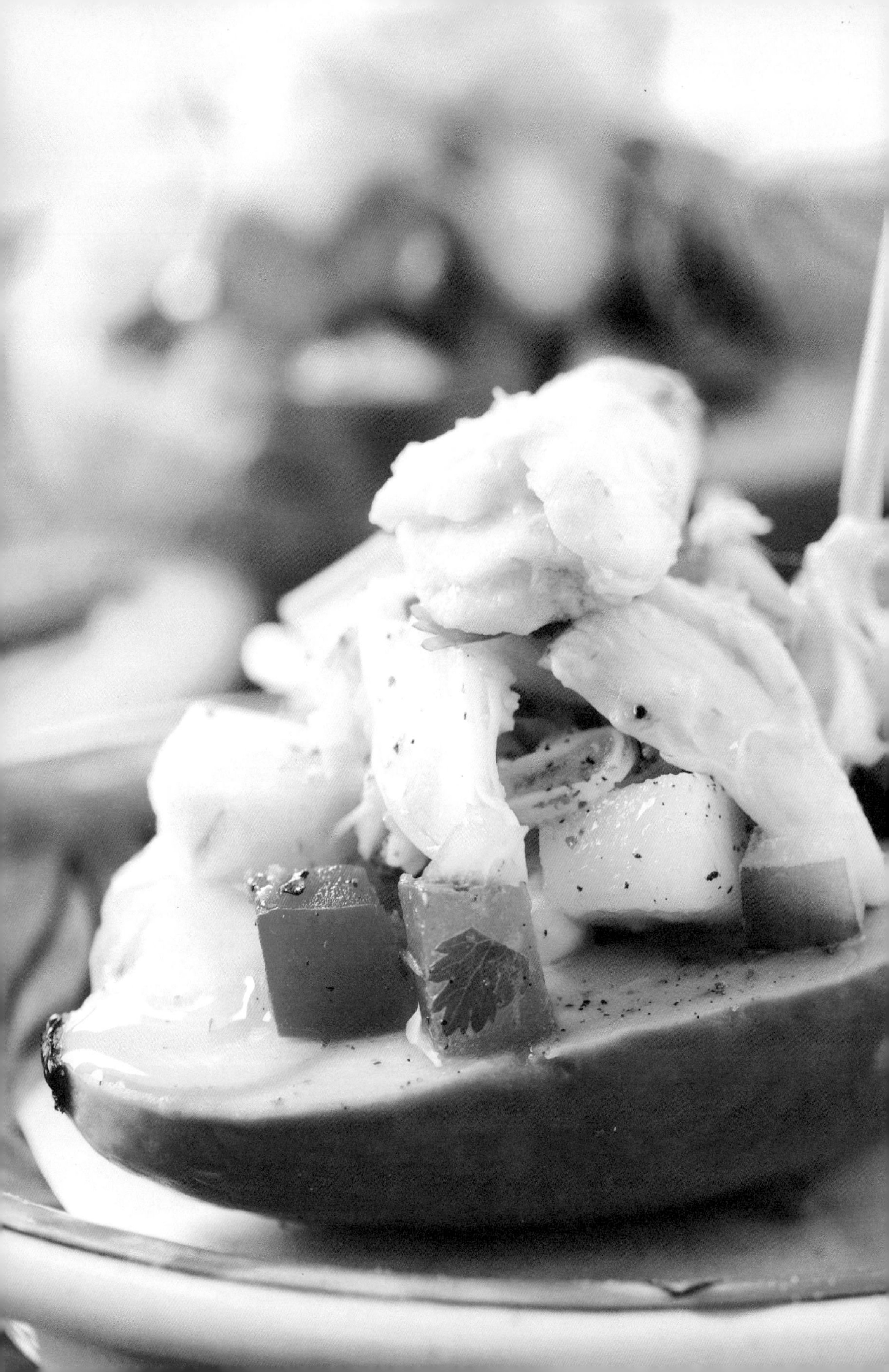

第五章

辨证6大类患者的降脂吃法

中医学里对血脂异常虽无明显的记载，但有“肥人形胖气弱”“肥人多痰湿”之说，且中医可通过“望、闻、问、切”来诊断高脂血症。如“望诊”，一般可见患者肥胖、面色红润、脖子粗短、出汗较多，而舌色偏红、舌苔黄腻或白腻；而“闻诊”可通过听患者的声音或洪亮，或气若游丝，或有痰鸣音来判断；“问诊”的内容包括询问患者的饮食习惯、生活习惯、身体症状、家族史等；“切诊”多见滑脉、沉脉。通过辨证6大类高脂血症患者的饮食方法，使防治高脂血症更有针对性。

痰淤阻络型

中医将内在致病因素分为“热、痰、湿、淤”四种。痰湿是人体中不正常的水液代谢物，因人体内的津液不能正常输送，而停滞在器官，造成气血、经络运行不畅，从而导致器官出现功能障碍。痰淤阻络型高脂血症即因痰湿这种病理产物所引发的一系列痰淤互结症状。

治疗原则

以“化湿祛痰，行气化淤”为治疗原则，可用的中医方剂有半夏天麻白术汤、三子养亲汤、二陈汤等化痰汤剂，还可另加丹参、牡丹皮、三七、川芎等活血化淤药同用。对症方药如下：天麻 15 克，半夏、白术、茯苓、陈皮、丹参、三七、红花、川芎各 10 克。水煎服，每日 1 剂。

饮食禁忌

忌冰冻食物；忌银耳、百合、贝类等滋腻性食物；忌肥腻肉食，如肥肉、猪蹄等。

忌烟、酒。因为烟、酒会加重痰湿。

忌熟地黄、阿胶、沙参、麦冬、玉竹、知母等滋阴生津的药材。

专家这样讲

高脂血症患者适合做家务吗

做家务活是很好的劳动方式，不仅能够培养、锻炼人的意志力、耐性，而且时间长了还能够达到很好的降脂减肥效果，这样对健康的恢复也很有效果。男性患者多做些家务，能够体会妻子的不易，促进家庭和谐。儿童帮助父母做家务在得到夸奖的同时，心里会有自豪感。但是老年人不建议多做家务劳动，可以适量地少做一些，达到轻体力活动的效果就行了。

☺ 对症药材

半夏	天麻	白术	昆布	瓜蒌子

☺ 对症食材

白萝卜	鲫鱼	荸荠	杏仁	冬瓜

莱菔子白萝卜汤

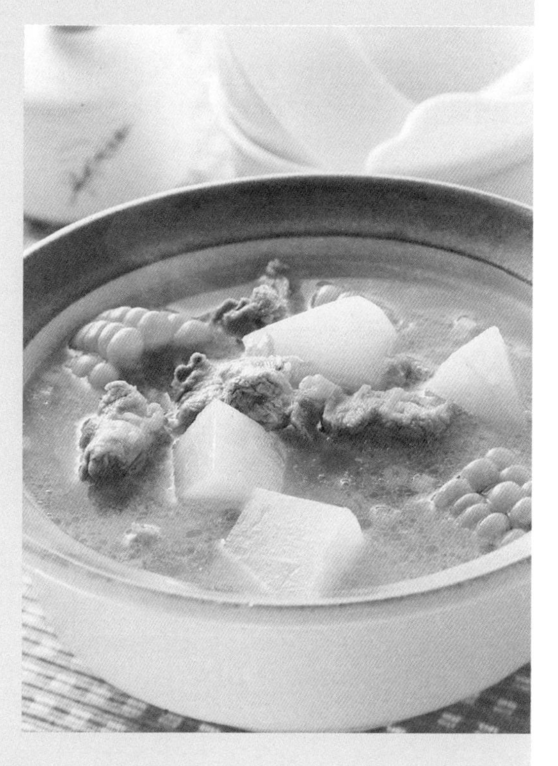

原料 白果20克，莱菔子15克，白芥子10克，陈皮8克，白萝卜1个，玉米1根，猪尾骨半根，盐适量。

做法

1. 猪尾骨剁块，洗净后以开水汆烫；白芥子、陈皮洗净煎汤，去渣留汁。
2. 锅中加清水煮开，放入莱菔子煮沸，加入猪尾骨同煮30分钟。
3. 将白萝卜、玉米洗净切块，与洗净的白果一同放入锅中，倒入煎好的药汁续煮至熟，加盐调味即可。

功效解读 本品具有行气消食、化痰祛淤的功效，适用于痰淤阻络型高脂血症伴痰多、消化不良、胃胀食积、伤食泄泻者。

丹参山楂瓜蒌粥

原料 大米100克，丹参、干山楂、瓜蒌皮各10克，红糖5克，葱花少许。

做法

1. 大米洗净，放入水中浸泡；干山楂用温水泡后洗净。
2. 丹参、瓜蒌皮洗净，用纱布袋装好并扎紧封口，放入锅中加清水熬成汁。
3. 锅置火上，放入大米煮至七成熟，再放入山楂，并倒入丹参瓜蒌汁煮至粥将成，加入红糖调味，撒上葱花便可。

功效解读 本品具有活血化淤、疏肝行气、健脾消食的功效，可用于痰淤阻络型高脂血症、胸胁刺痛，肝郁血淤型月经不调以及肝郁犯脾型食欲不振、食积腹胀等症。

脾虚湿盛型

中医认为脾有运化水湿的功能，若脾胃虚弱，却经常暴饮暴食，吃过多油腻食物及甜食，脾就不能正常运化，久之就会造成水湿内停，无法正常代谢出去，滞留于体内而致病。其主要症状表现为：素体肥胖虚弱、面色萎黄、神疲乏力、食欲不振、脘腹胀满、头重如裹、身体水肿、大便溏稀或泄泻等。

治疗原则

以“补气健脾、利水化湿”为治疗原则，中医代表方剂有参苓白术散、五苓散，可用来治疗脾虚湿盛所致的肥胖、高脂血症、带下病等病症。对症方药如下：茯苓、党参、炙甘草、白术、山药各 20 克，白扁豆 15 克，莲子、薏米、缩砂仁、桔梗、红枣各 10 克。水煎服，每日 1 剂。

饮食禁忌

忌肥腻食品（如肥肉、肉皮等）；忌甜品（如糖类、巧克力、奶油蛋糕等）；忌辛辣煎炸食物；忌烟、酒及卤制品。

忌大黄、番泻叶、黄芩等寒凉泻下类药材；忌熟地黄、阿胶、黄精、沙参、麦冬、玉竹、知母等滋阴生津的药材。

专家这样讲

什么是健康的生活方式

健康的生活方式包括：合理膳食、戒烟限酒、适量运动、调节心理。一日三餐所提供的营养必须满足人体各种生理、体力活动的需要。对于烟，一定要坚决戒掉，对于酒，也要在量上进行限制。长期地坚持适量的运动能够预防糖尿病、高脂血症以及骨质疏松症。心理健康占身体全部健康的 50%，而且能够影响到人的身体健康的程度，所以保持平衡的心理很重要。

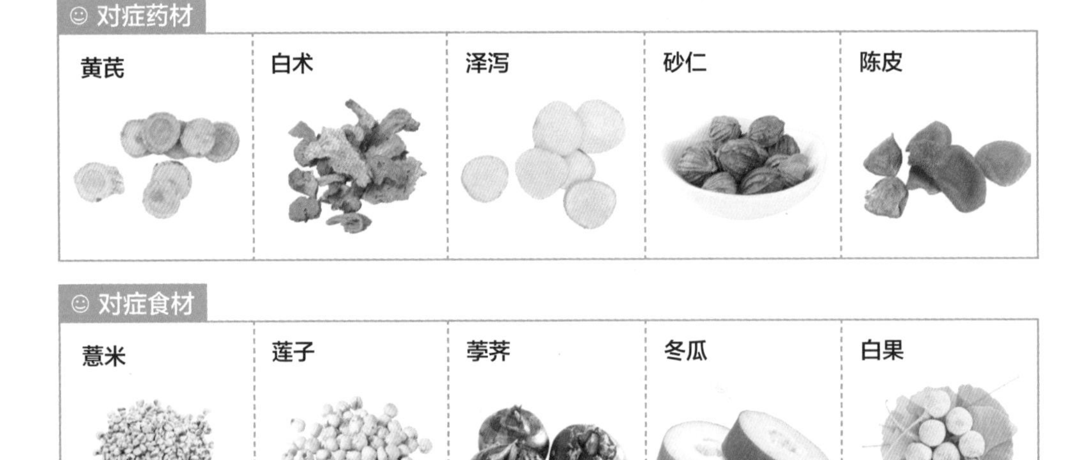

薏米冬瓜皮鲫鱼汤

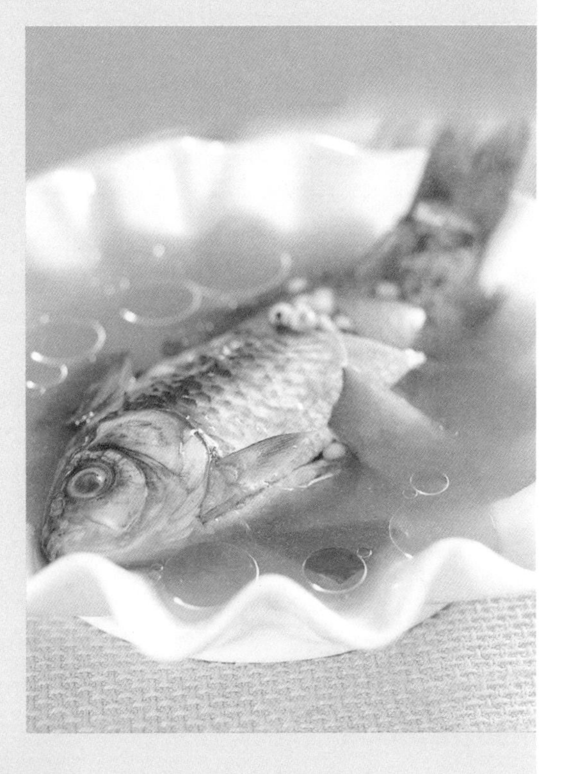

原料 鲫鱼250克，冬瓜皮60克，薏米30克，茯苓、黄芪各10克，姜3片，香油适量，盐少许。

做法

1. 将鲫鱼剖洗干净，去内脏，去鳃；冬瓜皮、茯苓、黄芪、薏米分别洗净。
2. 将上述材料放进汤锅内，加适量清水，并加入姜片，盖上锅盖。
3. 用中火烧沸，转小火再煲1个小时，加盐和香油调味即可。

功效解读 本品具有利水止泻、清热祛湿、健脾降脂的功效，可用于脾虚湿盛夹热型高脂血症、肥胖、腹泻等症。

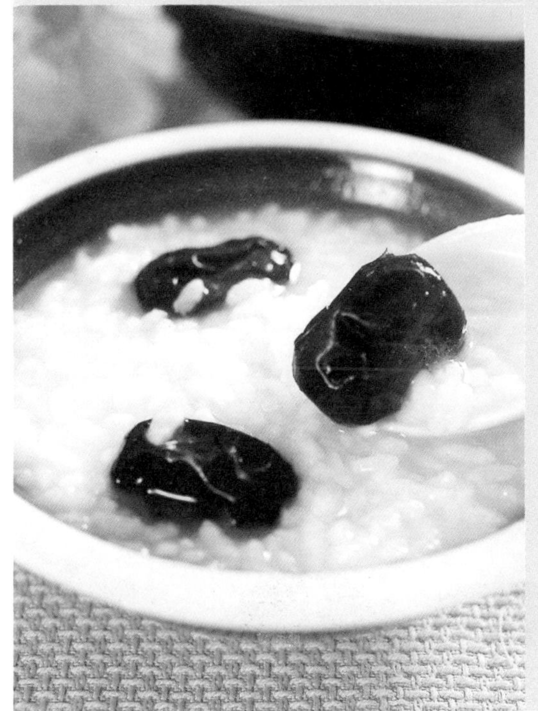

茯苓白术粥

原料 粳米100克，茯苓30克，白术15克，红枣15颗，蜂蜜适量。

做法

1. 粳米淘洗干净，加适量水煮成粥。
2. 红枣洗净，用小火煮烂后连汤一起放入煮好的粳米粥内。
3. 茯苓、白术洗净磨成粉，再加入粥中煮沸，待温调入蜂蜜即可。

功效解读 本品具有健脾补中、利水渗湿、安神养心的功效，适用于脾胃湿盛型慢性肝炎、高脂血症、肥胖、水肿、便稀腹泻、烦躁失眠等症。

肝肾亏虚型

此证型的患者多因久病劳损、年高体弱、疲劳过度或肝血肾精不足引起的。肝肾皆虚，表示疾病已经到了较严重的程度，必须立即治疗。其主要症状有：面色苍白无华、唇甲色淡、心悸失眠、头晕昏痛、耳鸣耳聋、眼干眼花、多梦易惊，女性可见月经不调、腰酸疲乏等。

治疗原则

以“滋补肝肾、养血补虚”为治疗原则，可用的中医代表方剂有左归丸等，可治疗肝肾亏虚型高脂血症、脑卒中及脑卒中后遗症。对症方药如下：生地黄、熟地黄各15克，人参、黄芪、沙参、麦冬、五味子、山茱萸、枳壳、石斛、泽泻、茯苓、酸枣仁、炙甘草各10克。水煎服，每日1剂。

饮食禁忌

忌辛辣刺激性食物，如辣椒、茴香、咖啡等；忌燥热性食物，如狗肉、羊肉、荔枝、榴莲、花椒等；忌烟、酒。

忌大黄、黄芩、黄连、石膏等大寒性药材；忌附子、肉桂、干姜、巴戟天、鹿鞭、海狗肾等燥热性药材。

专家这样讲

高脂血症患者可以有性生活吗

单纯的高脂血症患者，没有合并感染其他疾病时，可以进行正常的性生活。当高脂血症患者合并其他疾病时，如伴有冠心病、伴有2级高血压的高脂血症患者，应该节制性生活，需避免激烈的动作，若有不适，要立即停止。高脂血症合并3级高血压患者，要禁止性生活，女性患者要避免生育。伴有糖尿病没有严重的并发症者，可以进行正常的性生活。

☺ 对症药材

生地黄	女贞子	枸杞子	桑寄生	何首乌

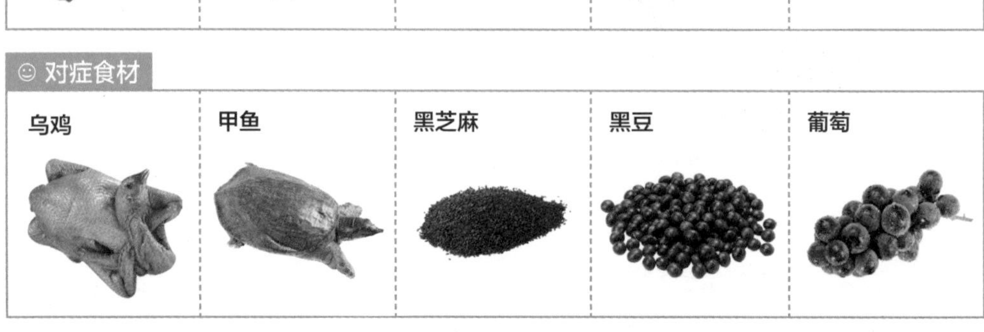

六味熟地黄鸡汤

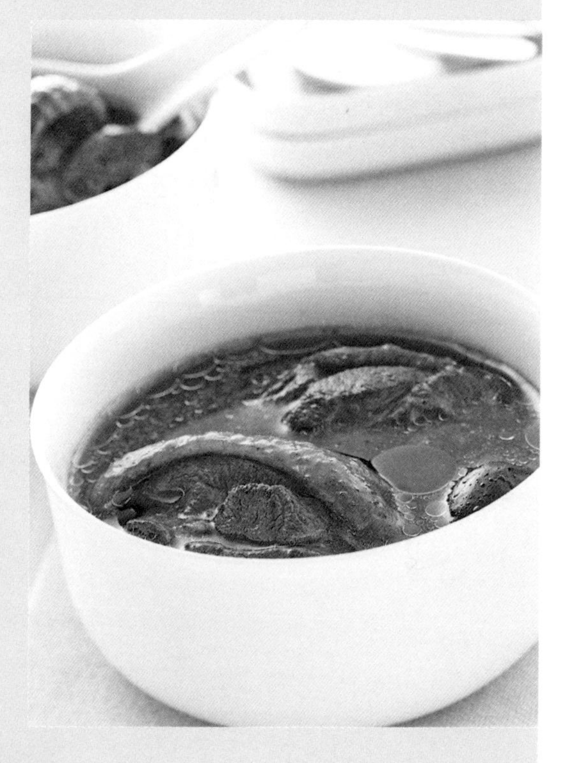

原料 鸡腿150克，熟地黄25克，山药、丹皮、茯苓、泽泻、山茱萸各10克，红枣8颗，盐适量。

做法

1. 鸡腿处理干净剁块，放入开水中汆烫，捞出冲净；熟地黄、山茱萸、山药、丹皮、茯苓、泽泻、红枣均洗净。
2. 将鸡腿和山茱萸、山药、丹皮、茯苓、泽泻、熟地黄、红枣一起放入炖锅，加适量水以大火煮开。
3. 转小火慢炖30分钟，调入盐即成。

功效解读 本品具有滋阴潜阳、滋补肝肾的功效，可用于肝肾亏虚型高脂血症、高血压，还可辅助治疗腰膝酸软、潮热盗汗等症。

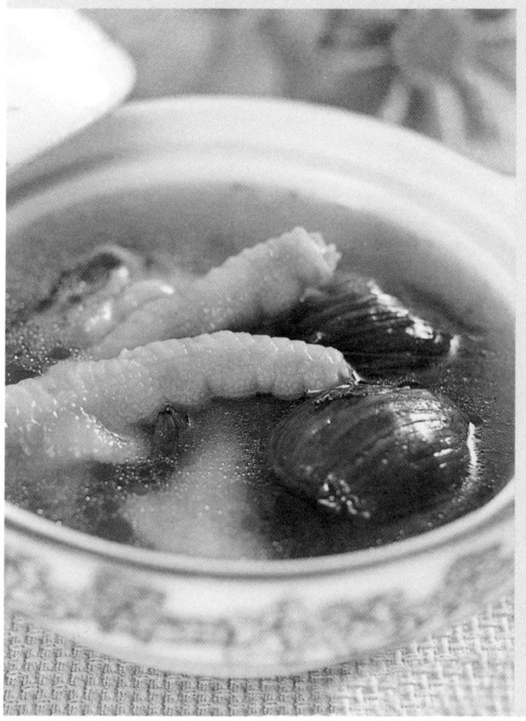

桑寄生决明鸡爪汤

原料 鸡爪200克，桑寄生30克，连翘15克，决明子、天麻各10克，蜜枣2颗，盐5克。

做法

1. 中药材均用清水洗净。
2. 鸡爪处理干净，斩块，入沸水中汆烫。
3. 将1600毫升清水放入瓦煲内，煮沸后加入所有用料（盐除外），大火煲开后，改用小火煲2个小时，加盐调味即可。

功效解读 本品具有补肝肾、强筋骨、祛风湿、止眩晕等功效，适用于肝肾亏损型高脂血症，还可用于风湿性关节炎。

肝肾阴虚型

肝肾阴虚是由肝肾亏损发展而导致的。高脂血症的中后期多表现为肝肾阴虚症状，这是由于患病日久，不仅伤及肝脏，也牵连到了肾脏，多有阴液不足导致的内热症状。主要症状有：两目干涩、眩晕耳鸣、四肢酸软、失眠多梦、骨蒸劳热、手足心热、夜尿频多、两颧潮红、口干咽燥等。

治疗原则

以“滋补肝肾”为治疗原则，可用中药方剂有六味地黄丸、左归丸，伴有热证者可用知柏地黄丸。对症方药如下：熟地黄 25 克，山药、山茱萸各 15 克，茯苓、泽泻、丹皮、枸杞子、龟板、丹参、地龙各 10 克，炙甘草 6 克。水煎服，每日 1 剂。

饮食禁忌

忌辛辣刺激性食物，如辣椒、茴香、咖啡等；忌燥热性食物，如狗肉、羊肉、荔枝、榴莲、花椒等；忌烟、酒。

忌附子、肉桂、干姜、巴戟天、鹿鞭、海狗肾等燥热伤阴的药材。

专家这样讲

为什么高脂血症患者晨练不宜太剧烈

早晨是心脑血管疾病的高发时间段。因为早晨人体的交感神经兴奋性比较强，此时会引起小血管的收缩，导致血压升高，严重时就会引起心肌缺血。上午人体内的血液黏稠度也比较高，容易导致血栓形成。如果这个时候进行剧烈的运动的话，会加速上述情况的发生，从而导致冠心病等心脑血管并发症的发生。

对症药材

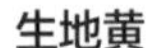

生地黄	枸杞子	麦冬	何首乌	山茱萸
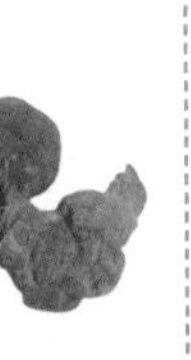	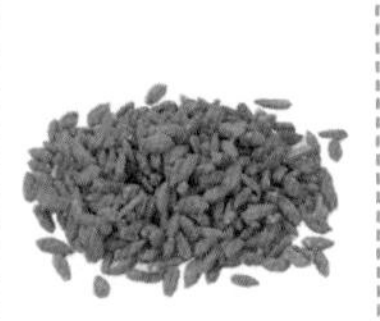	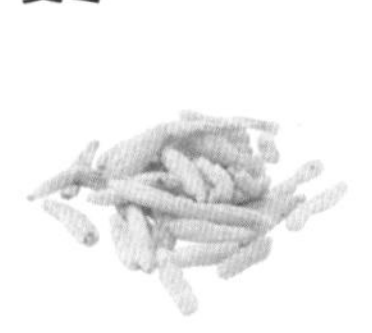	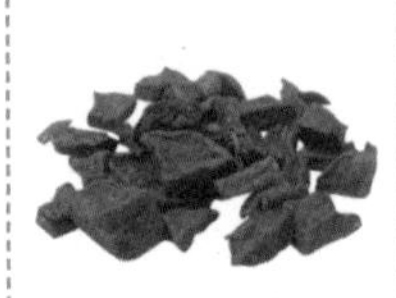	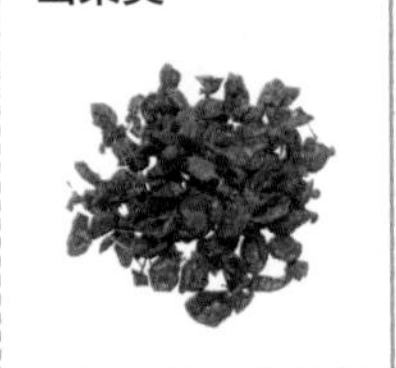

对症食材

蜂蜜	甲鱼	鸭	梨	百合
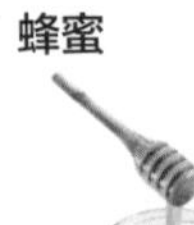	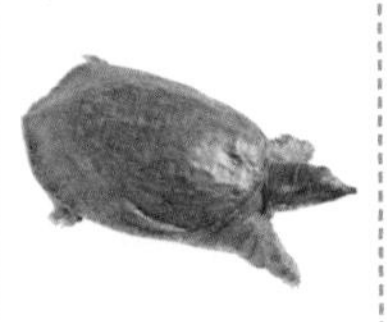	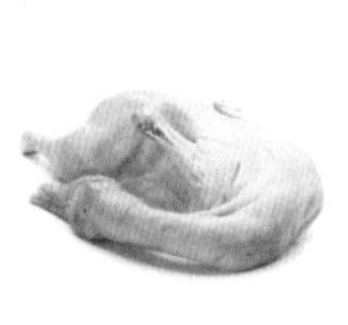	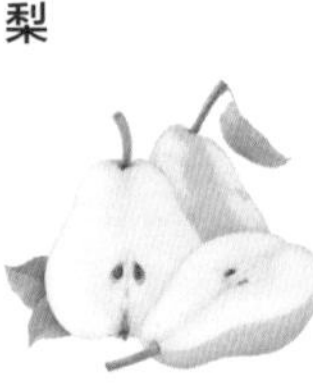	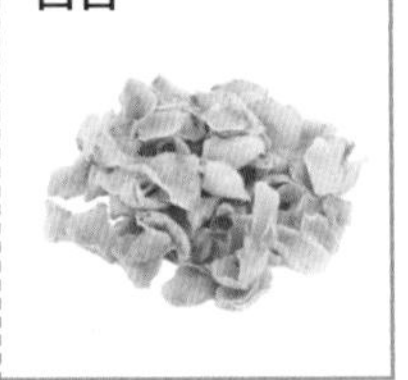

女贞子鸭汤

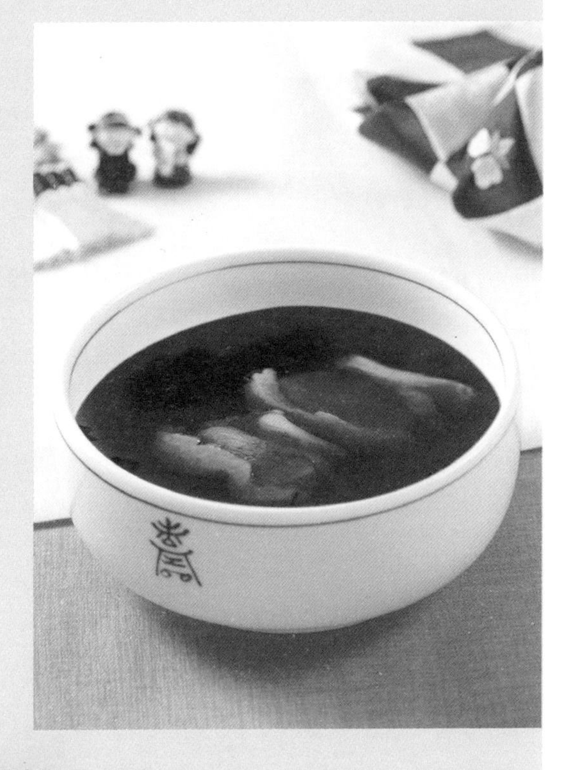

原料 鸭肉500克，枸杞子15克，熟地黄、山药各20克，女贞子30克，牡丹皮、泽泻各10克，盐适量。

做法

1. 将鸭肉洗干净，切成块。
2. 将枸杞子、熟地黄、山药、女贞子、牡丹皮、泽泻均洗净，与鸭块同放入锅中，加适量清水，大火煮开，再转小火，煮至鸭肉熟烂。
3. 以盐调味即可。

功效解读 此汤具有滋补肝肾、滋阴养血、补虚强身的功效，可用于肝肾阴虚型高脂血症。

杞菊饮

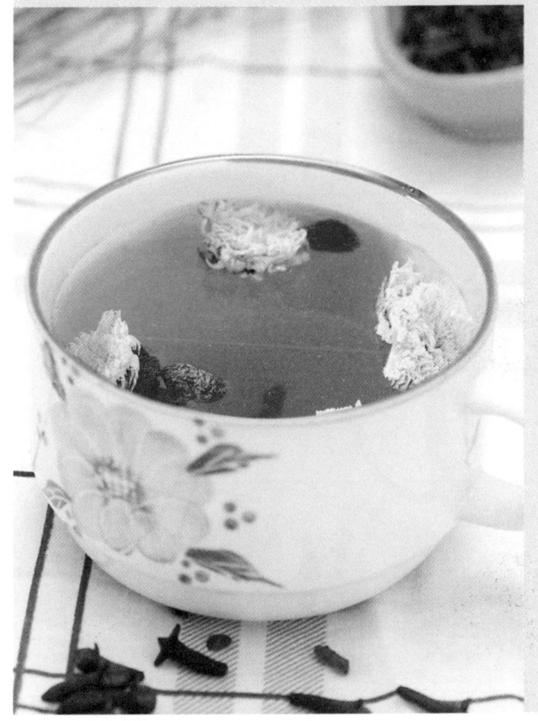

原料 五味子15克，枸杞子10克，杭菊花8克，绿茶包1袋。

做法

1. 将枸杞子、五味子、杭菊花、绿茶均洗净后一起放入保温杯中。
2. 冲入适量沸水，加盖闷15分钟。
3. 待温即可饮用。

功效解读 本品具有滋阴泻火、养肝明目、清热解毒、滋补肝肾的功效，主要用于肝肾阴虚型高脂血症，可缓解头晕头痛、目赤肿痛、潮热盗汗、口干舌燥、口腔溃疡等症。

气阴两虚型

气阴两虚是气虚和阴虚同时并见的证型。此证型常见于热性病中，热在气分，汗出不彻，久而伤及营阴；也常见于慢性消耗性疾病，如高脂血症、糖尿病、脑卒中后遗症、肺结核等。主要症状有：心悸气短、四肢乏力、失眠多梦、自汗盗汗、形体消瘦、小便短少、大便干结等。

治疗原则

以“补气养阴”为治疗原则。中药丸剂生脉散、人参养荣丸、八珍汤等，可用来治疗气阴两虚型高脂血症、糖尿病等慢性消耗性疾病。对症方药如下：太子参、麦冬、五味子各 20 克，熟地黄、当归、川芎、白芍、黄芪、茯苓、白术、甘草各 10 克，每日 1 剂，水煎 2 遍，兑匀，分 2 次服用。

饮食禁忌

忌辛辣燥热刺激性食物，如辣椒、胡椒、咖啡等；忌燥热肥腻性食物，如肥肉、狗肉、羊肉等；忌烟、酒；忌冰冻生冷食物，如冷饮、凉菜等。

忌附子、肉桂、干姜等燥热伤阴类药材；忌泽泻、茯苓、车前子、萆薢等化湿类药材；忌大黄、番泻叶等攻下类药材。

专家这样讲

检查血脂之前为什么要保持空腹

正常人餐后血中甘油三酯水平一般可持续升高 9 ~ 12 个小时。在此期间，进食会使血中的脂质和脂蛋白成分都发生改变，特别是进食肥肉、蛋黄等物质时，此时测出来的甘油三酯浓度有可能是空腹 12 个小时以后的数倍乃至数十倍。所以，只有保持空腹 12 个小时，让脂蛋白脂肪酶彻底水解了脂类物质，得到的检验结果才比较准确。

对症药材

人参	麦冬	五味子	玉竹	太子参

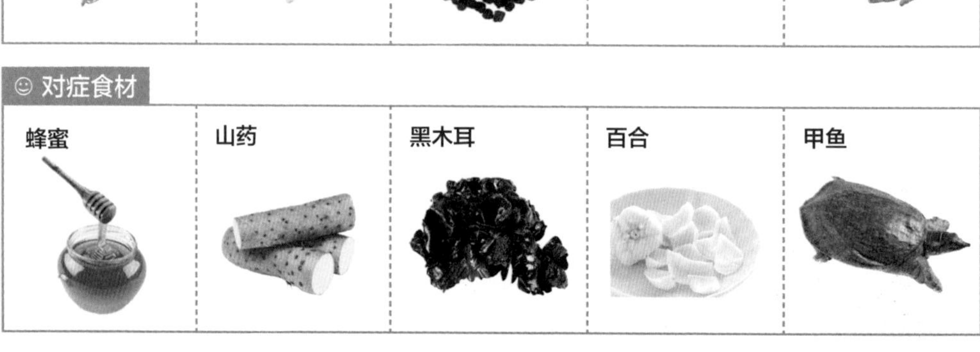

对症食材

蜂蜜	山药	黑木耳	百合	甲鱼

玉竹沙参焖鸭

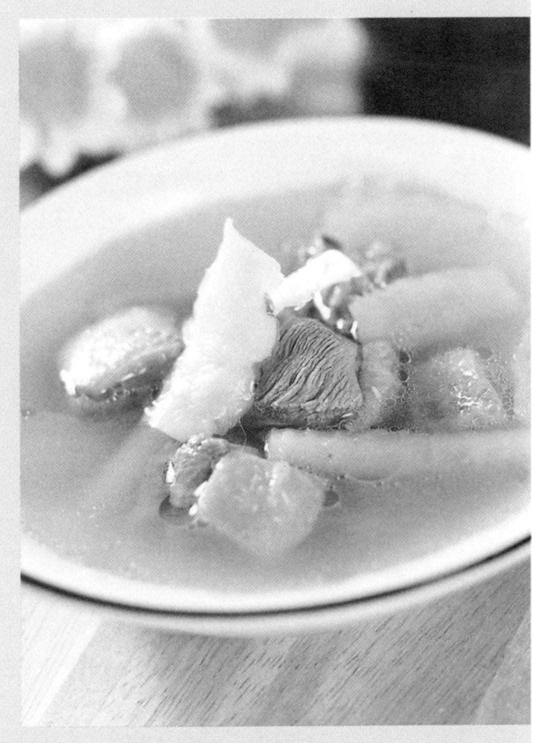

原料 老鸭1只，玉竹、北沙参各30克，党参15克，姜、味精、盐各适量。

做法

1. 将老鸭宰杀，处理干净，斩块，放入锅内；姜去皮洗净切片；中药材均洗净。
2. 老鸭、姜和中药材一起放入锅中，加水适量，大火煮开后转小火焖煮1个小时，加盐和味精调味即可。

功效解读 本品具有补气滋阴、益肺补脾的功效；适用于气阴两虚型高脂血症以及肺虚咳嗽、咯血、咽喉干痛等症。

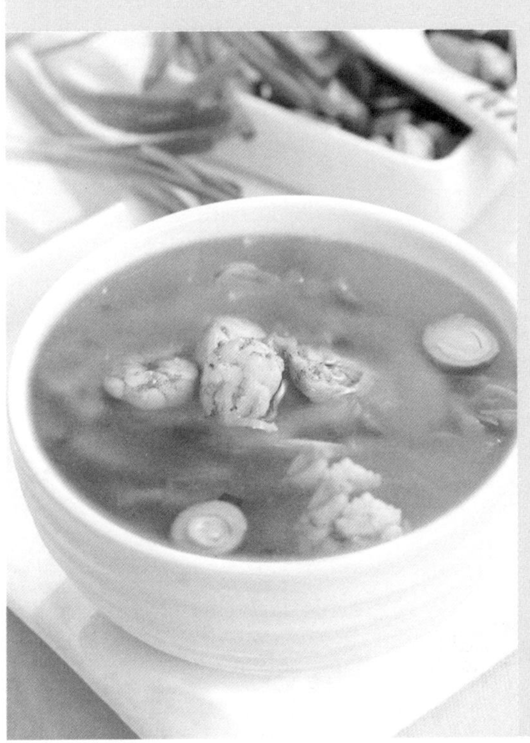

莲子百合参玉汤

原料 莲子、玉竹各10克，百合、北沙参各15克，桂圆肉、虾仁、冰糖、葱花各适量。

做法

1. 将百合、北沙参、玉竹、桂圆肉洗净。莲子洗净去心；虾仁洗净，备用。
2. 将除冰糖、葱花以外的原料放入煲中，加适量水，以小火煲约40分钟，加冰糖调味，撒上葱花即可。

功效解读 莲子可养心明目、补中养神；百合鲜品含黏液质及维生素，对皮肤细胞新陈代谢有益；北沙参、玉竹可滋阴润肤；桂圆可补血养颜；本品适合气阴两虚型高脂血症患者食用。

气滞血淤型

气滞血淤多是由气机郁滞、气行不畅，使得血管内的血液黏稠，循环不良，导致血液淤阻，此外，气郁易化热，日久容易形成血热、血淤，而血淤日久又容易导致气虚，从而形成恶性循环，容易引发一系列心脑血管疾病。常见症状有：胸闷憋气、针刺样疼痛、头痛眩晕、烦躁易怒及女性伴有月经量少、有血块等症。

治疗原则

以“行气活血、化淤通络”为原则。中医的代表方剂有活血汤、赤芍丹参饮。对症方药如下：香附、佛手各15克，柴胡、赤芍、川芎、红花、丹参各10克，黄酒60毫升，炙甘草6克。水煎服（将黄酒一起倒入煎煮），每日1剂，分2次服用，连续服用3天。

饮食禁忌

忌食辛辣刺激性食物，如辣椒、咖啡、巧克力等；忌燥热性食物，如狗肉、羊肉、荔枝、桂圆、榴莲等；忌烟、酒；忌冰冻食物。

忌附子、肉桂、干姜、鹿鞭、海狗肾等燥热性的药材。

专家这样讲

如何正确服用降血脂药

首先要理解药物的名称、药物的功效、用法用量以及会发生的副作用，如有疑问，可立即向医生咨询，特别是降血脂药物联合用药时可能引发比较严重的不良反应，还可以让医生了解自己的用药史，为医生的诊疗提供重要的资料。其次，送服药物时要用白开水，且应该在服药的同时摄入足够的水，否则可能不能使药物得到充分溶解，进而影响药效。

☺ 对症药材

香附	牡丹皮	三七	丹参	郁金

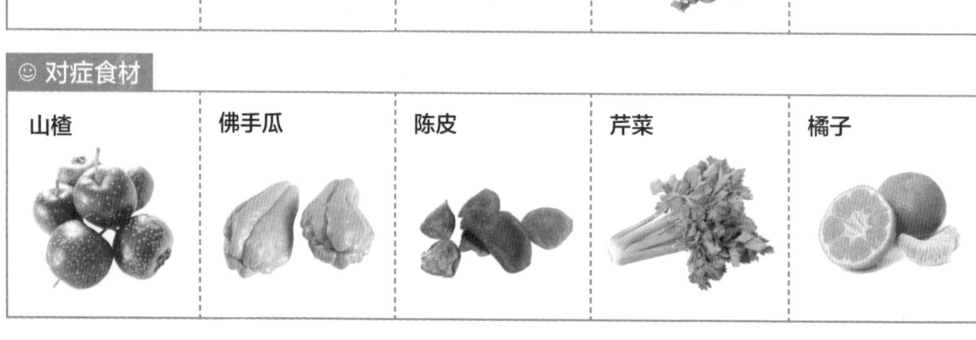

三七郁金乌鸡汤

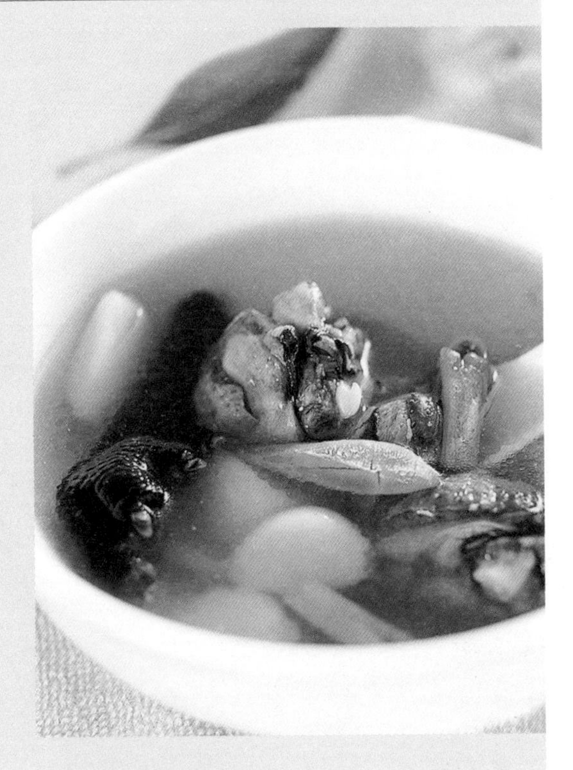

原料 乌鸡500克，三七、郁金、蒜各10克，川芎8克，姜、葱、盐各5克，料酒10毫升。

做法

1. 乌鸡处理干净，剁块；蒜去皮洗净；姜洗净切片；葱洗净切段；中药材均洗净。
2. 乌鸡放入蒸盘内，加入姜、葱，在鸡身上抹匀料酒、盐，把中药材放入鸡腹内，注入清水300毫升。
3. 放入蒸笼内，大火蒸50分钟即成。

功效解读 本品有疏肝理气、活血化淤等功效，可用于气滞血淤型高脂血症、冠心病以及女性月经不调、更年期综合征等症。

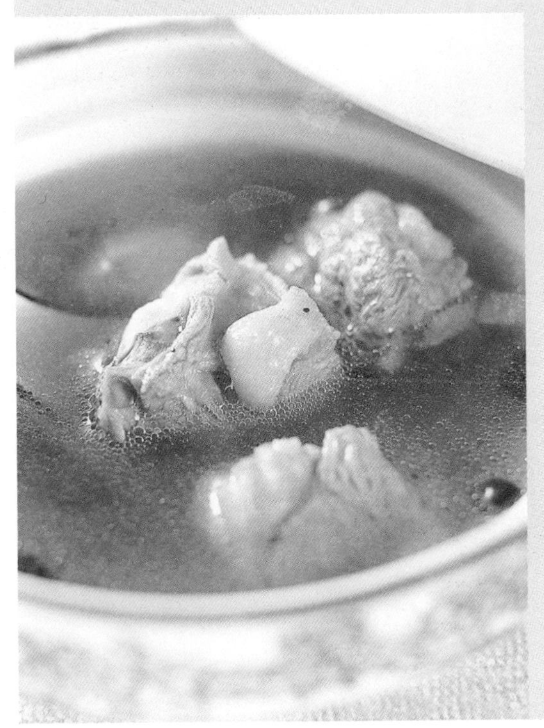

五胡鸭

原料 鸭肉500克，五灵脂、延胡索各10克，三七8克，盐、食醋各适量。

做法

1. 将鸭肉洗净、切块，用少许盐腌渍。
2. 五灵脂、延胡索、三七均洗净，加水煎汁，去渣取汁。
3. 将鸭肉放入大盆内，倒上药汁，隔水蒸至鸭熟软，食前滴少许醋即可。

功效解读 本品具有活血散淤、理气止痛的功效，用于气滞血淤型高脂血症、冠心病、动脉硬化、胃脘刺痛伴舌质紫暗等症。

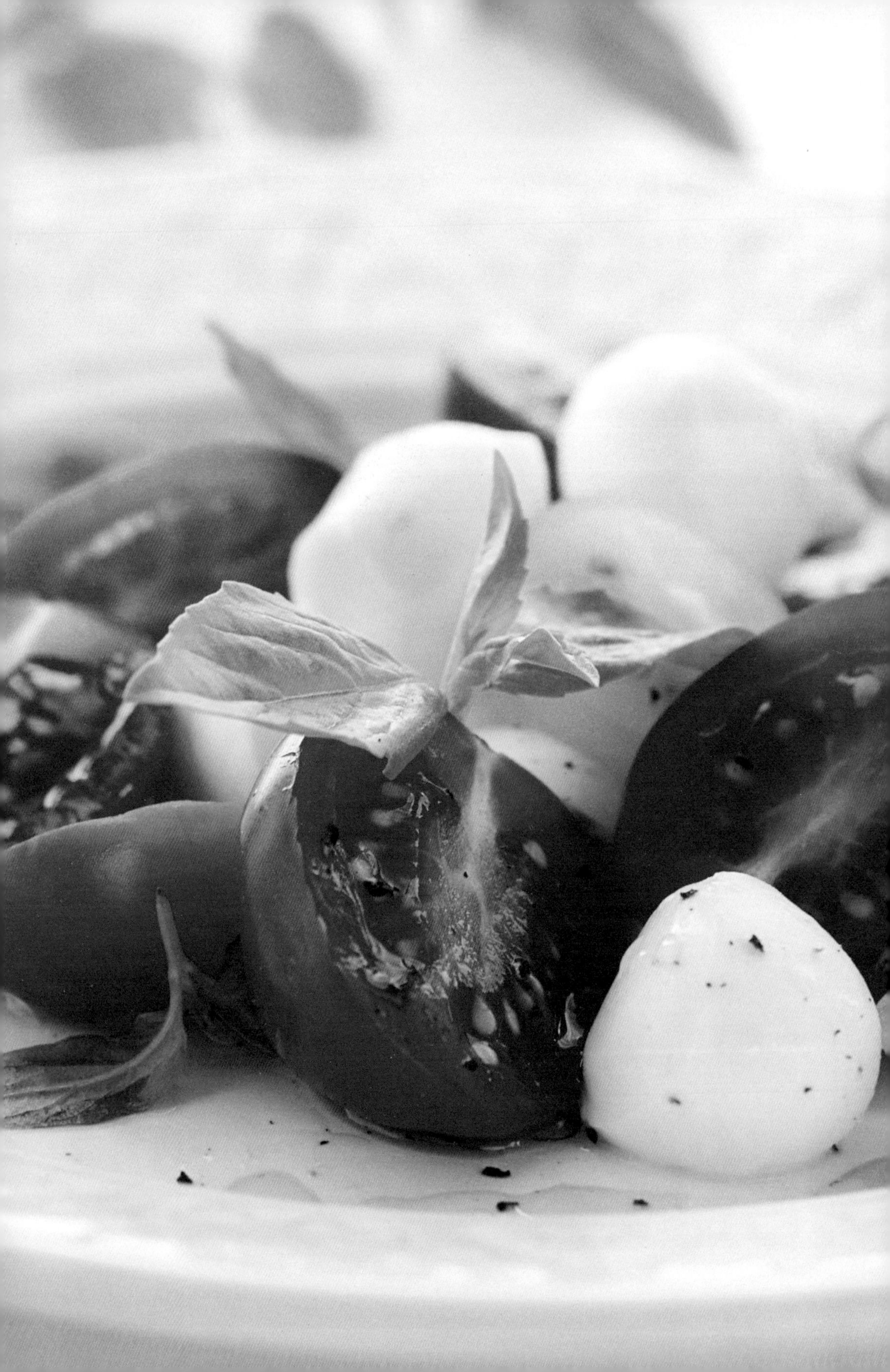

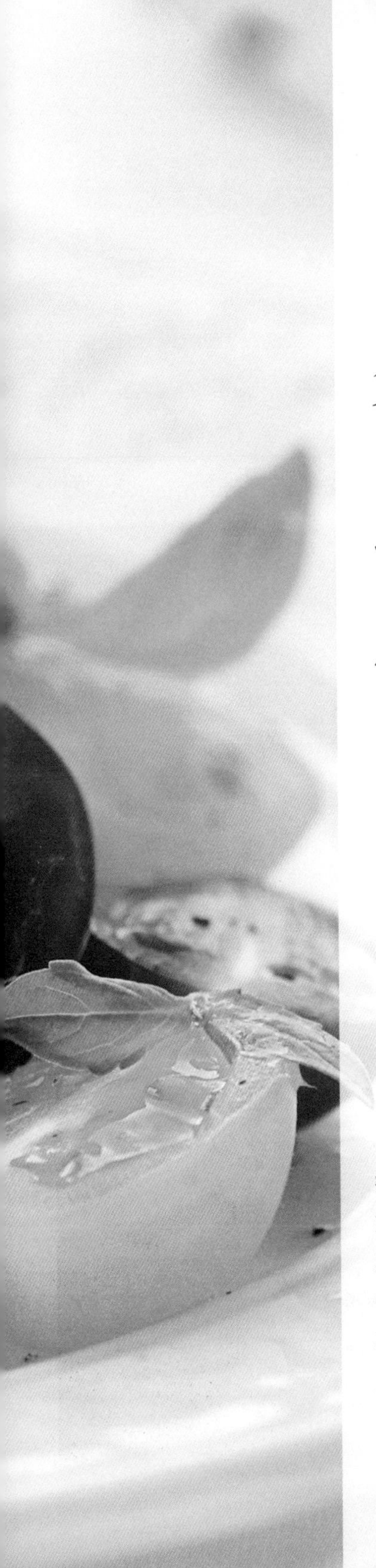

第六章

远离并发症，饮食宜忌全知道

高脂血症会造成血脂在血管壁上沉积，形成动脉粥样硬化。病发在心脏时，会引起冠心病；病发在脑部时，会引起脑卒中；如果堵塞眼底血管，会引起视力下降等一系列并发症，常合并其他疾病。所以在饮食调理上，不仅要遵从高脂血症患者的饮食原则，还要兼顾其并发症的饮食原则，如肥胖、高血压、冠心病、糖尿病、肠胃病等，因“病”制宜，多管齐下，远离并发症。

高脂血症并发糖尿病

众所周知，糖尿病患者的饮食要很讲究，而合并糖尿病的高脂血症患者饮食更加要讲究。只有将两者的饮食宜忌结合起来，才能够达到更好的效果。控糖控脂，是调理高脂血症并发糖尿病的关键。

饮食调理

糖尿病患者在饮食中有很多问题都需要注意，而伴有糖尿病的高脂血症患者在饮食过程中更应该多注意，要将高脂血症患者的饮食原则与糖尿病患者的饮食原则结合起来，设计出适合这类患者的饮食方案。也就是说高脂血症患者在同时患有糖尿病时，应该谨慎对待饮食，禁止进食糖分高的食物，选择正确合理膳食方案。

首先，根据病情轻重与体力活动计算出每日需要消耗的总能量，尽量少食用高脂肪、高胆固醇、高糖的食物，尤其是含糖分高的食物要少进食或者直接禁食。

其次，要遵循早餐吃好，午餐吃饱，晚餐吃少，粗细粮搭配，肉、蛋、奶适量，蔬菜餐餐有，每顿八分饱，下顿不饥饿等简单基本的饮食原则。

起居调理

不良的情绪会加剧病情的发展，特别是抑郁可使血糖代谢的调节功能降低，引起空腹血中胰岛素含量降低和血糖升高，从而加重病情。因此糖尿病患者要积极地进行心理治疗，化解消极情绪，正确面对现实。

- **要树立战胜疾病的信心：**患者应该保持积极的心态，保持乐观的情绪，主动与疾病做斗争，而作为周围的人更应为他们提供必要的支持性心理治疗，包括同情、体贴、鼓励、安慰，提供处理问题的方法；调整他们对挫折的看法，让他们认识到患糖尿病是人生中的一种挫折，改变其对挫折的态度。
- **减少不良刺激：**社会环境改变，例如亲人丧故、骤然受惊、人际关系紧张、无辜受冤、遭受难以容忍的挫折等这些不良刺激都应尽量避免，一旦遇到也要尽量正确看待，敢于面对，保持稳定的情绪，将危害降到最低。
- **提高对饮食的监控意识：**经常自我监督定时定量进餐的执行情况，并严格地按定时定量进餐的需要进行调整。

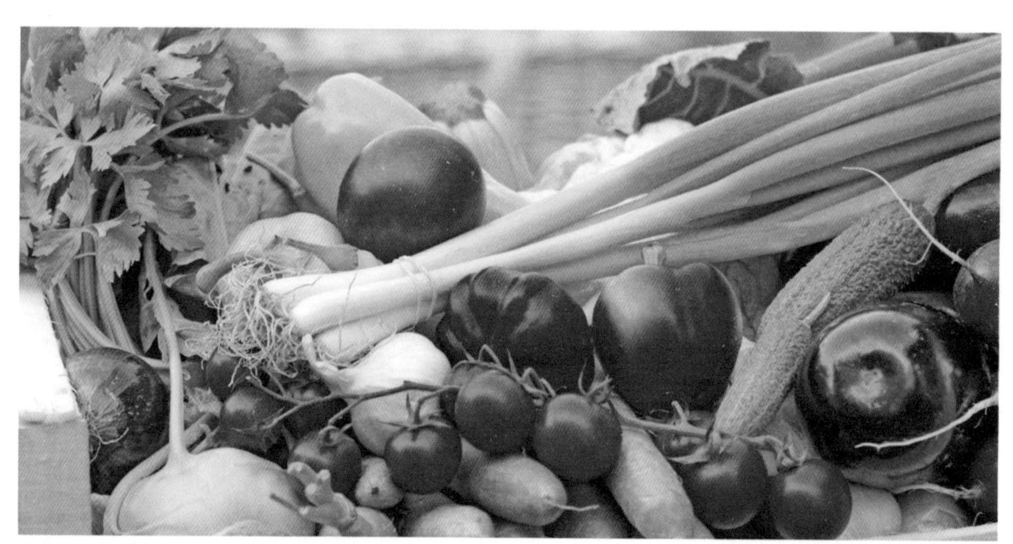

高脂血症并发糖尿病患者宜多吃新鲜蔬菜

白萝卜丝炖青鱼

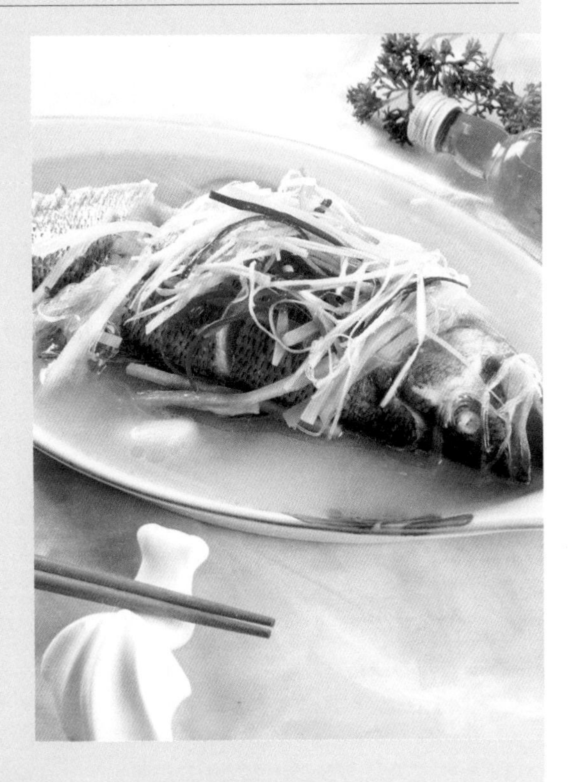

原料 青鱼1条，白萝卜100克，粉丝50克，青甜椒10克，红甜椒10克，盐3克，姜、蒜、料酒、鸡精各适量。

做法

1. 青鱼洗净打花刀，用盐和料酒腌渍；粉丝泡发；蒜、白萝卜、青甜椒、红甜椒、姜均洗净切丝。
2. 锅中加油烧热，加水，放鱼入锅，大火煮至汤变白色。
3. 放入白萝卜丝、甜椒丝、姜丝、粉丝、蒜、鸡精，小火煮3分钟即可盛出。

功效解读 青鱼富含不饱和脂肪酸和硒元素，能降低胆固醇，减少脑溢血的发病率。白萝卜富含香豆酸等活性成分，能够降低血糖、胆固醇，促进脂肪代谢，适合高血压性糖尿病、高脂血症、肥胖等患者食用。

草鱼煨冬瓜

原料 冬瓜500克，草鱼250克，生姜片10克，葱丝2克，绍酒10毫升，盐3克，醋5毫升，红甜椒丝少许，食用油适量。

做法

1. 将草鱼去鳞、鳃和内脏，洗净切块；冬瓜洗净，去皮切块。
2. 炒锅内加食用油烧沸，将草鱼放入锅内煎至金黄色，加入冬瓜块、生姜片、葱丝、红甜椒丝、绍酒、醋、水。
3. 煮沸后转小火炖至草鱼熟烂，加盐调味即成。

功效解读 冬瓜具有利尿、减肥、降脂的功效，而且其所含的热量极低，尤其适合高脂血症、糖尿病、肥胖症等患者食用；草鱼含有丰富的不饱和脂肪酸，可降低血中胆固醇，软化血管。

高脂血症并发高血压

高脂血症与高血压往往如影随形，高血压容易并发高脂血症，高脂血症也能并发高血压，有时候还伴随着血糖值的上升。因此，高脂血症患者远离并发症，更重要的是严防“三高”，做到降压、降脂双管齐下。

饮食调理

伴有高血压的高脂血症患者，在饮食中更要注意采取科学合理的方法。不仅要了解高脂血症患者的饮食原则，而且要了解高血压患者的饮食原则，将两者的饮食原则相结合，制订出适合这一类患者的饮食计划。伴有高血压的高脂血症患者要选择营养均衡的食材来控制总热量，在限制热量的范围内合理安排蛋白质、脂肪、糖类的比例，糖类应占到总热量的 50% 左右，脂肪占到 30% 左右，蛋白质占到 20% 左右。食物的烹调方法应尽量选择凉拌、蒸、煮等比较清淡的。尽量限制盐的摄入量，轻度高血压患者每日可摄取 2 ~ 5 克盐，中度高血压患者每日可摄取 1 ~ 2 克盐，重度高血压患者应采取无盐膳食。多补充钙等微量元素，减少对脂肪和胆固醇的摄入。

起居调理

血压在一天的不同时期是不稳定的，正常波动是较为合理的现象。收缩压处于 90 ~ 140 毫米汞柱为正常，舒张压处于 60 ~ 90 毫米汞柱为正常，如果偏离了这两项正常值，人体就会出现各种不适情况，如头晕、头痛、恶心等症状，甚至还可能引起各种严重的并发症。

控制血压：尽管将舒张压控制在 90 毫米汞柱以下，将收缩压控制在 140 毫米汞柱以下算达标，但冠心病、脑血管疾病、糖尿病患者一定要将两者分别控制在 80 毫米汞柱及 130 毫米汞柱以下。只有这样，才能拥有健康的身体。

学会准确地判断血压：有人认为自己的舒张压在 60 ~ 90 毫米汞柱之间，就是低血压，这其实属正常血压。所以一定要学会准确地判断血压。

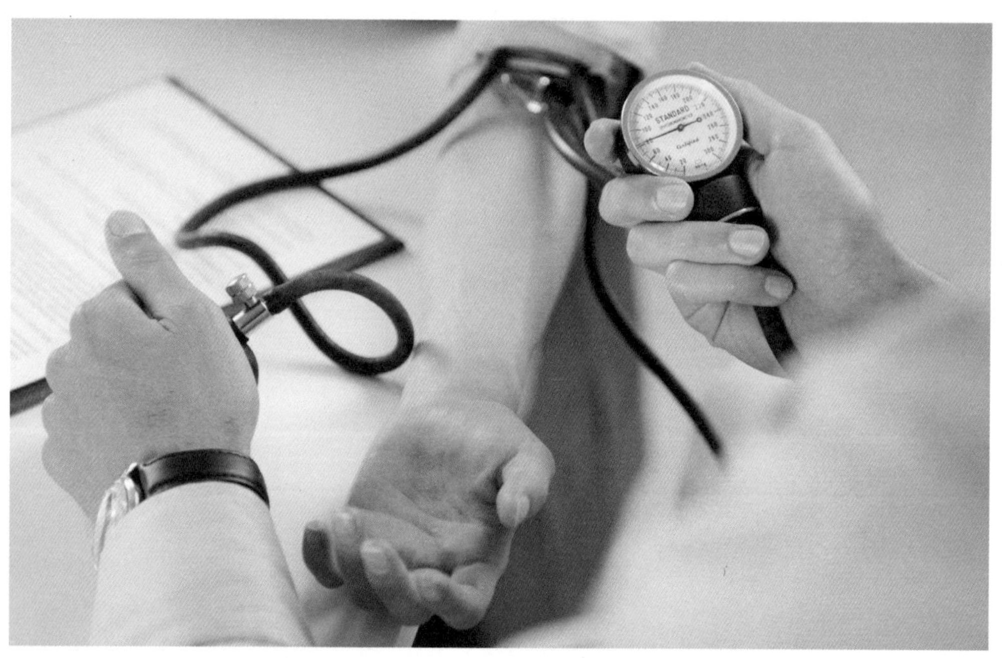

高脂血症合并高血压患者应定期测量血压

毛豆核桃仁

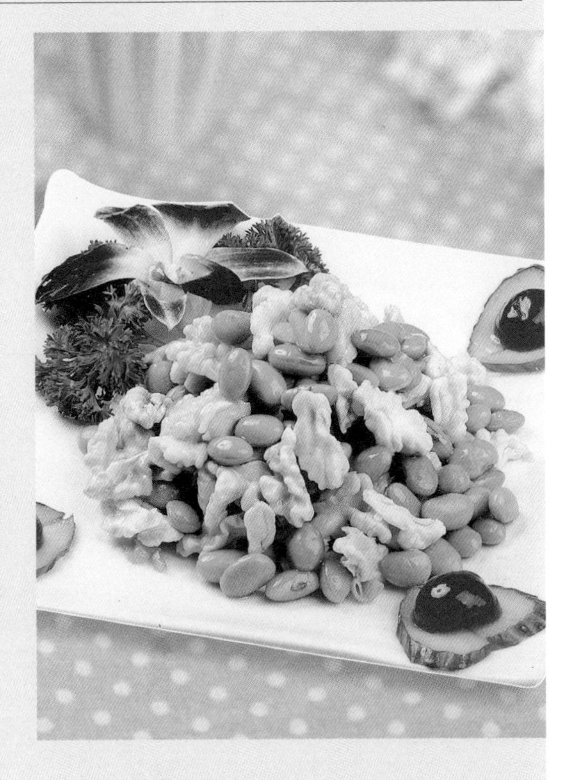

原料 毛豆350克，核桃仁200克，香油15毫升，盐3克，鸡精2克，蒜蓉、食用油各适量。

做法

1. 将毛豆去壳洗净，沥干待用；核桃仁洗净，焯水待用。
2. 锅置火上，注油烧热，下入蒜蓉炒香，倒入毛豆滑炒，再加入核桃仁翻炒至熟。
3. 最后加入盐和鸡精调味，起锅装盘，淋上适量香油即可。

功效解读 毛豆可有效降低血脂，预防动脉硬化。核桃仁也含有丰富的不饱和脂肪酸，可清除血管壁上的胆固醇和脂肪，有效降低血脂。本菜还富含卵磷脂，常食还能预防阿尔茨海默病。

海蜇拌土豆丝

原料 土豆200克，海蜇100克，姜、葱各10克，醋4毫升，酱油5毫升，盐、味精各3克。

做法

1. 海蜇洗净切细丝；土豆去皮洗净切丝；姜洗净切丝；葱洗净切细丝。
2. 海蜇、土豆入沸水中烫熟，捞出。
3. 将土豆、海蜇与剩余原料一起拌匀即可装盘（用红甜椒丝装饰）。

功效解读 海蜇中富含的多种矿物质，可有效降低血脂，常食能预防高脂血症的发生。土豆富含膳食纤维，具有降低胆固醇和脂肪的作用。此外，本品还有滋阴生津、补虚益气、美容养颜等功效，适合高脂血症、肥胖、缺碘性甲状腺肿大等患者食用。

高脂血症并发肥胖

高脂血症以血脂成分的浓度超过正常标准为主要特点，而肥胖人群多为脂肪代谢紊乱，对游离脂肪酸的动员利用减少，血脂成分也普遍增高。当肥胖患者摄入热量正常或较少时，高脂血症的症状就会好转，因此，高脂血症患者要远离肥胖。

饮食调理

伴有肥胖的高脂血症患者除了要遵从高脂血症患者的饮食原则外，还要兼顾肥胖患者的饮食原则。肥胖饮食疗法的根本，首先要限制热量的摄取，通常要实行“饭吃八分饱”的节食方法。其次要注意糖类、脂肪、蛋白质、维生素、矿物质、膳食纤维、水分等的摄取量，使摄取的热量控制在正常偏低范围。此外还应当尽量避免食用糕点、肥肉等。高脂血症与肥胖的发病原因都与体内脂肪过多有关，所以应该少吃零食，不吃夜宵，三餐不要吃得太饱，不吃油炸、油腻的食物，多吃水果与蔬菜，少吃米面等主食，多吃蛋白质含量丰富的食物。烹调食物时要减少用油量，尤其是动物性油要尽量少用，用餐顺序是先吃蔬菜，再吃主食，控制饮食，多做运动，使摄入的热量与消耗的热量能够相抵，从而减轻体重。

起居调理

高脂血症合并肥胖患者要经常外出活动。高脂血症患者大多都是“生性喜静”的人，要改变这种不良的生活习惯，就应该多出去走走，多参加适量的娱乐活动，可以结伴去爬山、步行、跑步、跳舞、跳健美操、游泳，练习篮球、羽毛球、乒乓球、保龄球等，在与他人的和谐相处中感受降脂减肥的乐趣。

- **控制好运动量：**一般来讲，运动应达到个体最大心率的 79%～85%，以有节奏、重复性、轻中等强度活动为宜，如步行、慢跑、游泳、跳绳、骑自行车等。
- **控制好运动持续时间：**运动持续时间也应长短合理，达到上述心率要求后可维持 20 ～ 30 分钟。锻炼者可以根据自己的身体状况与实际情况来判断运动量是否合适。

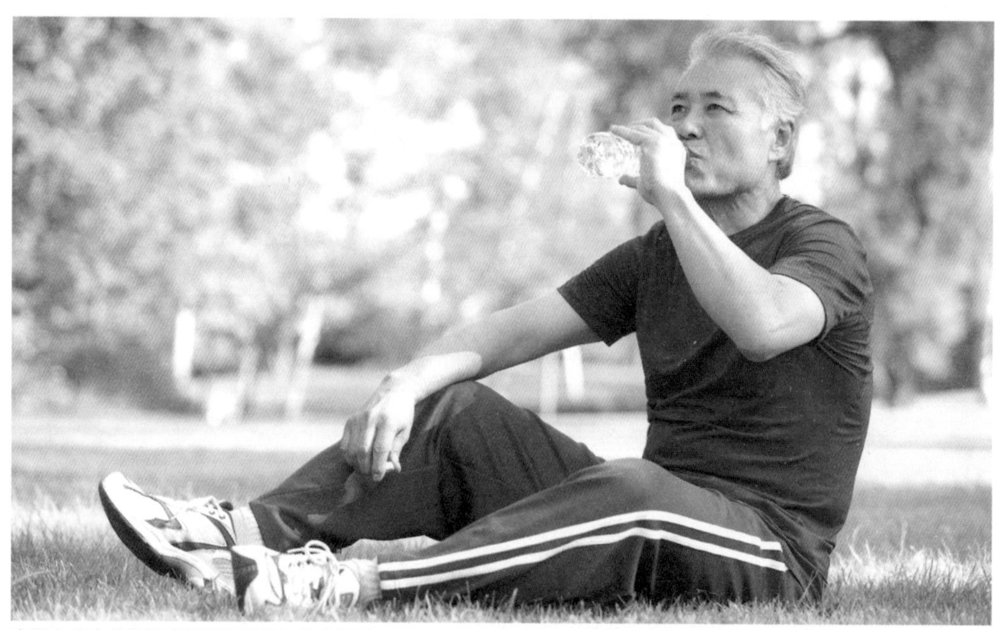

高脂血症合并肥胖患者要积极参与体育运动

韭菜炒豆干

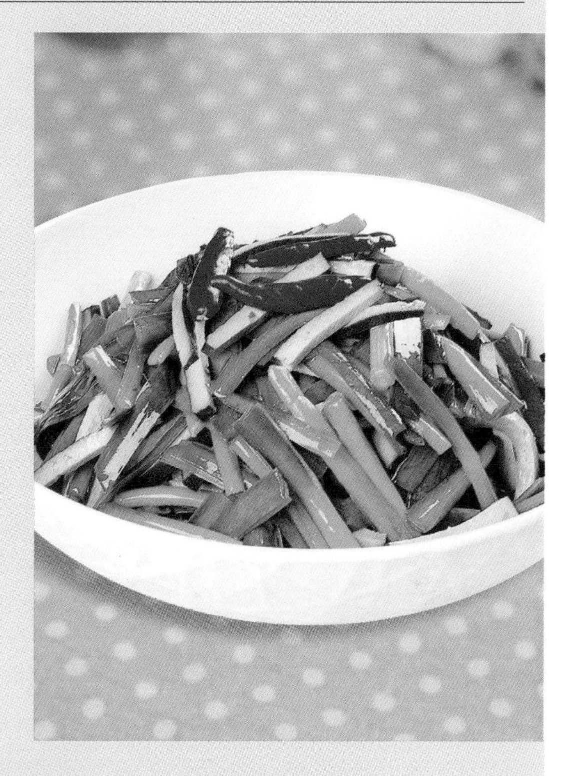

原料 韭菜400克，豆干100克，红辣椒20克，盐3克，鸡精1克，食用油适量。

做法

1. 将韭菜洗净，切段；豆干洗净，切细条；红辣椒洗净。
2. 锅加油烧至七成热，倒入韭菜翻炒，再加入豆干一起炒至熟，用红辣椒装饰。
3. 最后加入盐和鸡精调味，起锅装盘即可。

功效解读 韭菜除含有较多的粗纤维，能增加胃肠蠕动，促进排毒，预防脂肪堆积和肥胖外；还含有挥发油及含硫化合物，具有杀菌和降低血脂的作用。因此常食本菜对高脂血症、冠心病都大有好处。

荠菜炒冬笋

原料 冬笋450克，荠菜末30克，花椒10克，酱油、料酒各6毫升，味精4克，白糖3克，香油、食用油各适量。

做法

1. 冬笋切小块；锅中入油少许，将花椒炸出香味，捞出。
2. 倒入冬笋翻炒，加酱油、白糖、料酒，加盖焖烧至入味。
3. 加入荠菜末、味精炒匀，淋上少量香油即可出锅。

功效解读 荠菜含有大量的粗纤维，食用后可增强大肠蠕动，促进排泄，从而增强新陈代谢，有助于防治高血压、冠心病、糖尿病、大肠癌及痔疮等。冬笋可清热泻火、利尿降脂，增强胃肠功能。

高脂血症并发脂肪肝

当人体内脂肪的质量超过肝脏质量的5%时，脂肪代谢途径发生障碍，多余的甘油三酯便沉积在肝内，增加到一定的数量就成为脂肪小滴，再聚集，最后便成为脂肪肝。因此，高脂血症患者也常常合并脂肪肝。

饮食调理

饮食调理是高脂血症并发脂肪肝患者的基本治疗措施。通过合理改变膳食种类及数量，既能维持患者正常体力和生理功能，又能预防高脂血症的进一步恶化。

高脂血症并发脂肪肝患者应吃低脂肪、低糖和高蛋白的饮食，从根本上减少脂肪的摄入和堆积，少食巧克力、冰淇淋，多食豆类食物，并适当进行运动锻炼。要合理控制热量摄入量。糖类、蛋白质和脂肪为食物中的热量来源，其需要量要根据患者的年龄、性别、体重和劳动强度而定。

适当增加蛋白质供给量，高蛋白膳食有利于肝细胞的修复和再生，按每日每千克体重1.5～1.8克供给或每日总摄入量以90～120克为宜，其中优质蛋白质应占35%以上。供给蛋白质的食物可选用瘦肉类、鱼类、牛奶、鸡蛋清及少油豆制品等。

不能喝酒，酒精是损害肝脏的第一杀手。另外，不宜摄入过多的动物性脂肪、动物油、动物蛋白。

脂肪肝的病变程度除与肥胖的程度成正比外，也与进食脂肪或糖过多有关，限制热量的摄入，减轻体重，肝脏脂肪浸润也随之减轻。

起居调理

除了控制热量，高脂血症并发脂肪肝患者还要注意其他方面的调理。

- **尽量避免服用各种药物：** 有数十种药物与脂肪肝有关，如四环素、乙酰水杨素、糖皮质类固醇、合成雌激素、胺碘酮、某些抗肿瘤药物等，都可以导致脂肪在肝内积聚。
- **及早治疗：** 理论上，单纯性脂肪肝在去除病因后，可完全恢复正常，即使到了脂肪性肝炎阶段，如果给予积极的治疗，病变的肝脏也可得到好转；但如果发展到了肝硬化阶段，即使积极治疗，病变的肝脏也不可能恢复正常。因此，发现高脂血症并发脂肪肝后应当尽早进行治疗。

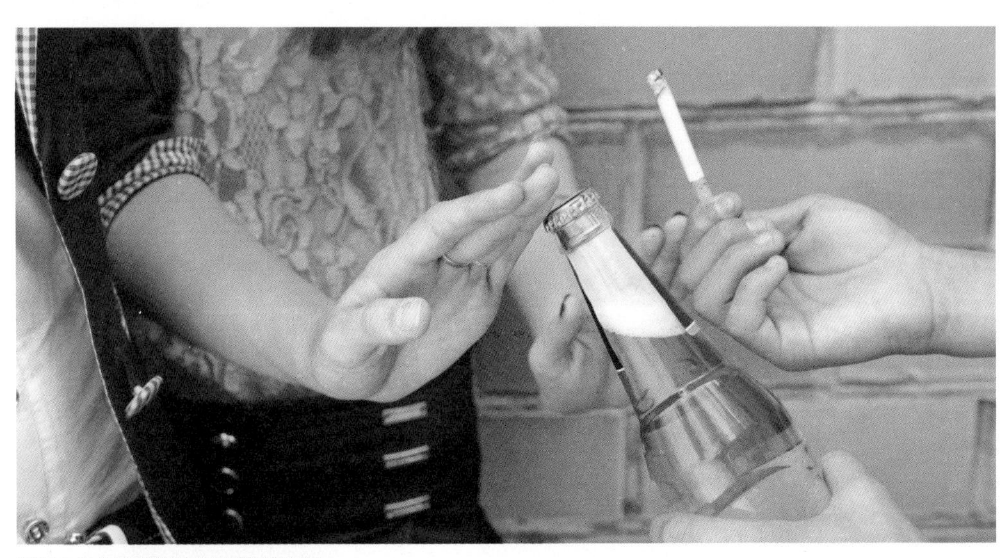

高脂血症合并脂肪肝患者要远离烟酒

芹菜青鱼块

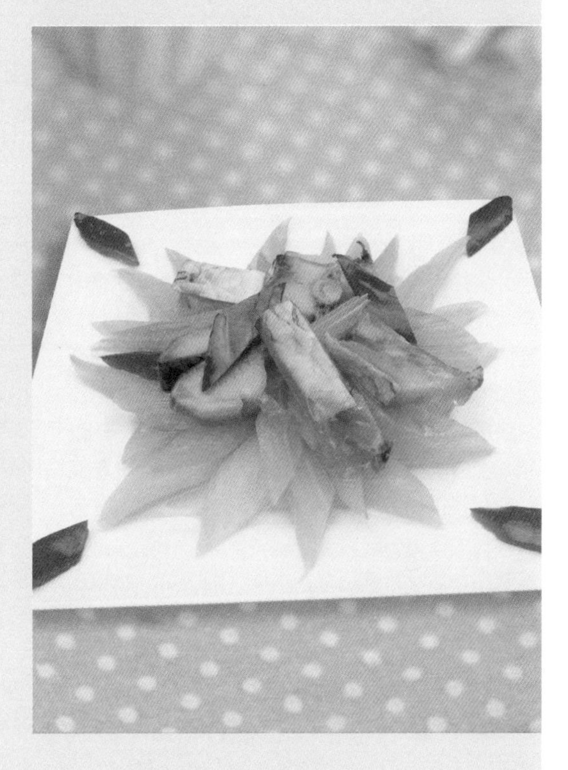

原料 芹菜150克，青鱼120克，红甜椒10克，料酒、生抽、香油各10毫升，盐、味精各3克，食用油适量。

做法

1. 青鱼肉洗净，斩块，用料酒、味精腌渍15分钟；芹菜洗净，切斜段；红甜椒洗净，切菱形片。
2. 炒锅上火，注油烧至六成热，下鱼块炒至颜色微变，捞出，沥干油分。
3. 锅内留油，放入红甜椒爆香，下芹菜炒熟，加入鱼块炒匀，加盐、生抽、香油调味，盛盘即可。

功效解读 本品对高脂血症、高血压以及动脉硬化等病都有一定的食疗作用。

炒黄豆芽

原料 黄豆芽400克，蒜苗3根，香油10毫升，盐3克，红甜椒少许，味精1克，食用油适量。

做法

1. 将黄豆芽掐去根须，拣出豆皮，洗净后控干水分；红甜椒、蒜苗洗净，切成小段。
2. 将锅置火上，倒油烧热，下入黄豆芽炒至水分不多时捞出备用。
3. 将红甜椒下入锅内，炒出香味，加入黄豆芽、盐、味精炒匀，再放入蒜苗段，淋入香油，翻炒几下即成。

功效解读 黄豆芽具有清热利湿、降脂减肥的功效，适合高脂血症并发脂肪肝及肥胖的患者食用。

高脂血症并发冠心病

过多摄入脂肪和胆固醇，会导致胆固醇和脂蛋白结合在一起形成一些小颗粒而沉着在血管内壁上，从而阻碍血管的通畅性，久而久之该部位就发生病变，从而导致心脑血管疾病的发生。因此，高脂血症也很容易并发冠心病。

饮食调理

合并有冠心病的高脂血症患者在进行饮食时应该兼顾冠心病患者的饮食原则。应控制总热量，维持热量平衡，防止肥胖，使体重达到并维持在理想范围内。控制脂肪摄入，使脂肪摄入总量占总热量的 20% ~ 25%，其中动物脂肪以不超过 1/3 为宜，胆固醇摄入量应控制在每日 300 毫克以下。蛋白质的质和量适宜，应适当增加植物蛋白，尤其是大豆蛋白的摄入。应尽量少吃纯糖食物及其制品，多吃新鲜蔬菜、水果，因蔬菜、水果是维生素、钙、钾、镁、膳食纤维和果胶的丰富来源，果胶能降低人体对胆固醇的吸收。少食多餐，避免吃得过多、过饱，不吃过油腻和过咸的食物，每日盐摄入量应控制在 3 ~ 5 克。

起居调理

许多冠心病患者病发都是在情绪大受刺激之下，如大喜、大悲、大怒时，这些剧烈的情绪反应会使交感神经兴奋，使体内儿茶酚胺等血管活性物质增加，令心跳加剧、血压升高，冠状动脉出现痉挛；另一方面，心肌耗氧量增加，也会使冠状动脉闭塞，造成心室纤颤，促发心绞痛。所以，高脂血症并发冠心病患者更要注意调节心理。

- **学会放松：**要学会减轻压力与放松，正确对待各种应激事件，避免过度兴奋、紧张，控制情绪变化。
- **避免消极情绪：**人到老年，身边逐渐会有一些朋友过世，建议少参加哀悼活动，不妨通过其他方式寄托哀思，以免消极情绪影响病情。
- **保持心胸豁达：**在处理日常琐事时，应该心胸宽阔豁达，尽量不要因琐事烦恼；即使心里有不平衡，也不要“发泄”，而应“宣泄”，大哭大闹等方式伤人又伤己，可以找朋友或家人聊一聊，宣泄自己的不快。
- **养心：**古人提倡“和喜怒而安居处，节阴阳而调刚柔”，可以把它作为保养心脏的座右铭。

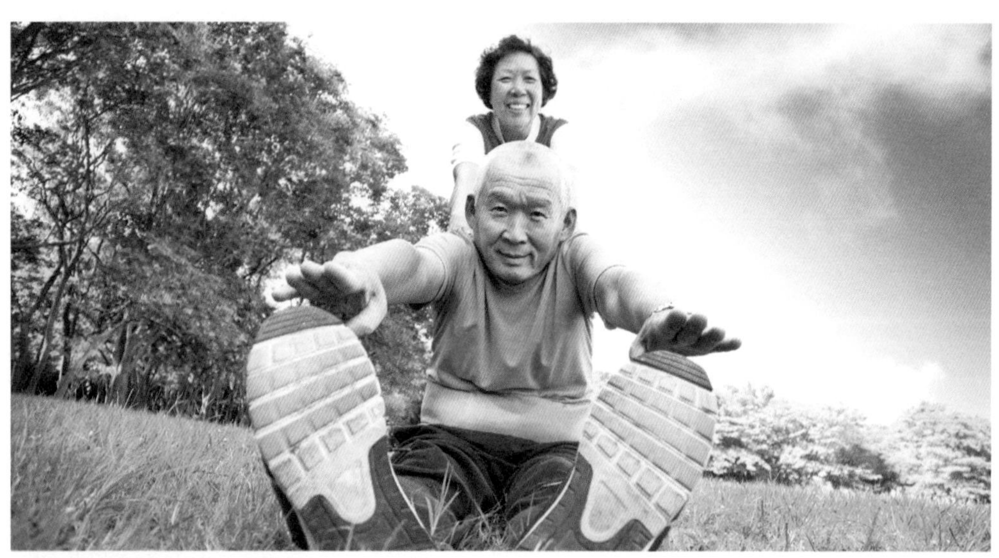

保持心情开朗对防治高脂血症并发冠心病意义重大

胡萝卜土豆丝

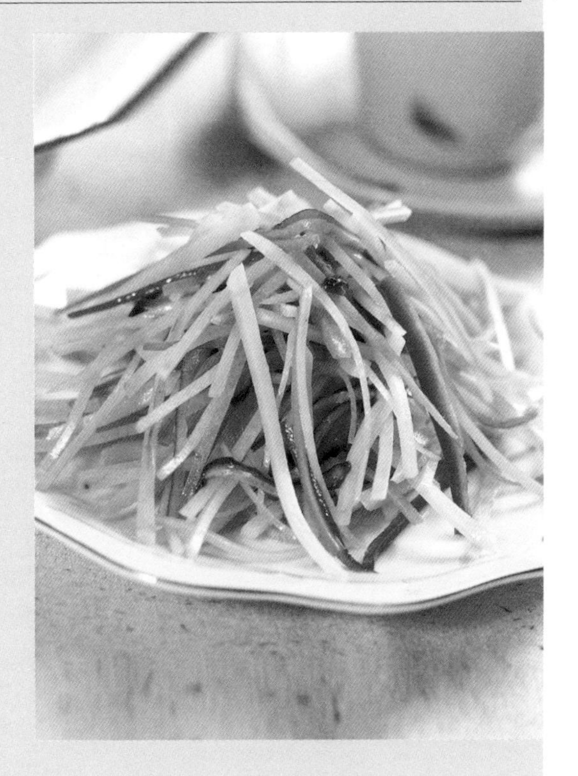

原料 土豆250克，胡萝卜100克，水发香菇25克，青椒20克，料酒3毫升，白糖2克，盐4克，食用油、水淀粉、鲜汤各适量。

做法

1. 将水发香菇、青椒、胡萝卜均洗净，切丝；土豆削皮切丝，洗净捞起沥水，放入油锅中炒至断生，捞起沥油。
2. 原锅留油，倒入青椒、香菇、胡萝卜，加入料酒稍炒，再加入盐、白糖和土豆丝，拌炒后加入鲜汤，待沸后用水淀粉勾芡即可。

功效解读 本品具有益气健脾、增进食欲、降脂减肥的功效，尤其适合食欲不佳、高脂血症、高血压等患者食用。

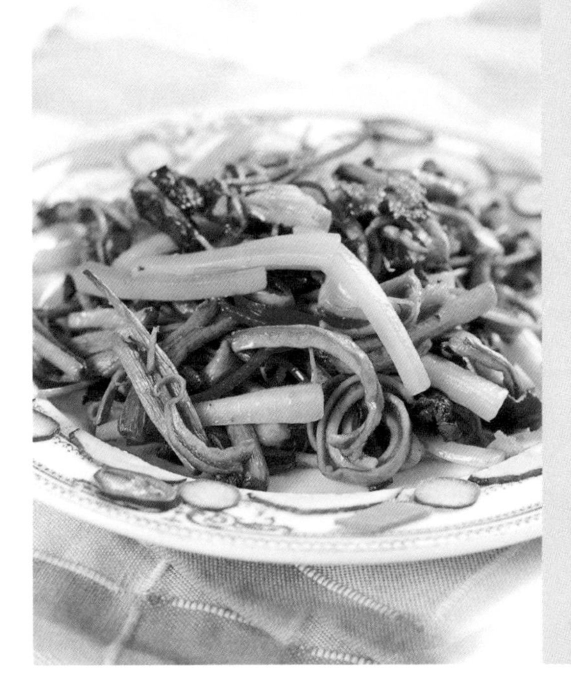

芹菜茶树菇

原料 茶树菇300克，芹菜丝100克，葱白20克，蚝油15毫升，水淀粉15克，盐、白糖各2克，姜丝、蒜蓉、红甜椒丝各5克，食用油适量。

做法

1. 将茶树菇洗净，下油锅稍炒，捞出沥油。
2. 将芹菜丝入沸水中汆熟。
3. 油锅烧热，爆香葱白、姜丝、红甜椒丝、蒜蓉，再放入茶树菇、芹菜丝，加入调味料炒匀入味，用水淀粉勾芡即可。

功效解读 芹菜含有丰富的维生素P，可以降低血压、血脂，有效预防冠心病、动脉硬化等病的发生。而茶树菇不仅能降低血脂和血糖，还能辅助防癌抗癌。

附录一
高脂血症患者最关注的27个问题

瘦人也会得高脂血症吗

据调查结果显示，很多体重在标准范围之内，甚至稍微偏轻的人也是高脂血症患者，这是因为，他们的体脂肪率偏高，这与他们平时的高脂肪、高糖饮食以及少运动有关。这些“内胖”一族虽然体重没有超重，但是体内却积聚着很多危害健康的脂肪，会引起高脂血症。瘦人的高脂血症与肥胖者比较有其特点，瘦人高脂血症多为低密度脂蛋白胆固醇升高，程度多较轻，而高密度脂蛋白胆固醇多低于正常水平，所以这类人也很容易患心脑血管疾病。

高脂血症患者一天要睡多久才算是合理科学的

正常成年人，每天的睡眠时间应该以 8 ~ 9 个小时为宜，夜晚的睡眠时间是 7 ~ 8 个小时，中午最好休息 1 个小时或是半个小时，而且要努力提高睡眠质量，尽量减少额外的睡眠。对于老年高脂血症患者，鉴于功能相对衰退的情况，在睡眠时间的控制上，需要休息静养的时间应该更多一些。所以，老年人每天的睡眠时间应该在 10 个小时左右，夜间睡 9 个小时左右，午间睡 1 个小时左右。但是老年人不宜卧床时间太长，如果睡眠时间超过 13 个小时，则对身体不利，也应该适当地活动活动。

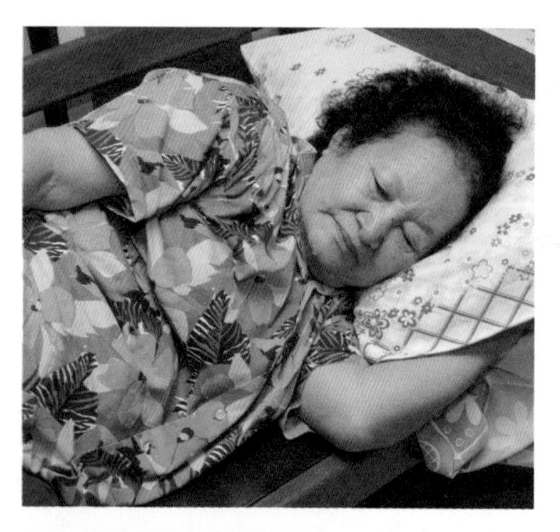

高脂血症患者不能睡高枕头吗

高脂血症患者不能睡高枕头。因为高脂血症患者的血液流动速度比正常人慢，睡眠时就更慢。如果枕头过高的话，头颈所处的位置就会显得太高，流向头部的血液就会减少，这样就很容易引发缺血性脑卒中。

冬天怕冷，高脂血症患者能加盖厚被吗

老年人机体功能退化，怕冷，冬天常会盖厚重的棉被来取暖。但是厚重的棉被压在人体上，不仅影响呼吸，而且会使全身的血液循环受阻，容易导致脑部血流障碍或缺氧，增高脑压，所以老年人在冬天睡眠时切记不要加盖厚重的棉被。

高脂血症患者需要定期检查吗

高脂血症患者需要定期检查。很多案例资料都表明，高脂血症这种慢性疾病是一种极易复发的疾病，通过定期检查，患者可以了解自己身体的变化，根据这些变化来调整自己的治疗方案，随时控制自己的病情，在专业医师的指导下调理身心，以求长期稳定的健康状态。

高脂血症患者自我检查的内容有哪些

通常状况下，自我检查的内容主要包括：自行计算、记录、检查每天的饮食量、体重、运动量、血脂值，把它们制成表格的形式，观察其变化趋势，并根据这种变化的趋势注意调整每天摄取饮食的量及营养素的均衡。这种自我检查的好处还在于，它能帮助我们积累观测自己的身体变化。积累到一定程度之后，就算不用进行实际的测量，仅凭肉眼就能测知各项观测数量的值了，这样就很方便了。但是目测毕竟容易产生偏差，所以最好隔几天就将所有数据全部实测一次，以便修正不准确的目测数据。

高脂血症患者都适合运动吗

运动疗法是高脂血症患者降低血脂的一个重要方法，但是并不是人人都适宜。高脂血症不伴严重并发症的患者，一般可参加体育锻炼，合并

有以下疾病的高脂血症患者应禁止运动：①重度高血压；②严重的糖尿病；③急性心梗急性期；④不稳定型心绞痛；⑤充血性心衰竭；⑥严重的室性和室上性心律失常；⑦肝、肾功能不全。合并有下列疾病的高脂血症患者应尽量减少运动量，进行运动的同时应做好自我监护，有条件的最好运用医疗设备进行监护，如控制情况不好的糖尿病；肥厚型梗阻性心肌病、扩张型心肌病和明显的心脏肥大；频发室早搏、心房颤动；室壁瘤；甲亢；肝、肾功能损害。

高脂血症患者如何跳绳降脂

跳绳对于高脂血症患者来说是一项比较有益的运动，刚开始跳绳时，应先熟悉跳绳的正确姿势，可以对着镜子或请别人看看你跳绳的姿势是否正确，同时要注意以下事项 ①绳子形成美丽的曲线，形状不会松垮无力；②绳子打在地板上的部分不要太多；③能流畅、不感疲倦地持续；④要在绳子着地前跳跃，绳子离开地板后脚着地，调节脚和腰部的弹力，反复这个动作，就能找到容易持续进行的节奏 ⑤跳绳时常常会不小心扭伤脚部，因此需要做好准备和缓和动作，以预防运动伤害。

高脂血症患者步行降脂有哪些原则

要达到防治高脂血症的目的，需掌握步行的科学要领，牢记“坚持、有序、适度”三原则：①坚持原则 运动贵在坚持，持之以恒是重中之重。②有序原则：有序即循序渐进，刚开始不要走得太快，然后逐渐增加时间，加快速度。③适度原则：所谓适度原则可以概括为一句话：“三个三、一个五、一个七。”“三个三”即每天应至少步行3000米、时间30分钟，根据个人的情况，一天的运动量可以分成3次进行；“一个五”即每周至少运动5次以上；“一个七”即步行不需要超负荷，那样反而会不利于身体健康，步行只要达到七成就可以防病健体。

高脂血症患者可以跳舞吗

跳舞是一种主动的全身运动，长期跳舞的人，气质会比较独特。我国古代就有记载：“作为舞以宣导之。”舞蹈不仅能够疏通凝滞的气血，引导筋骨舒展，具有极好的保健强身功效，同时还带给人很美好的视觉享受。不同的舞蹈，其运动量有很大的差别，如节奏快、动作幅度大的跳法有较好的降脂减肥效果。而慢节奏的舞蹈则效果相对较小一些。有资料报道，各项舞蹈中以跳迪斯科舞降脂减肥效果最为明显。所以，高脂血症患者可以适当跳些舞，既在娱乐休闲的同时培养了爱好，更锻炼了身体、治疗了疾病，实在是一举多得的运动项目。

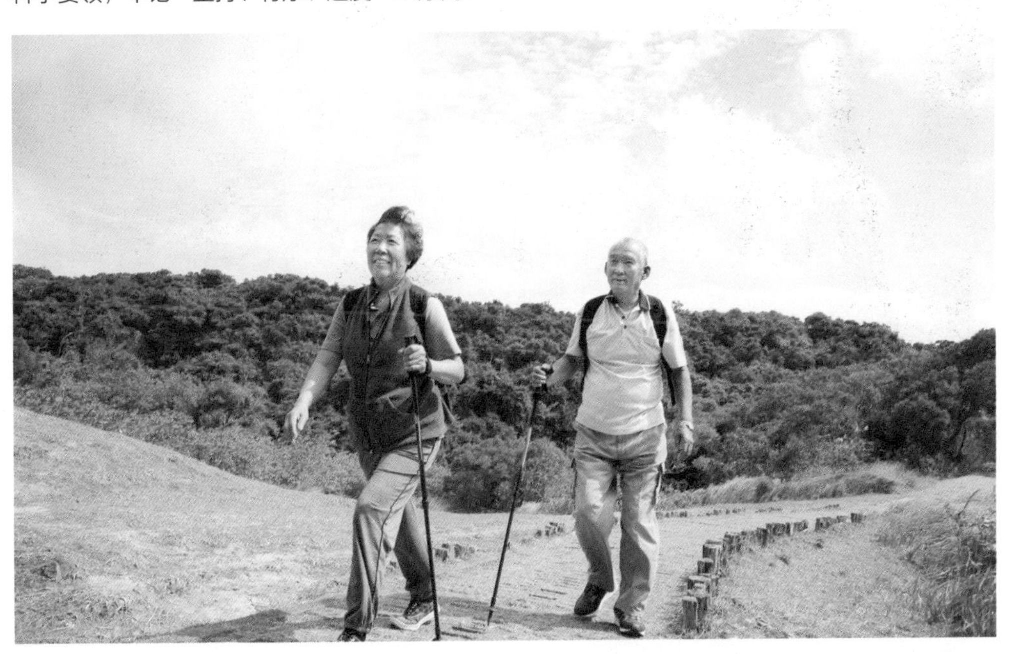

高脂血症患者如何慢跑降脂

所谓慢跑就是指长时间、慢速度、远距离的运动方法。慢跑可增强心肺功能，促进人体大量吸收氧气。慢跑的方法很多，大体来分，有以下几种可以借鉴，方法一：慢速放松跑，即以较慢的速度，轻松的步伐来进行慢跑。方法二：反复跑，是以一定的距离作为段落，进行反复多次的跑步。方法三：变速跑，就是跑步速度不一致，跑时快一阵慢一阵，并把慢跑本身作为 2 次快跑之间的恢复阶段。在平时进行变速跑锻炼时，快跑段落的距离及其频次应加以规定，并且必须以同样速度跑完所有的快跑段落。方法四：原地跑。最大的好处是，可以不挑选场地，即便在家中也可以进行锻炼。方法五：定时跑，是一种不限速度和距离，只要求跑一定时间的运动方法。

游泳对于高脂血症患者有什么好处

游泳对于高脂血症患者主要有下列好处：游泳可以看作是一种锻炼血管的体操，慢速度的游泳可以使身心得到明显的放松；可以促进全身运动，促进人体的全面发展，以达到减肥的效果；游泳要是长期坚持，呼吸肌会得到很好的锻炼，从而改善和增强呼吸功能；游泳还能促进新陈代谢，增强人体适应外界环境变化的能力，可抵御寒冷，预防疾病。

爬楼梯能降脂吗

爬楼梯也是一项运动，它和登山相似，但爬楼梯更方便，而且它也是一种有氧运动，对人体大有好处。首先，爬楼梯可使心跳加快，心肌收缩加强，心脏血液输出量增加，血液循环加快，从而改善心脏和肺部的功能，改善血脂代谢，延缓动脉硬化的发生，并使心脏处于良好的功能状态，使体质逐渐增强。其次，爬楼梯在锻炼身体的同时还能够减肥，降低血脂。有人经调查还证实了，爬楼梯是一种全身运动，能使下肢肌肉、骨关节、韧带都得到锻炼，使肌肉发达，关节灵活，神经系统的反应更灵敏。而且，上下楼梯时通过对腹腔的震荡，可以促进胃肠的蠕动和胃液的分泌，有利于增强消化系统的功能。爬楼梯还是预防冠心病、高血压、糖尿病的好办法。但是这种运动，对于老年人或有心脑血管并发症、下肢关节有损伤者是禁止的。另外，即使是体质好的患者，亦应重视经常自我检测，以防受到运动伤害。

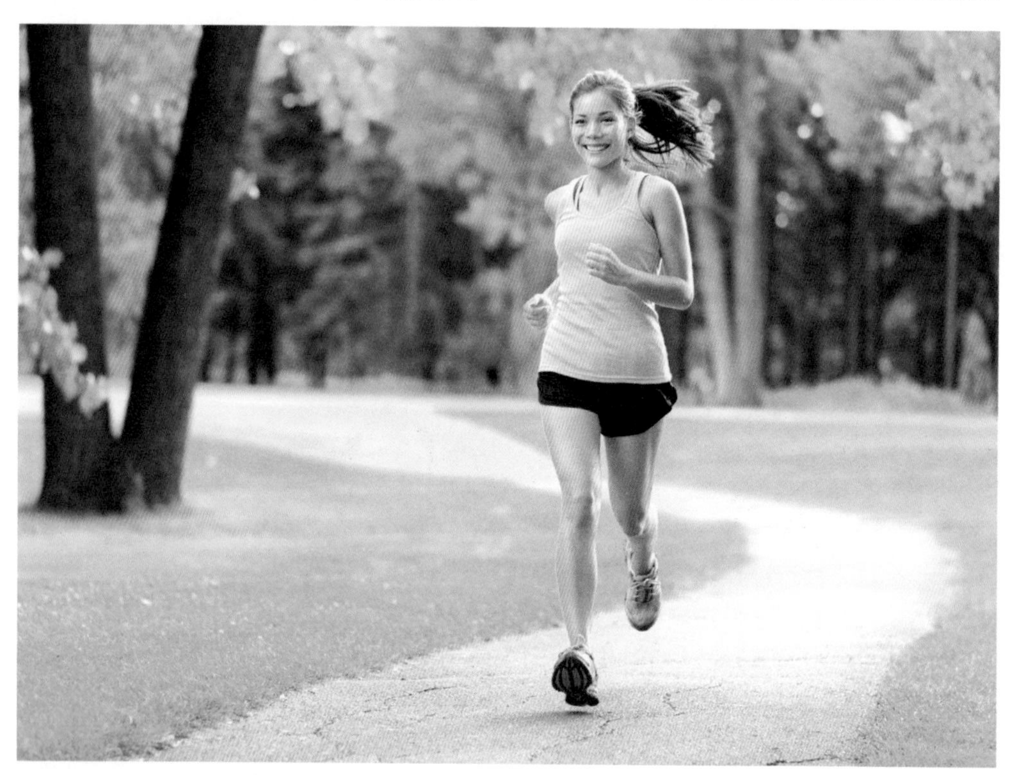

骑自行车也能降脂吗

自行车是一种交通工具，骑自行车也可以看作是一项运动，而且它是一种眼、手、身、腿并用的全身性运动。骑自行车除了有益于提高心肺功能和消化功能外，还能促进血液循环和新陈代谢。用慢、中速运动量，每小时骑5000 ~ 10000米，每天锻炼30 ~ 60分钟，可起到较明显的降血脂作用，并兼有减肥作用，此项运动适用于中老年高脂血症患者。研究表明，骑自行车消耗的能量与路面坡度和负载有关。所以，若体力好者要增加运动强度，可选择有一定坡度的路段或者负重锻炼。但需注意的是，在人群较密集的地方，速度不可太快，以防止碰撞跌倒；骑车前要检查车况，如刹车、车铃、轮胎等是否正常，防止运动中发生意外；遇到雨雾冰雪天气，要暂停骑车锻炼，可选择其他方法；若骑车时出现心慌、胸闷、头晕等不适症状，要及时下车休息，症状严重者需去医院检查诊疗。

高脂血症患者如何控制运动时间

高脂血症患者在进行运动锻炼时应当控制好运动时间。如果很长时间都没有锻炼而突然开始锻炼了，那么刚开始坚持5分钟就可以了，一天锻炼多次，累计时间至少为40分钟。如每天快走或跑楼梯3次，每次15分钟，或每天进行2次，每次20分钟，都可达到锻炼的目的。如果你每天锻炼不足20分钟，那么你的健康情况就不可能得到很好的改善，应将每次连续的有氧运动持续时间逐渐增加至20 ~ 60分钟，每周锻炼3 ~ 5次。而且热身活动和锻炼后的恢复活动不应该包括在20 ~ 60分钟的有氧运动中。

用体力劳动可以代替体育锻炼吗

体力劳动虽然也能够消耗热量，可是要治疗高脂血症，体力劳动达到的效果并不是很好，不能够代替体育锻炼。这是因为体育锻炼不但能消耗热量，更重要的是能使全身各个部位平衡、协调地得到锻炼和发展。而体力劳动往往不能使全身协调运动，只能使某些部位的肌肉、关节得到过度的活动，甚至造成劳损，而其他一些部位则得不到锻炼。所以，采取科学的体育锻炼方式，对老年人，特别是对平时活动少的老年人保持各个关节的灵活性及各部位肌肉的力量，保持人体活力意义重大。

强度越大的运动，降脂效果越好吗

据研究表明，消耗脂肪的多少取决于锻炼时间的长短，而非运动锻炼的强度。人在刚开始运动时，首先消耗的是体内的葡萄糖，等到把葡萄糖消耗完毕后，才开始由脂肪分解供给能量。所以，当运动强度过大，在还没开始消耗脂肪时或者消耗量很少时，人便会因负荷太大就开始累了，不得不停止运动，这样也达不到运动降脂的目标。

即使感到不适也不能中断运动吗

这样的想法是十分危险的，特别是对于老年人来说，处理不当很有可能会引起生命危险。所以，如果在运动的过程中，自觉胸闷气短、胸痛、有眩晕感等，应立即中止运动，如休息后症状无缓解，应立即到医院就诊。

高脂血症患者如何打太极拳来降脂

在练习太极拳时，动作要规范，需要掌握以下要领：

（1）动作要领：动作连贯，柔和缠绕，劲力完整。太极拳要求手、脚、头、眼神配合一气，保持上下相随，节节贯穿，连续圆活，轻柔自然地做好每一个动作。而且，在每一个动作的转换过程中不能有停顿和断开的感觉。要似停而非停，在似停的一瞬间，动作表现得极缓，但仍要求保持所有的动作能连续不断地进行，总体来讲就是绵软而有力度。

（2）劲力要领：整套太极拳的劲力配合也较讲究，自始至终劲力要均匀。动作的速度需保持大致相等，不能使用蛮力与拙力。初学者速度开始要慢，反复熟练后，再逐渐加快，做到快慢、轻重得心应手，动作才能表现得柔和、自然、优美。

（3）呼吸要领：呼吸配合，意念集中，以意导动，意动行随。准备开始练习太极拳之前，首先要调整呼吸。开始时用自然呼吸、腹式呼吸，练久后需要用呼吸配合动作。一般呼气时间稍长，动作均在推、展等末段部分；吸气时间稍短，动作处于收、提等的开始阶段。随着动作变化，一呼一吸要自然而又有意识地配合进行锻炼。

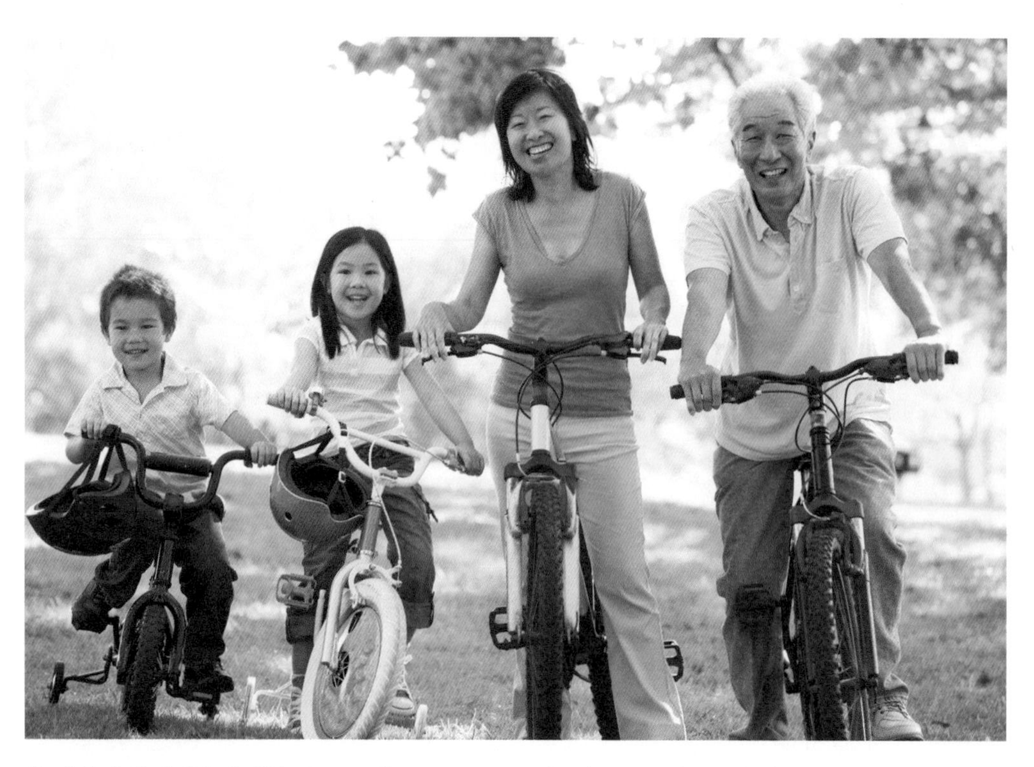

高脂血症患儿如何进行心理调节

在对高脂血症患儿进行心理调节护理时，应该把握住患儿特有的心理特征，针对其心理特征来具体分析，设计方案，对症治疗。首先，由于患儿的理解能力与接受能力都比较差，在对患儿讲解病情时，应该选择适合儿童发育阶段的语言，尽量用他们比较熟悉的语言，以防令儿童感到恐惧不安。其次，由于患儿经常不会在意自己的病情，再加上他们没有定性，心理变化也比较快，所以，家长以及医护人员就要以合适的语言来给儿童分析病情，让他们懂得不积极配合的话病情就会严重，就会更加影响日常生活、学习与活动。此外，要尽量满足孩子的一些要求，监督并督促其科学饮食。再次，患儿经常会以自我为中心，因此，此时要尽量想办法引导患儿吃些他们既喜欢吃又不影响血脂的食品，如水果、果冻、饼干等食品。不要强行管制患儿，以免其产生不良情绪影响病情。但是也不要因为要安抚儿童而放纵其过量食用大鱼大肉等一些含有高脂肪、高胆固醇的食物，这样不仅改善不了病情反而会使病情加重。最后，要多多鼓励孩子，消除他们的自卑心理，告诉他们一起努力一定会将疾病赶跑；鼓励孩子积极面对现实，运用合适的方法来治疗疾病，并且要积极坚持下去。此外，还要帮助儿童制订降脂方案。

女性高脂血症患者如何进行心理调节

女性高脂血症多发生在绝经期后，经常会与更年期重叠，所以必须注意患者的心理调节。一切对人不利的影响中，不良的情绪与心情是危害最大的，如忧郁、颓丧、惧怕、怯懦、忌妒和憎恨等，因此必须注意避免。患者要培养良好的爱好，这是保持心理健康的重要方面。有些女性没有良好的爱好，一旦退休或离休，就会感到生活单调、枯燥，精神没有寄托，常常变得意志消沉，甚至以多食来打发时光，这样不但增加了热量的摄入，不利于高脂血症的控制，而且会过早衰老。因此，在离休、退休前后，女性高脂血症患者应当积极选择和培养正常的爱好，如弹琴、下棋、看书、绘画、养花、钓鱼等高雅情趣，以顺利度过更年期，保持身心健康。

青年高脂血症患者如何进行心理调节

青年人由于年轻，比较冲动，情绪容易波动，一旦知道自己得了高脂血症就会产生焦虑紧张的情绪，如果一直治疗效果不佳，则会悲观甚至想要放弃治疗，容易在思想与行为上走极端，带来严重后果。对于青年高脂血症患者，心理护理至为关键的，是要为他们分析病情，消除他们的顾虑与恐惧心理，用科学知识带给他们希望，让他们明白只要积极配合，设计出有利于治病的方案，并且坚持实施就一定能够治愈。对于这类患者，要以赞扬和肯定为主，鼓励他们继续以乐观的态度与正确的方法与病魔做斗争。告知他们通过节制食量、调整饮食结构、加强体育锻炼、戒烟等，既可以降低血脂，又可以使形体健美。

中年高脂血症患者如何进行心理调节

中年人的世界观已经形成，心理相对比较成熟，情绪趋于稳定，对于现实有自己的评判标准与判断能力，对于挫折的承受能力比较强，能够坦然面对生活中的苦难，并且能够积极地寻找方法去解决困难。在对中年高脂血症患者进行心理护理时，应当把患者作为主体，尊重他们的各项权利，不能够让患者陷入被动、跟随状态，应该让他们积极参与治疗的各个环节，客观科学、实事求是地为患者提供可以选择的各种信息，使患者在知情的情况下做出适合自己、有利于自己病情的选择。

老年高脂血症患者如何进行心理调节

老年人很忌讳疾病，不愿被别人说自己衰老，而且往往不服老，希望自己能够健康长寿；还有的老年人在看到自己一天天衰老的时候就会对死亡产生恐惧心理，得知自己患有疾病时就会恐慌，另一方面又担心自己丧失了生活自理能力而依靠别人伺候，招人嫌弃。针对老年高脂血症患者的这些心理特征，在对其进行心理护理的时候，要有足够的耐心与时间倾听他们诉说情感，理解并尊重他们的心情，使其积极乐观并且感到自己对社会、对家庭都还有所贡献。告诉他们患有高脂血症的原因，并且帮他们分析高脂血症的危害，引起他们的重视，同时告诉他们各种行之有效的治疗方法，解除他们对高脂血症的恐惧心理。另外，要多多安慰老年高脂血症患者，鼓励他们坚持治疗，尽早痊愈。

什么人需要定期检测血脂

卫生部心血管病防治研究中心发布的《中国成人血脂异常防治指南》指出，40 岁以上的男人以及绝经期后的女性应每年查 1 次血脂。对于 40 岁以下的成年人，可在 20 岁时做第一次血脂化验，以后隔 2 年查 1 次。如家族中有高脂血症患者，应将初次查血脂年龄提前。在定期的检查中，如出现一次检查结果显示为高脂血症，不必马上接受治疗，因为检查结果可能受一时性的高胆固醇、高脂肪饮食的影响而出现偏差。遇到这样的情况，可将自己这段时间的饮食及运动情况告知内科医师，以确定是否开始接受治疗，或是否隔一段时间再进行复查。

高脂血症患者什么情况下才考虑用药

要使用降血脂药物的高脂血症患者必须符合以下条件：①总胆固醇≥ 5.2 毫摩尔 / 升或低密度脂蛋白≥ 3.38 毫摩尔 / 升，且存在 2 个以上的心血管疾病的危险因子（心血管疾病的危险因子包括：高血压、糖尿病、男性 45 岁以上、女性 55 岁以上或停经后未服用激素补充治疗、早发性冠心病家族史、吸烟）；②总胆固醇≥ 6.24 毫摩尔 / 升或低密度脂蛋白≥ 4.16 毫摩尔 / 升；③甘油三酯≥ 5.2 毫摩尔 / 升，并且合并有总胆固醇与高密度脂蛋白的比值 > 5 或高密度脂蛋白 < 0.9 毫摩尔 / 升；④甘油三酯 > 2.6 毫摩尔 / 升且有急性胰腺炎危险因素者。如果并发有心血管疾病的还需符合：总胆固醇≥ 5.2 毫摩尔 / 升或低密度脂蛋白≥ 3.38 毫摩尔 / 升；甘油三酯≥ 5.2 毫摩尔 / 升且合并有总胆固醇与高密度脂蛋白的比值 > 5 或高密度脂蛋白 < 0.9 毫摩尔 / 升。

高脂血症患者药物治疗的目标是什么

①没有冠心病，且危险因素小于 2 个的，治疗目标为低密度脂蛋白胆固醇（LDL-C）< 4.1 毫摩尔 / 升；②没有冠心病，且危险因素大于或等于 2 个的，治疗目标为低密度脂蛋白胆固醇（LDL-C）< 3.4 毫摩尔 / 升；③伴有冠心病的，治疗目标为低密度脂蛋白胆固醇（LDL-C）< 2.6 毫摩尔 / 升。

附录二
常见食物的胆固醇、脂肪含量表

食物名称	胆固醇含量（毫克 /100 克）	脂肪含量（毫克 /100 克）	食物名称	胆固醇含量（毫克 /100 克）	脂肪含量（毫克 /100 克）
猪肉	126	30.8	山羊肉	60	3.9
猪瘦肉	60	6.2	绵羊肉	70	4
猪排骨	105	20.4	羊小排	54	14.1
猪五花肉	109	59	鸽肉	99	14.2
猪皮	100	28.1	兔肉	65	2.2
猪蹄	6200	17.7	鸡腿	99	7.1
猪耳	92	11	鸡肉	90	9.6
猪血	51	0.3	鸡翅	71	11
腊肠、腊肉	123	48.3	鸡爪	103	16.4
火腿	100	28	乌鸡	105	2.3
香肠	13	40.7	鸭肉	90	9
牛肉	106	2	鸭掌	36	1.9
牛蹄筋	10	0.5	鸭血	95	0.4
肥牛肉	125	4.2	鹅肉	74	19.9
带脂牛腰肉	55	29.3	鹌鹑肉	158	3.1
牛肉干	120	40	猪肚	240	3.5
猪脑	2571	9.8	猪大肠	150	18.6
牛脑	2300	11	猪心	151	16.5
猪肝	298	5.7	牛心	145	3.5
羊肝	349	3.6	牛肚	150	1.6
猪舌	230	12.3	山羊肚	41	3.4

食物名称	胆固醇含量（毫克/100克）	脂肪含量（毫克/100克）	食物名称	胆固醇含量（毫克/100克）	脂肪含量（毫克/100克）
猪腰	380	1.8	鸡心	194	11.7
猪肺	289	3.8	牛奶	24	2.9
鸡蛋黄	1855	18.2	羊奶	31	3.5
鹌鹑蛋	515	2.4	酸奶	15	4.6
鸭蛋	565	13	奶酪	140	19
鹅蛋	704	19.9	奶油	209	97
松花蛋	608	10.7	牛油	153	92
咸鸭蛋	648	12.6	黄油	296	98
全脂奶粉	110	21	炼乳	37	8.6
草鱼	85	4.3	鲳鱼	120	7.8
鲤鱼	84	4.1	鳝鱼	126	1.4
鲫鱼	90	1.3	泥鳅	136	2.9
鲇鱼	463	3.7	乌鱼	91	19.8
鳜鱼	124	4.2	凤尾鱼	117	5
胖头鱼	493	2.2	黄鱼	98	2.5
鲮鱼	86	1.6	海参	51	0.2
鲈鱼	88	3.4	海蜇	24	0.3
墨鱼	348	1.5	虾类	154	0.8
带鱼	76	4.9	蟹类	164	2.3
鳗鱼	186	10.8	淡菜	493	9.3
鱿鱼	1170	4.7	三文鱼	86	4.1

附录三
常用降脂药物表

类别	药物名称	药理作用	用法	副作用
烟酸类	烟酸	可降低甘油三酯 26%，长期用药还能降低胆固醇	每次 100 毫克，每日 3 次，渐增至每日 1 ~ 3 克，口服，溃疡患者忌用	副作用较大，部分可出现皮肤潮红、瘙痒、胃肠道反应
	烟酸铝	可降低甘油三酯 26%，长期用药还能降低胆固醇 10%	每次 1 ~ 2 克，每日 3 次，饭后服	长期大量使用可导致低磷血症及骨软化症
	烟酸肌酯	可降低甘油三酯 26%，长期用药还能降低胆固醇 10%	每次 1 ~ 2 克，每日 3 次，饭后服	长期大量使用可导致低磷血症及骨软化症
	烟酸生育酚酯	降脂作用同烟酸，但较持久，且耐受性好	每次 1 ~ 2 克，每日 3 次，口服	偶有血清转氨酶升高
	阿昔莫司	降低低密度脂蛋白，升高高密度脂蛋白	每次 250 毫克，每日 3 次，2 个月为 1 个疗程	较少见
	吡啶甲醇	氧化成烟酸发挥降脂作用，可降低甘油三酯、胆固醇	每次 0.5 克，每日 3 次，口服	食欲减退、恶心等
	阿昔呋喃	显著降低低密度脂蛋白，降低甘油三酯、胆固醇，增加高密度脂蛋白	每次 0.1 克，每日 3 次，口服，连续 4 ~ 6 周为 1 个疗程	较少见
贝特类	非诺贝特	能显著降低甘油三酯和胆固醇，并能升高高密度脂蛋白	每次 100 毫克，每日 3 次，口服。或微粒型 0.2 克，每日 1 次，口服	副作用较少，偶有轻度消化道反应
	苯扎贝特	降低甘油三酯、胆固醇以及极低密度脂蛋白，升高高密度脂蛋白	每次 200 毫克，每日 3 次，口服。或缓释型 400 毫克，每日 2 次，口服	少有消化道反应，偶见肌炎样综合征、性功能减退、脱发等
	吉非贝齐	降低甘油三酯、胆固醇及极低密度脂蛋白	每次 300 毫克，每日 3 次，口服。或 600 毫克，每日 2 次，口服	长期大量服用可诱发胆结石
氯贝丁酯类	氯贝丁酯	降低甘油三酯和极低密度脂蛋白	每次 0.25 ~ 0.5 克，每日 3 次，饭后服	偶有恶心、呕吐、食欲不振、头痛、乏力、肌痛、肌炎样综合征
天然鱼油浓缩剂	天然鱼油浓缩剂	使甘油三酯、胆固醇、极低密度脂蛋白、低密度脂蛋白降低，升高高密度脂蛋白	每日 20 ~ 30 克，分 2 ~ 3 次口服，连用 4 ~ 6 周	较少

类别	药物名称	药理作用	用法	副作用
他汀类	洛伐他汀	显著降低胆固醇、低密度脂蛋白，升高高密度脂蛋白	每次 20 ~ 40 毫克，每日 2 次，口服	偶有恶心、呕吐、食欲不振、头痛、乏力、肌痛、肌炎样综合征
	立平脂	降低胆固醇、甘油三酯及 β－脂蛋白，使动脉硬化斑块消退	每次100 ~ 200毫克，每日 2 次，口服，4 周为 1 个疗程	少见
不饱和脂肪酸类	亚油酸	降低胆固醇、甘油三酯	每次250 ~ 300毫克，每日 3 次，口服	少见
	多烯康	降低胆固醇、甘油三酯、低密度脂蛋白	每次1.8克，每日3次，口服，连服 4 ~ 6 周为 1 个疗程	少见
胆酸隔置剂	考来烯胺	降低胆固醇、甘油三酯、低密度脂蛋白	每次 4 ~ 24 克，每晚 1 次或分 3 次进餐时服	本药用量较大，味道不良，限制了该药的使用。服药后可有食欲减退、恶心、便秘等
	考来替泊	降低胆固醇、甘油三酯、低密度脂蛋白	每次 5 ~ 20 克，每晚 1 次，口服。或每日分 2 次，口服	少见
激素类	脱羟雌酮	降低胆固醇	每次 0.5 毫克，每日 2 ~ 3 次，口服。乳腺癌患者禁用	男性服药后可引起乳房胀痛、女性化及水肿
	羟甲烯龙	降低胆固醇	每次 5 ~ 10 毫克，每日 1 ~ 3 次，口服	可有恶心、水肿和男性化作用，肝功能障碍及黄疸，女性可出现月经推迟
	夫拉扎勃	降低胆固醇、甘油三酯	每次 0.5 毫克，每日 3 次，口服。孕妇禁用	女性可出现男性化和月经异常、水肿；男性出现前列腺增生及转氨酶升高
	右甲状腺素钠	降低胆固醇及低密度脂蛋白	开始小剂量，每次 0.5 毫克，每日 3 次，口服，4 周为 1 个疗程。肝功能不好者慎用，心力衰竭、冠心病、心律失常者禁用	可有类似甲亢症状，也可出现神经过敏，少数患者有失眠、震颤、多汗、月经失调等